Obstetrícia e Ginecologia

Obstetrícia e Ginecologia

Lawrence Impey

Tradução
Eliana Bars e
Dr. Heitor Marana

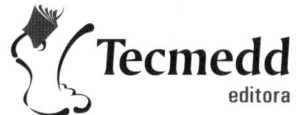

© 1999 by Blackwell Science Ltd
© 2004 by Blackwell Publishing Ltd
Publicado pela primeira vez em 1999. Reimpresso em 2000, 2001, 2002 e 2003.
Segunda edição publicada em 2004.

Todos os direitos reservados.
Copyright desta edição © 2006 by Tecmedd.
1ª Edição – agosto de 2007

Edição publicada segundo acordo com a Blackwell Publishing Ltd, Oxford. Tradução sob responsabilidade da Tecmedd Editora a partir da versão original publicada em língua inglesa.

Título original: *Obstetrics & Gynaecology*

Autor: Lawrence Impey

Tradutores: Eliana Bars e Dr. Heitor Marana

Editora: Bete Abreu
Assistente Editorial: Marília Mendes
Produtor Gráfico: Samuel Leal
Preparação de Texto: Andréa Vidal
Revisão de Texto: Renato Barbieri e Carmen Olivieri
Capa: Ana Solt
Editoração e Diagramação: Triall

Dados Internacionais de Catalogação na Publicação (CIP)
(Câmara Brasileira do Livro, SP, Brasil)

Impey, Lawrence
   Obstetrícia e ginecologia / Lawrence Impey ; [tradução Heitor Marana]. — São Paulo : Tecmedd, 2007.

   Título original: *Obstetrics and Gynaecology*.
   Bibliografia.
   ISBN 85-99276-17-4

   1. Doenças genitais femininas - Sínteses 2. Ginecologia - Sínteses, Compêndios etc. 3. Gravidez - Complicações 4. Gravidez - Sínteses 5. Obstetrícia - Sínteses, Compêndios etc. I. Título.

	CDD-618.0202
06-7181	NLM-WQ 100

Índices para catálogo sistemático:

1. Obstetrícia e ginecologia : Medicina
     618.0202

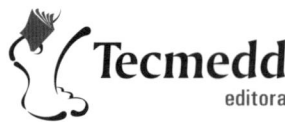

Rua Sansão Alves dos Santos, 102 – 2º and. – Cj. 21 – Brooklin Novo
04571-090 – São Paulo – SP
www.tecmeddeditora.com.br

Sumário

Prefácio à segunda edição, vi

Prefácio à primeira edição, vii

Agradecimentos, viii

Seção de Ginecologia, 1

1 História e Exame Físico em Ginecologia, 3
2 Distúrbios do Ciclo Menstrual, 9
3 Anormalidades e malformações uterinas, 20
4 Patologia do Colo do Útero, 29
5 Patologias Ovarianas, 37
6 Patologias da Vulva e da Vagina, 45
7 Prolapso do Útero e da Vagina, 50
8 Patologias do Trato Urinário, 54
9 Endometriose e Dor Pélvica Crônica, 61
10 Infecções do Trato Genital, 65
11 Fertilidade e Subfertilidade, 72
12 Contracepção, 84
13 A Menopausa e a Terapia de Reposição Hormonal, 93
14 Patologias da Primeira Metade da Gestação, 99
15 Cirurgias Ginecológicas, 108

Seção de Obstetrícia 113

16 Antecedentes e Exame Físico em Obstetrícia, 115
17 Cuidados Pré-natais, 124
18 Anormalidades Congênitas e Seu Rastreamento, 130
19 Infecções na Gravidez, 138
20 Patologias Hipertensivas na Gravidez, 144
21 Outras Patologias Médicas na Gravidez, 152
22 Isoimunização Eritrocitária, 163
23 Condução do Trabalho de Parto Prematuro, 166
24 Hemorragia Pré-parto, 171
25 Crescimento Fetal, Restrição de Crescimento e Supervisão, 177
26 Posições Anômalas e Apresentação de Nádegas, 185
27 Gravidez Múltipla, 190
28 Trabalho de Parto 1: Mecanismo – Anatomia e Fisiologia, 195
29 Trabalho de Parto 2: Condução Clínica, 201
30 Trabalho de Parto 3: Circunstâncias Especiais, 219
31 Parto Instrumental e Operatório, 224
32 Emergências Obstétricas, 229
33 O Puerpério, 232
34 Estatísticas de Nascimento e Auditoria, 239
35 Questões Legais em Obstetrícia e Ginecologia no Reino Unido, 243
36 Questões Ético-legais em Obstetrícia e Ginecologia no Brasil 247

Seção de Condutas em Ginecologia, 247

Seção de Condutas em Obstetrícia, 259

Lista de Abreviações dos Jornais ou Periódicos, 277

Índice, 279

Prefácio à Segunda Edição

As segundas edições sempre parecem maiores que as primeiras provavelmente porque é mais fácil acrescentar do que retirar. Tentei não fazer isso. Como o layout e a concisão pareceram funcionar bem, a estrutura do livro mudou pouco. Entretanto, na medicina as coisas mudam rapidamente, e eu atualizei o livro, tornando-o mais 'baseado em fatos' e incluindo as referências de Cochrane sempre que possível. A lista de sugestões de leitura também aumentou. Recebi feedback de várias pessoas, em especial de estudantes de medicina, o que foi de grande valia. Conhecimento é sempre bem-vindo.

Lawrence Impey
2004

Prefácio à Primeira Edição

Este livro foi escrito para o estudante de medicina do Reino Unido, considerando as mudanças implementadas no ensino de medicina e o advento do currículo básico. O nível de informação é suficiente para permitir notas mais altas nos exames finais de ginecologia e obstetrícia. Mas sua maior ênfase na conduta também deve ser de grande valia para médicos que estão na ativa e para aqueles que pretendem dar início a estudos de pós-graduação.

Como estudante e, mais tarde, como conferencista, sempre me surpreendi com as deficiências dos livros: como eles deixavam de enfatizar o que era comum ou o que era importante, a pouca ênfase dada 'ao que fazer' em uma situação real, e como dificultavam o entendimento do conteúdo que veiculavam. O aprendizado focado na resolução de problemas é, em parte, uma reação contra esse tipo de abordagem, embora ainda haja necessidade de um livro mais objetivo. Nesta obra, o tratamento dispensado a cada tópico reflete sua importância. Os dados estão atualizados e, sempre que possível, baseados em fatos, além de mencionados de acordo com o grau de importância, novidade ou aspecto controverso. Ao final do livro, duas seções descrevem o que fazer nas situações clínicas mais comuns, desde a conduta de progresso lento no trabalho de parto até a conduta para casais subférteis.

Lawrence Impey
1999

Agradecimentos

Gostaria de agradecer a todos os amigos e colegas do Reino Unido e da Irlanda que avaliaram as partes que dizem respeito às suas especialidades e contribuíram para a edição deste livro, entre eles Sr. Mike Bowen, Dr. Bill Boyd, Dra. Bridgette Byrne, Dr. Paul Dewart, Dra. Valerie Donnelly, Dra. Anne Edwards, Dr. Michael Foley, Srta. Michelle Fynes, Sr. Mike Gillmer, Dr. Jonathan Hobson, Sr. James Hopkisson, Srta. Pauline Hurley, Sr. Simon Jackson, Dra. Catherine James, Dr. Declan Keane, Sr. Stephen Kennedy, Dr. Peter Lenehan, Dr. Graham Lloyd-Jones, Dr. Graz Luzzi, Dr. Dermott MacDonald, Dra. Pamela MacKinnon, Dr. Peter MacParland, Mr. Enda McVeigh, Srta. Kathryn MacQuillan, Dra. Jane Mellanby, Dra. Breda O'Kelly, Srta. Meghana Pandit, Dr. John Picard, Srta. Charlotte Porter, Professor Chris Redman, Srta. Margaret Rees, Dr. Robin Russell, Srta. Susan Sellers, Dra. Sarah Sheikh, Dra. Orla Sheil, Sr. Alexander Smarason, Professor Philip Steer e Dra. Mary Wingfield. Além disso, gostaria de agradecer a Blackwell Science, particularmente a Sra. Rebecca Huxley, ao Dr. Andrew Robinson e ao Dr. Michael Stein por seu empenho e apoio, e aos alunos de medicina do Royal College de Cirurgiões da Irlanda e da Universidade de Oxford por sua análise crítica. Sou muito grato a Sra. Jane Fallows por suas ilustrações. Agradeço especialmente a Susan e a Cicely Impey pelo apoio incondicional e pela paciência enquanto este livro estava sendo escrito.

Agradecimentos pela segunda edição

Além de ser extremamente grato àqueles que contribuíram para a primeira edição, gostaria de agradecer a Dra. Patricia Boyd, Srta. Kirsten Duckitt, Sra. Jane Fallows, Srta. Catherine Greenwood, Sra. Rebecca Huxley, Srta. Cicely Impey, Sr. Simon Jackson, Professor Sean Kehoe, Sr. Stephen Kennedy, Dr. Gillian Lockwood, Dr. Graz Luzzi, Dr. Nicky Manning, Sr. Enda McVeigh, Sra. Sally Newman, Srta. Meghana Pandit, Professor Chris Redman, Srta. Margaret Rees, Srta. Susan Sellers, Srta. Geraldine Tasker e Sr. Danny Tucker pela contribuição e orientação.

L.I.

Seção de Ginecologia

1. História e exame físico em ginecologia
2. Distúrbios do ciclo menstrual
   Lawrence Impey e Margaret Rees
3. Anormalidades e malformações uterinas
4. Patologia do colo do útero
5. Patologias ovarianas
6. Patologias da vulva e da vagina
7. Prolapso do útero e da vagina
8. Patologias do trato urinário
9. Endometriose e dor pélvica crônica
10. Infecções do trato genital
    Graz Luzzi e Lawrence Impey
11. Fertilidade e subfertilidade
12. Contracepção
13. A menopausa e a terapia de reposição hormonal
    Lawrence Impey and Margaret Rees
14. Patologias da primeira metade da gestação
15. Cirurgias ginecológicas

1 História e Exame Físico em Ginecologia

A missão do médico é melhorar a qualidade de vida do paciente, não apenas tratar a doença que ameaça sua vida: se um sintoma estiver causando sofrimento, deve-se considerar um tratamento. O tipo e a duração do tratamento são determinados pelo paciente: o médico dá informações e aconselhamento, para que a paciente, por outro lado, possa dar seu consentimento livre e esclarecido. A história da paciente pode ser utilizada não apenas para estabelecer o diagnóstico, mas também para ajudar a descobrir até que ponto seus sintomas a estão afetando. Ela pode estar apenas temerosa com relação à causa desses sintomas (malignidade, por exemplo), e, nesse caso, tranqüilizá-la será suficiente.

História em ginecologia

Dados pessoais

Perguntar nome, idade e profissão.

Apresentação de queixas

Há quanto tempo o problema vem se apresentando e quanto isso a afeta? Se sente dor, o que a alivia e o que a aumenta?; Onde dói e qual é a natureza da dor? Permitir que a paciente apresente detalhes, em razão da possibilidade de haver mais de um problema. Inicialmente não fazer perguntas diretas e pedir que relate seus problemas em ordem de gravidade. Perguntar se ela já consultou um médico a respeito desse problema; caso a resposta seja afirmativa, o que foi feito? Se há múltiplas queixas, elas devem ser relacionadas por ordem de gravidade e efeito sobre a vida da paciente.

Perguntas especificamente ginecológicas

Estas perguntas devem ser feitas em seguida, iniciando por aquelas que se referem à queixa apresentada. Por exemplo, em caso de problema menstrual, as perguntas mais apropriadas são as que dizem respeito à menstruação; em caso de problema urinário, é preciso fazer perguntas referentes ao trato urinário.

Perguntas menstruais: Com que freqüência a paciente menstrua e quanto tempo dura a menstruação? (4/28 significa que o sangramento dura 4 dias e ocorre a cada 28 dias.). É regular ou irregular? É intenso? (Número de absorventes/tampões utilizados ou presença de coágulos pode ser importante.) Nos dias que antecedem a menstruação a paciente apresenta dor? Já houve sangramento intermenstrual? Já houve sangramento pós-coital? Já houve corrimentos vaginais; em caso afirmativo, como eram? A paciente apresenta tensão pré-menstrual? Quando foi seu último período menstrual? Em caso de estar na pós-menopausa, houve sangramento pós-menopáusico?

Perguntas menstruais
Com que freqüência e por quanto tempo?
Intensa ou dolorosa?
Regularidade?
Sangramento intermenstrual ou sangramento pós-coital?
Quando foi seu último período menstrual?

Perguntas sexuais/contraceptivas. Ela é sexualmente ativa? Em caso afirmativo, sente dor? Se sim, a dor ocorre na penetração (dispareunia superficial) ou mais internamente (dispareunia profunda)? Qual contraceptivo (se relevante) ela usa e qual já usou?

Perguntas sobre o Papanicolaou. Quando fez o exame de Papanicolaou pela última vez? (Ele deve ser feito uma vez por ano.) A paciente já fez Papanicolaou cujo resultado tenha sido anormal? Se sim, o que foi feito?

Perguntas sobre trato uninário/prolapsos. A paciente já experimentou polaciúria, noctúria, urgência ou enurese? Já houve vazamento urinário? Se sim, qual a gravidade e com o que está associado (por exemplo, tosse ou urgência)? Já houve disúria ou hematúria? Ela já sentiu dificuldade para urinar ou sentiu uma massa dentro ou na vagina?

Antecedentes

Antecedentes obstétricos. Esta parte deve ser breve. Comece por: 'Você já esteve grávida'? Se a resposta for 'Não', passe aos antecedentes médicos. Se for 'Sim', faça perguntas detalhadas sobre gestações anteriores, em ordem cronológica. Sobre o parto, pergunte quando ocorreu, qual o peso do bebê, como ele nasceu e como está no momento. Pergunte se houve maiores complicações na gravidez ou no trabalho de parto.

Antecedentes médicos. Primeiro pergunte se a paciente já passou por alguma cirurgia, particularmente ginecológica, mesmo que isso tenha ocorrido há algum tempo. Então faça perguntas diretas sobre trombose venosa, diabetes, doença pulmonar e cardíaca, hipertensão, icterícia etc., como em qualquer história médica. Se você não perceber nada significativo, pergunte: 'Você já esteve internada'?.

Interrogatório sobre sistemas e aparelhos. Faça perguntas sobre o funcionamento do aparelho cardiovascular, respiratório, abdominal e neurológico.

Medicamentos. A paciente toma alguma medicação regularmente?

Antecedentes familiares. Há alguma história familiar de carcinoma de mama ou de ovário, de diabetes, tromboembolismo venoso, doença cardíaca ou hipertensão?

Antecedentes pessoais/sociais. A paciente fuma? Ingere bebidas alcoólicas? Em caso afirmativo, com que freqüência? Ela é casada ou tem um relacionamento estável; em caso negativo, há apoio em casa? Em que tipo de lugar ela mora?

Alergias. Pergunte especificamente sobre penicilina e látex.

Apresentação da história

Comece resumindo os pontos mais importantes, incluindo questões ginecológicas relevantes:
Esta é a senhora ..., que tem ... anos de idade ... (partos), com uma história de ... (período), a qual ... (achados mais significantes na história).

Exemplo: Esta é a Sra. X, de 38 anos de idade, sem filhos, com história de sangramento pós-coital de 3 meses, a qual tem um ciclo menstrual regular e que fez Papanicolaou há 7 anos.

Obs.: Ao mencionar o último Papanicolaou, você revela suspeita de que o sangramento pós-coital pode ser um sintoma de carcinoma de colo.

Agora entre nos detalhes da história.

Então, resuma tudo a uma frase.

História ginecológica: perguntas específicas essenciais

Apresentação de queixas, sua história
Questões menstruais: último período menstrual. Ciclo, fluxo, sangramento intermenstrual, sangramento pós-coital
Questões do trato urinário/prolapso
Questões sexuais/contraceptivas
História do Papanicolaou
Antecedentes obstétricos

Outras questões

Agora pergunte: 'Há alguma coisa que você acha que eu deva saber?' Isso lhe dará a oportunidade de ajudá-la, caso você não tenha descoberto fatos importantes.

Resumindo a história

1 Os sintomas podem ser a manifestação de uma doença oculta que precisa de tratamento? (Por exemplo, sangramento menstrual irregular pode ser sinal de malignidade.)

2 Os sintomas, por si, causam danos físicos? (Por exemplo, sangramento menstrual irregular pode levar a anemia grave.)

3 Os sintomas, por si, causam sofrimento? (Por exemplo, sangramento menstrual irregular pode atrapalhar a vida da mulher a ponto de ela não se sentir segura para sair de casa.) Ou não há desconforto?

O exame ginecológico

Exame geral

Serve para:
1. Procurar os efeitos (por exemplo, disseminação secundária de malignidade) ou, mais raramente, as causas (por exemplo, anormalidades da tireóide causam distúrbios menstruais) dos problemas ginecológicos.
2. Avaliar a saúde geral e a doença incidental da paciente, particularmente se for necessária anestesia.

A aparência geral, o peso, a temperatura, a pressão arterial e o pulso, além de uma possível anemia, icterícia ou linfadenopatia, devem ser observados. O exame mais detalhado do restante do corpo é menos relevante na paciente jovem, mas é importante nas pacientes mais idosas ou portadoras de patologias, assim como naquelas que terão de receber anestesia.

Exame das mamas e das axilas

Este exame é realizado como rastreamento de câncer de mama (Fig. 1.1). Com a paciente sentada, as mamas são examinadas quanto a irregularidades, e os quatro quadrantes são palpados, enquanto ela fica em supino e com as mãos atrás da cabeça. A axila, principal região para drenagem linfática, é então palpada, com o braço da paciente apoiado no ombro do examinador.

Exame abdominal

A paciente deita-se confortavelmente de costas, com a cabeça sobre um travesseiro, expondo discretamente desde o xifoesterno até a sínfise púbica. A bexiga deve estar vazia.

Inspeção

Procure cicatrizes, particularmente acima da sínfese púbica e no umbigo. Observe a distribuição de pêlos no corpo quanto a irregularidades, estrias e hérnias.

Palpação

Antes de fazer o exame, pergunte à paciente se ela tem sensibilidade na região. Depois palpe cuidadosamente a região do abdômen, procurando massas ou verificando possível sensibilidade. Então, palpe especificamente à procura de massas desde a região acima do umbigo até a sínfise púbica (Fig. 1.2). Se houver massas, elas se formam a partir da pelve (isto é, você consegue palpar abaixo delas)?

Percussão

Examine a região do abdômen. O intestino é ressonante, cheio de líquido, e as cavidades sólidas (por exemplo, massas, bexiga cheia) são insensíveis (Fig. 1.3). Procure massa de deslocamento.

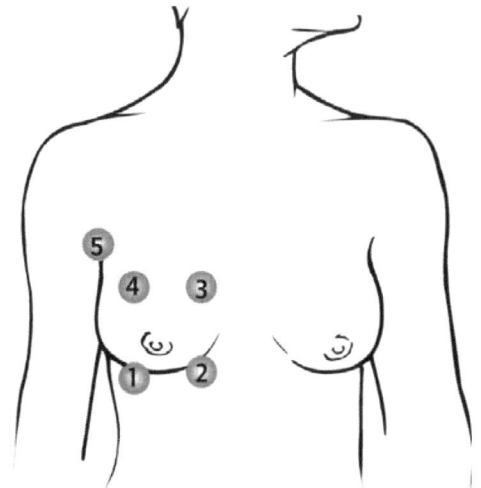

Fig. 1.1 Exame de mama.

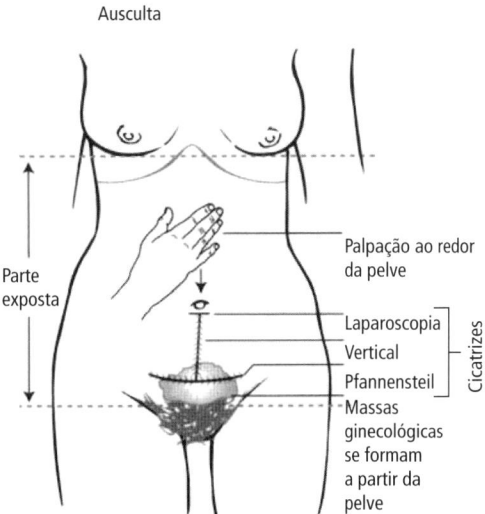

Fig. 1.2 Exame abdominal.

Ausculta

Ouça os ruídos hidroaéreos.

Exame ginecológico
Geral
Mamas
Abdômen
Palpação pélvica: digital
Inspeção do colo/vaginal: com espéculo

Exame vaginal

Assegure privacidade à paciente, explicando de maneira simples o que você irá fazer, e peça sua permissão para proceder ao exame. Deve haver um acompanhante presente, seja do sexo masculino, seja do sexo feminino. Utilize gel lubrificante. O espéculo deve ser aquecido. O exame interno é geralmente desconfortável, mas sensibilidade exagerada é anormal.

Inspeção

A vulva e o orifício vaginal devem ser examinados em primeiro lugar.
Existem áreas coloridas, ulceradas ou inchadas na vulva? Há algum prolapso evidente no intróito? Três tipos de exames têm finalidades diferentes.

Exame bimanual digital

Avalia os órgãos pélvicos. A paciente se deita com as pernas afastadas. A mão esquerda é colocada no abdômen, sobre a sínfese púbica, e empurrada para dentro da pelve, de modo que os órgãos sejam palpados entre a mão e dois dedos cuidadosamente inseridos na vagina (Fig. 1.4 a,b).

O útero tem geralmente a forma e o tamanho de uma pêra. Avaliam-se tamanho, consistência, regularidade, mobilidade, anteversão ou retroversão e sensibilidade.
Em geral, o *colo* é a primeira parte do útero a ser sentida por meio da vagina, e o orifício externo do colo é sentido como uma abertura semelhante ao pneu de um carrinho de brinquedo. O colo é firme ou irregular?
Os anexos (lateral do útero em ambos os lados, incluindo tubas e ovários): avaliam-se a sensibilidade e o tamanho, além da consistência de possíveis massas. Eles são separados do útero?
Fundo de saco de Douglas (atrás do colo): os ligamentos uterossacrais devem ser palpados. São irregulares, sensíveis ou há uma massa?

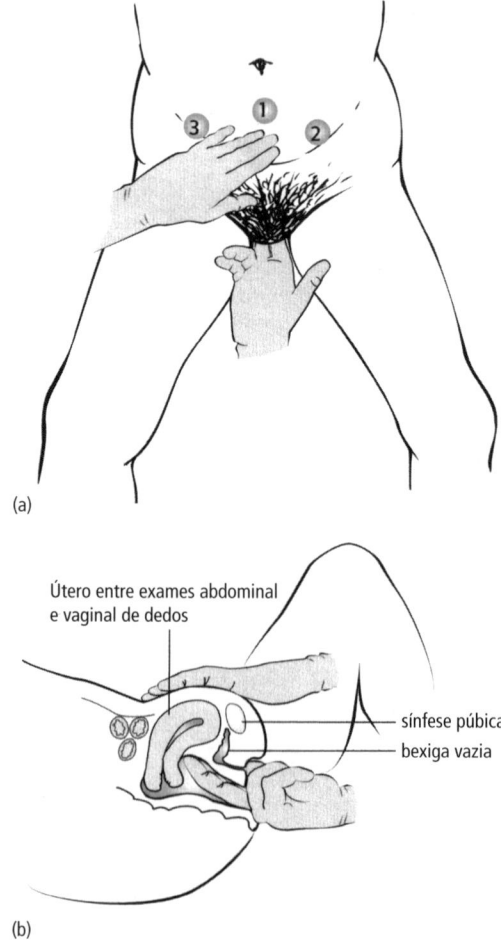

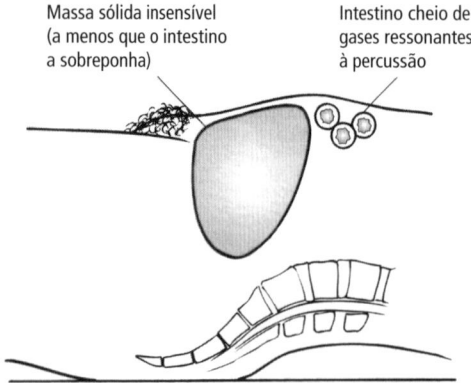

Fig. 1.3 Percussão do abdômen.

Fig. 1.4 Exame vaginal bimanual: (a) áreas palpadas bimanualmente 1, 2, 3, em ordem; (b) palpação bimanual digital da pelve.

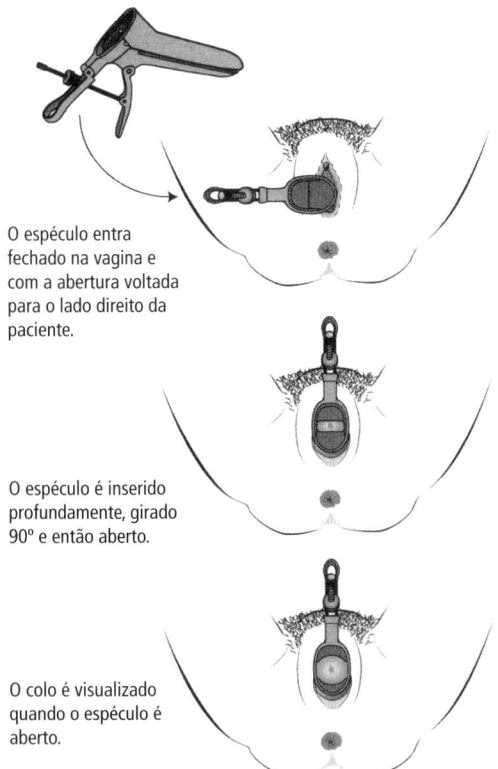

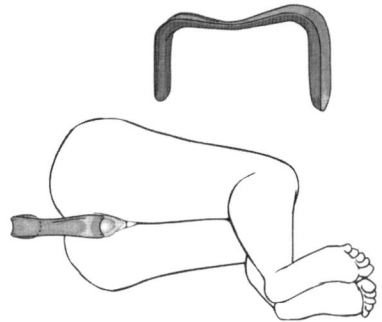

Fig. 1.6 Exame com espéculo de Sims para examinar as paredes vaginais.

Fig. 1.5 O espéculo de Cusco examina o colo e as paredes vaginais. (a) O espéculo entra fechado na vagina, com a abertura voltada para o lado direito da paciente. (b) O espéculo é inserido profundamente, girado 90° e então aberto. (c) O colo é visualizado quando o espéculo é aberto.

Exame especular

Este exame permite a inspeção do colo e das paredes vaginais. A paciente se deita como no exame digital. Com as lâminas fechadas e paralelas aos lábios e com o mecanismo de abertura voltado para o lado direito da paciente, insira cuidadosamente o espéculo (Fig. 1.5a). Gire-o 90° e o insira até o ponto máximo no qual não haja desconforto (Fig. 1.5b).

Abra-o devagar sob visão direta, e o colo será visualizado (Fig. 1.5c). Procure ulcerações, sangramentos espontâneos ou anormalidades. Pode-se colher um esfregaço do colo. Agora retire cuidadosamente o espéculo sob visão indireta e parcialmente fechado, sem contaminar o colo. Retire o espéculo lentamente, de modo a inspecionar desde as paredes vaginais até o intróito; então feche o espéculo e o remova.

Espéculo de Sims

Este exame permite uma inspeção melhor das paredes vaginais e, mais especificamente, do prolapso. A paciente deve ser colocada na posição lateral esquerda, com as pernas parcialmente encolhidas. Insira o espéculo curvo na vagina, por trás, com uma das extremidades pressionando a parede posterior para que seja possível inspecionar a parede anterior. Então, vire o espéculo e pressione a parede anterior para trás de modo que a parede posterior possa ser vista (Fig. 1.6). Se a paciente fizer força para baixo, o prolapso de ambas as paredes poderá ser avaliado.

Exame retal

É adequado em caso de prolapso da parede posterior, para distinguir entre uma enterocele e uma retocele, e também na avaliação de doença cervical maligna.

Apresentação do exame

Apresente os achados do exame, incluindo descobertas relevantes positivas ou negativas:
A Sra. X ... (descrever a aparência geral), sua pressão arterial, temperatura e pulso são ..., e os exames abdominais e pélvicos revelam ... Há ... (mencionar descobertas importantes positivas e negativas).

Exemplo: A Sra. X parece magra e clinicamente anêmica, sua pressão arterial é de 120 × 60, sua temperatura é normal e seu pulso é 90; o exame abdominal revela uma massa surgindo a partir da pelve até o nível do umbigo, sem nenhuma ascite evidente. Não há linfadenopatia nem anormalidade de mamas.

Obs.: Ao mencionar ascite, linfadenopatia e as mamas, você demonstrou entender a possível etiologia e os efeitos de uma massa pélvica.

Plano de conduta. Decida o curso das ações. Planeje quais investigações (se houver) são necessárias e qual curso de ação (se existente) é mais adequado.

Resumo da história ginecológica		
Dados pessoais	Nome, idade, profissão	
Apresentação de queixas	Detalhes, tempo e tratamento anterior. Priorizar.	
Questões ginecológicas	(Começar com as queixas mais relevantes)	
	Menstrual:	Último período menstrual, ciclo, abundância, sangramento intermenstrual, sangramento pós-coital
	Contraceptivos/sexualidade:	Sexualmente ativa, dispareunia, contracepção?
	Papanicolaou:	Último exame, alguma vez anormal?
	Prolapso urinário:	Polaciúria, incontinência, inchaço no intróito
Outras histórias	História obstétrica:	Já esteve grávida? Se sim, detalhes
	História médica:	Operações, enfermidades maiores. Já esteve hospitalizada?
	Interrogatório sobre, medicamentos, dados pessoais (tabagismo, álcool), história social, história familiar (particularmente doenças de mama, de ovário, cardíacas), alergias	
Resumo	Apresentação de queixas e descoberta de história relevante	

Resumindo o exame ginecológico	
Geral	Aparência, anemia, linfonodos, pressão arterial, pulso
Mamas/Axilas	Inspecionar, palpar
Abdômen	Inspecionar, palpar (particularmente na região suprapúbica), percutir, auscultar
Vaginal	Inspecionar a vulva; exame digital; espéculo de Cusco; espéculo de Sims em caso de prolapso
Resumo	Achados positivos e negativos importantes; considerar a conduta

2 Distúrbios do Ciclo Menstrual

Fisiologia da puberdade

A puberdade é o despertar da maturidade sexual. Ela é marcada pelo desenvolvimento de características sexuais secundárias. A *menarca*, início da menstruação, é normalmente a última manifestação da puberdade na mulher, e no Reino Unido ocorre, em média, aos 13 anos de idade. A puberdade normal é controlada centralmente. O eixo hipotalâmico-pituitário pode ser considerado 'o despertador' e depois 'o estimulador' dos ovários. Após os 8 anos de idade, o hormônio liberador de gonadotrofina (GnRH) aumenta em amplitude e freqüência, e aumenta a liberação o hormônio folículo-estimulante da hipófise (FSH) e o hormônio luteinizante (LH). Isso estimula a liberação de estrogênio pelo ovário (Figs. 2.1, 2.2).

O estrogênio é responsável pelo desenvolvimento das características sexuais secundárias: a telarca, ou início do desenvolvimento das mamas, ocorre primeiro, dos 9 aos 11 anos; a adrenarca, ou crescimento de pêlos púbicos (também depende da atividade adrenal), tem início entre 11 e 12 anos; o estágio final é a *menarca* (Fig. 2.2). A princípio a menstruação pode ser irregular, mas, conforme aumenta a secreção de estrogênio, ela vai se tornando regular. Com isso a gravidez torna-se possível. Essas alterações são acompanhadas do estirão de crescimento, em razão do aumento da liberação de hormônios. Por volta dos 16 anos de idade, a maior parte do crescimento termina e as epífeses se fundem. A idade média da menarca está se reduzindo.

Fisiologia do ciclo menstrual

As alterações hormonais do ciclo menstrual levam à ovulação e induzem a alterações no endométrio, preparando-o para a implantação, em caso de fertilização.

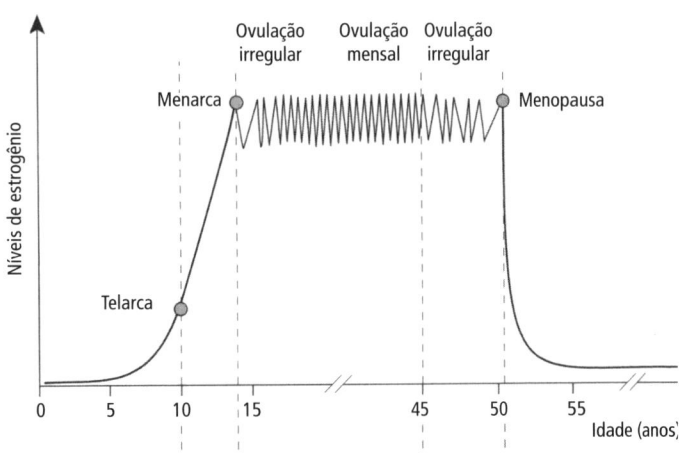

Fig. 2.1 Níveis de estrogênio durante a vida.

Dias 1-4: menstruação
No início do ciclo menstrual e, portanto, da menstruação, o endométrio é descamado à medida que o suporte hormonal é retirado. A contração miometrial, que pode ser dolorosa, é acompanhada de vasoconstrição para reduzir a perda sanguínea.

Dias 5-13: fase proliferativa
O GnRH produzido no hipotálamo estimula a liberação do LH e FSH. Isso induz o crescimento folicular, e esses folículos produzem estradiol, o que suprime a secreção de FSH em um feedback negativo. Assim, normalmente amadurecem apenas um folículo e um ovo. Entretanto, conforme os níveis de estradiol vão aumentando e alcançam o nível máximo, um efeito de feedback positivo motiva a elevação acentuada dos níveis de LH: a ovulação prossegue. O estradiol também ocasiona a reconstrução do endométrio e se torna 'proliferativo': ele aumenta a espessura à custa das células do estroma proliferativo e promove o alongamento das glândulas.

Isso induz a mudanças 'secretórias' no endométrio, nas quais as células estromais se alongam, as glândulas se dilatam e o suprimento de sangue aumenta. Ao final da fase luteínica, o corpo lúteo começa a definhar se o ovo não for fertilizado, ocasionando queda dos níveis de progesterona e de estrogênio. Conforme seu suporte hormonal é retirado, o endométrio se rompe, a menstruação tem prosseguimento e o ciclo recomeça (Fig. 2.3). A administração contínua de progestogênios exógenos mantém um endométrio secretório, impedindo a liberação e a menstruação.

Menstruação normal
Menarca < 16 anos
Menopausa > 40 anos
Menstruação < 8 dias de duração
Perda sanguínea < 80mL
Duração do ciclo 21-35 dias
Sem sangramento intermenstrual

Menstruação anormal e definições de termos	
Menstruação excessiva (freqüência ou volume):	
Intenso, porém regular	Menorragia
Irregular e sempre freqüente	Polimenorréia
Entre menstruações:	Sangramento intermenstrual
N.B. Isso sempre coexiste	
Sangramento muito pequeno:	
Nunca inicia (> 16 anos):	Amenorréia primária
Cessa (> 6 meses):	Amenorréia secundária
Não freqüente (> a cada 35 dias):	Oligomenorréia
Outras variantes e anormalidades:	
Traumática:	Sangramento pós-coital
Após suspensão de menstruações (> 1 ano):	Sangramento pós-menopáusico
Ocorre muito cedo (< 8 anos):	Puberdade precoce
Dolorosa:	Dismenorréia
Precedido de sintomas clínicos:	Síndrome pré-menstrual

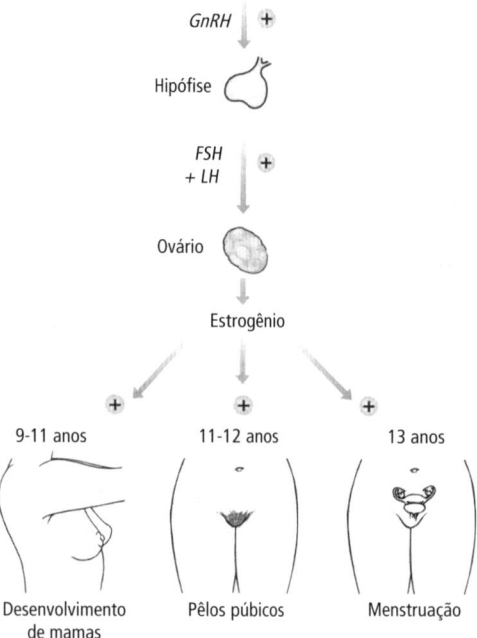

Fig. 2.2 Mudanças endócrinas durante a puberdade.

Dias 14-28: fase luteínica/secretória
O folículo do qual o ovo foi liberado se torna o corpo lúteo, produzindo estradiol e, relativamente, mais progesterona, com picos no dia 21.

Menstruação excessiva: volume (menorragia)

A menorragia ocorre (objetivamente) quando a perda menstrual excede regularmente 80mL ou (subjetivamente) quando a perda é inacei-

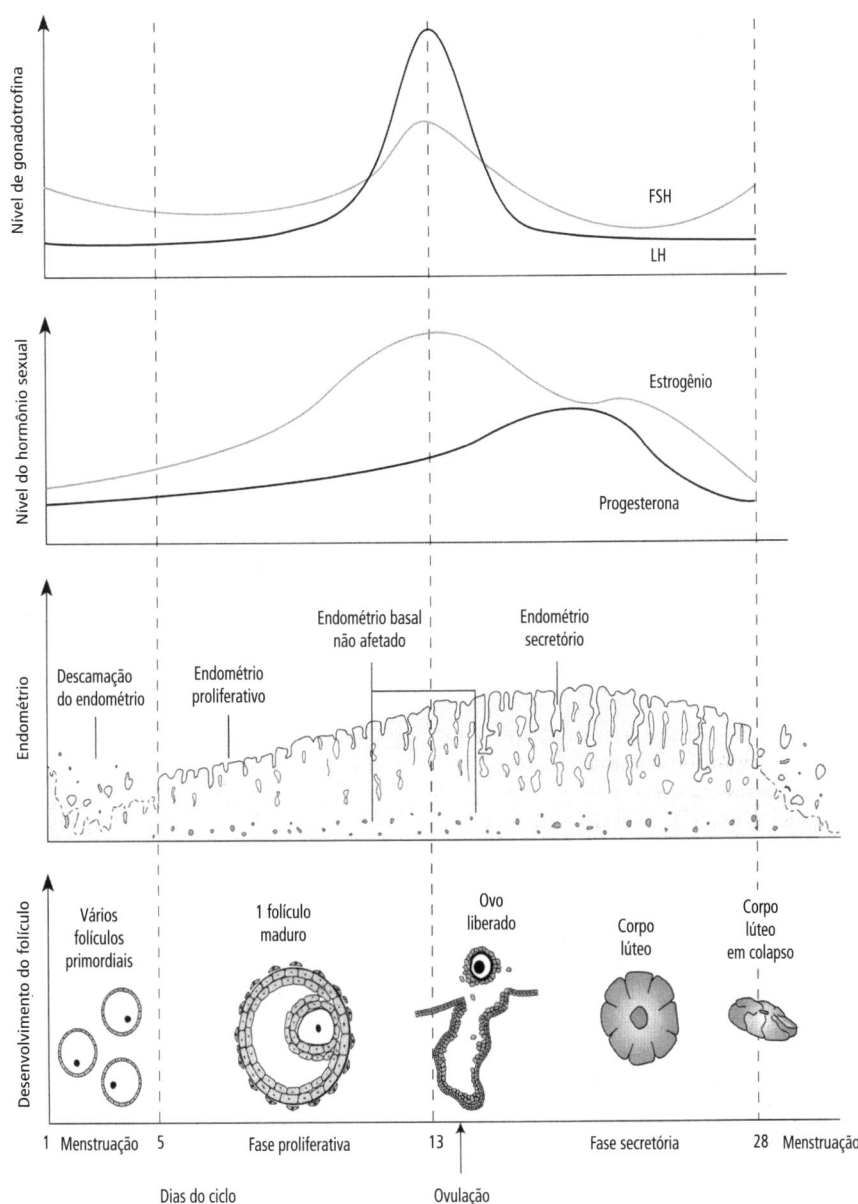

Fig. 2.3 O ciclo menstrual.

tável para a mulher, embora em apenas 40% do último grupo a perda seja superior a 80mL. A menstruação e o sangramento intermenstrual sempre ocorrem em conjunto com a menorragia, e algumas das causas, assim como as opções de conduta, são similares. Entretanto, é mais provável que os períodos irregulares sejam anovulatórios, e, particularmente em mulheres mais velhas, estão comumente associados à malignidade.

Epidemiologia

Isso é muito comum: todos os anos, 1 em cada 20 mulheres com idade entre 30 e 49 anos busca ajuda médica em razão de menorragia.

Causas

Não explicadas
É quando nenhuma causa anatômica ou sistêmica é encontrada, e isso ocorre com 60% das

mulheres. O termo *sangramento uterino disfuncional* é raramente utilizado.

Os mecanismos variam. A maioria das mulheres com ciclos regulares é ovulatória, e a menorragia pode resultar de anormalidades súbitas do sistema endometrial fibrinolítico ou de níveis de prostaglandina uterina.

Problemas sistêmicos

Doenças da tireóide, distúrbios hemostáticos, tais como doença de von Willebrand, e terapia com anticoagulante são causas raras de menorragia. Nenhum outro teste endócrino é exigido quando o sangramento é regular.

Distúrbio anatômico local (ver Capítulo 7)

As causas incluem mioma, pólipos uterinos e do colo, adenomiose e endometriose. Infecção pélvica crônica, tumores de ovário, e malignidades endometrial e cervical (Fig. 2.4) são raras, e todas podem causar sangramento irregular.

Características clínicas

Antecedentes: Devem-se avaliar tanto a quantidade quanto o tempo do sangramento. Ter um calendário menstrual é de grande utilidade. O fluxo excessivo e a passagem de grandes coágulos indicam perda excessiva. Outros sintomas podem ajudar na avaliação: dismenorréia grave antes da menstruação sugere causa anatômica. Qualquer método contraceptivo deve ser averiguado.

Exame: Anemia é comum. Sinais pélvicos estão sempre ausentes. Aumento irregular do útero sugere mioma; sensibilidade dolorosa sugere adenomiose. Uma massa no ovário pode ser sentida; sensibilidade dolorosa e imobilidade dos órgãos pélvicos, associadas com endometriose e infecção, são comuns.

Investigações

Para avaliar o efeito da perda de sangue e o estado geral, verificar a hemoglobina da paciente.

Para excluir causas sistêmicas, verificar a coagulação e a função da tireóide.

Para excluir causas orgânicas locais, realizar um *ultra-som transvaginal*. Isso irá avaliar a espessura do endométrio e excluir um mioma uterino ou uma massa ovariana, além de detectar pólipos intra-uterinos maiores. Se a espessura do endométrio for maior que 10mm ou houver suspeita de pólipo, deve ser realizada uma *biópsia endometrial* (em histerocospia ambulatorial ou com uma Pipelle) (Fig. 2.5) para excluir malignidade ou premalignidade do endométrio. A *histeroscopia* permite a inspeção da cavidade uterina e, portanto, a detecção de pólipos e miomas submucosos que puderam ser resecados. A dilatação e curetagem não é um tratamento para menorragia, sendo menos efetivo na detecção de malignidade e bastante obsoleto.

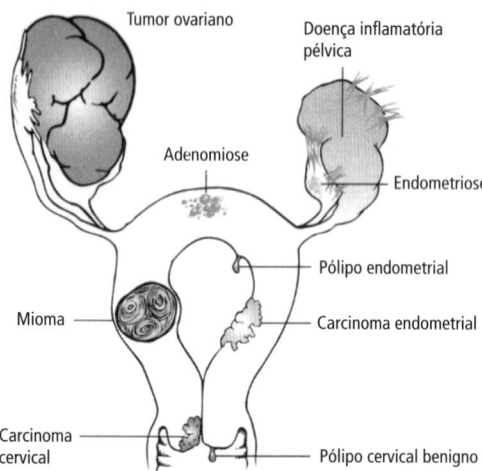

Fig. 2.4 Causas anatômicas de sangramentos menstruais excessivos.

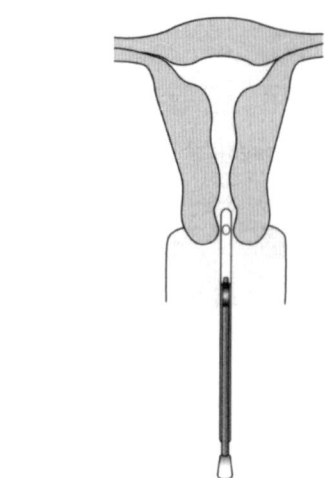

Fig. 2.5 Biópsia endometrial com Pipelle de Cornier indo na direção do colo.

Tratamento

Após a malignidade e os distúrbios sistêmicos serem excluídos, a conduta deve ser feita de acordo com os sintomas, e não conforme assuntos clínicos: uma paciente com períodos muito intensos e com útero normal precisa muito mais de tratamento do que uma paciente que apresenta mioma pequeno e assintomático.

Tratamento médico

Antifibrinolíticos (ácido tranexâmico) são administrados apenas durante a menstruação. Reduzindo a atividade fibrinolítica, eles podem reduzir a perda sanguínea em aproximadamente 50%. Existem poucos efeitos colaterais (*Cochrane* 2000: CD000249). Medicamentos antiinflamatórios não-esteroidais (por exemplo, ácido mefenâmico) inibem a síntese de prostaglandina, reduzindo a perda sanguínea na maioria das mulheres em aproximadamente 30% (*Cochrane* 2000: CD000400). Eles também são de grande utilidade para a dismenorréia. Os efeitos colaterais são similares aos da aspirina.
Os contraceptivos orais combinados geralmente induzem uma menstruação mais suave, mas esse tratamento é menos efetivo quando há patologia pélvica presente. Sua função é limitada porque suas complicações são mais comuns em pacientes mais velhas, que apresentam problemas menstruais com mais freqüência.
Sistema intra-uterino: Esse dispositivo intra-uterino impregnado com progesterona (DIU) (Fig. 2.6) é uma 'espiral' que reduz o fluxo menstrual para > 90%, com muito menos efeitos colaterais do que os progestogênios sistêmicos. Trata-se de uma alternativa muito mais eficaz para o tratamento médico e cirúrgico da menorragia (*Fertil Steril* 2003; 79: 963). É um contraceptivo de grande utilidade na supervisão da conduta em mulheres mais velhas. Deve ser diferenciado dos DIUs inertes, os quais podem aumentar a perda menstrual.
Hormônio liberador de gonadotrofina: Agonistas produzem amenorréia.
Progestogênios: Em altas doses, causam amenorréia, mas o sangramento é subseqüente à retirada.

Tratamentos de primeira linha para menorragia
Antifibrinolíticos (ácido tranexâmico)
Medicamentos antiinflamatórios não-esteroidais
Contraceptivos orais combinados
Sistema intra-uterino medicamentoso

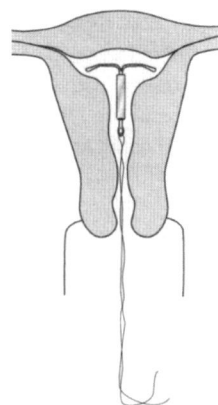

Fig. 2.6 Dispositivo intra-uterino (DIU) medicamentoso com progesterona (sistema intra-uterino) *in situ* no útero.

Tratamento cirúrgico

Histeroscópico
Remoção de pólipo: Se forem vistas e localizadas anormalidades como pólipos, eles podem ser ressecados.
Ressecção endometrial, *ablação* ou *diatermia* envolvem remoção ou destruição do endométrio. Ocorre subseqüente amenorréia ou, geralmente, fluxos mais suaves. A tranqüilização da paciente no longo prazo em razão do uso de técnicas destrutivas do endométrio é menor do que com a realização da histerectomia, embora complicações cirúrgicas e internações hospitalares sejam menos freqüentes (*Cochrane* 2000: CD000329). Tais técnicas são mais efetivas em mulheres mais idosas com menorragia pura.

Radical
Miomectomia é a remoção de miomas do útero. O útero pode ser aberto ou a remoção pode ser feita por laparoscopia, procedimento utilizado quando os miomas estão gerando sintomas, mas a mulher deseja manter-se fértil. A princípio, os agonistas do hormônio liberador de gonadotrofina são sempre utilizados para reduzir o tamanho dos miomas.
A *histerectomia* deve ser o último recurso no tratamento de sangramento uterino anormal. Não obstante, um dia 20% das mulheres do Reino Unido passarão por um processo de histerectomia, principalmente em decorrência de problemas de sangramento. A operação pode ser vaginal, abdominal ou laparoscópica.

> **Quando fazer uma biópsia endometrial (Pipelle ou histeroscopia)**
>
> Se a espessura do endométrio > 10mm na pré-menopausa; > 4mm na pós-menopausa
> Se o ultra-som sugerir um pólipo
> Antes da inserção de sistema intra-uterino medicamentoso se o ciclo não for regular
> Antes de ablação/diatermia endometrial
> Se o sangramento uterino resultar em crise aguda exigindo internação

Menstruação excessiva: polaciúria (polimenorréia e sangramento intermenstrual)

Epidemiologia

Sempre coexiste com a perda excessiva de sangue, e é mais comum nos extremos da idade reprodutiva.

Causas

Ciclos anovulatórios são comuns em mulheres mais jovens e em fase próxima ao climatério.

Distúrbio anatômico local. Causas não-malignas incluem miomas, pólipos uterinos e cervicais, adenomiose, endometriose e infecção pélvica crônica. Entretanto, em mulheres mais velhas, particularmente se tiver havido mudança recente, as chances de malignidade ovariana e cervical, e, mais particularmente, endometrial (Fig. 2.7) são levemente aumentadas.

Características clínicas

As mulheres devem ser avaliadas quanto à menorragia. O exame com espéculo pode revelar um pólipo cervical.

Investigações

Para avaliar o efeito da perda sanguínea e o estado geral da paciente, verificar sua hemoglobina.
As investigações devem excluir malignidade, exceto em mulheres jovens, nas quais isso é raro, e patologia local tratável. Um esfregaço cervical

deve ser coletado. É realizado um exame de *ultra-som* na cavidade endometrial em mulheres com mais de 35 anos e sangramento anormal ou intermenstrual, e nas mais jovens, caso o tratamento médico tenha falhado, e esse exame detectará um possível mioma uterino ou massa ovariana. A *biópsia endometrial*, preferivelmente por histeroscopia, é então utilizada, caso o endométrio esteja espessado, na suspeita de um pólipo ou, ainda, se houver planos de realizar uma cirurgia de remoção uterina ou utilizar um DIU medicamentoso. O *diagnóstico laparoscópico* é de utilidade quando há suspeita de endometriose ou infecção pélvica crônica.

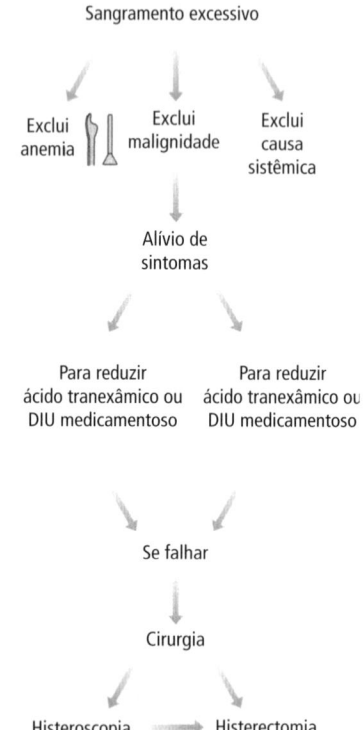

Fig. 2.7 As causas mais comuns de sangramentos menstruais excessivos variam com a idade.

Tratamento

Tratamento médico

É adequado quando nenhuma causa anatômica foi detectada: os ciclos são considerados anovulatórios. Os *contraceptivos orais combinados* geralmente induzem a menstruação regular ou mais suave. Seu papel é limitado, porque suas complicações são mais comuns em pacientes mais velhas, que apresentam problemas menstruais com mais freqüência. Os *progestogênios* em altas doses causam amenorréia, e há sangramento após sua suspensão. Eles induzem alterações secretórias no endométrio e, portanto, quando administrados em base cíclica, podem simular uma menstruação normal. A *terapia de reposição hormonal* pode regular o sangramento uterino disfuncional irregular durante o climatério. O uso do DIU medicamentoso deve ser considerado. *Outros tratamentos*, de segunda linha para a menorragia, também podem ser utilizados a curto prazo.

Tratamento cirúrgico

Um pólipo cervical pode ser removido e enviado para exame histológico. A cirurgia é indicada para mulheres com menorragia, embora técnicas de remoção tendam a ser menos úteis.

Amenorréia e oligomenorréia

Definições

A *amenorréia* é a ausência de menstruação. A *amenorréia primária* é aquela em que a menstruação não se iniciou até os 16 anos de idade. Pode ser a manifestação de uma *puberdade atrasada*, na qual as características sexuais secundárias não estão presentes até os 14 anos. Contudo, a amenorréia também pode ocorrer em meninas com características sexuais secundárias normais, quando, por exemplo, há um problema de fluxo menstrual. *Amenorréia secundária* é aquela em que a menstruação, anteriormente normal, cessa por 6 meses ou mais (Fig. 2.8). A *oligomenorréia* é aquela em que a menstruação ocorre com menos freqüência do que a cada 35 dias.

Classificação das causas

A amenorréia *fisiológica* ocorre durante a gravidez, após a menopausa e, geralmente, durante a lactação. O retardo constitucional é comum e, com freqüência, familiar.
As *causas patológicas* podem residir no hipotálamo, na pituitária, na tireóide, nas adrenais, no ovário, no útero e nos canais do fluxo. Medicamentos como progestogênios, análogos do GnRH e, algumas vezes, tranqüilizantes mais fortes causam amenorréia.

A amenorréia primária patológica se deve tanto a anormalidades congênitas raras como a distúrbios adquiridos surgidos antes do período normal da puberdade. A amenorréia secundária patológica, ou oligomenorréia, decorre de distúrbios adquiridos surgidos mais tarde. As causas mais comuns de amenorréia secundária ou oligomenorréia são a menopausa prematura, a síndrome do ovário policístico e a hiperprolactinemia.

Hipotálamo

Hipogonadismo hipotalâmico é comum e, em geral, se deve a fatores psicológicos, anorexia nervosa ou atletismo. O hormônio liberador de gonadotrofina e, portanto, o FSH, o LH e o estradiol são reduzidos. O tratamento é de suporte; a anorexia nervosa oferece risco de vida e requer tratamento psiquiátrico.

Hipófise

A *hiperprolactinemia* é geralmente causada pela hiperplasia da hipófise ou por adenomas benignos. O tratamento é feito com bromocriptina, cabergolina ou, ocasionalmente, cirurgia. Raras causas da hipófise incluem outros tumores pituitários e a síndrome de Sheehan, na qual a hemorragia pós-parto causa necrose da hipófise.

Glândula adrenal ou tireóide

A superatividade ou a baixa atividade da tireóide podem causar amenorréia. Hiperplasia adrenal congênita e tumores virilizantes são raros.

Ovários

Distúrbios adquiridos. O distúrbio mais comum é a *síndrome do ovário policístico*, que pode causar amenorréia primária ou secundária, embora a oligomenorréia seja mais comum. É extremamente importante por ser comum, e também está associada à subfertilidade, trazendo conseqüências à saúde a longo prazo. (*BJOG* 2000; **107**: 1327). A *menopausa prematura* ocorre em 1 em cada 100 mulheres. Raros *tumores virilizantes* podem surgir no ovário.
Causas congênitas. A mais comum é a *síndrome de Turner*, na qual um cromossomo X está ausente, produzindo o genótipo XO. Essas mulheres têm estatura baixa e poucas características sexuais secundárias, porém apresentam inteligência normal. Em outras formas de *disgenesia gonadal*, o ovário é malformado por causa de

anormalidades em mosaico dos cromossomos X. A agenesia gonadal, a síndrome do ovário resistente e a insensibilidade androgênica são extremamente raras.

Problemas no canal de fluxo: fluxo menstrual é obstruído ou ausente

Problemas congênitos causam amenorréia primária com características sexuais secundárias normais. O *hímen não perfurado* e o *septo vaginal transverso* obstruem o fluxo menstrual, por esse motivo acumulando-o durante meses sobre a vagina (hematocolpo) ou no útero (hematométria), que pode ser palpável no abdômen. O tratamento é cirúrgico. Causas mais raras incluem ausência de vagina com ou sem um útero funcionante.

Problemas adquiridos geralmente causam amenorréia secundária. A *estenose cervical* impede a liberação de sangue do útero, causando uma hematométria. A síndrome de Asherman é uma conseqüência rara de uma curetagem excessiva acidental por D&C; a *remoção endometrial ou a ablação* produz esse efeito intencionalmente.

Conduta

As condições importantes de uma menopausa prematura, síndrome do ovário policístico e hiperprolactinemia serão discutidas mais adiante.

Sangramento pós-coital

Definição

Intercurso seguido de sangramento vaginal que não é perda menstrual. Exceto pelo primeiro intercurso, é sempre anormal, e o carcinoma cervical deve ser excluído.

Causas

Quando o colo não é revestido pelo epitélio escamoso saudável, é mais suscetível ao sangramento pós-trauma. Ectrópios cervicais, pólipos benignos e câncer cervical invasivo são responsáveis pela maioria dos casos. O sangra-

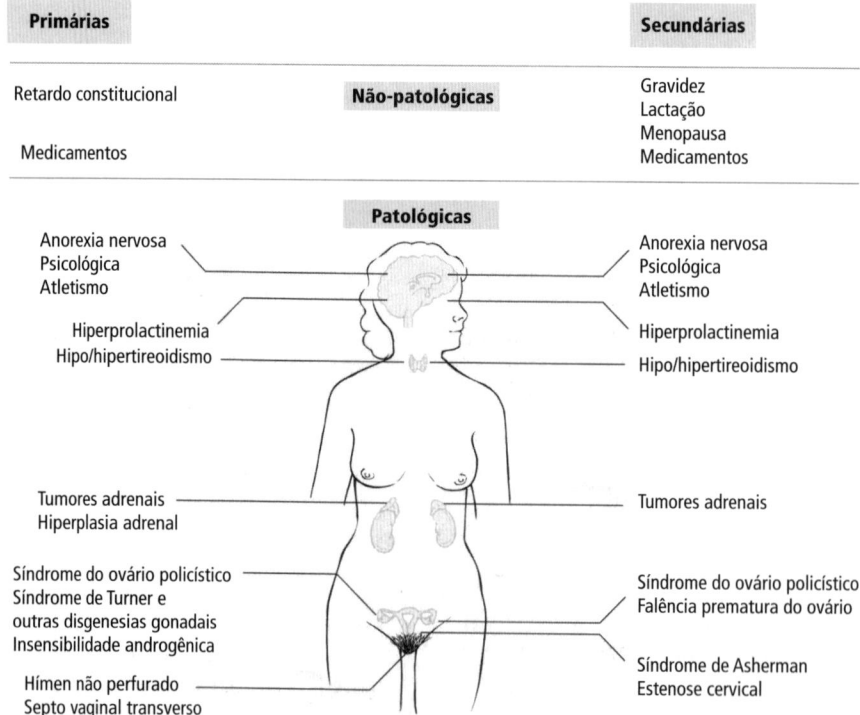

Fig. 2.8 Causas de amenorréia.

mento costuma vir da parede vaginal, em geral quando é atrófico.

Causas do sangramento pós-coital
Carcinoma cervical (Fig. 2.9)
Eversão cervical ou ectrópios
Pólipos cervicais
Cervicite, vaginite

Conduta

O colo é cuidadosamente examinado e um esfregaço, colhido. Quando há um pólipo evidente, ele é extraído e enviado para histologia, o que normalmente é possível sem anestesia. Se o esfregaço der resultado normal, o ectrópio pode ser tratado por crioterapia. Caso contrário, deve ser realizada colposcopia para excluir a causa maligna.

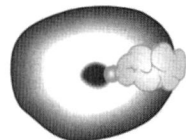

Fig. 2.9 Carcinoma cervical.

Dismenorréia

É uma menstruação dolorosa. Está associada a altos níveis de prostaglandina no endométrio e deve-se à contração e à isquemia do músculo uterino.

Causas e conduta

A *dismenorréia primária* ocorre quando nenhuma causa orgânica é encontrada. Em geral coincide com o início da menstruação e é muito comum (50% das mulheres, 10% de quadros graves), particularmente em adolescentes. A dor geralmente responde a medicamento antiinflamatório não-esteroidal, a adesivo de trinitrato de glicerina ou a supressão da ovulação (com contraceptivos orais combinados, por exemplo) (*Cochrane* 2001: CD002120). No caso da jovem adolescente, a tranqüilização é importante. A presença de patologia pélvica é mais provável quando o tratamento médico falha.

A *dismenorréia secundária* ocorre quando a dor resulta de patologia pélvica. A dor sempre precede o início da menstruação, que traz seu alívio. A dispareunia profunda e a menorragia ou menstruação irregular são comuns. O ultrasom pélvico e a laparoscopia são úteis. As causas mais significantes são miomas, adenomiose, endometriose, doença inflamatória pélvica e tumores ovarianos, os quais devem ser tratados adequadamente.

Puberdade precoce

É quando a menstruação ocorre antes dos 10 anos de idade, ou outras características sexuais secundárias se evidenciam antes dos 8 anos de idade. É bastante rara. O estirão de crescimento ocorre cedo, mas a altura final é reduzida, em decorrência da fusão precoce das epífises. A investigação é fundamental, pelo fato de poder se tratar da manifestação de outros distúrbios, assim como o tratamento é essencial para deter o desenvolvimento sexual e permitir o crescimento normal.

Causas e sua conduta

Em 80% dos casos, não é encontrada nenhuma causa patológica. Os agonistas do hormônio liberador de gonadotrofina são utilizados para inibir a secreção do hormônio sexual, ocasionando a regressão das características sexuais secundárias e a cessação da menstruação.
Causas principais: *aumento na secreção de GnRH*: Meningite, encefalite, tumores no sistema nervoso central, hidrocefalia e hipotireoidismo podem prevenir a inibição normal pré-puberdade da liberação hipotalâmica de GnRH.
Causas ovarianas/adrenais: *aumento na secreção de estrogênio*: Os tumores produtores de hormônio do ovário ou das glândulas adrenais também causam maturação sexual prematura. A regressão ocorre após a remoção. A síndrome de McCune-Albright consiste de cistos ósseos e ovarianos, manchas de cor café-com-leite e puberdade precoce. O tratamento é feito com progestogênios.

Desenvolvimento ambíguo e intersexual

Há muitas causas e graus de genitália ambígua. O suporte psicológico é de grande importância, e a designação de gênero deve ser coerente.

Aumento da função androgênica em mulher genética

A hiperplasia adrenal congênita é recessivamente herdada. A produção de cortisol é imperfeita, geralmente em decorrência de uma deficiência da 21-hidroxilase: o excesso de hormônio adrenocorticotrófico gera aumento na produção de andrógenos. A condição normalmente apresentada ao nascimento é de genitália ambígua; a deficiência de glicocorticóides pode causar crises addisonianas. Ocasionalmente, se apresenta na puberdade com clitóris dilatado e amenorréia. O tratamento envolve reposição de cortisol e mineralocorticóides: a ausência deles pode ser fatal. Os tumores secretores de andrógenos e outras causas da síndrome de Cushing são raros.

A redução da função androgênica em homem genético

A insensibilidade androgênica ocorre quando o homem tem receptor celular insensível a andrógenos, os quais são convertidos perifericamente em estrógenos. O indivíduo parece ser do sexo feminino: o diagnóstico só é obtido quando 'ela' apresenta amenorréia. O útero é ausente, e estão presentes testículos rudimentares, que são removidos por haver possibilidade de ocorrer alteração maligna. Então a terapia de reposição de estrogênios é iniciada.

Síndrome pré-menstrual

Inclui sintomas psicológicos, comportamentais e físicos, os quais são experimentados com certa regularidade e estão relacionados à menstruação.

Epidemiologia

Oitenta e cinco por cento das mulheres experimentam sintomas cíclicos; em aproximadamente 5% dos casos eles são gravemente incapacitantes (Fig. 2.10).

Etiologia

Desconhecida, mas depende da função ovariana normal e do hormônio progesterona. Os progestogênios exógenos são conhecidos como causadores de sintomas iguais à síndrome pré-menstrual. Respostas neurotransmissoras que diferem da função ovariana (certos níveis de neurotransmissores podem ser alterados durante a fase luteínica em mulheres gravemente afetadas) podem ser responsáveis pelas diferentes intensidades das manifestações da síndrome.

Características clínicas

Antecedentes: As características variam, e é a natureza cíclica, e não os sintomas, que permite o diagnóstico. Alterações comportamentais incluem tensão, irritabilidade, agressividade, depressão e perda de controle. Além disso, podem ocorrer sensação de inchaço, pequeno distúrbio gastrintestinal e dor na mamas.

Exame: É necessário para excluir patologias orgânicas. A avaliação psicológica pode ser de grande ajuda se houver depressão e neurose na síndrome pré-menstrual.

Conduta

Qualquer tratamento deve ser avaliado contra a alta resposta ao placebo (≤ 94%). O suporte e a tranqüilização sempre são de grande valia.

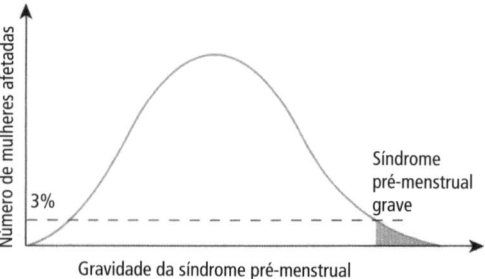

Fig. 2.10 Distribuição da síndrome pré-menstrual na população.

Tratamento com medicamentos
Inibidores seletivos da recaptação da serotonina são efetivos (*Cochrane* 2002: CD001396). Algumas pacientes experimentam alívio com contraceptivos combinados, mas não com a administração isolada de progesterona. Altas doses de estrogênios são de grande ajuda, mas os progestogênios são necessários para prevenir a malignidade endometrial. Os agonistas do hormônio liberador de gonadotrofinas eliminam a atividade ovariana, mas só podem ser utilizados durante 9 meses e apenas se for necessária confirmação do diagnóstico ou predição da resposta à ooforectomia, solução drástica que deve ser adotada em último caso.

Tratamentos alternativos
A aplicação desses tratamentos é amplamente difundida, mas os benefícios da maioria deles ou são limitados ou não foram comprovados. Isso inclui o óleo de prímula (onagrácea), a vitamina B_6, o óleo de semente de borragem e outros suplementos dietéticos, tais como cálcio, magnésio e vitamina E.

Leituras complementares

Duckitt K. Menorrhagia. *Clinical Evidence* 2002; **7**:1716-32.

Lethaby A, Cooke I, Rees M. Progesterone/progestogen releasing intrauterine systems versus either placebo or any other medication for heavy menstrual bleeding. *Cochrane Database of Systematic Reviews (Online: Update Software)* 2000: CD002126.

Lethaby A, Hickey M. Endometrial destruction techniques for heavy menstrual bleeding. *Cochrane Database of Systematic Reviews (Online: Update Software)* 2002: CD001501.

Slap GB. Menstrual disorders in adolescence. *Best Practice & Research Clinical Obstetrics & Gynaecology* 2003;**17**:75-92.

Vleck JP, Safranek SM, What medications are effective for treating symptoms of premenstrual syndrome (PMS)? *The Journal of Family Practice* 2002;**51**:894.

Resumo do sangramento menstrual excessivo

Tipos	Menorragia, menstruação irregular, sangramento intermenstrual
Epidemiologia	Comum, mais freqüente com a idade
Etiologia	Menorragia: geralmente ciclos ovulatórios Sangramento irregular: freqüentemente anovulatório Problema anatômico local: por exemplo, carcinoma do endométrio ou do colo (geralmente irregular ou sangramento intermenstrual, sangramento pós-coital), miomas, pólipos endometriais/cervicais, endometriose, doença inflamatória pélvica, tumores ovarianos Problema sistêmico: por exemplo, distúrbios da tireóide ou coagulação
Investigações	Hemograma completo, testes de função da tireóide, coagulograma, ultra-som pélvico, ± biópsia endometrial e histeroscopia, se houver espessamento do endométrio.
Tratamento	Tratar a doença sistêmica adequadamente. Depois aliviar os sintomas Médico: Para reduzir o volume: ácido tranexâmico, ácido mefenâmico, sistema intra-uterino – medicamentoso ou (DIU de progesterona) Para regular o tempo: contraceptivos combinados ou progestogênios Cirúrgico: Cirurgia histeroscópica: remoção ou ablação, ocasionalmente histerectomia, miomectomia/embolização, se houver miomas

3 Anormalidades e Malformações Uterinas

Anatomia e fisiologia do útero

Anatomia e função

O útero nutre, protege e finalmente expele o feto. Inferiormente, ele tem continuidade com o colo, que age como seu "pescoço" e se comunica com a vagina. A parte superior é o fundo; em ambos os lados, o útero se comunica com as tubas uterinas no corno. É apoiado predominantemente na extremidade inferior, no colo, pelos ligamentos uterossacral e cardinal. Em 80% das mulheres ele se inclina na direção da parede abdominal (anteversão). Em 20% das mulheres ele é retrovertido, inclinando-se para a pelve. Sua parede é feita de músculo liso (tecido de origem dos tumores benignos, *miomas*), que contém a cavidade uterina, por sua vez demarcada pelo epitélio glandular – o endométrio (tecido de origem do *carcinoma endometrial*). O revestimento externo do útero, ou serosa, é o peritônio posteriormente. Este também reveste o útero anteriormente ao longo da bexiga, que fica na superfície anterior da parte inferior do útero, o colo e a vagina. (A proximidade da bexiga até a parte inferior do útero e da vagina explica a facilidade com a qual ele pode ser danificado em uma cirurgia ou no parto.) Lateralmente, o peritônio está em continuidade com grandes ligamentos que se localizam entre o útero e a parede pélvica lateral. Estes têm pouca função de suporte, mas estão em continuidade com as tubas uterinas e os ligamentos superiores, e inferiormente contêm o suprimento de sangue uterino, os ureteres e o paramétrio (Fig. 3.1).

Sangue e linfa

O suprimento de sangue uterino (Fig. 3.1) vem das artérias uterinas, as quais cruzam os ureteres que estão laterais ao colo e seguem inferior e superiormente, suprindo o miométrio e o endométrio. No corno há uma anastomose arterial com o suprimento de sangue ovariano; inferiormente, há uma anastomose com os vasos da parte superior da vagina. A drenagem linfática do útero (Fig. 3.1) é feita principalmente ao redor das artérias ilíacas internas e externas.

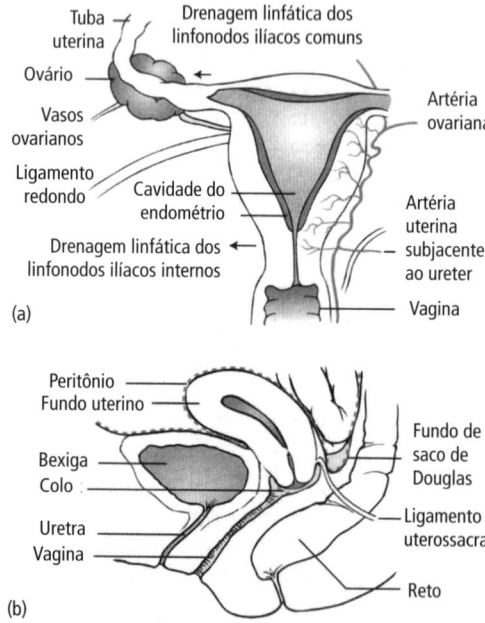

Fig. 3.1 O útero. (a) Suprimento de sangue e drenagem linfática. (b) Relações dos órgãos pélvicos.

O endométrio

O endométrio é suprido pelas arteríolas espirais e basais. As arteríolas espirais são importantes na menstruação e na nutrição do feto em crescimento. O endométrio responde ao estrogênio e à progesterona. Nos primeiros 14 dias do ciclo menstrual, ele prolifera: as glândulas dilatam e o endométrio se espessa muito sob a influência dos estrogênios (fase proliferativa). Após a ovulação, sob a influência da progesterona, as glândulas se dilatam, e aumenta o suprimento de sangue (fase luteínica ou secretória) (vide Fig. 2.3). Próximo ao fim dessa fase, os níveis de progesterona caem, e o endométrio secretório se desintegra quando o suprimento de sangue não consegue mais mantê-lo: a menstruação começa. O controle hormonal deficiente gera padrões de sangramento irregular.

Miomas

Definição e epidemiologia

Também conhecidos por leiomiomas, os miomas são tumores benignos do miométrio. Apresentam-se em aproximadamente 25% das mulheres e são mais comuns no período próximo à menopausa, em mulheres afro-caribenhas e naquelas com antecedentes familiares. Os miomas são menos comuns em mulheres que já tiveram parto e naquelas que usam contraceptivos orais combinados.

Patologia e localização dos miomas

O tamanho dos miomas varia, indo desde poucos milímetros até tumores maciços que preenchem o abdômen. O mioma pode ser intramural, subseroso ou submucoso (Fig. 3.2). Ocasionalmente, os miomas submucosos formam projeções intracavitárias. O músculo liso e os elementos fibrosos estão presentes, e, na seção transversa, o mioma possui a aparência de 'espiral'.

Etiologia

O crescimento do mioma depende do estrogênio e, provavelmente, da progesterona. Esse crescimento aumenta na gravidez e com o uso de contraceptivos combinados, regridindo após a menopausa.

Características clínicas

Antecedentes: Cinqüenta por cento dos miomas são assintomáticos e descobertos apenas ao exame pélvico ou abdominal. Os sintomas estão relacionados mais à sua localização do que ao seu tamanho.

- Problemas menstruais: ocorre menorragia em 30% dos casos, embora em geral a duração da menstruação não se altere. Pode ocorrer perda intermenstrual se o mioma for submucoso ou polipóide. Os miomas são comuns em mulheres na perimenopausa e podem ser ocasionais: problemas menstruais também podem ser resultantes de irregularidades hormonais ou de malignidade.
- Dor: os miomas podem causar dismenorréia. Quase nunca causam dor, a menos que haja torção, degeneração vermelha ou, o que é raro, alteração sarcomatosa.
- Outros sintomas: a pressão de grandes miomas sobre a bexiga pode causar aumento da polaciúria e, ocasionalmente, retenção urinária; os miomas que pressionam os ureteres podem causar hidronefrose; outros efeitos da pressão podem ser observados. A fertilidade pode ser prejudicada se o óstio tubário for bloqueado ou se os miomas submucosos impedirem a implantação.

Exame: Uma massa sólida pode ser palpada ao exame pélvico ou mesmo ao exame abdominal. Ela provém da pelve e pode continuar até o útero. Múltiplos pequenos miomas causam dilatação e nodularidade irregular do útero.

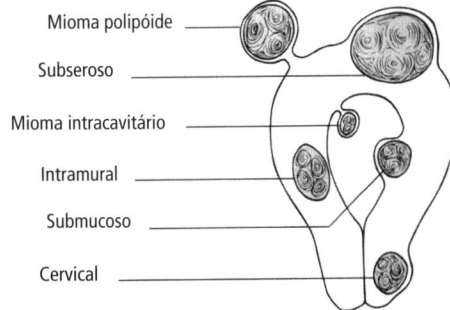

Fig. 3.2 Locais mostrando miomas intramurais, subserosos e submucosos.

Sintomas de miomas
Nenhum (50%)
Menorragia (30%)
Sangramento irregular/intermenstrual
Efeitos de pressão
Subfertilidade (raros)

Antecedentes naturais/complicação de miomas

O *aumento* dos miomas pode ser bem lento. Eles param de crescer e com freqüência se calcificam após a menopausa, embora o estrogênio na terapia de reposição hormonal possa estimular o crescimento no futuro. Os miomas aumentam de tamanho até a metade da gestação. Miomas pedunculados ocasionalmente geram torção, causando dor.

Normalmente as *'degenerações'* são resultado do suprimento inadequado de sangue: a 'degeneração vermelha' é caracterizada por dor e sensibilidade uterina; ocorrem necrose e hemorragia. Na 'degeneração hialina' e na 'degeneração cística', o mioma se apresenta mole e parcialmente liquefeito.

Malignidade: Cerca de 0,1% a 0,5% dos miomas são leiomiossarcomas, o que pode ser conseqüência de mudança maligna ou da transformação maligna *de novo* de um músculo liso normal.

Complicações de miomas	
Torção de um mioma pedunculado	
Degenerações:	Vermelha (particularmente na gravidez) Hialina/cística Calcificação (pós-menopáusica e assintomática)
Malignidade:	Leiomiossarcoma

Mioma e gravidez

Podem ocorrer trabalho de parto prematuro, malformação, posição transversa, obstrução do trabalho de parto e hemorragia pós-parto. A degeneração vermelha é muito comum na gravidez e pode provocar dor grave. Os miomas não devem ser removidos durante a cesariana, porque o sangramento pode ser intenso.

Terapia de reposição hormonal e miomas

A terapia de reposição hormonal pode causar crescimento continuado do mioma após a menopausa. O tratamento, tanto para mulheres na pré-menopausa como para mulheres na terapia de reposição hormonal, é a retirada do mioma.

Investigações

Para estabelecer o diagnóstico: Embora o ultra-som seja de grande ajuda (Fig. 3.3), pode ser necessária uma laparoscopia para distinguir o mioma de uma massa ovariana. A histeroscopia é utilizada para avaliar a distorção da cavidade uterina.

Para estabelecer o bem-estar: A concentração de hemoglobina pode estar baixa, em conseqüência de sangramento vaginal.

Tratamento

Pacientes assintomáticas com miomas pequenos ou de crescimento lento não precisam de tratamento. O risco de malignidade é muito pequeno e não justifica uma intervenção de rotina. Miomas maiores que não forem removidos devem ser medidos periodicamente, por exame ou ultra-som, por existir uma possibilidade remota de malignidade.

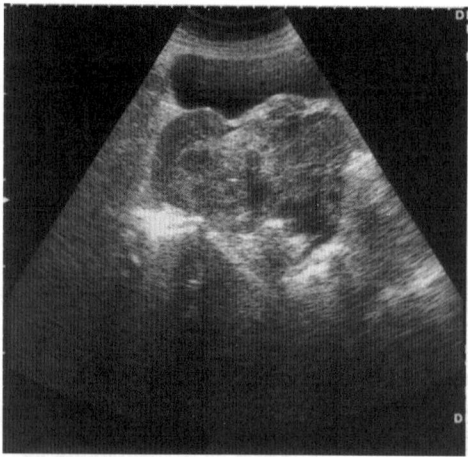
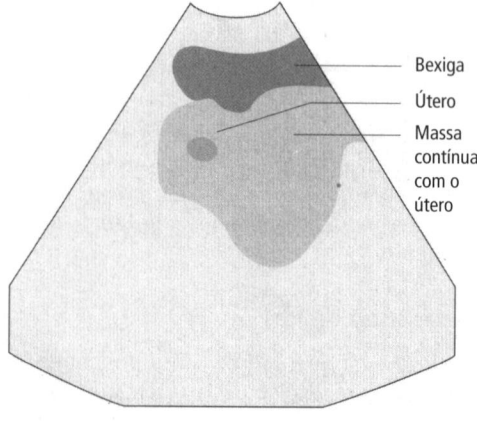

Fig. 3.3 Ultra-som de miomas no útero.

> **O mioma é maligno?**
> Incomum, porém mais provável se houver:
>   Dor ou crescimento rápido
>   Crescimento em mulheres na pós-menopausa, e não na terapia de reposição hormonal
>   Resposta deficiente para agonistas de hormônio de liberação de gonadotrofina (GnRH)

Tratamento médico
Ácido tranexâmico, medicamentos antiinflamatórios não-esteroidais ou progestogênios são quase sempre ineficazes quando indicados para menorragia dos miomas. Os agonistas do hormônio de liberação de gonadotrofina (GnRH) causam amenorréia temporária e diminuição do mioma, induzindo uma menopausa temporária. Os efeitos colaterais e a perda de densidade óssea restringem seu uso a apenas 9 meses, geralmente próximo à menopausa ou para facilitar a cirurgia. Entretanto, o uso concomitante de terapia de reposição hormonal ('add-back') pode prevenir tais efeitos sem levar ao crescimento, permitindo sua administração por tempo mais prolongado.

Tratamento cirúrgico
Histeroscópico: O mioma polipóide ou submucoso pequeno que estiver causando problemas menstruais ou subfertilidade podem ser ressecados na histeroscopia.
Radical: Vinte por cento de todas as histerectomias são realizadas devido ao surgimento de miomas. Os miomas também podem ser removidos do útero: miomectomia (Fig. 3.4). A perda de sangue pode ser intensa, e, com isso, pequenos miomas podem passar despercebidos, causando problemas periódicos. A miomectomia deve ser realizada quando o tratamento médico for ineficaz e a preservação da função reprodutiva, necessária. Geralmente ambas as cirurgias são precedidas de 3 meses de tratamento com análogos de GnRH (*Cochrane* 2001: CD000547).

Embolização: A embolização da artéria uterina por radiologistas obtém 80% de sucesso e é uma alternativa para a histerectomia (*Radiology* 2003; **226**: 425). Alguns sintomas, como a dor, podem piorar, e a histerectomia pode ser necessária.

Adenomiose

Definição e epidemiologia

Anteriormente chamada de 'endometriose interna', a adenomiose é a presença de endométrio e de seu estroma delimitante no miométrio (Fig. 3.5). Sua incidência real é desconhecida, mas ocorre em até 40% das amostras de histerectomia. É mais comum em torno dos 40 anos de idade e está associada a endometriose e mioma.
Os sintomas diminuem após a menopausa.

Patologia e etiologia

O endométrio parece crescer dentro do miométrio para formar a adenomiose. Sua extensão é variável, mas em casos graves bolsas de sangue menstrual podem ser vistas no miométrio em amostras de histerectomia. Ocasionalmente, o tecido estromal do endométrio no miométrio mostra graus variáveis de atipia ou até mesmo invasão. A condição é dependente do estrogênio, mas o motivo de sua ocorrência é desconhecido.

Características clínicas

Antecedentes: Os sintomas podem estar ausentes, mas é comum haver menstruação dolorosa, regular e intensa.
Exame: O útero fica levemente expandido e sensível.

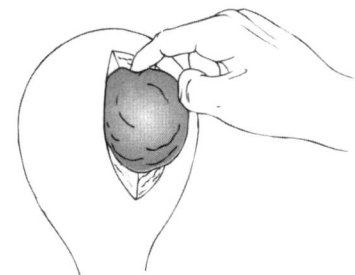

Fig. 3.4 Miomectomia.

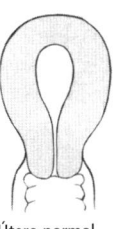 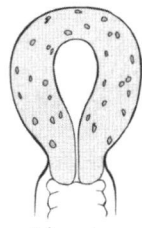

Tecido endometrial no miométrio causando expansão moderada

Útero normal   Adenomiose
Fig. 3.5 Adenomiose.

Investigações

A adenomiose não pode ser diagnosticada por ultra-som, mas pode ser vista em imagem de ressonância magnética.

Tratamento

O tratamento médico com medicamentos não-esteroidais ou progestogênios pode controlar a menorragia e a dismenorréia, mas a histerectomia é sempre necessária. Uma tentativa terapêutica com GnRH pode determinar se os sintomas atribuídos à adenomiose são passíveis de melhora com a histerectomia.

Outras condições benignas do útero

Endometrite

A endometrite é freqüentemente secundária a doenças sexualmente transmissíveis, surgindo como complicação de uma cirurgia, em especial do parto cesariana e de procedimentos intra-uterinos (como o esvaziamento uterino por aborto, por exemplo), ou pela presença de corpos estranhos, particularmente dispositivos intra-uterinos (DIU) e conteúdos uterinos retidos. Normalmente a infecção de útero na fase de pós-menopausa deve-se a malignidade. O útero é permeável, e infecções pélvica e sistêmica podem ser evidentes. Ocorre piometra quando há acúmulo de pus que não pode ser expulso. São necessários antibióticos e ocasional esvaziamento uterino de conteúdos uterinos retidos.

Pólipos intra-uterinos

São tumores pequenos, geralmente benignos, que crescem dentro da cavidade uterina. A maioria é de origem endometrial (Fig. 3.6), mas alguns são derivados de miomas submucosos. Esses tumores são comuns em mulheres com idade entre 40 e 50 anos, e naquelas cujos níveis de estrogênio são altos. Eles são freqüentemente encontrados em pacientes na pós-menopausa e que utilizam tamoxifeno para tratamento de carcinoma de mama. Ocasionalmente, contêm hiperplasia endometrial ou carcinoma. Embora algumas vezes sejam assintomáticos, com freqüência causam menorragia e sangramento interno, e muito ocasionalmente se tornam prolapsados ao longo do colo. Normalmente são diagnosticados por ultra-som, quando uma histeroscopia é realizada devido a sangramento anormal. Em geral a remoção do pólipo com excisão diatérmica ou extração resolve o problema do sangramento.

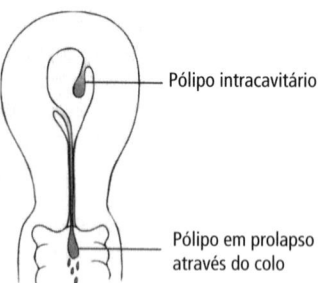

Fig. 3.6 Pólipos Endometriais.

Hematométria

É o acúmulo de sangue menstrual no útero decorrente da obstrução do fluxo. É uma condição rara. O canal cervical é geralmente ocluído por um mioma após a ressecção endometrial, a conização do colo ou por um carcinoma. Anormalidades congênitas, como, por exemplo, hímen imperfurado ou corno uterino rudimentarmente encoberto, se manifestam na adolescência.

Malformações uterinas congênitas

Essas anormalidades resultam de falhas em graus diferentes na fusão dos dois ductos de Müller por volta de 9 semanas de gestação. São comuns, porém é raro serem clinicamente significantes. A falha total na fusão leva à formação de duas cavidades uterinas e dois colos, ou um ducto pode falhar, resultando em um útero 'com oviduto único'. Se um ducto se desenvolve mais do que o outro, uma pequena 'tuba rudimentar' é formada. Sua cavidade pode ser encoberta ou estar em continuidade com a tuba dominante. Na outra extremidade do espectro, pode simplesmente haver um pequeno septo no fundo uterino.

Aproximadamente 25% dos casos causam problemas relacionados à gravidez, os quais levam à sua descoberta. Isso inclui posição fetal transversa, parto prematuro, aborto recorrente (< 5% deles) e placenta retida. O tratamento de problemas relacionados à gravidez, entretanto, não deve levar à procura de anormalidades congênitas, que podem ser ocasionais. Os septos simples podem ser ressecados histeroscopicamente; tubas rudimentares requerem remoção por cirurgia aberta.

Carcinoma endometrial

Epidemiologia

Atualmente este é o tipo de câncer mais comum do trato genital (Fig. 3.7). Sua prevalência é mais alta aos 60 anos de idade, sendo que apenas 15% dos casos ocorrem na pré-menopausa, e < 1% em mulheres com menos de 35 anos. Pelo fato de surgir precocemente, esse câncer é considerado, de modo incorreto, relativamente benigno, embora seu prognóstico, estágio por estágio, seja semelhante ao de carcinoma ovariano.

Patologia

O adenocarcinoma das células glandulares colunares do endométrio é responsável por > 90% dos casos. Nos demais casos, o tipo mais comum é o carcinoma adenoescamoso, o qual apresenta escamas malignas e tecido glandular, além de um prognóstico mais desfavorável.

Etiologia

O principal risco é a alta proporção de estrogênio em relação à progesterona. A malignidade, portanto, é mais comum quando a produção de estrogênio é alta ou quando a terapia com estrogênio é utilizada 'sem antagonização' pela progesterona.

Fatores de risco
Estrogênios exógenos sem progestogênios aumentam a taxa em seis vezes. Obesidade, síndrome do ovário policístico, nuliparidade, menopausa tardia e tumores ovarianos da tecagranulosa (secretores de estrogênio) são fatores de risco. O tamoxifeno aumenta o risco de carcinoma endometrial (*Lancet* 1994; **343**: 448): embora seja utilizado como antagonista do estrogênio no tratamento de carcinoma de mama, é, principalmente, um agonista no útero em pós-menopausa. Embora a hipertensão e o diabetes sejam comuns, provavelmente não são fatores de risco independentes. Os contraceptivos orais combinados e a gravidez são protetores.

Doença pré-maligna: hiperplasia endometrial com atipia
A ação errática ou sem resistência do estrogênio pode causar 'hiperplasia cística' do endométrio. A estimulação posterior predispõe a anormalidades das estruturas celular e glandular, ou a 'hiperplasia atípica'. Isso pode provocar anormalidades menstruais ou sangramento pós-menopausa e é pré-maligno (dependendo da gravidade da atipia), mas raramente reconhecido antes do diagnóstico de malignidade. A descoberta de atipia não é comum nas mulheres em idade reprodutiva, mas, se o útero precisar ser preservado, serão utilizados progestogênios em combinação com biópsia semestral do endométrio. Do contrário, indica-se histerectomia.

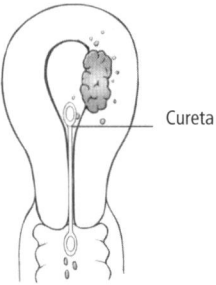

Fig. 3.7 Carcinoma endometrial.

Fatores de risco para carcinoma endometrial	
Excesso de estrogênio endógeno:	Síndrome do ovário policístico e obesidade Tumores secretórios de estrogênio Nuliparidade e menopausa tardia
Estrogênio exógeno:	Terapia de estrogênio sem antagonização progestagênica Terapia com tamoxifeno
Miscelânea:	Diabetes; hipertensão (não independente) Antecedentes de carcinoma de mama ou ovário Síndrome Lynch tipo II (carcinoma de cólon familiar não-poliposo)

Características clínicas

Antecedentes: O sangramento pós-menopáusico (10% de risco de carcinoma) é a apresentação mais comum. Pacientes na pré-menopausa têm sangramento intermenstrual irregular, ou, ocasionalmente, apenas menorragia de início recente. O Papanicolaou pode conter células colunares anormais.

Exame: Freqüentemente a pelve parece normal, e pode coexistir uma vaginite atrófica.

Disseminação e estadiamento

O tumor se difunde diretamente pelo miométrio até o colo e a parte superior da vagina (Fig. 3.8).

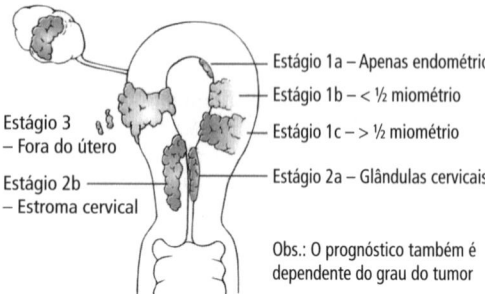

Fig. 3.8 Estágios do carcinoma endometrial.

Os ovários podem estar envolvidos. A disseminação linfática ocorre rumo à pelve e depois aos linfonodos para-aórticos. A disseminação hematogênica ocorre tardiamente. O estadiamento é cirúrgico e histológico e, em contraste com o carcinoma de colo, inclui os linfonodos.

Disseminação e estadiamento do carcinoma endometrial	
Estágio 1	Lesões restritas ao útero:
1a	Apenas no endométrio
1b	Invasão profunda < ½ da camada miometrial
1c	Invasão profunda > ½ da camada miometrial
Estágio 2	Conforme supracitado, mas também no colo:
2a	Apenas nas glândulas endocervicais
2b	No estroma cervical
Estágio 3	O tumor se propaga pelo útero:
3a	Invade a serosa e/ou anexos e/ou citologia peritoneal positiva
3b	Metástases vaginais
3c	Metástases de linfonodos pélvicos/para-aórticos
Estágio 4	Disseminação adicional:
4a	No reto ou na bexiga
4b	Metástases distantes

Grau histológico: G1-3 também está incluído em cada estágio, com G1 sendo um tumor bem diferenciado.

Investigações

Para confirmar a doença e auxiliar nesse estágio, a biópsia do endométrio na histeroscopia (*JAMA* 2002; **288**: 1610) e o exame sob anestesia confirmam o diagnóstico. A hipertrofia uterina com imobilidade sugere estágio avançado. É necessário fazer um raio X do tórax para excluir metástase pulmonar incomum. O exame de ultra-som ou o de ressonância magnética também têm sido empregados para avaliar a disseminação.

Para avaliar o estado geral da paciente, normalmente exigem-se um hemograma completo, uma função renal, um teste de glicose e um eletrocardiograma (ECG), em razão de as pacientes terem idade avançada.

Tratamento

Setenta e cinco por cento das pacientes apresentam-se no Estágio 1 da doença. A menos que a paciente esteja incapacitada ou tenha a doença disseminada, realiza-se uma *laparotomia*, com histerectomia abdominal total e salpingo-ooforectomia bilateral. Como o estadiamento é cirúrgico-patológico, a doença, que na cirurgia parece estar no Estágio 1, pode subseqüentemente mudar para o Estágio 3 se os linfonodos estiverem comprometidos. O papel da linfadenectomia na fase clinicamente inicial da doença está sendo avaliado em um estudo clínico aleatório realizado no Reino Unido. Se a linfadenectomia não for realizada (em geral as pacientes são idosas), deve-se proceder a uma estimativa da fase e do risco para determinar a conduta posterior. Os protocolos são complicados e controversos: há mais fatores de prognóstico que podem ser incorporados em um sistema de estadiamento, e o tratamento deve ser individualizado.

Suporte externo de radioterapia é utilizado em pacientes com comprometimento dos linfonodos, ou considerados de 'alto risco' para essa condição. Os fatores de risco incluem profundidade de invasão no miométrio, histologia do tumor com grau maior ou envolvimento estromal cervical (Estágio 2b). Quando os fatores de risco estão presentes, também é utilizada a *radioterapia da cúpula vaginal*, que reduz a recorrência local, mas não prolonga a sobrevida. Hoje em dia os *progestogênios* são raramente utilizados. (*Cochrane* 2000: CD001040). A *quimioterapia* tem um papel limitado, sendo utilizada em estágios avançados da doença.

Indicações gerais da radioterapia
Alto risco para doença extra-uterina ou em caso de doença comprovada
Para doenças não-operáveis e recorrentes
Paliação de sintomas, como, por exemplo, sangramento

Prognóstico

A recorrência é mais comum na cúpula vaginal, normalmente nos três primeiros anos. Características do pior prognóstico são observadas em pacientes mais velhas, em estágio clínico avançado, com invasão profunda do miométrio nos Estágios 1 e 2, tumor de grau elevado e histologia adenoescamosa.

Prognóstico de carcinoma endometrial	
Estágio	Índice de sobrevida de 5 anos (%)
1	85
2	70
3-4	50
4	25
Geral	75

Sarcomas uterinos

No Reino Unido, esses tumores são responsáveis por aproximadamente 150 casos ao ano. Existem três categorias. Os *leiomiossarcomas* são 'miomas malignos'. Os *tumores do estroma endometrial* são tumores do estroma localizados logo abaixo do endométrio. Os tipos histológicos variam de nódulo benigno do estroma até sarcoma estromal maligno do endométrio, o qual é mais comum em mulheres na perimenopausa. A terceira categoria é o *tumor mülleriano misto*, derivado de elementos embriológicos do útero, e é mais comum em pacientes idosas. Geralmente se apresentam com sangramento irregular ou pós-menopausa ou, no caso dos leiomiossarcomas, com o aumento doloroso e rápido de um mioma. O tratamento é feito por histerectomia. Radioterapia ou quimioterapia pode ser utilizada subseqüentemente, mas a sobrevida geral é de apenas 30% em 5 anos.

Leituras complementares

Lawton F. Management of endometrial cancer. *The Obstetrician and Gynaecologist* 2003; **5**:79-83.

Lethaby A, Vollenhoven B. Fibroids (uterine myomatosis, leiomyomas). *Clinical Evidence* 2002; 7:1666-78.

Matalliotakis IM, Kourtis AI, Panidis DK. Adenomyosis. Obstetrics and Gynecology Clinics of North America 2003; **30**:63-82.

Resumo de miomas

Epidemiologia	25% das mulheres, idosas, afro-caribenhas
Patologia	Tumores benignos do miométrio
Etiologia	Dependente de estrogênio
Características clínicas	Nenhuma (50%). Problemas menstruais, dismenorréia, problemas de pressão. Subfertilidade e dor (raros)
Complicações	Torsão do mioma pedunculado. Degenerações: degeneração vermelha ou hialínica. Alteração sarcomatosa. Gravidez complicada
Investigações	Hemograma completo, histeroscopia, ultra-som. Laparoscopia se o diagnóstico for duvidoso
Tratamento	Observação ou... *Conservador*: Alívio sintomático *Cirúrgico*: Histerectomia. Remoção se houver pólipos; considerar miomectomia e embolização

Resumo do carcinoma de endométrio

Epidemiologia	Carcinoma ginecológico mais comum, geralmente acima dos 60 anos de idade
Patologia	> 90% adenocarcinomas; também adenoescamosos
Etiologia	Razão estrógeno/progesterona elevada. Nuliparidade, menopausa tardia, síndrome do ovário policístico, obesidade. Sem resistência a estrogênios e a tamoxifeno. Proteção da pílula combinada
Características clínicas	Sangramento pós-menopáusico. 'Mudança' de padrão menstrual na pré-menopausa: sangramento irregular, intermenstrual ou mais intenso
Rastreamento	Não é rotineira. Apresenta-se precocemente. Com alta probabilidade, se for usado tamoxifeno
Investigações	Histeroscopia, biópsia e exame sob anestesia para diagnosticar. Hemograma completo, uréia e eletrólitos, raio X do tórax, glicose, eletrocardiograma (ECG)
Estágios	**1** Apenas útero. 1a: endométrio; 1b: < ½ invasão miometral; 1c: > ½ invasão miometral **2** Também o colo **3** Além do útero, restrito à pequena pelve **4** Intestino e bexiga ou sítios distantes
Tratamento	Geralmente laparotomia com histerectomia abdominal total e salpingo-ooforectomia bilateral ± linfadenectomia Radioterapia se houver linfonodos positivos/provavelmente positivos
Prognóstico	Dependente do estágio clínico, da histologia, do grau, do estado geral da paciente Geral 75% de sobrevida em 5 anos

4 Patologia do Colo do Útero

Anatomia e função do colo

Anatomia

O colo é uma estrutura tubular em continuidade com o útero, com comprimento entre 2 e 3cm, constituído predominantemente de tecido conjuntivo elástico. Une o útero à vagina, permitindo a entrada de esperma e a saída do fluxo menstrual. Mantém o feto no útero durante a gravidez e, no trabalho de parto, se dilata para permitir o nascimento do bebê. É ligado posteriormente ao sacro, pelos ligamentos uterossacral, e lateralmente à parede pélvica, pelos ligamentos cardinais. Paralelo ao colo está o paramétrio, que contém o tecido conjuntivo, os vasos uterinos e os ureteres.

Histologia e zona de transformação

A endocérvice (canal) é delimitada pelo epitélio colunar (glandular). A ectocérvice, em continuidade com a vagina, é revestida de epitélio escamoso. Os dois tipos de células se encontram na 'junção escamocolunar' (Fig. 4.1). Durante a puberdade e a gravidez, ocorre a eversão parcial do colo. O pH baixo da vagina faz com que a área exposta do epitélio colunar desenvolva metaplasia no epitélio escamoso, produzindo uma 'zona de transformação' na junção escamocolunar (Fig. 4.1). As células com metaplasia são vulneráveis a agentes que induzem a alteração neoplásica, e é a partir dessa área que o carcinoma de colo geralmente se origina.

Suprimento de sangue e drenagem linfática

O suprimento de sangue vem dos ramos vaginais superiores e da artéria uterina. A linfa drena para a fossa do obturador e os linfonodos da ilíaca interna e externa, e, portanto, para os linfonodos da ilíaca comum e os para-aórticos. O carcinoma cervical caracteristicamente se difunde pela via linfática.

Condições benignas do colo

A *ectopia cervical* (antes denominada erosão) é a condição em que o epitélio colunar da endocérvice é visualizado como uma área vermelha em torno da abertura na superfície do colo (Fig. 4.2a). Essa condição se deve à eversão e é um achado normal em mulheres jovens, particularmente naquelas que estão grávidas ou tomando 'pílulas anticoncepcionais'.

O *ectrópio cervical* aparece como uma vermelhidão mais irregular e resulta de pequenas lacerações ocorridas durante o parto (Fig. 4.2b). Normalmente assintomáticos, a ectopia e os ectrópios costumam causar corrimento vaginal ou sangramento pós-coital. Podem ser tratados por meio de crioterapia sem anestesia, mas somente se o Papanicolaou e, de preferência, a colposcopia excluírem a possibilidade de carcinoma. O epitélio colunar exposto é também propenso a infecção.

A *cervicite aguda* é rara, mas freqüentemente resulta de uma DST. Em geral verificam-se ulceração e infecção em casos graves de prolapso quando o colo se projeta ou é retraído por um pessário.

Cervicite crônica é uma inflamação ou infecção crônica, freqüentemente de um ectrópio ou ectopia. É sempre causa comum de corrimento vaginal e pode gerar esfregaços 'inflamatórios'. Nesse caso utiliza-se crioterapia, com ou sem antibióticos, dependendo da cultura de bactérias.

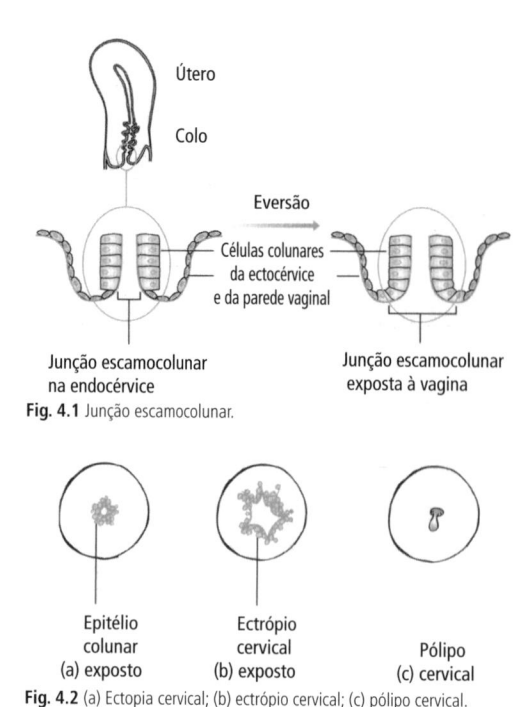

Fig. 4.1 Junção escamocolunar.

Fig. 4.2 (a) Ectopia cervical; (b) ectrópio cervical; (c) pólipo cervical.

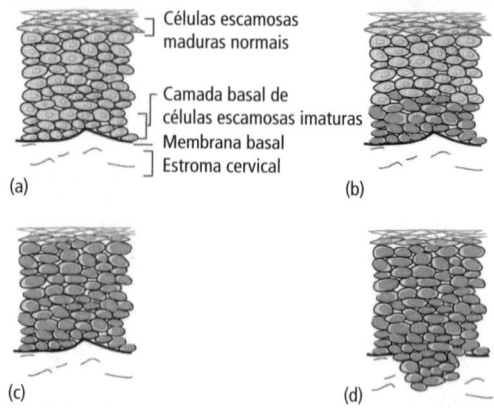

Fig. 4.3 O epitélio cervical e a neoplasia intra-epitelial cervical (NIC). (a) Epitélio cervical normal; proliferação em camada basal apenas com núcleo pequeno. (b) NIC – I-II: células anormais com núcleo maior proliferando no 1/3 – 2/3 inferiores do epitélio. (c) NIC – III: células anormais ocupando todo o epitélio. (d) Microinvasão: as células anormais penetraram a membrana basal.

óticas e exibem um núcleo grande com mitoses freqüentes. A gravidade da NIC é graduada de I a III e depende da quantidade de células encontrada no epitélio (Fig. 4.3). A NIC é, portanto, um *diagnóstico* histológico.

Pólipos cervicais são tumores benignos do epitélio endocervical (Fig. 4.2c). São mais comuns em mulheres com idade superior a 40 anos e raramente maiores que 1cm. Podem ser assintomáticos ou causar sangramento intermenstrual ou sangramento pós-coital. Pólipos pequenos são extraídos sem anestesia e examinados histologicamente, mas sangramentos anormais devem ser investigados.

Folículos de Naboth ocorrem quando o epitélio escamoso é formado por metaplasia sobre células endocervicais. As secreções de células colunares são coletadas e formam cistos de retenção, que se apresentam com coloração branca ou opaca sobre a ectocérvice. Os sintomas são raros.

Em *malformações congênitas* o útero e o colo podem estar ausentes, ou pode haver graus variáveis de duplicação.

Condições pré-malignas do colo: neoplasia intra-epitelial cervical (NIC)

Definições

A neoplasia intra-epitelial cervical, ou displasia cervical, é a presença de células atípicas dentro do epitélio escamoso. Essas células são discari-

NIC I *(displasia média)*: As células atípicas são encontradas apenas no terço médio do epitélio.
NIC II *(displasia moderada)*: As células atípicas são encontradas nos dois terços inferiores do epitélio.
NIC III *(displasia grave)*: As células atípicas ocupam toda a camada do epitélio. Esse é o carcinoma *in situ*: as células são semelhantes às das lesões malignas, mas não há invasão. A malignidade é causada quando as células anormais invadem a membrana basal.

Antecedentes naturais

Se não forem tratadas, cerca de um terço das mulheres com NIC II/III desenvolverão câncer de colo nos próximos 10 anos. A NIC I tem menos potencial maligno: pode progredir para a NIC II ou para a NIC III, mas em geral regride espontaneamente (Fig. 4.4).

Patologia

Como o epitélio colunar pode apresentar metaplasia do epitélio escamoso na zona de transformação, a exposição a certos papilomavírus humanos (HPVs) resulta na incorporação de ácido desoxirribonucléico viral (DNA) ao DNA celular. Se o sistema imunológico não reconhecer ou não destruir tais células, a malignidade poderá ter início.

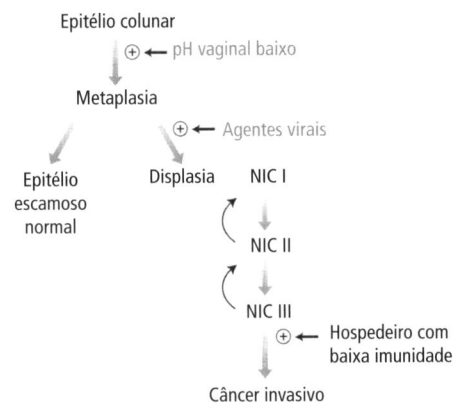

Fig. 4.4 Antecedentes naturais de neoplasia intra-epitelial cervical (NIC).

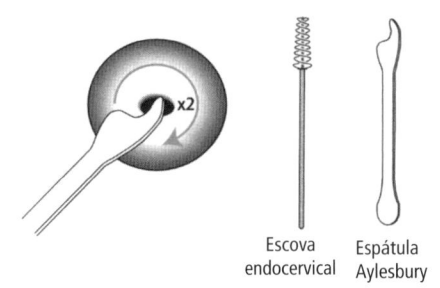

Fig. 4.5 Colhendo amostra para esfregaço cervical.

Epidemiologia

A neoplasia intra-epitelial cervical está se tornando cada vez mais comum. É mais prevalente em mulheres com idade entre 35 e 45 anos e em classes socioeconômicas mais baixas.

Etiologia

O *papilomavírus humano* (HPV): O fator mais relevante é a quantidade de relações sexuais, particularmente em idade precoce: a NIC é quase desconhecida em mulheres virgens, porque a infecção por HPV (particularmente dos tipos 16, 18, 31 e 33) é transmitida sexualmente. A vacina contra vírus individuais e, potencialmente, contra o câncer cervical está sendo avaliada (*NEJM* 2002; **347**:1645).

Outros fatores: O uso de contraceptivos orais (*Lancet* 2002; **359**: 1085) e o tabagismo estão associados ao risco aumentado de NIC. Pacientes imunocomprometidas (por exemplo, as portadoras do vírus da imunodeficiência adquirida (HIV), aquelas que fazem uso de esteróides por um longo período de tempo) também apresentam risco aumentado de progressão precoce para malignidade.

Diagnóstico: rastreamento para câncer cervical

A neoplasia intra-epitelial cervical não gera sintomas e não é visível no colo. Entretanto, o diagnóstico identifica mulheres com alto risco de desenvolvimento de carcinoma de colo, as quais poderiam ter sido tratadas antes do desenvolvimento da doença. A identificação da NIC é, portanto, a principal etapa do rastreamento do câncer de colo.

Papanicolaou

O rastreamento é feito no Papanicolaou, que deve ser realizado em todas as mulheres, a partir dos 20 anos de idade ou após a primeira relação sexual, se esta for tardia, e repetido a cada três anos, até os 64 anos de idade. Resultados anormais identificam mulheres com maior risco de ter NIC e, portanto, com risco de subseqüente desenvolvimento de câncer invasivo.

Método
Uma espátula (ou escova) é cuidadosamente esfregada em torno dos orifícios externos do colo para colher células perdidas sobre a zona de transformação (Fig. 4.5). Em seguida, é esfregada sobre uma lâmina. As amostras são instantaneamente fixadas e depois examinadas com um microscópio.

Resultados
O Papanicolaou identifica anormalidades celulares, não-histológicas, quando as células superficiais são colhidas. As anormalidades celulares são chamadas de *displasias* e classificadas como médias, moderadas e graves. A displasia sugere a presença de NIC, e seu grau reflete parcialmente a gravidade dessa neoplasia. Portanto, o Papanicolaou é freqüentemente relatado em termos histológicos: se for observada uma displasia grave, por exemplo, no relatório pode estar registrado "NIC III'. Isso não significa que a NIC III esteja presente, mas que provavelmente ela poderia ser detectada em uma biópsia. A colposcopia é geralmente recomendada (vide quadro). Ocasionalmente, células colunares anormais podem ser visualizadas. O adenocarcinoma do colo ou do endométrio deve ser excluído tanto por colposcopia como por curetagem endocervical (coleta de células do interior do canal cervical) ou por conização, assim como por histeroscopia.

Conduta em caso de Papanicolaou anormal	
Resultado do Papanicolaou	Ação
Normal	Repetir a cada 3 anos
Displasia média	Repetir em 6 meses. Se ainda estiver presente: colposcopia
Alterações de células escamosas	Repetir em 6 meses. Se ainda estiver presente: colposcopia
Displasia moderada	Colposcopia
Displasia grave	Colposcopia urgente
NIC endocervical glandular (qualquer grau)	Colposcopia, histeroscopia

Colposcopia

Quando um Papanicolaou é grave ou persistentemente anormal, realiza-se uma colposcopia (vide quadro abaixo) para detectar a presença e o grau da NIC. O colo é inspecionado com aumento que varia de 10 a 20 vezes. Os graus de NIC têm apresentação característica quando o colo é banhado com ácido acético a 5%, embora o diagnóstico só seja confirmado histologicamente e, portanto, a biópsia seja necessária.

Tratamento: prevenção de câncer cervical invasivo

Se NIC II ou NIC III estiverem presentes, a zona de transformação é extirpada com alça diatérmica sob anestesia local, procedimento denominado 'CAF (cirurgia de alta freqüência) da zona de transformação' (Fig. 4.6). A amostra é examinada histologicamente. Por vezes, detecta-se uma malignidade insuspeita. A exérese com CAF da zona de transformação permite que o diagnóstico e o tratamento sejam realizados simultaneamente e tem substituído o *laser* e o cone com CAF. A principal complicação – hemorragia pós-operatória – é rara, mas o risco de parto prematuro subseqüente aumenta ligeiramente (*JAMA* 2004; **291**: 2100).

Prevenção de câncer cervical
Prevenção de neoplasia intra-epitelial cervical (NIC): educação sexual (proteção) e contraceptiva
Identificação e tratamento da NIC: programas de rastreamento com Papanicolaou

Resultados e problemas relacionados ao rastreamento do câncer cervical

O rastreamento cervical feito com Papanicolaou de três em três anos reduz a incidência cumulativa de câncer cervical para 91%: a maioria das mulheres com carcinoma cervical nunca fez um Papanicolaou; as que fizeram tendem a ser identificadas em um estágio precoce da doença. Todavia, há um índice significante de resultados falso-negativos relacionados a Papanicolaou, dependendo das amostragens e das técnicas de interpretação. Além disso, a distinção dos graus de displasia e da NIC é obscura, e pode ocorrer regressão espontânea da neoplasia. Algumas mulheres não se submetem ao exame de Papanicolaou por medo ou por ignorância.

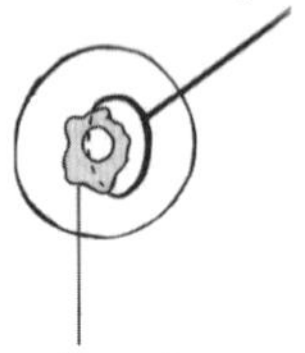

Fig. 4.6 Exérese da zona de transformação por alça (LLETZ).

Aspectos psicológicos do rastreamento do câncer cervical

A mulher com Papanicolaou anormal deve ser manipulada gentilmente. A expressão 'células de alarme precoce' é menos alarmante que a expressão 'células pré-cancerosas'. Em geral, falar sobre os antecedentes sexuais da paciente e sobre a presença do papilomavírus é inadequado, por causa dos sentimentos de culpa e recriminação. Mais do que o desconforto ou o constrangimento, as pessoas temem o câncer.

Doença maligna do colo

Epidemiologia

A incidência de carcinoma cervical (9,3 por 100.000 mulheres) vem diminuindo no Reino Unido, em grande parte como conseqüência do sucesso dos programas de rastreamento. A doença pode ocorrer em qualquer idade após a primeira relação sexual, porém, é mais comum entre os 45 e 55 anos.

Patologia

Noventa por cento das lesões malignas de colo são carcinomas de células escamosas. Dez por cento são adenocarcinomas originados a partir do epitélio colunar, que têm um prognóstico pior.

Etiologia

A neoplasia intra-epitelial cervical é o estágio pré-invasivo, portanto, os fatores causadores são os mesmos. A ocorrência de câncer cervical é mais comum em casos em que o rastreamento foi realizado de modo inadequado. A imunossupressão (o HIV, por exemplo) acelera o processo de invasão a partir da NIC. O câncer cervical não é familiar.

Características clínicas

Carcinoma oculto
É aquele em que não há sintomas, mas cujo diagnóstico é feito por biópsia ou por LLETZ.

Carcinoma clínico
Antecedentes: Sangramento pós-coital, corrimento vaginal intenso e sangramento intermenstrual ou sangramento pós-menopáusico são comuns. A dor não é uma característica precoce. Nos estágios tardios da doença, o comprometimento de ureteres, bexiga, reto e nervos causa, respectivamente, uremia, hematúria, sangramento retal e dor. Em geral o Papanicolaou não foi realizado anteriormente.
Exame: Pode ser visível, ou palpada no colo, uma úlcera ou massa (Fig. 4.7). Em estágio precoce, o colo pode parecer normal a olho nu.

Disseminação e estadiamento

O tumor se dissemina localmente no paramétrio e na vagina, indo até a parede pélvica. A disseminação linfática nos linfonodos pélvicos é uma característica precoce. A disseminação nos ovários é rara em carcinomas escamosos. O sangramento vaginal ocorre tardiamente. A classificação da Federação Internacional de Ginecologia e Obstetrícia (FIGO) é clínica, embora as divisões do Estágio 1 sejam histológicas (a partir da extirpação local). É limitado como fator prognóstico

de sobrevida, porque não implica comprometimento ou não de linfonodos, o qual é mais provável em estágios mais avançados.

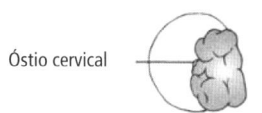

Fig. 4.7 Carcinoma cervical.

Disseminação e estadiamento do carcinoma cervical	
Estágio 1	Lesões restritas ao colo:
1a(i)	Microinvasão < 3mm a partir da membrana basal, < 7mm de extensão, sem invasão do espaço linfático/vascular
1a(ii)	Invasão > 3mm, < 5mm de profundidade, < 7mm de extensão
1b(i)	Tamanho do tumor < 4cm
1b(ii)	Tamanho do tumor > 4cm
Estágio 2	Invasão da cúpula vaginal, sem atingir a parede pélvica:
2a	Invasão do terço superior da vagina, sem atingir o paramétrio
2b	Invasão do paramétrio
Estágio 3	Invasão da porção inferior da vagina ou da parede pélvica, ou causa de obstrução de ureteres
Estágio 4	Invasão da bexiga ou da mucosa retal, ou além da pelve verdadeira

Investigações

Para confirmar o diagnóstico, é feita biópsia do tumor.
Para classificar a doença, devem ser feitos exame vaginal e retal, a fim de avaliar o tamanho da lesão e a invasão parametrial ou retal. A menos em caso de tumor visivelmente pequeno, o exame é feito sob anestesia. A citoscopia detecta o envolvimento da bexiga; às vezes é realizado um exame de urografia excretora para excluir obstrução do ureter.
Para avaliar o estado geral da paciente com vistas a cirurgia, são verificados raio X do tórax, hemograma completo e uréia e eletrólitos. Em doença avançada esses exames podem ser anormais. O sangue passa por um teste de reação cruzada antes da cirurgia.

Tratamento das lesões de colo

Doença microinvasiva
O estágio 1a(i) pode ser tratado com conização (Fig. 4.8), se o risco de disseminação no linfonodo for de 0,5%. Hemorragia pós-operatória

e incompetência cervical são as principais complicações. Nas mulheres idosas, uma histerectomia simples é o método de escolha.

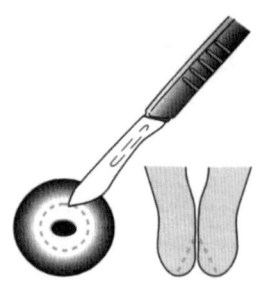

Fig. 4.8 Conização.

Estágios 1 e Estágio 2
Pode-se realizar apenas cirurgia ou cirurgia seguida de radioterapia e quimioterapia, se os linfonodos estiverem comprometidos. Também podem ser realizadas quimioterapia primária e radioterapia em vez de cirurgia.

Histerectomia radical abdominal (Histerectomia de Wertheim-Meigs) envolve remoção dos linfonodos pélvicos, histerectomia e remoção do paramétrio e do terço superior da vagina (Fig. 4.9). Os ovários são preservados apenas nas mulheres jovens com carcinoma escamoso. Essa cirurgia pode ser realizada também por via vaginal, com remoção dos linfonodos por via laparoscópica. *Complicações específicas* incluem hemorragia, lesões e fístula dos ureteres e das bexigas, dificuldade de evacuação e acúmulo de linfa (linfocele).

A *traquelectomia radical* é um procedimento menos invasivo para mulheres que desejam preservar a fertilidade. Envolve a remoção de 80% do colo e da parte superior da vagina, combinado com linfadenectomia pélvica laparoscópica (*BJOG* 2001; **108**: 882). É adequado no Estágio 1a(ii) – 1b(i), contanto que o tumor seja < 20mm de diâmetro. Uma cerclagem cervical é realizada para auxiliar na prevenção de parto prematuro. *Radioterapia ± quimioterapia* são utilizadas após a cirurgia quando o exame histológico mostra comprometimento dos linfonodos ou as margens da extirpação estão incompletas.

Radioterapia e quimioterapia sem cirurgia: Esse procedimento é quase sempre reservado para pacientes idosas e mulheres que não estão aptas a cirurgia por problemas clínicos. Entretanto, a maioria das mulheres com tumores maiores, como, por exemplo, > 1b(ii), demanda mais tratamento do que cirurgia, e cirurgia antes de quimiorradioterapia está associada a mais complicações.

Estágio 2b ou mais avançado
Esse tipo de caso deve ser tratado com radioterapia e quimioterapia envolvendo, por exemplo, agentes de platina, cujo uso reduz a recorrência e aumenta a sobrevida da paciente (*Lancet* 2001; **258**: 7810). A radioterapia paliativa é utilizada em caso de dor óssea ou de hemorragia. Ocasionalmente, realiza-se, em pacientes jovens e mulheres saudáveis com recorrência central, uma exenteração pélvica, que envolve a remoção da bexiga e/ou do reto.

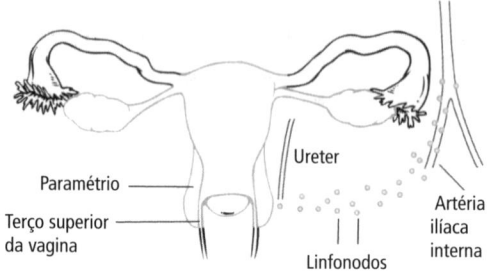

Fig. 4.9 Histerectomia de Wertheim-Meigs.

Estágios de carcinoma cervical e tratamento	
Estágio	Tratamento
1a(i)	Conização ou histerectomia simples
1a(ii)–2a	Histerectomia radical ± quimioterapia ou apenas quimiorradioterapia se > 1b(ii)
2b ou mais avançado	Apenas quimiorradioterapia

Indicações de radioterapia para carcinoma cervical
Após a cirurgia: se as margens de remoção ou os linfonodos estão comprometidos (com quimioterapia)
Como alternativa à cirurgia (com quimioterapia)
Paliação para dor óssea ou hemorragia

Prognóstico

As pacientes passam por reavaliação clínica a cada 3 a 6 meses e, então, a cada 6 meses durante 5 anos. A doença recorrente é normalmente central. Indicadores de mau prognóstico são comprometimento dos linfonodos, estágio clínico avançado, tumor primário grande, tumor pouco diferenciado e recorrência precoce.

A morte é normalmente causada por uremia decorrente da obstrução dos ureteres.

Prognóstico de carcinoma cervical	
Indicador	5 anos de sobrevida (%)
Estágio 1a	95
Estágio 1b	80
Estágio 2	60
Estágio 3–4	10–30
Linfonodos comprometidos	40
Linfonodos livres	80
Geral	65

Leituras complementares

Green JA, Kirwan JM, Tierney JF *et al.* Survival and recurrence after concomitant chemotherapy and radiotherapy for cancer of the uterine cervix: a systematic review and meta-analysis. *Lancet* 2001; **358**:781-6.

Nunns D, Symonds RP. Improving the prognosis in cervical cancer. In: Studd J, ed. *Progress in Obstetrics and Gynaecology* 2003; **15**:317-31. RCOG Press.

Wright TC Jr, Cox JT, Massad LS, Twiggs LB, Wilkinson EJ. ASCCP-sponsored consensus conference: 2001 consensus guidelines for the management of women with cervical cytological abnormalities. *JAMA: The Journal of the American Medical Association* 2002; **287**: 2120-9.

Resumo de carcinoma do colo	
Epidemiologia	Está se tornando menos comum no Reino Unido, redução de mortes
Patologia	90% escamosa, também adenocarcinomas
Etiologia	Papilomavírus humano (HPV), o qual é sexualmente transmitido, causando neoplasia intra-epitelial cervical (NIC) Tabagismo, contraceptivos orais combinados, imunossupressão
Características clínicas	Nenhuma, se forem ocultas. Sangramento pós-coital ou intermenstrual, corrimento forte. Inicialmente o colo parece normal, depois ulcerado, e então é substituído por massas irregulares
Rastreamento	Uso rotineiro. Papanicolaou feito a cada três anos, colposcopia, se anormal
Investigações	Biópsia. A menos que precoce, exame sob anestesia, ± citoscopia para classificação. Raios X do tórax, uréia & eletrólitos, hemograma completo, urografia excretora
Classificação	1 Colo e útero: 1a(i) < 3mm profundidade, < 7mm de extensão; 1a(ii) < 5mm profundidade, < 7mm de extensão; 1b restante 2 Também o terço superior da vagina: 2a não no paramétrio; 2b no paramétrio 3 Terço inferior da vagina ou parede pélvica, ou obstrução de ureteres 4 Na bexiga ou reto, ou além da pelve
Tratamento	Depende do estágio clínico: Microinvasão: Conização ou histerectomia simples Estágio 1b–2a: Histerectomia de Wertheim-Meigs, depois radioterapia e quimioterapia se os linfonodos forem positivos ou por remoção incompleta; considerar traquelectomia radical ou radioterapia e quimioterapia sem cirurgia Estágio 2b–4: Radioterapia e quimioterapia sem cirurgia
Prognóstico	Depende do comprometimento dos linfonodos, estágio clínico e grau histológico Geral 65% sobrevida de 5 anos

Resumo de neoplasia intra-epitelial cervical (NIC)	
Definições	Anormalidade histológica do colo, no qual células epiteliais anormais aparecem com graus diferentes do epitélio escamoso
	NIC I/displasia média: Células atípicas no terço inferior NIC II/displasia moderada: Células atípicas nos dois terços inferiores NIC III/displasia grave: Células atípicas em toda a espessura (carcinoma *in situ*) Displasia: Descreve anormalidade celular (nuclear) apenas a partir do Papanicolaou. Sugere a presença de NIC
Epidemiologia	Está se tornando mais comum
Etiologia	Como no carcinoma cervical
Diagnóstico	Nenhuma característica clínica. Anormalidade no Papanicolaou e anormalidade de colposcopia sugerem presença. Diagnóstico histologicamente confirmado
Tratamento	Racional: para prevenir a progressão da lesão NIC I geralmente observada; NIC II e III removidas com CAF da zona de transformação (LLETZ) Este procedimento trata e identifica, surpreendendo alguma invasão inicial do colo

5 Patologias Ovarianas

Anatomia e função dos ovários

Os ovários normais ocupam a fossa ovariana na parede pélvica lateral sobre o ureter, mas são unidos ao ligamento largo pelo mesovário, à parede pélvica lateral pelo ligamento infundibulo-pélvico e ao útero pelo ligamento ovariano. O suprimento de sangue vem da artéria ovariana, mas ocorre uma anastomose com os ramos da artéria uterina no largo ligamento (Fig. 5.1).

Os ovários possuem um córtex externo revestido por um epitélio 'germinativo' (*o carcinoma mais comum resulta dessa camada*). A medula interna contém tecido conjuntivo e vasos sanguíneos. O córtex contém os folículos e as células da teca. O estrogênio é secretado nos folículos em crescimento pelas células granulosas e pelas células da teca. Há raros tumores dessas células secretoras de estrogênios. Poucos folículos começam a crescer todos os meses, sob a influência do hormônio folículo-estimulante da pituitária (FSH), mas apenas um alcançará aproximadamente 20mm de tamanho e sofrerá ruptura na metade do ciclo para liberar o ovo (veja a Fig. 2.3). Após a ovulação, o folículo liberador se tornará um corpo lúteo, que continuará a produzir estrogênio e progesterona se ocorrer a fertilização. Os cistos foliculares e luteínicos resultam da persistência dessas estruturas.

Sintomas ovarianos

Freqüentemente as massas ovarianas são silenciosas, sendo detectadas tardiamente ou quando muito grandes e causam distensão abdominal ou quando visualizadas por ultra-som. A patologia ovariana aguda está associada a 'acidentes'.

'Acidentes' com cistos ovarianos

A *ruptura* do conteúdo de um cisto ovariano dentro da cavidade peritoneal causa dor intensa, particularmente com um endometrioma ou cisto dermóide (Fig 5.2a). A *hemorragia* ocorrida dentro de um cisto (Fig. 5.2b) ou na cavidade peritoneal sempre provoca dor. Em geral, a hemorragia na cavidade peritoneal é tão grave que leva a choque hipovolêmico. A *torsão* do pedículo causa enfarte e dor (Fig. 5.2c).

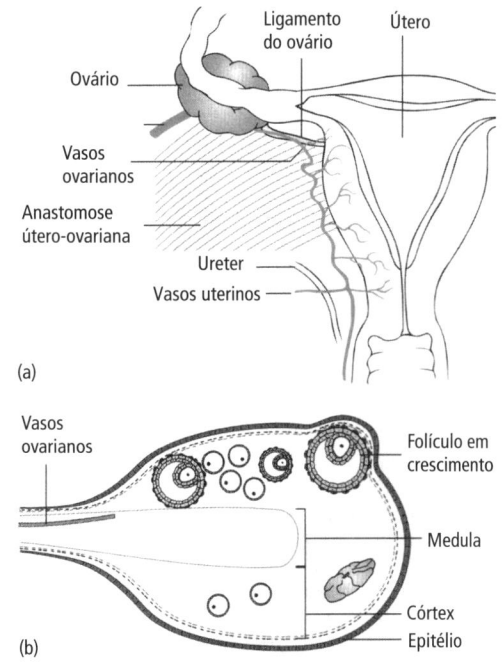

Fig 5.1 Anatomia do ovário normal. (a) Relações do ovário; (b) corte transversal do ovário normal.

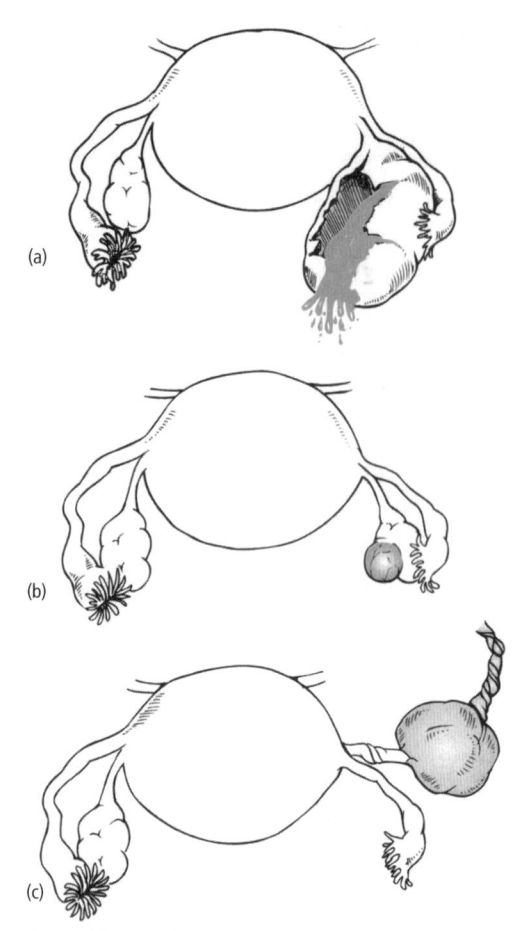

Fig. 5.2 (a) Ruptura de um cisto ovariano. (b) Hemorragia dentro de um cisto ovariano (visão a partir do abdômen). (c) Cisto torcendo-se sobre o suprimento de sangue.

Distúrbios da função ovariana

A *síndrome do ovário policístico* é um distúrbio comum que causa oligomenorréia, hirsutismo e subfertilidade. Os 'cistos' são realmente pequenos e múltiplos, com folículos pouco desenvolvidos.
A *menopausa prematura* é aquela cujo último período é alcançado antes dos 45 anos de idade.
Problemas de desenvolvimento gonadal incluem a disgenesia gonadal, cuja síndrome mais comum é a síndrome de Turner.

Classificação dos tumores ovarianos

Neoplasmas primários

Podem ser benignos ou malignos. Esses neoplasmas são classificados juntos porque um cisto benigno pode sofrer uma alteração maligna. Eles se enquadram em três categorias principais.

Tumores epiteliais

Resultam do epitélio que reveste o ovário, sendo mais comuns em mulheres na pós-menopausa. Apenas a histologia pode diagnosticar um tumor *borderline* (no limite da malignidade) quando características de malignidade histológica estão presentes, mas não ocorre invasão. Tais tumores podem se tornar malignos: a cirurgia é aconselhável, mas a conduta ideal é discutida.
Cistoadenoma seroso ou adenocarcinoma: a variedade maligna é o neoplasma ovariano maligno mais comum (50% das malignidades). Também existem formas benignas e *borderline*.
O *cistoadenoma mucinoso ou adenocarcinoma* pode se tornar muito grande e tem menor freqüência de malignidade (10% das malignidades ovarianas). Uma variante *borderline* rara é o pseudomixoma peritoneal, no qual a cavidade abdominal é preenchida por secreções mucogelatinosas.
Carcinoma endometrióide: Esta variante maligna é responsável por 25% das malignidades ovarianas. É histologicamente semelhante ao carcinoma endometrial, com o qual está associado em 20% dos casos.
Carcinoma de células claras é uma variante maligna responsável por menos de 10% das malignidades ovarianas, mas tem um prognóstico particularmente negativo.
Os *tumores de Brenner* são raros e, em geral, pequenos e benignos.

Tumores de células germinativas

Originam-se a partir de células germinativas primordiais indiferenciadas da gônada.
O *teratoma ou cisto dermóide* é um tumor benigno que geralmente se origina em mulheres jovens que estão na pré-menopausa. Pode conter tecidos completamente diferenciados de to-

dos os tipos celulares, normalmente de cabelos e dentes. São comumente bilaterais, raramente volumosos e com freqüência assintomáticos. Sua ruptura, entretanto, é bastante dolorosa. Embora seja muito rara, também ocorre nesse grupo etário uma forma maligna, o teratoma sólido.

O *disgerminoma* é o equivalente feminino do seminoma. Embora raro, é a malignidade ovariana mais comum em mulheres jovens. É sensível à radioterapia.

Tumores dos cordões sexuais

Esses tumores se originam a partir do estroma da gônada.

Em geral os *tumores das células da granulosa* são malignos, mas apresentam crescimento lento. São raros e geralmente encontrados em mulheres que estão na pós-menopausa. Secretam estrogênios: a estimulação do endométrio pode causar sangramento, hiperplasia endometrial e até mesmo malignidade endometrial.

Os *tecomas* são muito raros e em geral benignos, mas também secretam estrogênios com efeitos semelhantes.

Os *miomas* são raros e benignos. Podem causar síndrome de Meigs, na qual são encontradas as ascites e (geralmente) uma efusão pleural direita acompanhada da pequena massa ovariana. O derrame é benigno e tratado com a remoção da massa.

Malignidades secundárias

O ovário é um local comum de ocorrência de metástases, especialmente a partir das mamas e do trato gastrintestinal. As malignidades secundárias são responsáveis por até 10% das massas ovarianas. Algumas delas contêm células em 'anel de sinete' e são chamadas de tumores de Krukenberg. O sítio primário de malignidade pode ser de difícil detecção, e o prognóstico é bastante ruim.

Massas ovarianas comuns	
Pré-menopausa:	Cistos foliculares/luteínicos Cistos dermóides Endometriomas Tumor epitelial benigno
Pós-menopausa:	Tumor epitelial benigno Malignidade

Condições semelhantes a tumores

Embora o termo 'cisto' possa descrever quaisquer massas, desde as malignas até as fisiológicas, é sempre interpretado como câncer pelas pacientes.

Cistos endometrióticos: Geralmente as endometrioses fazem com que o sangue alterado se acumule e forme 'cistos chocolate'. No ovário, esses cistos são chamados de endometriomas. Sua ruptura é bastante dolorosa.

Cistos funcionais: Os cistos foliculares e os cistos luteínicos resultam da persistência de folículos crescidos e corpos lúteos, respectivamente. Portanto, são encontrados apenas em mulheres na pré-menopausa. A pílula combinada protege a mulher contra cistos funcionais por meio da inibição da ovulação. Os cistos luteínicos tendem a gerar mais sintomas. Se não houver sintomas, o tratamento é desnecessário, e o cisto deve ser observado em exames de ultra-som periódicos. Entretanto, por haver uma possibilidade remota de malignidade, se um cisto aparentemente funcional > 5mm persiste mais que 2 meses, a laparoscopia é realizada e ele é removido, ou são feitas pelo menos biópsia e drenagem. O exame de Doppler colorido também pode ajudar a diferenciar cistos malignos e benignos (*Minerva Ginecol* 2001; **53**: 125).

Carcinoma do ovário

A natureza silenciosa desta malignidade é a causa de ela se apresentar tardiamente. O prognóstico geral é, portanto, precário.

Epidemiologia

Há aproximadamente 6.000 novos casos por ano no Reino Unido, o que representa mais mortes do que as decorrentes de câncer cervical e câncer endometrial juntos. É mais comum entre os 60 e os 70 anos de idade. Há variações geograficamente marcantes dessas estatísticas, e a doença está se tornando mais comum no Oeste.

Patologia

Em geral, 90% são carcinomas epiteliais, e a conduta mencionada aplica-se amplamente a esse grupo. Os tumores de células germinativas são os mais comuns quando, em uma rara possibilidade, uma mulher com menos de 30 anos de idade é afetada.

Tipos histológicos de malignidade ovariana primária	
Cistadenocarcinoma seroso	50%
Carcinoma endometrióide	20%
Cistadenocarcinoma mucinoso	10%
Carcinoma de células claras	10%
Outros (não epitelial)	10%

Etiologia

Cistos benignos podem sofrer uma transformação maligna, mas em geral uma fase pré-maligna não é detectada. Os fatores de risco estão relacionados ao número de ovulações. Portanto, a menarca precoce, a menopausa tardia, a nuliparidade e, possivelmente, a indução de uma ovulação prolongada são fatores de risco, ao passo que a lactação, a multiparidade e o uso de pílula são protetores. O carcinoma ovariano também pode ser hereditário (5%), via mutação dos genes *BRCA1* e *BRCA2*. Se dois parentes forem afetados, o risco relativo é de 13%: se a mutação de *BRCA1* estiver presente, o risco será de aproximadamente 50%.

Rastreamento para carcinoma ovariano

O carcinoma ovariano se manifesta tardiamente, e o prognóstico é muito melhor para a doença inicial, portanto, o rastreamento de populações de risco está sob investigação (www.mds.qmw.ac.uk/gynaeonc/UKCTOCS). As combinações de carcinoma/antígeno carcinogênico (CA) 125 com ultra-som transvaginal e Doppler colorido são as mais promissoras. Diferentemente do câncer cervical, em geral o rastreamento é feito para malignidade precoce, e não para doença pré-maligna. Hoje o rastreamento está relacionado ao risco e não à população geral: pacientes com antecedentes familiares são convidadas a fazer o teste genético (*J Med Genet* 2000; **37**: 203), aconselhamento e ooforectomia profilática, ou ultra-som vaginal anual, e dosagem do CA 125.

Características clínicas

Antecedentes: Em geral, inicialmente os sintomas estão ausentes e 70% das pacientes encontram-se no Estágio 3-4 da doença. A distensão abdominal é a manifestação mais comum, ou a paciente pode palpar uma massa, ou ocasionalmente sentir dor ou apresentar sangramento anormal (Fig. 5.3). É importante perguntar sobre sintomas gastrintestinais e nas mamas, porque essa massa pode ser metastática a partir desses locais.

Exame: Pode revelar caquexia, massa palpável no abdômen ou na pelve, e ascite. Há menos probabilidade de massas muito grandes serem malignas. As mamas devem ser palpadas.

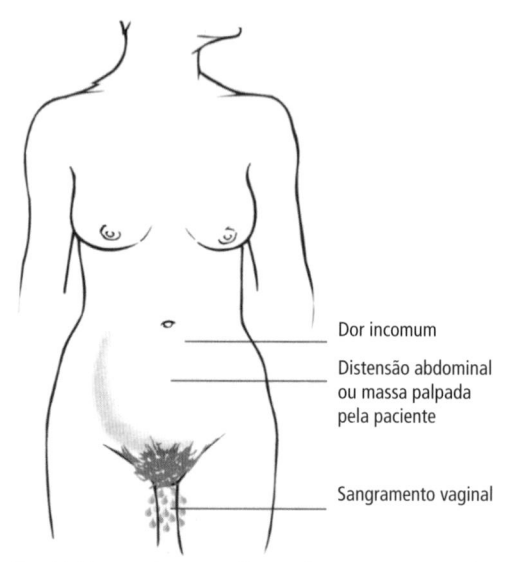

Fig. 5.3 Câncer ovariano se manifesta tardiamente por ser, em geral, assintomático.

A massa ovariana é maligna?

Mais provável se:
  Crescimento rápido, > 5cm
  Ascite
  Idade avançada
  Massas bilaterais
  Natureza sólida ou septada observada no ultra-som
  Aumento da vascularização

Disseminação e estadiamento

O adenocarcinoma ovariano se dissemina diretamente dentro da pelve e do abdômen. Também ocorrem disseminação linfática e, mais raramente, por via hematogênica. O estadiamento é cirúrgico e histológico.

Patologias Ovarianas

Disseminação e estadiamento do carcinoma ovariano	
Estágio 1	Doença macroscopicamente restrita aos ovários:
1a	Um ovário é afetado, a cápsula fica intacta
1b	Ambos os ovários são afetados, a cápsula fica intacta
1c	Um ovário/ambos os ovários é/são afetados, e a cápsula não fica intacta, ou células malignas na cavidade abdominal
Estágio 2	A doença está além dos ovários, mas restrita à pelve
Estágio 3	A doença está além da pelve, mas restrita ao abdômen:
	O omento, o intestino delgado e o peritônio estão freqüentemente comprometidos
Estágio 4	A doença está além do abdômen, por exemplo, nos pulmões
O tipo de diferenciação ou 'grau histológico' também é relatado.	

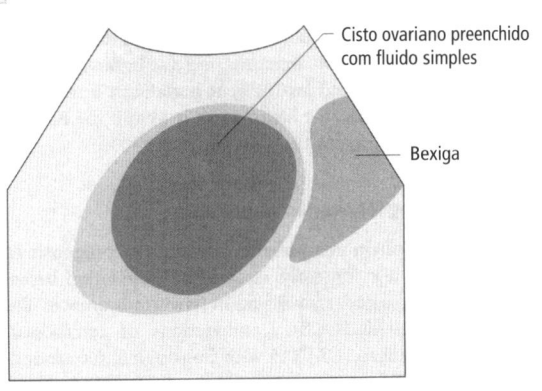

Investigações

Para ajudar a estabelecer o diagnóstico e o estágio, é utilizado ultra-som (Fig. 5.4). As características que sugerem malignidade são tumores sólidos ou septados, alta vascularização e ascite. Os níveis sanguíneos do CA 125 estão freqüentemente (80%) elevados, mas essa glicoproteína não é totalmente específica, nem sensível para o carcinoma ovariano. Se aumentada, é útil no monitoramento da resposta do tumor ao tratamento. São realizados testes de função hepática e raios X do tórax. As paracenteses das ascites podem disseminar a doença, e são utilizadas apenas como paliativo. A laparoscopia ajuda a distinguir a malignidade de outras massas pélvicas.

Para avaliar o estado geral com fins cirúrgicos, o sangue é colhido para um hemograma completo, uréia e eletrólitos e reação cruzada pré-transfusional.

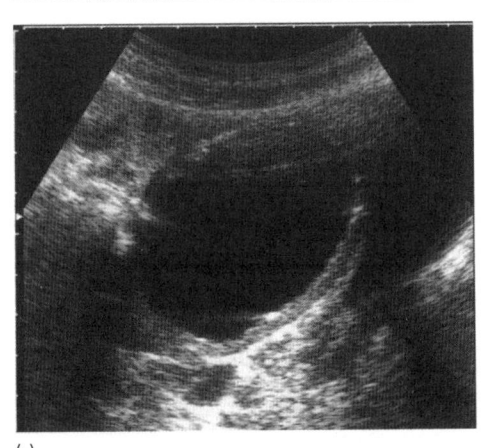

(a)

(b)

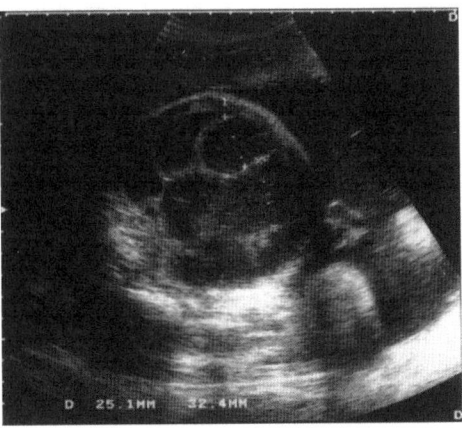

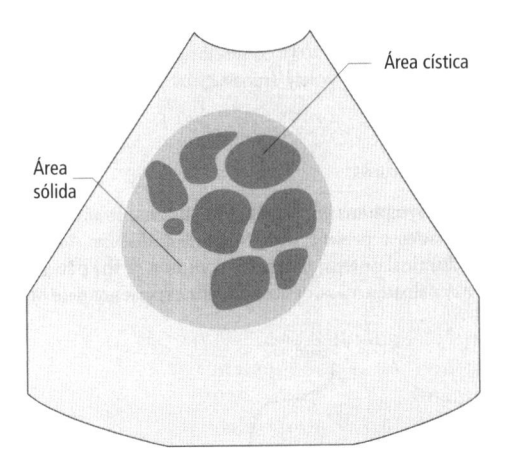

Fig. 5.4 (a) Cisto ovariano simples. (b) Cisto ovariano sólido/septado.

Conduta na suspeita de carcinoma ovariano

O diagnóstico e o tipo histológico são estabelecidos com certeza somente após a cirurgia, quando uma biópsia prévia raramente é prática. A doença é mais bem tratada em um centro especializado em câncer.

Se a malignidade é provável

Pacientes na pós-menopausa e na pré-menopausa com malignidade quase confirmada passam por uma *laparotomia* através de uma incisão mediana (Fig. 5.5). O objetivo é avaliar o estágio e, se a doença estiver avançada, remover a maior parte do tumor. Deve ser realizada histerectomia abdominal total com salpingo-ooforectomia bilateral e remoção do omento. O preparo intestinal é exigido.

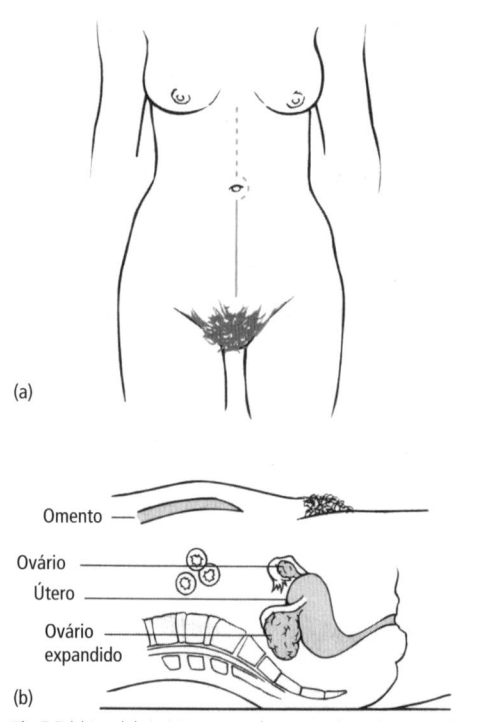

Fig 5.5 (a) Local de incisão em caso de suspeita de carcinoma ovariano (a linha pontilhada é a possível extensão, se houver doença abdominal). (b) Laparotomia para carcinoma ovariano. O útero, os ovários, o omento e a maior parte do tecido afetado são removidos.

A ascite é encaminhada para citologia, mas a lavagem peritoneal pode disseminar a doença precocemente.

Em caso de estágio muito precoce ou tumor *borderline*, na mulher que deseja ter mais filhos, o útero e o ovário não afetado são preservados. Isso pode ser feito laparoscopicamente, para o que é exigido um acompanhamento meticuloso.

Normalmente é administrada *quimioterapia* a todas as pacientes com carcinoma epitelial. Em estágios precoces da doença, isso aumenta a sobrevida de 74% para 82% em 5 anos (*J Natl Câncer Inst* 2003; **95**: 125). É utilizada cisplatina ou carboplatina, em conjunto com taxol. O cloridrato de doxorrubicina lipossomal compõe a segunda linha de tratamento. Alguns estudos estão avaliando a validade das diferentes opções de tratamento. Se estiverem inicialmente elevados, os níveis de CA 125 podem ser utilizados para monitorar a resposta. Os melhores resultados são aqueles em que resta apenas uma pequena quantidade de tumor após a cirurgia.

A *radioterapia* é utilizada apenas para disgerminomas.

Se a malignidade for possível

Isso se aplica a pacientes na pré-menopausa com uma massa que garante a investigação porque é > 5cm, ou é persistente, ou está em crescimento. A laparoscopia é utilizada. Um cisto funcional simples pode ser biopsiado e drenado laparoscopicamente; um cisto dermóide pode ser removido do ovário (cisteoctomia). Se as aparências incitam a suspeita de malignidade, é necessário fazer uma laparotomia completa (como acima).

Acompanhamento e prognóstico

Níveis de CA 125 são úteis tanto durante como após a quimioterapia. A tomografia computadorizada auxilia na detecção da doença residual ou da reincidência. Alguns centros realizam uma 'segunda' laparoscopia ou laparotomia para monitorar a resposta. A quimioterapia prolonga a sobrevida da paciente no curto prazo e melhora sua qualidade de vida. Os indicadores de mau prognóstico são estágio avançado, tumores pouco diferenciados, tumores de células claras e má resposta à quimioterapia. Em geral a morte é decorrente de obstrução ou perfuração do intestino.

Prognóstico de câncer de ovário	
Estágio	Sobrevida de 5 anos (%)
1a	80
1c	55
2	40
3 (maioria das pacientes)	15
4	5
Geral	25

Cuidados paliativos

Apenas 30% das mulheres são curadas de carcinoma ginecológico. O carcinoma ovariano é a causa da maior parte das mortes, mas os princípios aqui destacados são aplicáveis a todas as doenças terminais.

Definições e objetivos

Cuidados paliativos são todos os cuidados ativos destinados à paciente cuja doença é incurável. O objetivo é melhorar a qualidade de vida da paciente e de sua família. Isso inclui aliviar sintomas como dor, náusea, sangramento e obstrução intestinal, bem como atender necessidades sociais, psicológicas e espirituais da paciente. O cuidado, portanto, deve ser individualizado. Situações importantes abrangem o prolongamento da má qualidade de vida, a eutanásia, o controle dos sintomas *versus* os efeitos colaterais dos medicamentos, a transição do atendimento curativo para o paliativo e a alocação de recursos.

Organização do atendimento paliativo

Três níveis de atendimento estão envolvidos: auxiliares generalistas, auxiliares especializados, tais como enfermeiras Macmillan, e asilos especialistas ou unidades ginecológicas.

Controle de sintomas

Dor: A 'escada analgésica' (Fig. 5.6) descreve a potência dos diferentes analgésicos. Co-analgésicos, tais como antidepressivos, esteróides e citotoxinas, também podem ser utilizados. É importante fazer uma avaliação precisa da dor e dos efeitos colaterais dos medicamentos. A analgesia do opióide pode ser 'controlada pelo paciente' e é normalmente acompanhada por antieméticos. Terapias alternativas, como a acupuntura, ou técnicas de comportamento podem levar a maior controle por parte da paciente.

Náusea e vômitos afetam 60% das pacientes com carcinoma avançado. Podem ser decorrentes dos opiáceos, de causas metabólicas (por exemplo, uremia), da estimulação do vago (por exemplo, distensão do intestino) ou de fatores fisiológicos; todos devem ser tratados. Os antieméticos incluem anticolinérgicos, anti-histamínicos, agonistas da dopamina ou antagonistas 5HT-3 (por exemplo, ondansetron).

Sangramento vaginal intenso pode ocorrer em carcinomas cervical e endometrial avançados. A radioterapia é sempre útil no tratamento desse caso.

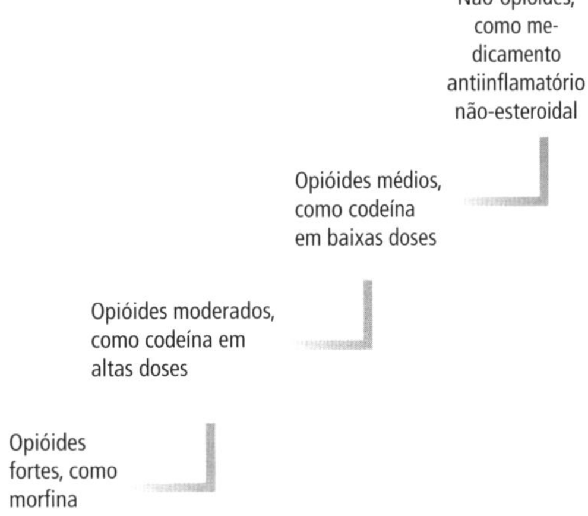

Não-opióides, como medicamento antiinflamatório não-esteroidal

Opióides médios, como codeína em baixas doses

Opióides moderados, como codeína em altas doses

Opióides fortes, como morfina

Fig. 5.6 A escada analgésica.

Ascite e obstrução intestinal são características do carcinoma ovariano avançado. A ascite é mais bem drenada vagarosamente por meio de repetidas paracenteses. A obstrução é mais bem administrada em casa, com o uso de antiespasmódicos e amolecedores de fezes, além de atenção especial à nutrição, à hidratação e à higiene oral. A cirurgia paliativa é indicada quando o bloqueio é agudo e realizado em um único local.

Angústia terminal: Com freqüência, as últimas 24 horas são as "lembranças" guardadas pelos parentes da paciente. Algumas pacientes ficam agitadas e sem dormir, mas nem sempre é adequado sedá-las.

Leituras complementares

Crispens MA. Borderline ovarian tumours: a review of the recent literature. *Current Opinion in Obstetrics & Gynecology* 2003; **15**: 39-43.

European Society of Medical Oncology. ESMO minimum clinical recommendations for diagnosis, treatment and follow-up of ovarian cancer. *Annals of Oncology* 2001; **12**: 1205-7.

Fleischer AC, Brader KR. Sonographic depiction of ovarian vascularity and flow: current improvements and future applications. *Journal of Ultrasound in Medicine* 2001; **20**: 241-50.

Hensley ML. Ephitelial ovarian cancer. *Current Treatment Options in Oncology* 2002;**3**:131-41.

Acesse www.oncolink.com para obter mais informações sobre tópicos de ginecologia.

Resumo de classificação dos tumores ovarianos

Condições que sugerem tumores	Cistos endometrióticos, foliculares e luteínicos	
Tumores primários	Tipos benignos, *borderline* e malignos	
	Tumores epiteliais:	Cistoadenomas serosos (benignos ou malignos) Cistoadenomas mucinosos (benignos ou malignos) Carcinoma endometrióide (maligno) Carcinoma de células claras (maligno) Tumor de Brenner (benigno)
	Tumores de células germinativas:	Cisto dermóide (benigno) Teratoma sólido (maligno) Disgerminoma (maligno)
	Tumores dos cordões sexuais:	Tumores de células granulosas (benignos ou malignos) Tecomas (geralmente benignos) Miomas (benignos)
Malignidades secundárias	Geralmente de mamas ou intestinos	

Resumo de carcinoma dos ovários

Epidemiologia	Causa a maioria das mortes por câncer ginecológico; entre 60 e 70 anos de idade, mais comum no Oeste
Patologia	Epitelial 90%, tumor de células germinativas se < 30 anos de idade
Etiologia	Antecedentes familiares, nuliparidade, menarca precoce, menopausa tardia
Características clínicas	Silencioso no estágio precoce: 75% presente nos estágios 3-4, geralmente com distensão abdominal ou massa, dor ou sangramento vaginal
Rastreamento	Não é de rotina; de uso limitado. Exame de ultra-som, CA 125 e antecedentes/teste genético familiar
Investigação	Ultra-som, raios X do tórax, hemograma completo, uréia e eletrólitos, teste de função hepática, CA 125
Classificação	1 Apenas ovários; 1c com células malignas no abdômen 2 Apenas pelve 3 Abdômen e pelve 4 Distante, incluindo fígado
Tratamento	Cirurgia: histerectomia abdominal total, salpingo-ooforectomia bilateral, omentectomia, em laparatotomia de estadiamento Citorredução tumoral em tumores avançados Depois quimioterapia, a menos que seja *borderline*
Prognóstico	Mau prognóstico (25% de sobrevida em 5 anos) em função de aparecimento tardio

6 Patologias da Vulva e da Vagina

Anatomia

A vulva é a área da pele que se estende desde os grandes lábios lateralmente até o monte pubiano anteriormente e o períneo posteriormente. Ela se justapõe ao vestíbulo, área situada entre os pequenos lábios e o hímen, que, por sua vez, circunda o orifício uretral e o vaginal. A vagina tem de 7cm a 10cm de comprimento, e é formada por um epitélio escamoso. Anteriormente, se encontra sob a bexiga e a uretra. Posteriormente, no terço superior, encontra-se o fundo de saco de Douglas (cavidade peritoneal). A parede posterior inferior fica próxima ao reto. A maior parte da drenagem linfática ocorre via linfonodos inguinais, os quais drenam para a artéria femoral e dali para os linfonodos ilíacos externos da pelve (Fig. 6.1). Essa é a rota de difusão de metástase do carcinoma de vulva.

Causas de prurido na vulva

Infecções:
Candidíase (± corrimento vaginal)
Verrugas vulvares (*condilomata acuminata*)
Piolhos púbicos (chatos), escabiose

Doença dermatológica:
Qualquer condição, especialmente eczema, psoríase, líquen simples, líquen escleroso, líquen plano, dermatite de contato

Neoplasia:
Carcinoma
Doença pré-maligna (neoplasia intra-epitelial vulvar, VIN III)

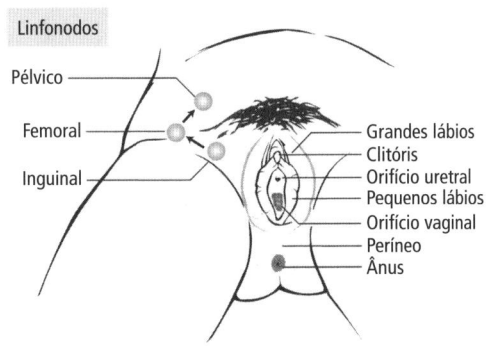

Fig. 6.1 Anatomia e drenagem linfática da vulva.

Sintomas da vulva

Entre os sintomas mais comuns da vulva estão o *prurido* (coceira), a *irritabilidade*, a *ardência* e a *dispareunia superficial* (dor à penetração sexual). Esses sintomas podem ser decorrentes de problemas locais, tais como infecção, doença dermatológica, doença maligna e doença pré-maligna, além de síndromes dolorosas da vulva. Doenças de pele afetam a vulva, mas raramente de forma isolada. A doença sistêmica pode predispor a certas condições (como, por exemplo, candidíase com diabetes mellitus).

Miscelâneas de distúrbios benignos da vulva e da vagina

Líquen simples (Fig. 6.2)

Nesse caso, há uma longa história de coceira vulvar e irritabilidade. A área, mais especificamente os grandes lábios, fica inflamada e espessada, com hiper e hipopigmentação. A biópsia vulvar é indicada, caso o diagnóstico seja duvidoso. Produtos irritantes, tais como sabões, devem ser evitados; devem ser usados emolientes, cremes esteróides levemente potentes e anti-histamínicos.

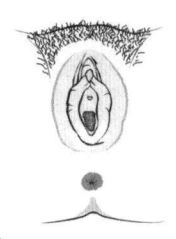

Fig. 6.2 Líquen simples.

Líquen plano

De etiologia desconhecida, causa irritação com lesões planas, papulares e púrpura na região anogenital, podendo também afetar os cabelos, as unhas e as mucosas. O tratamento é feito com cremes esteróides altamente potentes; a cirurgia deve ser evitada.

Líquen escleroso

O epitélio vulvar fica fino com perda de colágeno. Em alguns casos há uma base auto-imune, e podem coexistir a doença da tireóide e o vitiligo. Em geral, a paciente está na pós-menopausa, mas mulheres mais jovens são ocasionalmente afetadas. O prurido e a irritabilidade são comuns. A aparência é de pápulas rosa-esbranquiçadas, com aglutinação dos pequenos lábios, que formam na pele dobras com fissuras. Células atípicas são encontradas em 5% dos casos. A biópsia é importante para excluir a atipia e confirmar o diagnóstico. O tratamento é feito com esteróides tópicos ultrapotentes.

Disestesia vulvar ou síndromes dolorosas vulvares

Trata-se de diagnósticos de exclusão, sem nenhuma evidência de doença vulvar orgânica. São divididas em disestesias provocadas ou espontâneas, e subdivididas de acordo com a região: locais (por exemplo, vestibular) ou generalizadas. Elas estão associadas a muitos fatores, incluindo história de infecções do trato genital (*Infect Dis Obstet Gynecol* 2002; **10**: 193), uso anterior de contraceptivos orais e distúrbios psicossexuais. A disestesia vulvar generalizada espontânea (anteriormente chamada de vulvodinia essencial) caracteriza-se por uma dor forte, mais comum em pacientes mais velhas. A disestesia vulvar do vestíbulo causa dispareunia superficial ou dor ao uso de tampões, sendo mais comum em mulheres mais jovens, nas quais o dano do intróito deve ser excluído. Para ambas as condições, os agentes tópicos raramente são úteis, e por vezes são usados os antidepressivos tricíclicos.

Infecções de vulva e do vestíbulo

Herpes simples, verrugas na vulva (*condiloma acuminata*) (Fig. 6.3), sífilis e donovanose podem afetar a vulva. A candidíase pode afetar a vulva se tiver havido exposição prolongada à umidade. A candidíase é comum em diabéticas, na gravidez, quando tiverem sido utilizados antibióticos ou quando a imunidade for comprometida.

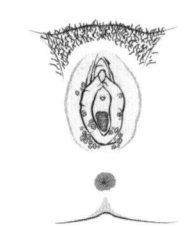

Fig 6.3 Verrugas extensivas vulvares.

Cisto e abscesso da glândula de Bartholin

As duas glândulas por trás dos pequenos lábios secretam muco lubrificante para o coito. O bloqueio do ducto leva à formação de cistos. Se ocorrer infecção, em geral por *Staphylococcus* ou *Escherichia coli*, formam-se abscessos (Fig. 6.4). Em fase aguda, isso é bastante doloroso, e se evidencia um grande inchaço avermelhado. O tratamento é feito com incisão e drenagem, além de marsupialização, por meio da qual a incisão é suturada com abertura para prevenir uma nova formação.

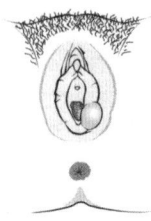

Fig. 6.4 Abscesso de Bartholin.

Danos no intróito

Normalmente ocorre depois do parto. Compressão ou aposição incorreta no reparo do períneo, ou tecido de cicatrização extenso normalmente presente com dispareunia superficial. Os sintomas costumam desaparecer com o tempo. Se o intróito for muito estreito, devem-se utilizar dilatadores vaginais ou proceder a uma cirurgia (reparo de Fenton).

Cistos vaginais

Cistos congênitos normalmente surgem na vagina. (Fig. 6.5). Eles são brancos e lisos, e podem ser do tamanho de uma bola de golfe. Costumam ser confundidos com prolapsos. Raramente causam sintomas, mas, se houver dispareunia, devem ser extraídos.

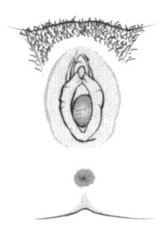

Fig. 6.5 Cisto vaginal congênito.

Adenose vaginal

Quando o epitélio colunar é encontrado no epitélio escamoso normal da vagina, é chamado de adenose vaginal. Normalmente ocorre em mulheres cujas mães receberam dietilestilbestrol durante a gravidez, quando aparece associado a anomalias do trato genital. A resolução espontânea é comum, mas por vezes ela se torna maligna (carcinoma de células claras da vagina). Também pode ocorrer secundariamente ao trauma.

O prolapso da parede vaginal e o corrimento vaginal serão discutidos nos Capítulos 7 e 10, respectivamente.

Doença pré-maligna da vulva: neoplasia intra-epitelial vulvar (NIV)

A neoplasia intra-epitelial vulvar é a presença de células atípicas no epitélio vulvar. É classificada em NIV I-III, de maneira semelhante à neoplasia intra-epitelial cervical (NIC). NIV III é o carcinoma *in situ* (anteriormente conhecido como doença de Bowen), com células atípicas em toda a camada epitelial. Está se tornando mais comum, especialmente em mulheres jovens, é sempre multifocal e pode progredir (em 5 a 10% dos casos). Está associado ao papilomavírus humano oncogênico (HPVs), com tabagismo, líquen escleroso, e hiperplasia escamosa da vulva. Prurido e dor são comuns; as lesões podem ser vistas a olho nu como áreas papulares, geralmente brancas. A colposcopia é útil, mas a biópsia é essencial para confirmar o diagnóstico.

A conduta é empregada para aliviar os sintomas e para excluir e observar alterações malignas. A NIV III sintomática é tratada com extirpação local, terapia a *laser* ou quimioterapia tópica (por exemplo, com Imiquimod), embora a taxa de recorrência seja de 30%. Em longo prazo, são exigidos exame periódico e biópsia das áreas sob suspeita.

Carcinoma da vulva

Epidemiologia

O carcinoma da vulva é responsável por 5% dos cânceres no trato genital, com até 1.000 novos casos a cada ano no Reino Unido. É mais comum após os 60 anos de idade.

Patologia

Noventa e cinco por cento das malignidades da vulva são carcinomas de células escamosas. Os melanomas, o carcinoma de célula basal, o adenocarcinoma e vários outros, incluindo os sarcomas, são responsáveis pelos 5% restantes.

Etiologia

Embora a NIV III seja um estágio pré-maligno de carcinoma escamoso, em geral o carcinoma volta a aparecer (sem lesão prévia).

Características clínicas

Antecedentes: A paciente apresenta prurido, sangramento ou corrimento, ou, ainda, pode apresentar uma massa, mas a malignidade sempre aparece tardiamente, dependendo de as lesões passarem despercebidas ou causarem desconforto.

Exame: O exame revelará uma úlcera ou massa, provavelmente nos grandes lábios ou no clitóris (Fig. 6.6). Os linfonodos inguinais podem estar inchados, rígidos e fixos.

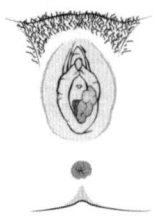

Fig. 6.6 Carcinoma da vulva.

Disseminação e estadiamento

Cinqüenta por cento das pacientes apresentam-se no Estágio I da doença. O carcinoma da vulva se dissemina localmente e por drenagem linfática da vulva. A disseminação é superficial e, depois, atinge linfonodos inguinais profundos, indo dali até os linfonodos femurais e subseqüente ilíaco externo (veja a Fig. 6.1). Pode ocorrer disseminação contralateral.

O estadiamento é cirúrgico e histológico (isto é, após a cirurgia).

Disseminação e estadiamento para carcinoma de vulva	
Estágio I	Tumor < 2cm de diâmetro; nenhum linfonodo envolvido
Ia	Invasão estromal < 1mm
Ib	Invasão estromal > 1mm
Estágio II	Tumor > 2cm de diâmetro; nenhum linfonodo envolvido
Estágio III	Tumor se espalhou além da vulva ou períneo até a uretra, vagina ou ânus. Ou linfonodos estão comprometidos apenas em um lado
Estágio IV	Tumor no reto, bexiga, ossos ou metástases distantes. E/ou linfonodos bilateralmente comprometidos

Investigações

Para estabelecer o diagnóstico e o tipo histológico, deve-se fazer uma biópsia.

Para avaliar o estado geral para cirurgia, fazer raio X do tórax, eletrocardiograma (ECG), hemograma completo e teste de função renal, pois geralmente as pacientes são idosas. O sangue é testado e reservado para eventual transfusão.

Tratamento

Para o Estágio Ia (i), é adequada extirpação local extensa.

Para outros estágios, é feita a extirpação local extensa e uma linfadenectomia da inguinal através de incisões de pele separadas (Fig. 6.7). Se o tumor estiver 2cm ou mais distante da linha média, são utilizadas uma extirpação local e uma linfadenectomia ipsilateral. Essa abordagem tem substituído largamente a tradicional vulvectomia radical. As complicações incluem comprometimento da margem de resseção, infecção, linfoedema da perna, problemas sexuais e de imagem corporal.

A *radioterapia*, em vez da cirurgia, apresenta morbidade menor, mas as taxas de recorrência são aumentadas (*Cochrane* 2001: CD002224); embora raramente seja utilizada como terapia primária, é adequada nos casos em que a cirurgia não é indicada. Após a cirurgia, entretanto, pode reduzir o risco de recorrência local, e também é administrada quando há linfonodos positivos.

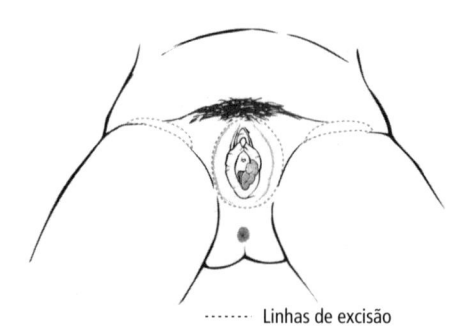

········· Linhas de excisão

Fig. 6.7 Delimitação das incisões de pele separadamente para uma vulvectomia.

Prognóstico

Muitas dessas pacientes morrem em decorrência de outras doenças relacionadas a sua idade. A sobrevivência em 5 anos no Estágio I é > 90%; nos Estágios III-IV é de 40%.

Malignidades da vagina

O *carcinoma vaginal secundário* é comum e surge a partir de uma infiltração local do colo, endométrio ou vulva, ou da difusão metastática do colo, endométrio ou tumores gastrintestinais.

O *carcinoma primário da vagina* é responsável por 2% das malignidades do trato genital, afeta mulheres idosas e geralmente é escamoso. Apresenta-se com sangramento ou corrimento, e massa ou úlcera é evidente. O tratamento é feito com radioterapia intravaginal ou, ocasionalmente, cirurgia radical. A média de sobrevivência é de 50% em 5 anos.

Carcinoma de células claras da vagina é mais comum nos últimos anos da adolescência. A maioria é de complicação rara em função de ingestão de dietilestilbestrol pela mãe durante a gravidez. Com cirurgia radical e radioterapia a taxa de sobrevivência é boa.

Leituras complementares

De Hullu JA, Hollema H, Lolkema S *et al*. Vulvar carcinoma. The price of less radical surgery. *Cancer* 2002; **95**:2331-8.

Edwards A. Wojnarowska F. The vulval pain syndromes. *International Journal of STD & AIDS* 1998; **9**:74-8

Powell JJ, Wojnarowska. F. Lichen sclerosus. *Lancet* 1999; **353**:1777-83.

Resumo de carcinoma da vulva	
Epidemiologia	1.000 casos por ano no Reino Unido. Idade > 60 anos
Etiologia	Neoplasia intra-epitelial vulvar (NIV) III e papilomavírus oncogênico humano (HPVs)
Patologia	95% carcinoma de células escamosas
Características	Prurido, sangramento, corrimento, massa
Disseminação	Local e linfática
Estadiamento	I: < 2cm, nenhum linfonodo: 1a invasão estromal < 1mm; 1b >1mm II: > 2cm, nenhum linfonodo III: Além da vulva ou nos linfonodos unilaterais IV: No reto/ossos/bexiga e/ou linfonodos bilaterais
Tratamento	Biópsia, depois extirpação local com dissecção separada de linfonodos inguinais, bilateralmente, a menos que o tumor > 2cm da linha média Radioterapia, se linfonodos estiverem envolvidos
Prognóstico	> 90% 5 anos de sobrevida no Estágio I; 40% nos Estágios III-IV

7 Prolapso do Útero e da Vagina

O prolapso tem origem no útero e/ou nas paredes vaginais, atrás das quais estão localizados outros órgão pélvicos e, portanto, produz uma espécie de hérnia.

Anatomia e fisiologia dos apoios pélvicos

Os *ligamentos transverso-cervical* (cardinal) *e uterossacro* são os mais importantes (Fig. 7.1). Eles se ligam ao colo e sustentam o útero a partir das paredes laterais pélvica e sacro, respectivamente; a vagina superior também é sustentada. A flacidez desses ligamentos permite que o útero forme um prolapso e, com ele, a vagina superior.

O *músculo levantador do ânus* forma o fundo da pelve a partir das conexões com as paredes ósseas pélvicas e dá o formato final ao períneo. Esse músculo sustenta a porção média da vagina, da uretra e do reto, o qual passa através dele. Sua flacidez gera o prolapso das paredes vaginais e da bexiga ou do reto. Os ligamentos redondos desempenham um pequeno papel nessa sustentação.

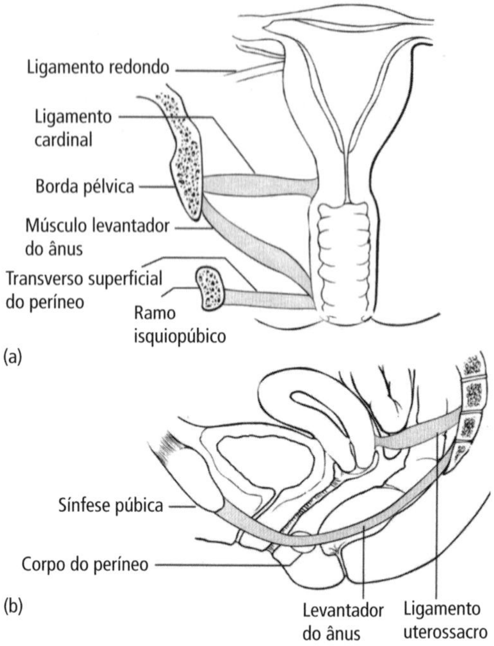

Fig. 7.1 (a) Vista coronal da pelve mostrando os ligamentos cardinais e o músculo levantador do ânus. (b) Vista lateral da pelve mostrando os ligamentos uterossacro e o músculo levantador do ânus.

Tipos de prolapso

Os prolapsos do útero e da vagina sempre ocorrem juntos, pois tem causas semelhantes.
O útero: O prolapso uterino (Fig.7.2b) é classificado em graus de 1 a 3. No primeiro grau, o colo ainda está dentro da vagina; no segundo grau, fica no intróito; e no terceiro (procidência) todo o útero vem para fora da vagina. Se o útero tiver sido removido, o *fundo de saco*, ou a cúpula vaginal onde o útero costumava se localizar, pode formar um prolapso. Isso inverte a vagina.
Parede vaginal anterior: *Cistocele* (Fig. 7.2c) é o prolapso da bexiga que forma uma protuberância na parede anterior da vagina. *Uretrocele* ocorre quando os 4cm de comprimento da uretra se projetam sobre a parede anterior baixa.
Parede vaginal posterior: A *retocele* (Fig. 7.2d) é um prolapso do reto que forma uma protuberância no meio da parede posterior. A *enterocele* (Fig. 7.2e) é um prolapso do fundo de saco de Douglas, isto é, a cavidade peritoneal, que se projeta sobre a parede posterior da vagina, logo atrás do útero. Geralmente contém intestino delgado. O períneo também pode ser deficiente, levando a uma abertura vaginal posterior frouxa.

> **Prolapsos Ginecológicos**
>
> Uterino
> Parede anterior: bexiga (cistocele) e/ou uretra (uretrocele)
> Parede posterior: reto (retocele) e/ou fundo de saco de Douglas (enterocele)
> Cúpula vaginal

Epidemiologia

Metade das mulheres que já tiveram um parto apresentam algum grau de prolapso, e cerca de 10% a 20% buscam ajuda médica.

Etiologia do prolapso

Enfraquecimento do apoio dos órgãos pélvicos
O parto vaginal é a causa mais importante, podendo tanto levar a lesões mecânicas quanto a lesões neurológicas (nervo pudendo). Partos posteriores sempre agravam o problema. O trabalho de parto prolongado, o parto com fórceps, a sutura deficiente dos ferimentos obstétricos e a pressão sobre o períneo antes da dilatação total são fatores de risco. A *deficiência de estrogênio* após a menopausa causa atrofia parcial dos apoios pélvicos e das paredes vaginais. O prolapso *iatrogênico* pode seguir a histerectomia se a cúpula vaginal for inadequadamente fixada, gerando o prolapso. A predisposição *genética* ao prolapso pode ser decorrente de uma característica familiar de enfraquecimento do colágeno.

Aumento da solicitação sobre os apoios
A *obesidade* sobrecarrega os apoios pélvicos, podendo enfraquecê-los. *Massas pélvicas* e *tosse crônica* têm o mesmo efeito.

> **Causas do prolapso**
>
> Parto
> Deficiência de estrogênio
> Obesidade de tosse crônica
> Fraqueza congênita
> Massas pélvicas

Características clínicas

Antecedentes: Os sintomas estão sempre ausentes, mas é comum a sensação de abaulamento, ou sensação de inchaço, que em geral piora ao final do dia ou quando a paciente fica muito tempo em pé. Dor nas costas é incomum. Vários prolapsos interferem nas relações sexuais, podendo ulcerar e causar sangramento ou corrimento. Uma cistocele pode causar aumento da polaciúria e esvaziamento incompleto da bexiga. A incontinência intensa é comum, mas ocasional. A retocele não gera sintomas, mas ocasionalmente causa dificuldade para evacuar.

O *exame* inclui o tórax e o abdômen. O exame bimanual exclui as massas pélvicas. Um grande prolapso é visível ao exame externo da genitália (Fig. 7.3). O exame com espéculo de Sim permite distinguir a inspeção das paredes vaginais anterior e posterior: pede-se à paciente que faça força para baixo a fim de mostrar o prolapso. Uma enterocele pode ser confundida com uma retocele, mas pode-se introduzir um dedo no reto para sentir a saliência na retocele, mas não na enterocele, a qual não contém o reto. Grandes pólipos e cistos vaginais podem ser confundidos com prolapsos. Incontinência urinária de esforço deve ser avaliada com o prolapso temporariamente reduzido.

> **Sintomas do prolapso**
>
> Sempre assintomático
> *Geral*: Sensação de abaulamento, inchaço
> *Cistocele*: Polaciúria, incontinência
> *Retocele*: Dificuldade ocasional para evacuar

Investigações

Para procurar uma causa, deve-se realizar um exame de ultra-som pélvico. Estudo urodinâmico é necessário caso a incontinência seja a queixa principal.

Para avaliar o estado geral para cirurgia (se conveniente), pode-se solicitar um eletrocardiograma (ECG), raios X do tórax, hemograma completo e função renal, pelo fato de as mulheres em geral serem idosas.

Prevenção

A prevenção envolve o reconhecimento da falta de progressão do trabalho de parto, a sutura adequada de lacerações do períneo e o evitamento de um segundo período muito prolongado. Incentivar a paciente a fazer exercícios para fortalecer o assoalho pélvico após o parto.

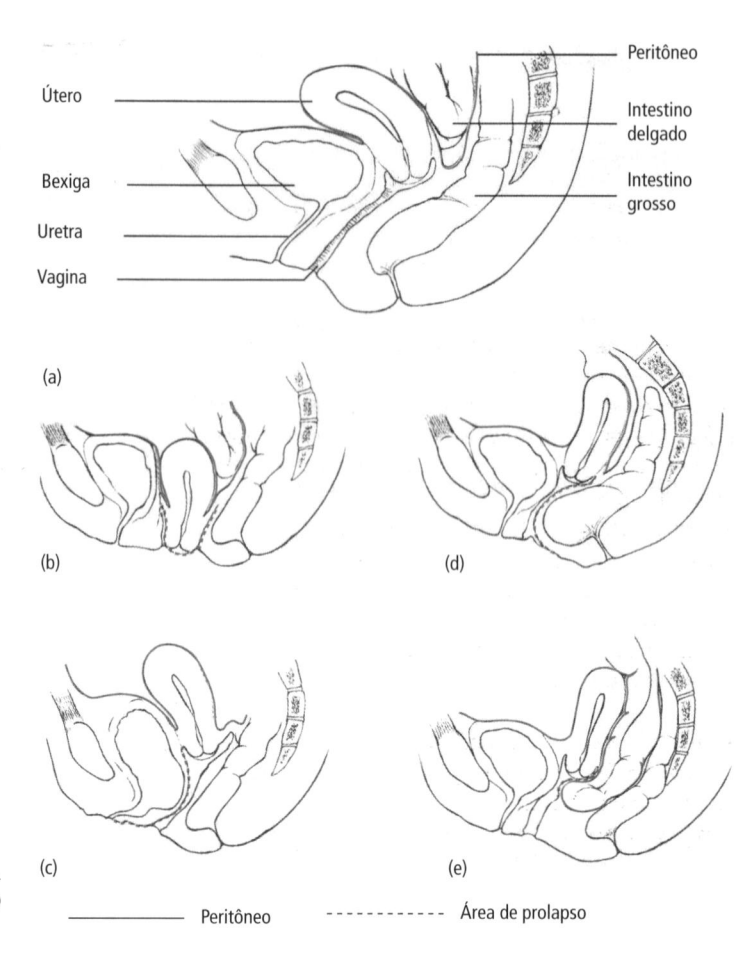

Fig. 7.2 Tipos de prolapso. (a) Pelve normal. (b) Prolapso do útero. (c) Cistocele. (d) Retocele. (e) Enterocele.

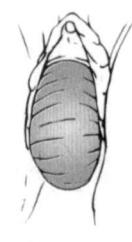

———— Peritôneo   - - - - - - - - - - Área de prolapso

Fig. 7.3 Aparência da cistocele.

Pessário em concha.   Pessário em anel.
Fig 7.4 Pessários para prolapso uterovaginal. (a) Pessário em concha. (b) Pessário em anel.

Conduta

O tratamento deve aliviar os sintomas, e os prolapsos pequenos nunca exigem tratamento. A *perda de peso* é em geral adequada. Desaconselha-se o tabagismo. A *fisioterapia* auxilia no tratamento de graus moderados de prolapso e reduz a incontinência urinária de esforço possivelmente associada.

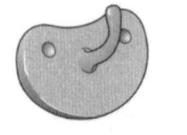

Pessários (supositórios vaginais)

São utilizados na paciente que não se esforçar ou estiver incapacitada para uma cirurgia. Eles agem como um assoalho pélvico artificial, sendo colocados na vagina para permanecer atrás da sínfese púbica e em frente ao sacro. O tipo mais usado é o pessário em anel, mas o pessário em concha é mais efetivo em formas graves de prolapso (Fig. 7.4). Eles são trocados a cada 9 a 12 meses; o estrogênio tópico é utilizado para prevenir a ulceração da vagina. Ocasionalmente, os pessários causam dor, retenção ou infecção urinária, ou se desprendem.

Tratamento cirúrgico
O prolapso pode angular a uretra, mascarando a incontinência urinária de esforço. Como o tratamento do problema pode precipitar a incontinência, talvez a cirurgia concomitante para a incontinência urinária de esforço seja necessária. Para graus maiores, de origem uterina, a *histerectomia vaginal* oferece os melhores resultados. Uma *sacro-histeropexia*, ligando o útero ao sacro, pode ser realizada se o útero tiver de ser preservado (*BJOC* 2001; **108**: 629). O prolapso de cúpula vaginal pode ser reparado via vaginal com *fixação sacroespinhosa* através de suspensão até o ligamento sacroespinhoso. As complicações incluem lesões de nervos ou de vasos, infecção e dor nas nádegas. A via abdominal envolve uma *sacrocolpopexia* por meio da fixação do sacro com o uso de uma tela (*BJOC* 2001; **107**: 1371). As complicações, nesse caso, incluem desgaste da tela e hemorragia. Os 'reparos' anterior e posterior são utilizados para prolapsos importantes, mas, como uma paciente pode ter vários prolapsos, essas cirurgias são sempre combinadas. Se a incontinência urinária de esforço genuína estiver presente, a *colpossuspensão de Burch* ou o procedimento da fita vaginal sem tensão pode ser realizado simultaneamente.

Prolapso: opções de tratamento
Não fazer nada
Fisioterapia
Pessários
Cirurgia

Leituras complementares

Carey, MP, Dwyer PL. Genital prolapse: vaginal versus abdominal route of repair. *Current Opinion in Obstetrics & Gynecology* 2001; **13**: 499-505.

Thakar R, Stanton S. Management of genital prolapse. *BMJ (Clinical Research Ed.)* 2002; **324**: 1258-62.

Resumo de prolapso genital	
Definição	Origina-se das paredes vaginais e dos órgãos pélvicos que ficam localizados dentro da vagina
Tipos	A parede anterior (bexiga) é uma cistocele A parede posterior é uma retocele (reto) ou uma enterocele (fundo de saco de Douglas) Prolapso uterino classificado em graus de 1 a 3, dependendo da origem Prolapso de cúpula após histerectomia
Epidemiologia	Muito comum; mulheres idosas e multíparas
Etiologia	Gravidez e parto vaginal, deficiência de estrogênio, obesidade, tosse crônica, massas pélvicas, cirurgia, iatrogênico (cúpula)
Características	Sensação de abaulamento ou inchaço descendo Protuberância da parede vaginal visível ao exame externo da genitália com o espéculo de Sim
Prevenção	Conduta adequada do parto
Tratamento	Geral: Perda de peso, tratar problemas pulmonares, incluindo tabagismo Pessários: Em anel ou concha, se houver debilidade. Trocar a cada 9 a 12 meses Cirurgia: Histerectomia vaginal para prolapso uterino, reparo anterior para cistocele, reparo posterior para retocele. Considerar a cirurgia para incontinência urinária de esforço

8 Patologias do Trato Urinário

Anatomia e função do sistema urinário feminino

O controle voluntário da liberação de urina é realizado pela bexiga ou pela uretra. Os ureteres trazem a urina proveniente dos rins e entram na bexiga obliquamente. A bexiga tem uma parede muscular lisa (músculo detrusor) e normalmente consegue 'armazenar' cerca de 400mL de urina, embora o primeiro desejo miccional para esvaziamento ocorra quando esse nível está em aproximadamente 200mL. Essa drenagem se completa pela uretra, que tem aproximadamente 4cm de comprimento, uma parede muscular e um orifício externo no vestíbulo logo acima do intróito vaginal.

O controle neurológico da micção

Os nervos parassimpáticos auxiliam no esvaziamento, ao passo que os nervos simpáticos auxiliam no armazenamento. O reflexo de esvaziamento ocorre através das fibras aferentes, as quais respondem ao estímulo de distensão da parede da bexiga e passam para a medula espinal. As fibras eferentes parassimpáticas seguem até o músculo detrusor e causam a contração, além de levar à abertura do colo vesical. Entretanto, as fibras simpáticas eferentes ao músculo detrusor são inibidas. Esse 'reflexo de micção' é controlado no nível da ponte. O córtex cerebral modifica o reflexo, podendo relaxar ou contrair o assoalho pélvico e o músculo estriado da uretra.

Continência

A continência depende de a pressão na uretra ser maior do que a pressão na bexiga (Fig. 8.1).

A pressão na bexiga é influenciada pela pressão do detrusor e pela pressão externa (intra-abdominal). A pressão uretral é influenciada pelo tônus inerente ao músculo uretral e também pela pressão externa, ou seja, pelo assoalho pélvico, e, normalmente, pela pressão intra-abdominal. O músculo detrusor é distensível: enquanto a bexiga enche, não há aumento de pressão. Aumentos na pressão abdominal, tais como os causados ao tossir, são igualmente transmitidos à bexiga e à parte superior da uretra, porque ambos se localizam dentro do abdômen. Assim, normalmente a tosse não altera a diferença de pressão e não leva à incontinência.

Micção

A micção ocorre quando a pressão da bexiga excede a pressão uretral, alcançada voluntariamente por meio da queda simultânea na pressão uretral (parcialmente devida ao relaxamento do assoalho pélvico) e do aumento na pressão da bexiga em decorrência da contração do músculo detrusor.

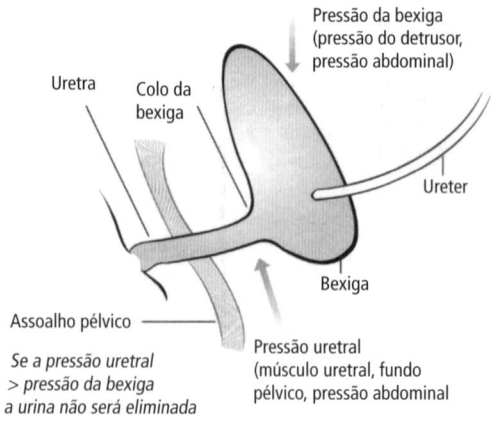

Fig. 8.1 Anatomia do trato urinário inferior e colaboradores para a pressão uretral e da bexiga.

Incontinência

Pode ser decorrente de:
1 Aumentos incontrolados da pressão no detrusor, levando ao aumento da pressão da bexiga, além da pressão normal na uretra. A 'bexiga hiperativa', anteriormente chamada de 'instabilidade do detrusor', é a causa mais comum desse mecanismo.
2 Aumento da pressão intra-abdominal transmitida à bexiga, mas não à uretra, porque o colo da porção superior da uretra se deslocou do abdômen. A pressão da bexiga, portanto, excede a pressão da uretra quando a pressão intra-abdominal é elevada, por exemplo, ao tossir. A incontinência urinária de esforço genuína é a causa mais comum desse mecanismo.
3 A urina pode ser desviada do mecanismo esfincteriano através de uma fístula.

Sintomas urinários

Urgência: Desejo intenso de urinar
Polaciúria: Micção mais de seis vezes ao dia
Noctúria: Micção mais de uma vez à noite
Enurese noturna: Incontinência durante o sono
Incontinência urinária de esforço: Incontinência com aumento de pressão abdominal
Urgeincontinência: Incontinência com urgência

Investigação do trato urinário

Microscopia urinária, cultura e antibiograma. Uma amostra do jato urinário intermediário é essencial sempre que a paciente apresentar sintomas urinários. A microscopia rapidamente detectará leucócitos e organismos. A cultura confirmará a infecção e o tipo de organismo. É testada a sensibilidade do organismo para diferenciar os antibióticos.
Análise urinária. Leucócitos, e especialmente nitritos, sugerem a presença de infecção. A glicosúria e a hematúria podem ser detectadas: o diabetes e o carcinoma da bexiga ou cálculos podem causar sintomas urinários.
Diário urinário: A paciente mantém um registro de uma semana anotando o tempo e o volume de ingestão de líquidos e micções. Isso fornece informações valiosas sobre os hábitos de beber, polaciúria e capacidade da bexiga.
Ultra-som de micção ou cateterização: Utilizados para excluir a retenção crônica da urina.
Estudos urodinâmicos: São necessários antes da cirurgia para incontinência urinária de esforço genuína. O estudo urodinâmico pode ser realizado com ou sem a imagem de vídeo e inclui os seguintes testes:
Cistometria. Para medir a pressão do detrusor enquanto a bexiga é preenchida e estimulada com tosse. Transdutores são colocados no reto para medir a pressão abdominal, e na bexiga para medir a pressão intravesical (Fig. 8.2). Como a pressão vesical é a soma da pressão abdominal e da pressão do detrusor, a atividade do detrusor pode ser automaticamente calculada pela subtração da pressão abdominal a partir da pressão da bexiga.
A pressão do detrusor normalmente não se altera com o preenchimento ou a estimulação (aumento da pressão intra-abdominal). Se ocorrer vazamento com tosse na ausência de uma contração do detrusor, o problema é provavelmente incontinência urinária de esforço genuína. Se ocorrer uma contração involuntária do detrusor, é diagnosticada 'bexiga hiperativa'. Inicialmente, a paciente sente urgência e depois incontinência, se a pressão da bexiga for aumentada além da pressão da uretra. Ambas as condições (ver a seguir) causam o *sintoma* de incontinência de esforço, mas seu tratamento é muito diferente; a cistometria é essencial para tratar a incontinência.
Perfil de pressão uretral. A medição da pressão de fechamento uretral máxima com um transdutor uretral identifica mulheres com baixa pressão, para as quais a cirurgia retopúbica para incontinência urinária de esforço terá menos sucesso.
Urofluxometria. Baixos índices de esvaziamento identificam mulheres com probabilidade de desenvolver problemas de esvaziamento após a cirurgia para incontinência urinária de esforço.
Urografia excretora. É útil para a avaliação da localização de fístulas e preenchimento de defeitos, e em mulheres com infecções recorrentes ou hematúria.
Teste do azul de metileno. O corante é injetado dentro da bexiga. O pigmento se espalha para outros locais além da uretra, isto é, fístulas podem ser visualizadas.
Cistoscopia. A inspeção da cavidade da bexiga é útil para excluir tumores, pedras e fístulas, mas dá pouca indicação sobre o desempenho da bexiga.

Incontinência urinária de esforço genuína

Definição
É definida como a perda involuntária de urina quando a pressão da bexiga excede a pressão máxima uretral na ausência de contração do detrusor (músculo da bexiga). O diagnóstico só pode ser firmado com certeza após a exclusão da hipótese de bexiga hiperativa por meio de cistometria (Fig. 8.2).

Epidemiologia
A incontinência urinária de esforço genuína é responsável por aproximadamente 50% das causas de incontinência nas mulheres e ocorre, em vários graus, em mais de 10% das mulheres.

Etiologia
Causas importantes de incontinência urinária de esforço incluem gravidez e parto vaginal, particularmente trabalho de parto prolongado e parto com fórceps, obesidade e idade (em especial na pós-menopausa). O prolapso normalmente coexiste, mas nem sempre está relacionado.

Mecanismo de incontinência
Quando ocorre aumento da pressão intra-abdominal ('esforço') a bexiga é comprimida e sua pressão aumenta. Na mulher normal, o colo da bexiga é igualmente comprimido, de modo que a diferença de pressão é inalterada. Se, entretanto, o colo da bexiga deslocar-se abaixo do assoalho pélvico por apresentar um suporte fraco, ele não será comprimido, e sua pressão permanecerá inalterada (Fig. 8.3). Se o restante da uretra e o assoalho pélvico estiverem sem condições de compensar, a pressão

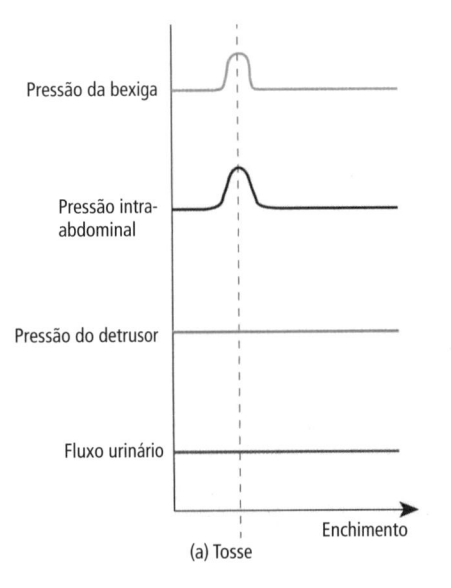

Bexiga normal

Observação
- Nenhum aumento na pressão do detrusor com o enchimento
- Nenhuma contração do detrusor com tosse
- Nenhum fluxo urinário com tosse

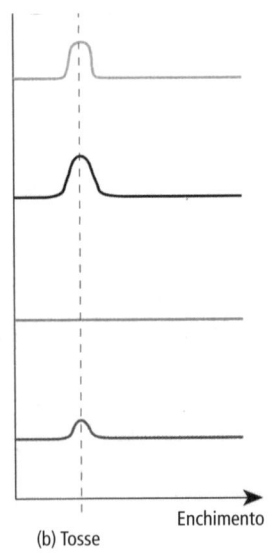

Incontinência urinária de esforço genuína

Observação
- Nenhum aumento na pressão do detrusor com enchimento
- Nenhuma contração do detrusor com tosse
- Fluxo urinário com tosse

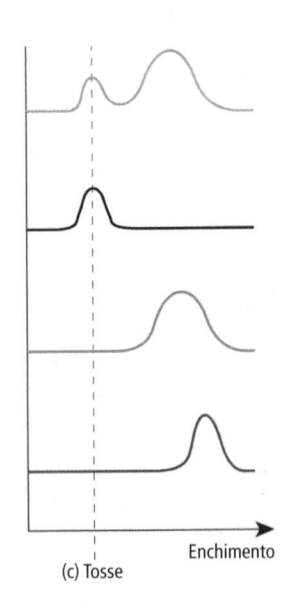

Bexiga hiperativa

Observação
- Contração do detrusor após tosse
- Fluxo urinário com contração do detrusor, se houver aumento de pressão na bexiga suficiente para ultrapassar a pressão uretral

Fig 8.2 Cistometria.

da bexiga excederá a pressão uretral, causando incontinência.

Características clínicas

Antecedentes: Devem avaliar qual é o grau que afeta a vida da paciente. A incontinência de esforço predomina, mas muitas pacientes também se queixam de polaciúria, urgência ou urgeincontinência. É importante que a paciente priorize seus sintomas, porque o tratamento para a incontinência urinária de esforço difere do empregado para a bexiga hiperativa. A incontinência fecal também se deve a lesões no parto e pode coexistir.

Exame: Geralmente, mas nem sempre, feito com espéculo de Sim, revela cistocele e uretrocele. O vazamento de urina motivado por tosse será observado. O abdômen é palpado para excluir-se a hipótese de bexiga distendida.

Investigações

A cultura de urina é importante para excluir infecção. A cistometria (Fig. 8.2b) é exigida para excluir a hipótese de bexiga hiperativa, se a cirurgia for considerada.

Conduta

Se a paciente for obesa, deverá ser aconselhada a perder peso. As causas de tosse crônica (por exemplo, em razão de tabagismo) são tratadas.

Tratamento conservador

O tratamento conservador tem por objetivo reforçar o assoalho pélvico. A fisioterapia (exercícios para fortalecer o assoalho pélvico), 'cones' vaginais ou esponjas aliviam a incontinência em mais da metade das pacientes. Os 'cones' são inseridos na vagina e mantidos nessa posição por meio da contração dos músculos estriados. Cones maiores são utilizados à medida que a força muscular vai aumentando.

Cirurgia

A cirurgia só é realizada após a cistometria ter excluído a hipótese de bexiga hiperativa. O principal objetivo é permitir a transmissão de aumento de pressão intra-abdominal para o colo da bexiga e para a bexiga. Os melhores procedimentos são a *colpossuspensão de Burch* e as *fitas vaginais sem tensão*, com índices de cura de até 90%. Estas últimas são mais recentes, portanto não existem dados em longo prazo. Entretanto, o procedimento com fita vaginal de tensão é menos invasivo e pode ser realizado sob anestesia espinal ou local, exigindo menor período de hospitalização. Ambas as operações podem causar sangramento, infecção, dificuldade de esvaziamento e bexiga hiperativa, embora esses sintomas sejam menos comuns após a fita vaginal de tensão (*Neurourol Urodyn* 2000; **9**: 386). Em casos de pressões uretrais menores ou em pacientes muito idosas, as injeções periuretrais de colágeno têm um papel limitado. Cirurgias como a colpoperineoplastia anterior e o procedimento de Stamey não são mais recomendadas para a incontinência urinária de esforço.

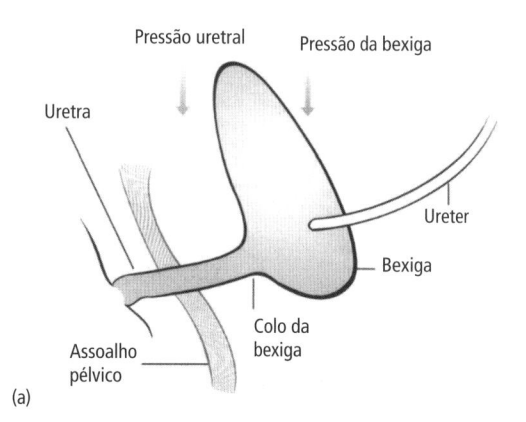

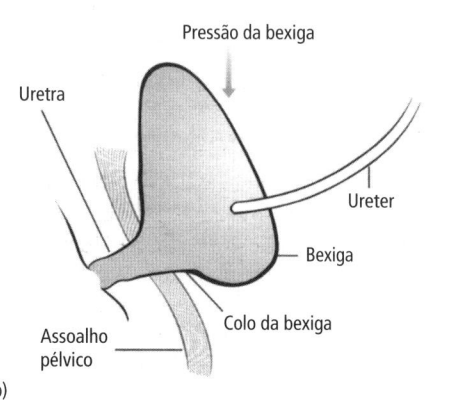

Fig 8.3 (a) Colo de bexiga normal. (b) Colo da bexiga na incontinência urinária de esforço genuína.

> **Distinção entre incontinência urinária de esforço genuína e incontinência de esforço**
>
> A incontinência urinária de esforço genuína, cujo principal sintoma é a incontinência de esforço, é um *distúrbio* diagnosticado apenas após a cistometria.
>
> A incontinência de esforço é um *sintoma*: 'ocorre vazamento quando eu tusso'. Pode ser decorrente de incontinência urinária de esforço genuína, mas também resultado de bexiga hiperativa ou incontinência por transbordamento.

Bexiga hiperativa (anteriormente 'instabilidade do detrusor')

Definição

É a perda urinária involuntária em conseqüência de contrações não inibidas do detrusor, seja por estímulo desencadeante, seja espontaneamente (Fig. 8.2c), quando a paciente está tentando inibir a micção.

Epidemiologia

A bexiga hiperativa é responsável por 35% dos casos de incontinência urinária feminina.

Etiologia

É mais comumente idiopática. A condição pode surgir após cirurgias para GSI e é, provavelmente, resultado da obstrução do colo da bexiga. É comum em pacientes com esclerose múltipla. Quando um distúrbio neurológico está presente, o termo "hiperatividade do detrusor neurogênico" ou "hiperreflexia do detrusor" é empregado: interferência com inibição cortical do arco reflexo causa contrações do detrusor não inibidas.

Mecanismo da incontinência

A contração do detrusor é normalmente sentida como urgência. Se for forte o suficiente, faz a pressão da bexiga ultrapassar a pressão uretral, caso em que a paciente sofre vazamentos: estímulo de incontinência. Isso pode ocorrer espontaneamente ou por estímulo, por exemplo, com o aumento na pressão intra-abdominal ou teste de esforço. A tosse pode, portanto, levar à incontinência.

Características clínicas

Antecedentes: Urgência e urgeincontinência, polaciúria e noctúria são comuns, assim como incontinência de esforço. Algumas pacientes sofrem vazamento à noite ou durante o orgasmo. Antecedentes de enurese e incontinência fecal na infância são comuns,

Exame: É sempre normal, mas pode estar presente uma cistocele incidental.

Investigações

O diário miccional mostrará a perda freqüente de pequenos volumes de urina, particularmente à noite. A cistometria demonstra as contrações do detrusor no preenchimento ou sob estímulo desencadeador (Fig. 8.2c). Por vezes, a pressão da bexiga só aumenta regularmente com o enchimento.

Tratamento de bexiga hiperativa

A *tolterodina* e a *oxibutinina* relaxam o músculo liso da bexiga e são anticolinérgicos. Igualmente efetivo (*Cochrane* 2002: CD003781), o perfil dos efeitos colaterais, principalmente boca seca, é melhor com a tolterodina. A *bexiga continente* envolve treino vesical. Em vez de esvaziá-la ao primeiro estímulo, a paciente a esvazia ao longo do dia, em intervalos crescentes. Evidências em relação a sua efetividade são poucas (*Cochrane* 2002: CD001308). O *hormônio antidiurético sintético* reduz a produção de urina e pode ser utilizado para sintomas noturnos. Os sintomas muito graves e resistentes podem ser resolvidos com cirurgia, por *ampliação vesical com ileocistoplastia*.

Causas de incontinência	
Incontinência urinária de esforço genuína (GSI)	50%
Bexiga hiperativa	35,0%
Mista	10,0%
Incontinência por transbordamento	1,0%
Fístula	0,3%
Desconhecida	4,0%

Causas de urgência e polaciúria
Infecção urinária
Patologia da bexiga
Massa pélvica comprimindo a bexiga
Urgência sensorial
Bexiga hiperativa
Incontinência urinária de esforço genuína (GSI)

Outros distúrbios urinários

GSI 'mista' e bexiga hiperativa

Este problema é responsável por aproximadamente 10% de todos os casos de incontinência urinária. Seu diagnóstico é feito na cistometria. A bexiga hiperativa é tratada primeiro.

Retenção urinária aguda

A paciente não consegue esvaziar a bexiga por 12h ou mais, produzindo volume de urina semelhante à capacidade normal da bexiga ou volume maior. Em geral é doloroso, exceto quando se deve a anestesia epidural ou falência das vias aferentes. As causas incluem parto, particularmente com anestesia epidural, dor na vulva ou no períneo (por exemplo, herpes simples), cirurgia, medicamentos como anticolinérgicos, útero gravídico retrovertido, massas pélvicas e doença neurológica (por exemplo, esclerose múltipla ou acidente vascular cerebral). A cateterização é mantida por 48h, enquanto a causa é tratada.

Retenção crônica e transbordamento urinário

Responsável por apenas 1% dos casos de incontinência. O vazamento ocorre porque a superdistensão da bexiga aumenta o fluxo de urina. Pode ser decorrente de obstrução uretral ou inatividade do detrusor. As massas pélvicas e a cirurgia para incontinência são causas comuns de obstrução uretral. Neuropatias autônomas (por exemplo, diabetes) e superdistensão prévia da bexiga (por exemplo, retenção aguda não reconhecida após anestesia epidural) levam à inatividade do detrusor. A apresentação pode imitar a incontinência de esforço, ou a perda urinária pode ser contínua. O exame revela uma bexiga distendida insensível. O diagnóstico é confirmado por ultra-som ou cateterização após a micção. Normalmente a autocateterização intermitente é necessária.

Urgência sensitiva

A paciente sente urgência, polaciúria e noctúria, tendo a capacidade vesical reduzida, mas o músculo detrusor não é hiperativo. Está raramente associada à incontinência, mas é comum em mulheres na pós-menopausa. Pedras na bexiga, infecções e tumores, cistite intersticial (polaciúria, urgência e dor, bexiga hipersensível com baixa capacidade, hemorragias mucosas e lacerações na distensão da bexiga) ou fatores psicológicos podem estar envolvidos. Cistometria (para excluir bexiga hiperativa), cistoscopia, análise da urina e, algumas vezes, IVP são indicadas. O tratamento é de qualquer distúrbio subjacente: se nenhum for encontrado, a terapia de reposição de hormônios e a drenagem vesical devem ser utilizadas. O reparo da cistocele pode ajudar.

Fístulas

As fístulas são comunicações anormais entre o trato urinário e outros órgãos (Fig. 8.4). As mais comuns são as fístulas vesicovaginal e uretrovaginal. Nos países em desenvolvimento aparecem como conseqüências comuns do trabalho de parto prolongado: no Oeste são raras e geralmente decorrem de cirurgia, radioterapia ou malignidade. Enquanto fístulas menores são resolvidas espontaneamente, em alguns casos, dependendo do local e da causa, a cirurgia é necessária.

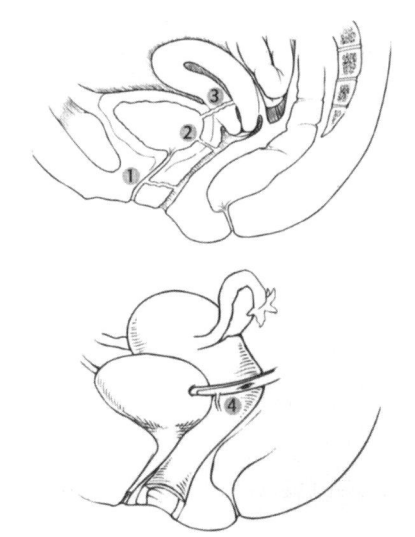

Fig. 8.4 Fístula urinária: 1, uretrovaginal; 2, vesicovaginal, 3, vesicouterina; 4, ureterovaginal.

Leituras complementares

Bidmead J, Cardozo L. What's new in urogynaecology? *Trends in Urology Gynaecology and Sexual Health* 2003; **8**: 24-7.

Dwyer PL, Rosamilia A. Evaluation and diagnosis of the overactive bladder. *Clinical Obstetrics and Gynecology* 2002; **45**: 193-204.

Thakar R, Stanton S. Regular review: management of urinary incontinence in women. *BMJ (Clinical Research Ed.)* 2000; **321**: 1326-31.

www.continence-foundation.org.uk

Resumo da incontinência urinária de esforço genuína	
Definição	Vazamento de urina com aumento da pressão da bexiga na ausência de contração de um detrusor
Epidemiologia	10% das mulheres, gravidade variada. Mais comum com a idade
Etiologia	Parto e na menopausa
Características clínicas	Incontinência de esforço, também polaciúria e urgência. Prolapso é comum
Investigações	Jato urinário intermediário; diário; cistometria essencial para diagnóstico definitivo
Tratamento	Conservador: fisioterapia Cirúrgico: colpossuspensão ou fita vaginal sem tensão

9 Endometriose e Dor Pélvica Crônica

Endometriose

Definição e epidemiologia

Endometriose é a presença e o crescimento de tecido semelhante ao endométrio fora do útero. Algumas mulheres, cerca de 1% a 2%, são diagnosticadas como portadoras de endometriose, mas as lesões endometrióticas podem ocorrer em 1% a 20% das mulheres, embora sejam assintomáticas na maior parte. É mais comum nas mulheres nulíparas, particularmente entre os 30 e 45 anos.

Patologia

A endometriose, como o endométrio normal, é estrogênio-dependente: ela regride após a menopausa e durante a gravidez. Pode ocorrer em toda a pelve, particularmente nos ligamentos uterossacros, nos ovários ou atrás deles (Fig. 9.1). Ocasionalmente afeta o umbigo ou as cicatrizes de ferimentos abdominais, a vagina, a bexiga, o reto e até mesmo os pulmões. O sangue acumulado e deteriorado apresenta-se na cor marrom-escura e pode formar 'o cisto chocolate' ou endometrioma nos ovários. A endometriose causa inflamação, com fibrose progressiva e aderências. Na maioria das formas graves, toda a pelve fica 'congelada', e os órgãos pélvicos ficam fixados por aderências. Os sintomas, principalmente dor, se correlacionam pobremente com o grau da doença.

Etiologia

A endometriose na pelve é, em geral, resultado de menstruação retrógrada, embora focos mais distantes possam resultar da dispersão mecânica, linfática ou hematogênica. A menstruação retrógrada é comum, mas não está freqüentemente associada à endometriose; fatores individuais desconhecidos parecem determinar se o endométrio com menstruação retrógrada se implanta e desenvolve. Uma teoria menos popular é de que a endometriose resulta da metaplasia de células celômicas. Também não se sabe por que motivo os sintomas têm pouca correlação com o grau da doença.

Características clínicas

Antecedentes: Sintomas freqüentemente ausentes; todavia, a endometriose é causa importante de dor pélvica crônica. É geralmente cíclica. A paciente apresenta queixas que incluem dismenorréia antes do início da menstruação, dispareunia profunda, subfertilidade e, ocasionalmente, problemas menstruais. A ruptura de um cisto chocolate causa dor aguda, e esse pode ser o primeiro sintoma. A hematúria cíclica e o sangramento retal ou umbilical são raros.

Exame: Achados comuns ao exame vaginal são sensibilidade e/ou espessamento atrás do útero ou nos anexos. Em casos avançados, o útero é retrovertido e fixo. Em caso de endometriose média assintomática, a pelve sempre é sentida como normal.

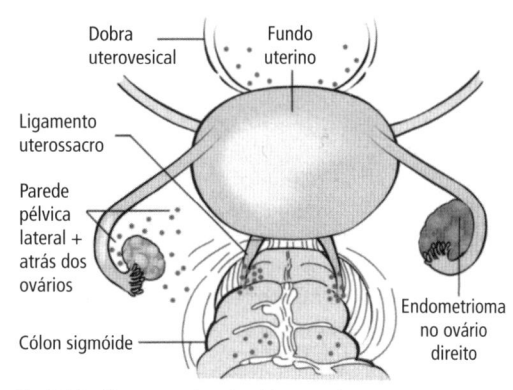

Fig. 9.1 Regiões comuns de endometriose na pelve.

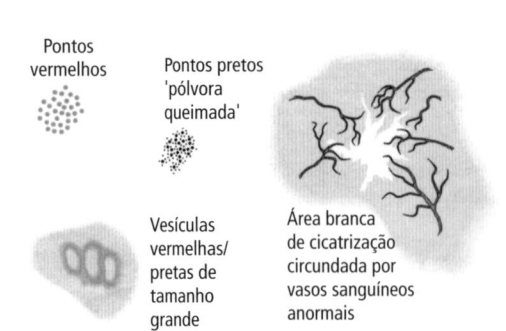

Fig. 9.2 Aparência das endometrioses.

Sintomas comuns de endometriose
Nenhum
Dismenorréia
Dor pélvica crônica
Dispareunia profunda
Subfertilidade

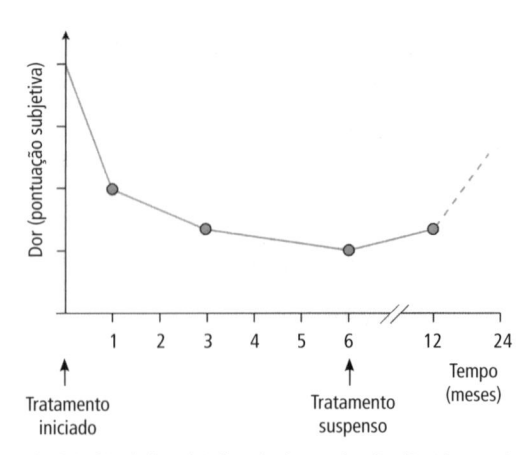

Fig. 9.3 Efeito do hormônio liberador de gonadotrofina (GnRH) na escala de dor em pacientes com endometriose.

Investigações

O diagnóstico de certeza é feito apenas após visualização e biópsia, geralmente por laparoscopia. As lesões ativas são as vesículas vermelhas ou marcas pontuadas no peritôneo. As cicatrizes brancas ou pontos pretos ('pólvora queimada') caracterizam uma endometriose menos ativa, ao passo que aderências extensas e endometrioma indicam doença grave (Fig. 9.2). Às vezes surgem níveis de CA 125 no soro, porém com pouco valor no diagnóstico.

Diagnóstico diferencial da endometriose
Doença inflamatória pélvica crônica [→ p.66]
Síndrome dolorosa pélvica [→ p.59]
Outras causas de massas pélvicas
Síndrome do intestino irritável

Tratamento

A endometriose é uma descoberta incidental comum na laparoscopia. Em mais de 50% das mulheres, a doença regride ou não progride (*BMJ* 1987; **294**: 272). A conduta da endometriose assintomática é controversa: o tratamento é justificado em mulheres jovens com grau de doença maior que o mínimo por causa de possível progressão e subfertilidade. Seu tratamento não se justifica quando se manifesta em grau médio em uma mulher idosa, com família formada. Devem-se atribuir os sintomas à endometriose com certa precaução, e o diagnóstico deve ser revisado se o tratamento não aliviar os sintomas.

Tratamento médico

Baseia-se na observação de que os sintomas tenham regredido durante a gravidez, na pós-menopausa e sob a influência de andrógenos. O tratamento, portanto, simula a gravidez ('pílula' ou progestogênios) ou a menopausa (hormônio análogo liberador de gonadotrofina, GnRH) ou é androgênico (danazol).

O *contraceptivo oral combinado* é útil em sintomas médios (*Cochrane* 2000: CD001019) e pode limitar a progressão em pacientes jovens com doença de grau médio.

Preparações de *progestogênios* são utilizadas em base cíclica ou contínua. Embora geralmente sejam bem toleradas, em algumas pacientes os efeitos colaterais, que incluem retenção de líquido, ganho de peso, sangramento anormal e sintomas de síndrome pré-menstrual, são graves.

Análogos de hormônio liberador de gonadotrofina agem por indução de um estado de menopausa temporário: a superestimulação da hipófise leva à baixa regulação de seus receptores de GnRH (Fig. 9.3). A gonadotrofina hipofisária e, portanto, a produção de hormônio ovariano são inibidas. Os efeitos colaterais imitam a menopausa: uma desmineralização óssea reversível limita a terapia a seis meses, embora ela possa ser estendida com uma terapia de reposição hormonal 'add-back', que previne a perda óssea e reduz os efeitos colaterais da menopausa.

Donazol e gestrinona, compostos sintéticos com efeitos androgênicos, são raramente utilizados hoje em dia, por provocarem sérios efeitos colaterais.

Tratamento da endometriose	
Médico:	'Pílula' Progestogênios iguais Análogos do hormônio liberador da gonadotrofina (GnRH) ± terapia de reposição hormonal
Cirúrgico:	Ablação a *laser* por laparoscopia/diatermia Histerectomia abdominal total e salpingo-ooforectomia bilateral

Tratamento cirúrgico

A diatermia a *laser* ou bipolar pode ser utilizada laparoscopicamente no momento do diagnóstico para destruir lesões endometrióticas. Quando conduzida por especialistas, a melhora sintomática é observada em 70% das pacientes, podendo ser mais duradoura do que o seria com terapia clínica. O tratamento também melhora os índices de fertilidade. A *cirurgia mais radical* envolve a dissecação de aderências e a remoção de endometriomas, ou até mesmo uma histerectomia abdominal total com salpingo-ooforectomia bilateral. A histerectomia deve ser considerada 'o último recurso'; geralmente é adequada apenas para mulheres com prole completa, e pode ser tecnicamente difícil. A terapia de reposição hormonal é exigida, e apenas excepcionalmente provoca reativação.

Endometriose e fertilidade

Quanto mais grave for a endometriose, maior será o risco de subfertilidade. A endometriose é verificada em 25% das laparoscopias realizadas para investigação de subfertilidade. Se as tubas uterinas não forem afetadas, o tratamento médico não aumentará a fertilidade, mas a ablação laparoscópica poderá fazê-lo, em especial quando aderências estiverem presentes (*Cochrane* 2002: CD001398).

Síndrome da dor pélvica crônica

Definição

Ocorre quando a dor pélvica crônica, sempre com dispareunia profunda, surge sem uma causa orgânica conhecida. Ela é responsável por cerca de 5% das consultas ginecológicas.

Avaliação

Leva algum tempo. Antecedentes completos são úteis para impedir que um diagnóstico não ginecológico passe despercebido. A avaliação psicológica também é útil em algumas pacientes. Utiliza-se laparoscopia para excluir patologia ginecológica orgânica. Embora seja óbvio, é essencial lembrar que o fato de não ser encontrada nenhuma causa para a dor não significa que ela não existe.

Possíveis causas de dor

A atividade do estrogênio parece importante, pois na pós-menopausa a dor é rara (e mais provavelmente causada por uma malignidade), e a supressão da atividade ovariana parece resolver dois terços dos casos. A *doença não detectada* é relativamente comum. Pode haver aderências ginecológicas ou pélvicas, embora elas possam ser achados incidentais. Os critérios utilizados para diagnóstico da *síndrome do intestino irritável* são encontrados em muitas pacientes (*Gut* 1989; **30**: 996). A dor pode ter *origem renal*. Os *fatores psicológicos* são importantes: muitas pacientes apresentam tendências neuróticas, que, entretanto, podem ser mais efeitos do que causas da dor. Um número substancial de pacientes relata antecedentes de abuso sexual ou físico na infância. Outras *teorias possíveis* incluem a 'síndrome da congestão pélvica', em que a congestão venosa da pelve é considerada causa de dor crônica, e a 'síndrome miofascial', em que a dor se origina nos pontos de gatilho musculares.

Conduta

O diagnóstico só é possível após a descoberta de uma pelve normal na laparoscopia. Em geral investigações mais invasivas são contraproducentes. A síndrome do intestino irritável deve ser tratada por um gastroenterologista. Aconselhamento e psicoterapia são úteis, e programas de tratamento da dor envolvem técnicas de relaxamento, terapia sexual, dieta e exercícios. A ablação a *laser* do nervo uterossacro tem sido utilizada. A supressão da atividade ovariana com progestogênios ou análogos do GnRH é útil em alguns casos: são essas pacientes que apresentam maior probabilidade de se beneficiar com a histerectomia abdominal total + salpingo-ooforectomia bilateral, que, todavia, deve ser considerada em último caso.

Leituras complementares

Farquhar C. Endometriosis. *Clinical Evidence* 2002; **8**: 1864-74.

Gelbaya TA, El Halwagy HE. Focus on primary care: chronic pelvic pain in women. *Obstetrical & Gynecological Survey* 2001; **56**: 757-64.

Moore J, Kennedy S, Prentice A. Modern combined oral contraceptives for pain associated with endometriosis. *Cochrane Database System Review (Online:Uupdate Software)* 2000; **2**: CD001019.

Olive DL, Pritts EA. Treatment of endometriosis. *The New England Journal of Medicine* 2001; **345**: 266-75.

Stones RW, Mountfield J. Interventions for treating chronic pelvic pain in women. *Cochrane Database System Review (Online: Update Software)* 2000; **4**: CD000387.

Resumo de endometriose	
Definição	Endométrio fora do útero
Epidemiologia	Comum. Mais prevalente em mulheres nulíparas com idade entre 35 e 40anos
Etiologia	Pouco conhecida. Provavelmente a menstruação retrógrada que se implanta
Patologia	Inflamação peritoneal causa fibrose, adenose, 'cistos chocolate'
Características clínicas	Dor pélvica, dismenorréia, dispareunia, subfertilidade
Investigações	Laparoscopia, biópsia
Tratamento médico	Pílula combinada, progestogênios, análogos do hormônio liberador de gonadotrofina (GnRH) ± terapia de reposição hormonal
Tratamento cirúrgico	Vaporização a *laser;* histerectomia total e salpingo-ooforectomia bilateral em casos graves em mulheres idosas
Prognóstico	A doença geralmente reaparece quando cessa o tratamento médico

10 Infecções do Trato Genital

A vagina normal é delimitada por um epitélio escamoso. É ricamente colonizada por flora bacteriana, predominantemente *Lactobacillus*, e tem pH ácido (< 4,5). Essa flora normal desempenha um papel importante na defesa contra a infecção por patógenos. Em meninas na pré-puberdade e mulheres na pós-menopausa, a falta de estrogênio resulta em um epitélio fino e atrófico, com pH mais alto (6,5–7,5) e queda de resistência a infecções.

Infecções genitais, várias das quais transmitidas sexualmente, são causas comuns de sintomas ginecológicos, mas podem também ser assintomáticas. Recentemente, a incidência de doenças sexualmente transmissíveis (DST) cresceu no Reino Unido, como conseqüência de mudanças no comportamento sexual dos jovens, particularmente da freqüente troca de parceiros.

Infecções da vulva e da vagina

Doenças não sexualmente transmissíveis

Candidíase (afta)

A infecção por *Candida albicans*, fungo do tipo levedura (Fig. 10.1), é a causa mais comum de infecção vaginal. Esse fungo é encontrado em até 20% das mulheres, sempre sem sintomas. A gravidez, o diabetes e o uso de antibióticos são fatores de risco. Há poucas evidências de que seja sexualmente transmissível. Se for sintomática, apresenta corrimento com aspecto de "leite talhado", acompanhado de irritação na vulva e coceira. Podem ocorrer dispareunia superficial e disúria. A vagina e/ou vulva se apresentam inflamadas e avermelhadas. O diagnóstico é estabelecido através de exame de cultura, e o tratamento é feito com imidazóicos tópicos (por exemplo, Canesten) ou fluconazol oral. A candidíase recorrente é mais comum e mais grave em pacientes imunocomprometidas.

Vaginose bacteriana (anteriormente '*Gardnerella*' ou 'vaginose anaeróbica')

É aquela em que ocorre uma superproliferação de lactobacilos normais, em decorrência de uma mistura de flora incluindo anaeróbicos, *Gardnerella* e o *Mycoplasma hominis*. É encontrada em 12% das mulheres, mas o motivo de sua ocorrência é pouco entendido. Observa-se um corrimento branco-acinzentado, mas a vagina não fica avermelhada nem coça. Há um odor de peixe característico, oriundo das aminas liberadas pela proteólise bacteriana. O diagnóstico é estabelecido com base na elevação do pH, no corrimento típico, no teste de odor positivo (há odor de peixe quando se adiciona hidróxido de potássio, a 10%, às secreções) e na presença de 'células-chave' (células epiteliais salpicadas com coccobacilos Gram-variáveis) no microscópio. O tratamento de mulheres sintomáticas é feito com creme de metronidazol ou clindamicina. Essas bactérias podem causar infecção secundária na doença inflamatória pélvica. Há também uma associação com parto prematuro.

Infecção associada a corpos estranhos

Em crianças, a *infecção* e o *corrimento* sempre se devem à presença de corpos estranhos. Embora o abuso sexual deva ser considerado, o corrimento está mais freqüentemente associado a vaginite atrófica, que ocorre em conseqüência de baixos níveis de estrogênio. A *síndrome do choque tóxico* geralmente ocorre como complicação rara de tampão retido, em especial com hiperabsorção. Uma toxina produzida pelo *Staphylococcus aureus* causa febre alta e hipotensão, podendo ocorrer falência multissistêmica. O tratamento é feito com antibióticos e cuidado intensivo.

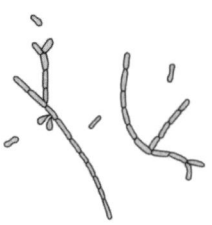

Fig. 10.1 *Candida albicans* mostrando brotos de hifas e esporos ovais.

Doenças sexualmente transmissíveis

Princípios na conduta de doenças sexualmente transmissíveis

É importante fazer um *rastreamento* para averiguar doenças concomitantes, porque mais de uma pode estar presente.
O *parceiro sexual regular* também deve ser tratado e avaliado quanto a outras infecções.
O *rastreamento de contatos* envolve a identificação e os contatos recentes, para rastreamento e tratamento. Isso é geralmente realizado pela paciente.
A *confidencialidade* deve ser mantida. O médico estará rompendo o sigilo se der informações sobre o diagnóstico sem permissão da paciente. As doenças sexualmente transmissíveis podem ocorrer dentro de relações monogâmicas (por exemplo, herpes genital após sexo orogenital). O diagnóstico de uma DST envolve emoção, por isso, as pacientes precisam ser tratadas com cuidado e receber orientação adequada.
Educação: A troca constante de parceiros aumenta o risco de adquirir DSTs, entre elas o vírus da imunodeficiência adquirida (HIV).
Métodos de barreira contraceptiva reduzem muito o risco de adquirir DSTs, incluindo HIV.

Clamídia

A *Chlamydia trachomatis* é uma bactéria pequena (Fig. 10.2). Atualmente é a mais comum das bactérias sexualmente transmissíveis nos países em desenvolvimento. Cerca de 5 a 10% das mulheres entre 20 e 30 anos de idade já foram infectadas. Essa infecção é geralmente assintomática, mas podem ocorrer uretrite e corrimento vaginal. A principal complicação é a infecção pélvica, que também pode ser silenciosa. Pode causar danos aos ovidutos, levando a subfertilidade e/ou a dor pélvica crônica.
A infecção por *Chlamydia* também causa a síndrome de Reiter, caracterizada pela tríade uretrite, conjuntivite e artrite. O ensaio imunoabsorvente ligado a enzimas (ELISA) é sempre utilizado, embora não seja altamente sensível; os testes de amplificação do ácido nucléico (NAT), por exemplo, e a reação em cadeia da polimerase (PCR) são os melhores e podem ser utilizados na urina para fins de rastreamento. O tratamento é feito com doxiciclina ou azitromicina.

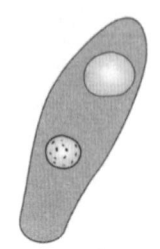

Fig. 10.2 *Chlamydia trachomatis*.

Gonorréia

É causada por *Neisseria gonorrhoeae*, um diplococco Gram-negativo (Fig. 10.3). É comum, particularmente nos países em desenvolvimento. Essa infecção é normalmente assintomática nas mulheres, embora possam ocorrer corrimento vaginal, uretrite, bartolinite e cervicite, e em geral a pelve é infectada. Os homens costumam apresentar uretrite. Complicações sistêmicas incluem bacteremia e uma artrite séptica aguda, geralmente monoarticular. O diagnóstico é feito com cultura de raspado endocervical. No Reino Unido, a resistência à penicilina e à ciprofloxacina está crescendo: pode ser necessário o uso de ceftriaxona, particularmente para infecções 'importadas'. O rastreamento de contatos e o tratamento dos parceiros são essenciais.

Verrugas genitais (*condylomata acuminata*)

Essas verrugas, extremamente comuns, são causadas pelo papilomavírus humano (HPV). Sua apresentação pode variar de verrugas minúsculas planas no tecido da vulva até pequenas vesículas papiliformes (em formato de couve-flor). Geralmente são múltiplas e podem afetar o colo, onde certos tipos oncogênicos (16 e 18) estão associados com o desenvolvimento de neoplasia intra-epitelial cervical (NIC) (*Nature* 1985; **314**: 111). O tratamento é feito com podofinina tópica ou creme imiquimod (apenas para verrugas externas). Crioterapia ou eletrocauterização é utilizada para verrugas resistentes. Há alto índice de recorrência (até 25%).

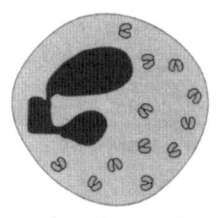

Fig 10.3 *Neisseria gonorrhoeae* Gram-negativa em pares em um neutrófilo humano.

Herpes genital

Na maioria das vezes, a infecção genital envolve o vírus herpes simplex (HSV) tipo 2, embora o tipo 1, causa do herpes simples, esteja envolvido cada vez mais freqüentemente (Fig. 10.4). A infecção primária é a pior, com múltiplas vesículas pequenas e dolorosas, além de úlceras em torno do intróito. A linfoadenopatia local, a disúria e os sintomas sistêmicos são comuns; a infecção bacteriana secundária, a meningite asséptica e a retenção urinária aguda são raras. O vírus permanece latente no gânglio da raiz dorsal, ocorrendo reativação em aproximadamente 75% dos pacientes. Esses ataques são menos dolorosos e freqüentemente precedidos de formigamento localizado. O diagnóstico é estabelecido a partir de exame e com raspados virais. O aciclovir (também valaciclovir ou famciclovir) é utilizado em infecções graves, reduzindo a duração dos sintomas quando utilizado logo no início da reativação. A herpes neonatal provoca alto índice de mortalidade e pode ser prevenida.

Sífilis

Atualmente esta infecção, causada pela espiroqueta *Treponema pallidum* (Fig. 10.5), é rara em países desenvolvidos, mas ainda está presente nos países em desenvolvimento. A *sífilis primária* é caracterizada por uma úlcera vulvar solitária indolor (cancro).
Se não for tratada, a *sífilis secundária* pode se desenvolver algumas semanas depois, sempre com uma erupção, além de sintomas como os da *influenza*, verrugas genitais e crescimento oral (*condylomata lata*). Nesse estágio, espiroquetas se infiltram em outros órgãos e podem causar vários sintomas. A *sífilis latente* se segue quando essa fase cede espontaneamente. A ocorrência de sífilis primária ou de sífilis secundária durante a gravidez implica alto risco de *infecções congênitas*. Hoje a *sífilis terciária* é bastante rara. Ela se desenvolve muitos anos depois e pode afetar quase todos os órgãos. Regurgitação aórtica, demência, ataxia locomotora e sifiloma na pele e nos ossos são as complicações mais conhecidas. Vários testes diagnósticos são realizados (incluindo teste laboratorial de pesquisa de doença venérea). O tratamento de todos os estágios é feito com penicilina.

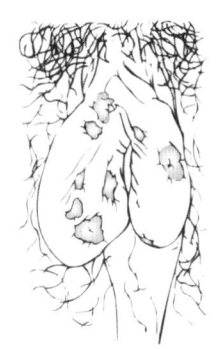

Fig. 10.4 Herpes genital.

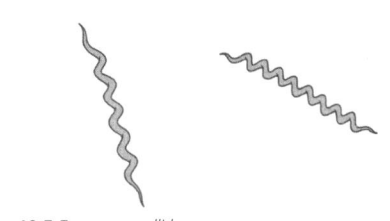

Fig. 10.5 *Treponema pallidum.*

Tricomoníase

O *Trichomonas vaginalis* é um protozoário flagelado (Fig. 10.6) comum em todo o mundo, porém relativamente raro no Reino Unido. Os sintomas típicos são corrimento cinza-esverdeado, irritação vulvar e dispareunia superficial, mas a doença pode ser assintomática. A cervicite tem uma aparência eritematosa pontuada (aspecto de morango). O diagnóstico é feito a partir de uma investigação microscópica de lâmina, com coloração especial ou cultura de raspado vaginal. O tratamento é feito com metronidazol.

Outras DSTs que causam úlceras vaginais

Todas as DSTs causam ulceração genital, exceto herpes e sífilis, cancróide (*Haemophilus ducreyi*) linfogranuloma venéreo (subtipos de *Chlamydia trachomatis*) e donovanose (*Calymmatobacterium granulomatis*), anteriormente chamado de 'granuloma inguinal'. Elas são raras no Reino Unido, mas comuns nos trópicos, sendo ocasionalmente vistas como doenças 'importadas'.

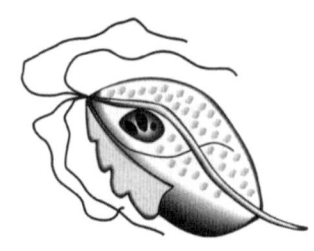

Fig. 10.6 *Trichomonas vaginalis.*

Vírus da imunodeficiência adquirida (HIV)

A infecção por esse retrovírus (Fig. 10.7) é a causa da síndrome da imunodeficiência adquirida (AIDS), e está aumentando mais entre as mulheres do que entre os homens. No Reino Unido, em 2002, 42,5% dos novos diagnósticos envolviam mulheres. O contato heterossexual é estatisticamente a forma de infecção mais significante. Os fatores de risco são parceiros múltiplos, migração de países com alta prevalência (por exemplo, África Saariana), falha da barreira contraceptiva e presença de outras DSTs, assim como abuso de drogas intravenosas e contato sexual com homens do grupo de alto risco. A soroconversão é sempre acompanhada de doenças do tipo *influenza* com erupções, mas a maioria das mulheres com HIV positivo é assintomática. O desenvolvimento de infecções oportunistas ou de malignidade (incluindo carcinoma cervical) e a contagem CD4 < 200 são diagnósticos de AIDS. A neoplasia cervical intra-epitelial é mais comum em mulheres infectadas por HIV, afetando um terço delas. Recomenda-se fazer Papanicolaou pelo menos uma vez ao ano, pois a progressão para a malignidade é bastante rápida. Infecções genitais, particularmente a candidíase, e distúrbios menstruais são muito comuns. A transmissão vertical ao feto é reduzida pela terapia antiretroviral; deve-se optar pelo parto cesariana e evitar a amamentação.

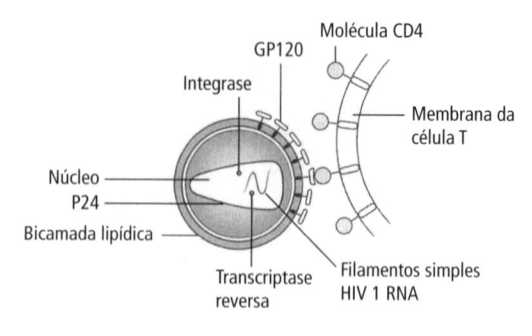

Fig. 10.7 Partícula do vírus da imunodeficiência humana (HIV) ligando-se ao linfócito T.

Infecções do útero e da pelve

Endometrite

É uma doença restrita à cavidade uterina. Quando não tratada, é comum a sua propagação para a pelve. Freqüentemente, a endometrite resulta da *instrumentação do útero* ou da *complicação da gravidez*, ou de *ambas*. Organismos infectantes incluem *Chlamydia* e gonococos, se eles estiverem presentes no trato genital. Entretanto, os organismos da vaginose bacteriana e outros, como *Escherichia coli*, estafilococos e até mesmo clostridium, podem estar implicados. É comum após a cesariana e abortos, em especial quando alguns 'resíduos da concepção' são retidos. Os abortos ilegais são raros no Oeste, mas particularmente propensos a sepse.

A endometrite se apresenta com sangramento vaginal persistente e freqüentemente intenso, em geral acompanhado de dor. O útero fica sensível, e os orifícios da cérvice normalmente ficam abertos. Inicialmente pode haver ausência de febre, mas pode ocorrer septicemia. As investigações incluem raspado vaginal e cervical e hemograma completo; o ultra-som pélvico não é muito confiável. São administrados antibióticos de amplo espectro. É realizada a remoção de produtos da concepção (ERPC), caso os sintomas não diminuam ou sejam observados 'restos' no útero ao exame de ultra-som.

Infecção pélvica aguda e doença inflamatória pélvica (DIP)

Definição e epidemiologia

Tradicionalmente, a doença inflamatória pélvica ou a salpingite descreve infecção pélvica sexualmente transmissível, mas a infecção pélvica é mais considerada uma entidade única. A endometrite simples geralmente coexiste. A incidência está aumentando: 2% das mulheres serão afetadas. Mulheres mais jovens, sexualmente ativas e nulíparas são as de maior risco. A infecção pélvica quase nunca ocorre na presença de uma gravidez viável.

Etiologia

Infecção ascendente de bactérias na vagina e no colo:
Os *fatores sexuais* são responsáveis por 80% dos casos. A infecção é mais comum em mulheres com parceiros múltiplos e que não utilizam barreira contraceptiva.
Os contraceptivos orais combinados são parcialmente protetores. Geralmente a disseminação de DSTs previamente assintomáticas na pelve é espontânea, mas pode resultar de *instrumentação uterina* (por exemplo, fim da gravidez, ERPC e dilatação e curetagem, laparoscopia, teste do corante e dispositivo intra-uterino) e/ou *complicações do parto e aborto*. Nestes, a infecção é sempre decorrente da introdução de uma bactéria não sexualmente transmissível.
A *infecção descendente* de órgãos locais, como o apêndice, também pode ocorrer.

Patologia e bacteriologia

A infecção é freqüentemente polimicrobiana. *Chlamydia* (até 60%) e gonococos são os maiores causadores de doenças sexualmente transmissíveis. Os gonococos causam uma apresentação aguda; já a *Chlamydia* é freqüentemente assintomática, e os sintomas, se presentes, podem ser decorrentes de uma infecção secundária. Ocorrem endometrite, salpingite bilateral e parametrite; os ovários são raramente afetados. Peri-hepatite (síndrome de Fitz-Hugh-Curtis)

afeta 10% do quadrante superior direito do abdômen, provocando dor.

Características clínicas

Antecedentes: Muitas pacientes não têm sintomas e, mais tarde, apresentam subfertilidade ou problemas menstruais. A dor bilateral do hipogástrio com dispareunia profunda é a principal característica, vindo geralmente acompanhada de sangramento vaginal anormal ou corrimento (Fig. 10.8).

Exame: O exame de casos graves revela taquicardia e febre alta, sinais de peritonismo abdominal inferior, com anexos bilateralmente sensíveis e excitação cervical (dor à movimentação do colo). Uma massa (abscesso pélvico) pode ser palpada vaginalmente. Com freqüência, o diagnóstico não é tão claro e pode ser confundido com apendicite e acidentes com cistos ovarianos (dor geralmente unilateral) ou gravidez ectópica (teste positivo de gravidez).

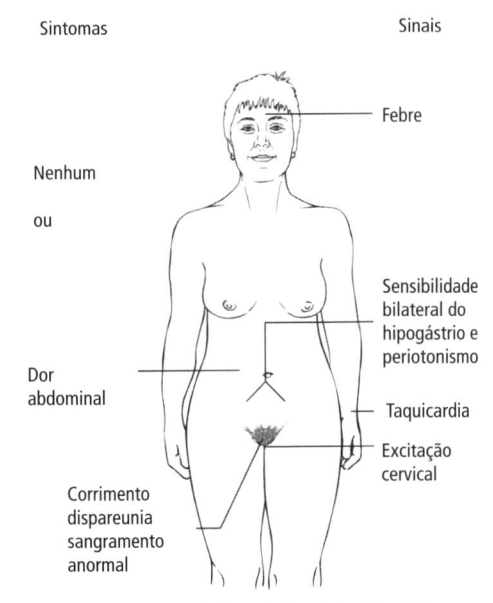

Fig. 10.8 Sintomas e sinais da doença inflamatória pélvica (DIP).

Investigações

Devem-se colher raspados separados do colo e da vagina, com culturas de sangue, se houver febre. A contagem de leucócitos e a proteína C-reativa podem aumentar. O ultra-som pélvico ajuda a excluir abscessos ou cistos ovarianos. A laparoscopia com biópsia fimbrial e cultura é o 'padrão ouro'.

Tratamento

Os medicamentos mais efetivos são os analgésicos, cefalosporina seguida de doxiciclina e metronidazol, ou ofloxacino com metronidazol (*BMJ* 2001; **322**: 251). Pacientes febris devem ser internadas para terapia endovenosa. O diagnóstico deve ser revisto após 24h, se não houver melhora significativa e se for realizada uma laparoscopia.

Complicações

A complicação mais precoce é a formação de um abscesso ou piossalpinge. Mais tarde, muitas mulheres desenvolvem obstrução tubária e subfertilidade, infecção pélvica crônica ou dor pélvica crônica. A gravidez ectópica é seis vezes mais comum após uma infecção pélvica.

DIP crônica

Essa infecção é persistente e resulta da falta de tratamento ou do tratamento inadequado de uma DIP aguda. Em geral, apresenta-se com aderências pélvicas, e as trompas de falópio podem estar obstruídas e dilatadas com fluido (hidrossalpinge) ou pus (piossalpinge) (Fig. 10.9). Os sintomas mais comuns são dor pélvica crônica ou dismenorréia, dispareunia profunda, menstruação intensa e irregular, corrimento vaginal crônico e subfertilidade. O exame pode revelar características similares às da endometriose: sensibilidade abdominal e dos anexos, e útero retrovertido fixo. A laparoscopia é o melhor instrumento de diagnóstico; a cultura é sempre negativa. O tratamento é feito com analgésicos e antibióticos, quando há evidência de infecção ativa. Em geral casos graves respondem à lise de aderências (adesiólise), mas uma histerectomia abdominal total com salpingo-ooforectomia será de grande ajuda.

Características de doença inflamatória pélvica (DIP)
Silenciosa (particularmente por clamídia)
Dor bilateral
Corrimento vaginal
Excitação cervical
Sensibilidade nos anexos
Febre
Contagem de leucócitos (WBC) e proteína C-reativa aumentada

Complicações tardias de doença inflamatória pélvica (DIP)
Subfertilidade
DIP crônica
Dor pélvica crônica
Gravidez ectópica

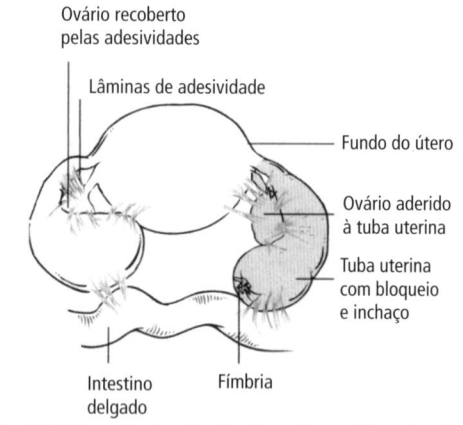

Fig. 10.9 Observação de pelve afetada por doença inflamatória pélvica (DIP).

Diagnóstico diferencial do corrimento vaginal						
Causa	Prurido	Corrimento	pH	Vermelhidão	Odor	Tratamento
	Não	Claro	Normal	Não	Normal	Crioterapia
	Não	Branco-cinza	Elevado	Não	De peixe	Antibióticos
	Sim	Branco	Normal	Sim	Normal	Imidazoles
	Sim	Cinza-verde	Elevado	Sim	Sim	Antibióticos
	Não	Vermelho-marrom	Variável	Não	Sim	Biópsia
	Não	Claro	Elevado	Sim	Não	Estrogênio

Corrimento vaginal: causas e tratamento

O corrimento oriundo da vagina é uma queixa comum que, apesar de rotulada como 'intratável', pode ser tratada se devidamente avaliada: Geralmente o corrimento *fisiológico* não é abundante. É comum próximo à ovulação, durante a gravidez e em mulheres que fazem uso de contraceptivos orais combinados. A exposição do epitélio colunar na eversão cervical e no ectrópio pode causar corrimento e ser tratada por crioterapia ou diatermia, depois de a infecção (cervicite) ter sido excluída com raspados.
Infecção. As infecções mais comuns são a vaginose bacteriana e a candidíase; infecção clamidiana, gonorréia e tricomoníase podem causar corrimento, especialmente com cervicite e DIP. Muitos outros organismos podem estar presentes junto a um corpo estranho.
Vaginite atrófica. É decorrente da deficiência de estrogênio e bastante comum antes da menarca, durante a lactação e depois da menopausa. O tratamento do corrimento assintomático é feito com creme de estrogênio; a terapia de reposição hormonal sistêmica pode ser o método de escolha para a mulher na pós-menopausa.
Corpo estranho. Tampões retidos ou raspados após o parto são muito comuns. Corpos estranhos não são incomuns em crianças pequenas. O corrimento é geralmente abundante.
Malignidade. Embora corrimento abundante acompanhado de sangue sugira carcinoma cervical, qualquer malignidade do trato genital pode ser responsável por essa ocorrência. Os carcinomas das tubas uterinas, bastante raros, em geral apresentam corrimento aquoso em mulheres na pós-menopausa.

Causas comuns de corrimento vaginal
Candidíase
Vaginose bacteriana
Vaginite atrófica
Eversão cervical e ectrópio

Leituras complementares

Holmes KK, Sparling PF, Mardh P-A *et al.*, eds. *Sexually Transmitted Diseases*, 3rd edn. New York: McGraw-Hill, 1999.

Pisani E, Garnett GP, Grassly NC *et al*. Back to basics in HIV prevention: focus on exposure. *BMJ (Clinical Research Ed.)* 2003; **326**: 1384-7.

Taylor-Robinson D. *Chlamydia trachomatis* and sexually transmitted disease. *BMJ (Clinical Research Ed.)* 1994; **308**: 150-1.

UK national guidelines on sexually transmitted infections (clinical effectiveness guidelines) http://www.mssvd.org.uk/CEG/ceguidelines.htm

Whitely RJ, Roizman B. Herpes simplex virus infections. *Lancet* 2001; **357**: 1513-8.

Resumo de doença pélvica inflamatória aguda (DIP)	
Definição	Infecção da pelve, em geral sexualmente transmissível
Epidemiologia	2% risco de vida, jovens, parceiros múltiplos
Etiologia	Ascendente: Infecções sexualmente transmissíveis (DSTs): *Chlamydia* e *gonorrhoea* espontâneas ou após o parto/instrumentação uterina. Não DSTs: raramente espontâneas
	Descendente: mais rara de outros órgãos ou sangue
Características clínicas	DIP por clamídia freqüentemente silenciosa. Dor abdominal bilateral, corrimento vaginal, febre, sangramento menstrual anormal
Investigações	Raspados, hemograma completo, proteína C-reativa, laparoscopia se houver dúvida ou resposta insuficiente ao tratamento. Teste de gravidez
Tratamento	Analgesia e antibióticos, por exemplo, metronidazol e ofloxacin
Complicações	Abscesso pélvico, DIP crônica, dor pélvica crônica, subfertilidade, gravidez ectópica

11 Fertilidade e Subfertilidade

Definições

Um casal é 'subfértil' quando a concepção não ocorre no período de um ano de relações sexuais regulares e sem proteção. Quinze por cento dos casais são afetados. Infertilidade é um termo absoluto e, por isso, deve ser evitado. A impossibilidade de conceber pode ser *primária*, o que significa que a parceira do sexo feminino nunca concebeu, ou *secundária*, a qual indica que ela já concebeu, ainda que a gravidez tenha culminado em aborto.

Condições para a gravidez

A gravidez demanda quatro condições básicas:
1 Deve ser produzido um óvulo. A falha é a 'anovulação' (30% dos casos). A conduta da subfertilidade envolve descobrir se a ovulação está ocorrendo e, em caso contrário, por quê.
2 Deve ser liberada uma quantidade adequada de esperma. Problemas de virilidade contribuem para a ocorrência de 25% dos casos. Os antecedentes, o exame físico e as investigações devem envolver o homem ou, no mínimo, o exame do sêmen.
3 O espermatozóide precisa alcançar o óvulo. Em geral, as tubas uterinas estão comprometidas (25% dos casos). Problemas sexuais (5%) e cervicais (< 5%) também podem impedir a fertilização.
4 O óvulo fertilizado deve implantar. A incidência de implantação defeituosa é desconhecida, mas pode ser bem alta, chegando a 30%.

Fatores que contribuem para a subfertilidade	
Anovulação	30%
Problemas masculinos	25%
Problemas tubários	25%
Problemas no coito	5%
Problemas cervicais	< 5%
Inexplicados	25%
Observação: Como pode haver mais de uma causa, a porcentagem total é de mais de 100%.	

Aconselhamento e suporte para casais subférteis

Deve haver um conselheiro treinado disponível em todas as clínicas que tratam a subfertilidade. A reprodução é uma função corporal fundamental que esses pacientes não alcançaram e sobre a qual têm pouco controle. O parceiro pode se sentir responsável ou culpado por abortos anteriores ou DSTs. Muitos homens se sentem impotentes e menos 'viris'. O relacionamento pode ficar abalado, e as relações sexuais podem se tornar clínicas. Os conselheiros permitem que os casais falem sobre esses problemas. Além disso, podem educar o casal e até descobrir um problema oculto (sexual, por exemplo).

Distúrbios de ovulação

A anovulação contribui para a subfertilidade em 30% dos casais. A fertilidade diminui com o aumento da idade.

A fisiologia da ovulação

No início de cada ciclo, os *baixos* níveis de estrogênio provocam um *feedback* positivo para fazer com que os pulsos do hormônio liberador de gonadotrofina (GnRH) estimulem a hipófise anterior a produzir gonadotrofinas: o hormônio folículo-estimulante (FSH) e o hormônio luteinizante (LH) (Fig. 11.1). Esses hormônios promovem o crescimento e iniciam a maturação de vários folículos ovarianos, que contêm, cada um, um óvulo imaturo. Tais folículos começam a produzir estradiol. O nível de estradiol *intermediário* resultante provoca um *feedback* negativo sobre o hipotálamo para que a produção

Fertilidade e Subfertilidade **73**

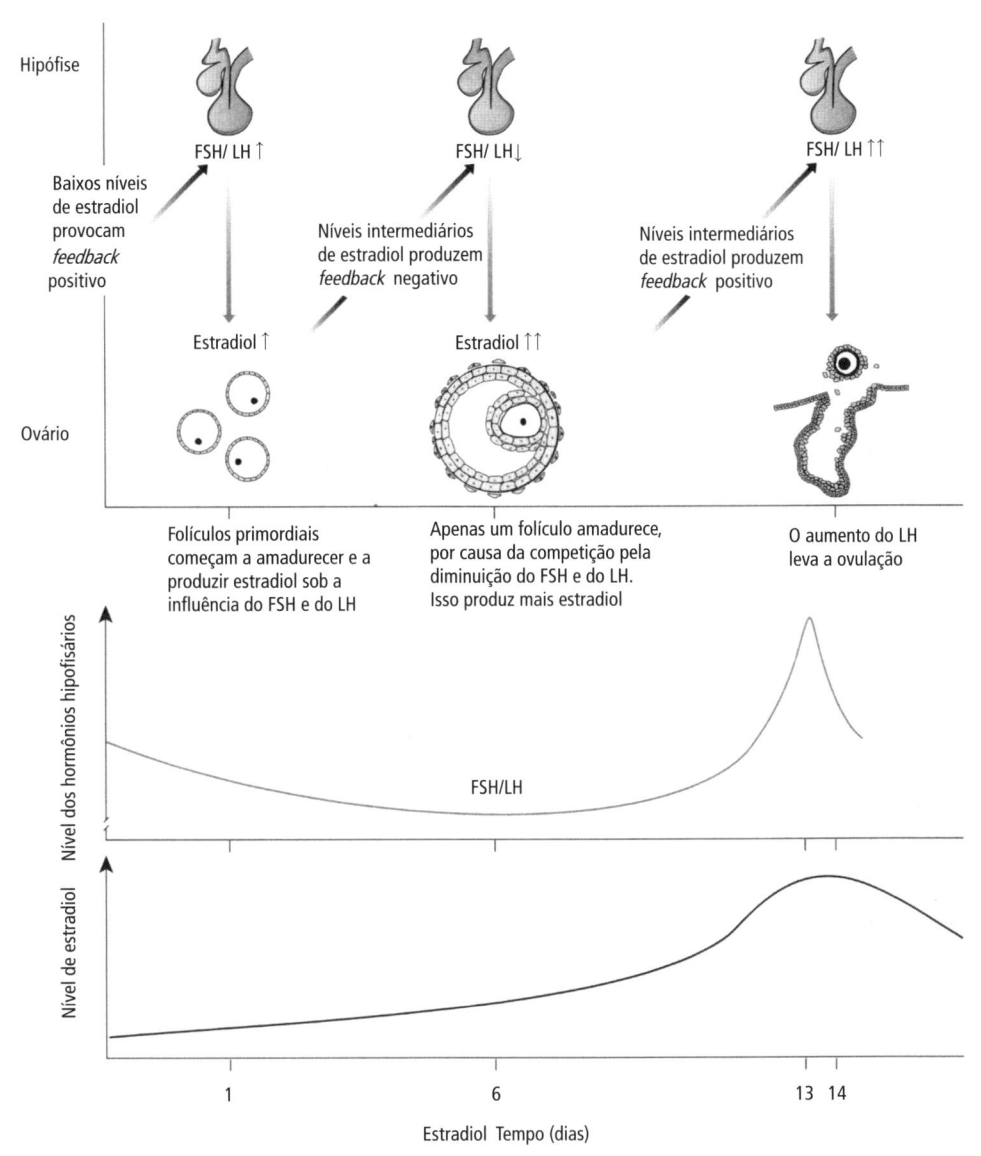

Fig. 11.1 Controle hormonal da ovulação.

de FSH e de LH diminua. Assim, os folículos em maturação competem por hormônios menos estimulantes, e em geral apenas um deles consegue sobreviver. O desenvolvimento de um folículo dominante é co-regulado pela inibina B, que também suprime o FSH. Enquanto esse folículo amadurece, sua produção de estradiol aumenta consideravelmente. Quando um *alto* 'limiar' de níveis de estradiol é alcançado, o *feedback* negativo é revertido, e o *feedback* positivo faz com que os níveis de LH e de FSH aumentem dramaticamente: é o pico do primeiro que finalmente leva à ruptura do folículo, então maduro. Esse é o processo da ovulação, e o óvulo é liberado na superfície do ovário, onde pode ser capturado pela tuba uterina.

Detecção da ovulação

Antecedentes: A grande maioria das mulheres com ciclos regulares é ovulatória. Em algumas ocorre aumento do corrimento vaginal ou dor pélvica próximo ao período da ovulação.

Exame: Em geral, o muco cervical pré-ovulatório é acelular, forma padrões do tipo 'samambaia' quando visto em lâmina seca (Fig. 11.2a) e do tipo 'fios elásticos' de até 15cm (Fig. 11.2b). A temperatura corporal normalmente diminui em 0,2°C na pré-ovulação e aumenta em 0,5°C na fase lútea. Se a mulher registrar sua temperatura todos os dias, o padrão poderá ser observado em um gráfico de temperatura (Fig. 11.2c).

As *investigações* são mais confiáveis e utilizadas com mais freqüência:
1 Níveis elevados de progesterona na metade da fase lútea (em geral no 21º dia) normalmente indicam que houve ovulação.
2 Exames de ultra-som podem monitorar periodicamente o crescimento folicular e mostrar a diminuição de tamanho que deve ocorrer após a ovulação.
3 *Kits* de prognóstico comercialmente disponíveis indicarão se a fase lútea está ocorrendo.

> **Detecção da ovulação**
>
> Gráficos de temperatura
> *Kits* de prognóstico baseados no hormônio luteinizante (LH)
> Progesterona da fase lútea

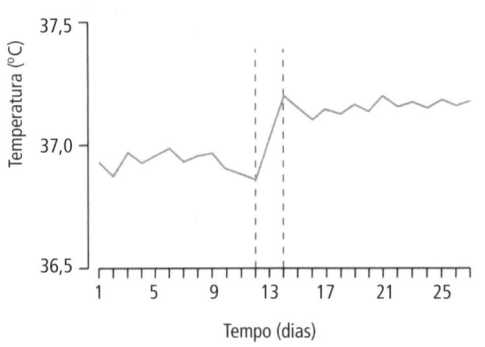

Fig. 11.2 Evidências de ovulação: (a) muco cervical exibindo padrão do tipo 'samambaia'; (b) formação do muco em padrão do tipo 'fios elásticos' entre duas lâminas de vidro; (c) gráfico de temperatura.

Causas de anovulação: síndrome do ovário policístico

Definições e epidemiologia

O *ovário policístico* caracteriza-se pela apresentação de múltiplos folículos pequenos (< 10mm) no epitélio do ovário, ocorrendo em aproximadamente 20% das mulheres (Fig. 11.3). As pacientes ou têm ovário policístico ou correm risco de desenvolvê-lo (*Hum Reprod* 2002: **17**: 2495).

Síndrome do ovário policístico: os ovários policísticos coexistem com um espectro de anormalidades bioquímicas ± clínicas, caracterizadas por hipersecreção de LH e andrógenos. A síndrome do ovário policístico é responsável por até 60% das mulheres anovulatórias. A síndrome de Stein-Leventhal descreve a fase final mais grave do espectro da doença.

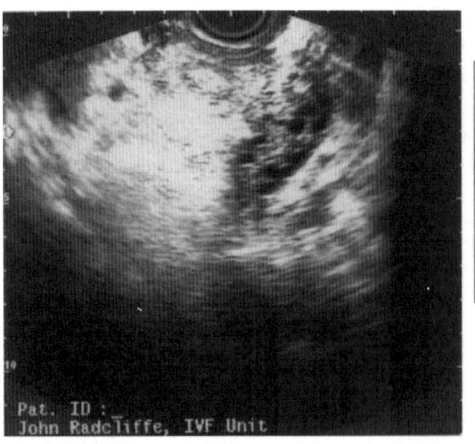

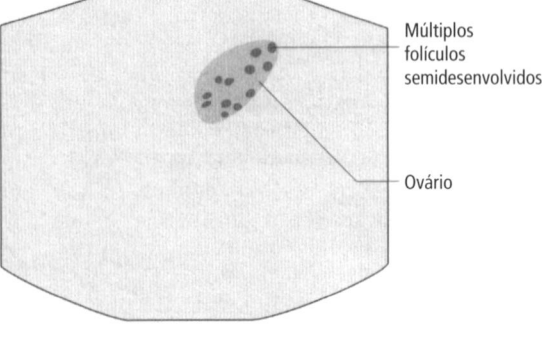

Fig. 11.3 Ultra-som de um ovário policístico.

Patologia/Etiologia

A suscetibilidade ao ovário policístico é essencialmente genética. O desenvolvimento da síndrome é pouco compreendido. Fatores endócrinos, em especial o aumento da secreção de insulina e a resistência à substância, e a da produção aumentada de LH e de andrógenos da adrenal e ovariano, estão envolvidos no desarranjo de mecanismos normais de *feedback* entre o ovário e a hipófise. A anovulação, quando presente, está relacionada ao aumento da secreção de LH.

Características clínicas

Em geral, quando não apresentam a síndrome, os ovários policísticos são assintomáticos. A paciente típica com a síndrome é obesa, apresenta acne, hirsutismo e oligomenorréia ou amenorréia: portanto, estes podem ser os sintomas presentes (Fig. 11.4). O aborto é mais comum quando há níveis aumentados de LH. Algumas mulheres não apresentam nenhuma dessas características e podem, de fato, ovular; não obstante, apresentam algumas ou todas as características clínicas conhecidas.

Investigações

Os ovários policísticos têm uma aparência ultra-sonográfica característica: pode-se ver um 'colar' de múltiplos folículos pequenos na superfície dos ovários (Fig. 11.3). Anormalidades bioquímicas encontradas na síndrome do ovário policístico incluem elevação da proporção de LH : FSH, níveis elevados de testosterona (em especial nas pacientes anovulatórias) e redução da globulina ligada ao hormônio sexual. Os níveis de prolactina podem surgir moderadamente elevados. Quando a paciente é anovulatória, os níveis de progesterona da fase lútea são baixos. É aconselhável fazer um rastreamento para diabetes.

Características clínicas da síndrome do ovário policístico
Nenhuma
Subfertilidade
Oligomenorréia ou amenorréia
Hirsutismo e/ou acne
Obesidade
Aborto recorrente

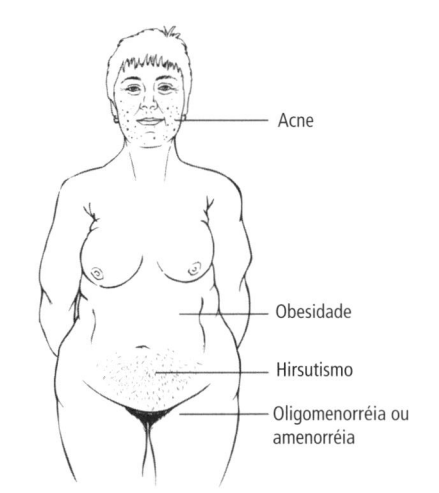

Fig. 11.4 Características clínicas da síndrome do ovário policístico grave.

Complicações da síndrome do ovário policístico

Cerca de 40% a 50% das mulheres com essa síndrome desenvolvem diabetes tardiamente. Doenças cardiovascular e endometrial, além do carcinoma de mama, também são muito comuns.

Tratamento de sintomas não relacionados à infertilidade

Devem ser dados aconselhamentos sobre dieta e atividade física, bem como avaliados os níveis dos lipídeos e dos triglicerídeos. Em casos em que a fertilidade não é exigida, em geral o tratamento com o contraceptivo oral combinado regula a menstruação e previne a hiperplasia endometrial. O acetato de ciproterona é particularmente útil nos casos de acne: aliado à finasterida, também reduz o hirsutismo (*Gynecol Endocrinol* 2003; **17**: 57).

Outras causas da anovulação

Podem se originar no ovário, na pituitária, no hipotálamo ou em outras partes do sistema endócrino (Fig. 11.5).

Causas hipotalâmicas

Hipogonadismo hipogonadotrópico. A redução na liberação do GnRH hipotalâmico causa amenorréia, porque a diminuição do estímulo na hipófise reduz os níveis de FSH e LH, os quais, por sua vez, diminuem os níveis de estradiol. Isso é comum em casos de anorexia nervosa (Fig. 11.6), em mulheres que fazem dieta, em atletas e em mulheres que estão estressadas.

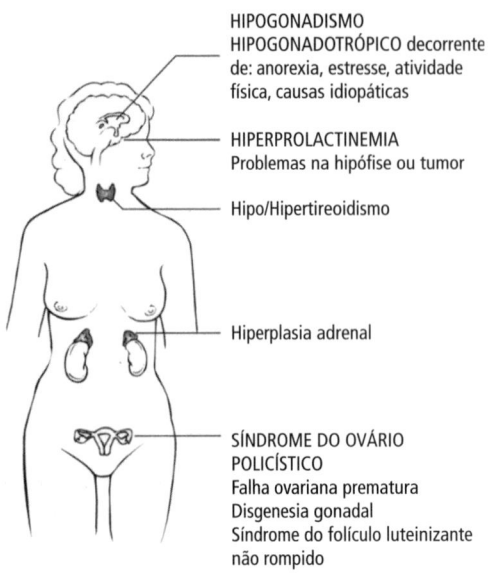

Fig 11.5 Causas da anovulação (as mais comuns estão grafadas com letra maiúscula).

Legendas da figura:
- HIPOGONADISMO HIPOGONADOTRÓPICO decorrente de: anorexia, estresse, atividade física, causas idiopáticas
- HIPERPROLACTINEMIA — Problemas na hipófise ou tumor
- Hipo/Hipertireoidismo
- Hiperplasia adrenal
- SÍNDROME DO OVÁRIO POLICÍSTICO
- Falha ovariana prematura
- Disgenesia gonadal
- Síndrome do folículo luteinizante não rompido

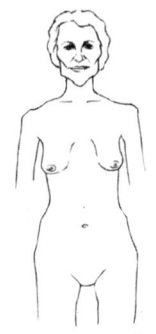

Fig. 11.6 A anorexia nervosa causa amenorréia e subfertilidade.

A recuperação do peso corporal, se adequada, restaura a função hipotalâmica. A *síndrome de Kallmann* ocorre quando os neurônios que secretam o GnRH não se desenvolvem; em outras pacientes, a causa é obscura. A ovulação será induzida pelas gonadotrofinas exógenas ou pela elevação do GnRH.

Causas hipofisárias

A *hiperprolactinemia* é o excesso da secreção da prolactina, que reduz a liberação do GnRH. Em geral, ela é causada por tumores benignos (adenomas) ou pela hiperplasia das células hipofisárias, mas também está associada à síndrome do ovário policístico e ao uso de drogas psicotrópicas. É responsável por 10% das mulheres anovulatórias, as quais normalmente apresentam oligomenorréia ou amenorréia, galactorréia e, se um tumor hipofisário estiver aumentando de tamanho, dores de cabeça e hemianopia bitemporal. Os níveis de prolactina são elevados. A tomografia computadorizada é indicada quando há sintomas neurológicos. Geralmente o tratamento com um agonista da dopamina (bromocriptina ou cabergolina) restaura a ovulação, porque a dopamina inibe a liberação da prolactina. A cirurgia é necessária quando esse tratamento não é bem-sucedido ou os sintomas neurológicos justificam o procedimento.

Problemas na hipófise podem reduzir a liberação de FSH e LH. A produção de GnRH é normal. Isso resulta de pressão causada por tumores ou de hemorragia pós-parto seguida de infarto (síndrome de Sheehan).

Causas ovarianas da anovulação (além da síndrome do ovário policístico)

A síndrome do folículo luteinizado não rompido está presente quando um folículo se desenvolve, mas o óvulo nunca é liberado.

Falha ovariana prematura: Quando o ovário falha, os níveis de estradiol são diminuídos, e o *feedback* negativo reduzido na hipófise provoca o aumento dos níveis de FSH e LH. As gonadotrofinas exógenas não têm utilidade, e é necessária uma doadora de óvulos para que a gravidez ocorra.

Disgenesia gonadal: Essas condições raras se apresentam com amenorréia primária.

Outras causas

O *hipotireoidismo* ou o *hipertireoidismo* reduz a fertilidade. Distúrbios menstruais são comuns. Os *tumores secretores de andrógenos* causam amenorréia e virilização.

Causas comuns da anovulação
Síndrome do ovário policístico
Hipogonadismo hipogonadotrópico
Hiperprolactinemia

Indução da ovulação

Mudanças no estilo de vida e tratamento de doença associada

O tratamento da fertilidade envolve aconselhamento médico em relação à gravidez, aos riscos da gravidez múltipla com ovulação e indução, e ao uso de ácido fólico.

A recuperação do peso é aconselhada e pode restaurar a ovulação. O tratamento de causas específicas, tais como a anormalidade da tireóide ou a hiperprolactinemia, geralmente leva à restauração da ovulação. O tabagismo deve ser suspendido.

Tratamento da síndrome do ovário policístico

O *clomifeno* (*Cochrane* 2000: CD000056) é o medicamento tradicionalmente usado na síndrome e induz a ovulação em cerca de 50% das mulheres. É um antiestrogênio e bloqueia os receptores de estrogênio no hipotálamo. Como normalmente a liberação de gonadotrofina é inibida pelo estrogênio, o efeito disso é aumentar a liberação do FSH e do LH. Portanto, efetivamente, ele 'engana' a hipófise, 'fazendo-a acreditar' que não há estrogênio. Pelo fato de ser administrado apenas no início do ciclo, do 2º ao 6º dia, ele pode iniciar o processo de maturação folicular, que é autoperpetuador. Os ciclos do clomifeno devem ser monitorados por ultra-som para reduzir os riscos de maturação de folículos múltiplos e de gravidez múltipla; seu uso é limitado a 6 meses.

As *gonadotrofinas* (veja abaixo) são tradicionalmente utilizadas no caso de o clomifeno falhar. A *metformina*, medicamento sensibilizador da insulina, é um tratamento relativamente novo e parece superior ao clomifeno. Entre os benefícios adicionais estão a redução de abortos precoces e o desenvolvimento de diabetes gestacional, ambos comuns com a síndrome (*Fertil Steril* 2003; **79**: 1).

A *diatermia ovariana laparoscópica* é tão eficaz quanto as gonadotrofinas (*Cochrane* 2000: CD001122) e apresenta menor taxa de gravidez múltipla.

Indução da gonadotrofina da ovulação

É utilizada quando o clomifeno falha, assim como no hipogonadismo hipogonadotrópico, se o peso estiver normal. FSH ± LH purificados agem como substitutos na produção da pituitária. Administrada em intervalos regulares ou como aumento na fase folicular, estimula o crescimento folicular. O resultado é sempre a maturação de mais de um folículo. O desenvolvimento folicular é monitorado por ultra-som. Quando o folículo alcança o tamanho certo para a ovulação (cerca de 17mm), o processo pode ser artificialmente estimulado com uma injeção de gonadotrofina coriônica humana (HCG). Com estrutura semelhante à do LH, imita o aumento do LH pré-ovulatório.

Indução da ovulação

Se houver síndrome do ovário policístico:	Perda de peso e mudança do estilo de vida. Se não adequado/falha... Clomifeno ou metformina. Se falha... Gonadotrofinas Considerar diatermia ovariana
Se houver hipogonadismo hipogonadotrópico:	Restauração do peso Gonadotrofinas, se o peso for normal
Se houver hiperprolactinemia:	Bromocriptina ou carbengolina

Efeitos colaterais da indução da ovulação

A *gravidez múltipla* é mais provável com a terapia de medicamentos quando mais de um folículo pode amadurecer. A gravidez múltipla aumenta as taxas de complicação perinatal.

Síndrome da hiperestimulação ovariana: A estimulação da gonadotrofina (e, por vezes, do clomifeno) 'superestimula' os folículos, que podem ficar muito grandes e dolorosos (Fig. 11.7). A gravidade varia, mas em todas as formas a incidência é de 4%. Em casos graves, podem se desenvolver hipovolemia, desequilíbrios eletrolíticos, ascite e edema pulmonar. A prevenção envolve monitoramento por ultra-som e o uso de doses mais baixas possíveis. Inicialmente, o tratamento é feito com 'cautela': as gonadotrofinas são retiradas, mas a '*down regulation*' (regulação redutora) é mantida (sem estimular a produção de nova gonadotrofina) (*Cochrane* 2002 CD002811). Casos mais graves requerem restauração do volume intravascular, monitoramento e correção eletrolítica, analgesia e tromboprofilaxia. A drenagem de fluidos é, por

vezes, necessária para aumentar o conforto e melhorar a respiração, caso ocorram derrame pleural e ascite.
Carcinoma ovariano: A evidência é contraditória, mas a indução da ovulação prolongada pode aumentar o risco de vida (*NEJM* 1994; **331**: 771).

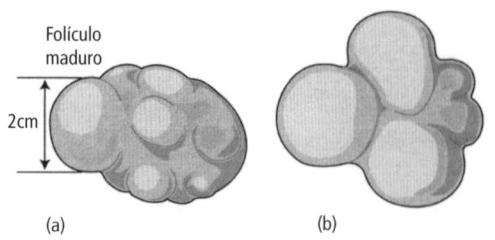

Fig. 11.7 Hiperestimulação ovariana. (a) Pré-ovulação de ovário normal. (b) Ovário moderadamente hiperestimulado.

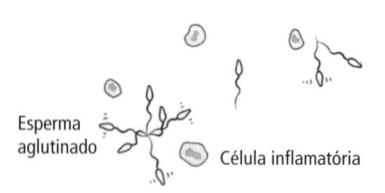

Fig. 11.8 Análise do sêmen. Anticorpos antiesperma causando aglutinação.

Análise de sêmen normal	
Volume	>2mL
Contagem de esperma	>20 milhões/mL
Motilidade progressiva	>50%
Formas anormais	<30%

Definições de termos que descrevem o sêmen anormal	
Azoospermia:	Sem esperma
Oligospermia:	< 20 milhões/mL
Oligospermia grave:	< 5 milhões/mL
Astenozoospermia:	Ausência ou pouca motilidade
Teratozoospermia:	Excesso de formas anormais

Subfertilidade masculina

Fatores masculinos contribuem para 25% dos casais subférteis.

A fisiologia da produção de esperma

A espermatogênese nos testículos depende do LH e do FSH da hipófise, sendo que o primeiro atua largamente via produção de testosterona nas células Leydig dos testículos. O hormônio folículo-estimulante e a testosterona controlam as células de Sertoli, que estão envolvidas na síntese e no transporte de esperma. A testosterona e outros esteróides inibem a liberação do LH, completando um mecanismo de controle de *feedback* negativo com o eixo hipotálamo-hipofisário. O espermatozóide leva cerca de 70 dias para se desenvolver plenamente.

Detecção da produção adequada de esperma: análise do sêmen

O fator mais importante é a 'motilidade progressiva' do espermatozóide. A análise de um sêmen normal praticamente exclui fatores masculinos como causas da infertilidade. Uma análise com resultado anormal deve ser repetida após 70 dias. Se o resultado persistir, deve-se proceder a um exame e uma investigação no homem (Fig. 11.8).

Causas comuns da análise anormal do sêmen
Desconhecida
Tabagismo/álcool/drogas/produtos químicos/resfriamento local inadequado
Varicocele
Anticorpos antiesperma

Causas comuns de liberação anormal/ausência de esperma

Oligospermia idiopática e *astenozoospermia* são comuns. A quantidade de espermatozóides e/ou a motilidade são baixas, mas não ausentes.
Exposição a drogas: Álcool, tabagismo e exposição a produtos químicos industriais, especialmente a solventes, podem afetar a fertilidade masculina.
Varicocele: Refere-se a varicosidades do plexo venoso pampiniforme e geralmente ocorre do lado esquerdo. Está presente em aproximadamente 25% dos homens inférteis (e em 15% dos homens em geral). Ainda não se sabe exatamente como afeta a fertilidade.
Anticorpos antiesperma estão presentes em cerca de 5% dos homens inférteis e são comuns após a reversão de uma vasectomia. Pouca motili-

dade e 'aglutinação' do esperma são evidentes na análise do sêmen.

Outras causas incluem infecções (por exemplo, epididimite), caxumba, anormalidades testiculares (na síndrome de Klinefelter, por exemplo), obstrução do parto (por exemplo, aplasia genital do ducto), problemas hipotalâmicos, síndrome de Kallmann e hiperprolactinemia, ejaculação retrógrada e drogas (por exemplo, sulfasalazina ou esteróides anabólicos).

Conduta na subfertilidade do fator masculino

Aconselhamento geral: São abordadas mudança do estilo de vida e exposição a substâncias químicas. Os testículos devem ficar em uma temperatura abaixo da temperatura corporal: aconselham-se uso de roupas largas e resfriamento testicular.

Medidas específicas: A ligação de uma varicocele melhora discretamente a fertilidade (*Lancet* 2003; **361**: 1849). Pode ser exigido tratamento com gonadotrofina para a doença hipofisária.

Técnicas de concepção assistida: Inseminação intra-uterina pode ajudar. O esperma pode ser extraído diretamente dos testículos (extração do esperma testicular: biópsia testicular, TESA, ou do epidídimo: biópsia do epidídimo, MESA) e utilizado para injeção intracitoplasmática de esperma (ICSI) (*Cochrane* 2001: CD002807). Um doador de esperma pode ser utilizado após o aconselhamento adequado, o que é chamado de inseminação do doador.

Distúrbios da fertilização

O óvulo e o espermatozóide não conseguem se 'encontrar' em 30% dos casais subférteis.

Fisiologia da fertilização

Na ovulação, a tuba uterina move-se para que as fímbrias coletem o óvulo do ovário. Para fazer isso, ela deve ter mobilidade adequada. As contrações peristálticas e os cílios nela presentes ajudam a impulsionar o óvulo na direção do espermatozóide. Se os cílios estiverem bloqueados ou danificados esse processo será prejudicado. Na ejaculação, milhões de espermatozóides entram na vagina, e o muco cervical os ajuda a atravessar o colo.

Por que o espermatozóide pode não 'encontrar' o óvulo	
Comprometimento das trompas:	Infecção
	Endometriose
	Cirurgia
Problemas cervicais	
Problemas sexuais	

Causas de não-fertilização: comprometimento da trompa

Contribui para a subfertilidade em 25% dos casais.

Infecção

A *doença pélvica inflamatória* (DIP), principalmente decorrente de DSTs (por exemplo, clamídia), leva à formação de aderências dentro das tubas uterinas e em torno delas (Fig. 11.9). Essa é a principal causa do comprometimento das tubas, e 12% das mulheres serão inférteis após uma infecção. Os dispositivos intra-uterinos e a apendicite também podem ser responsáveis. A maioria das mulheres não apresenta sintomas, mas algumas relatam antecedentes de dor pélvica, corrimento vaginal ou menstruação anormal.

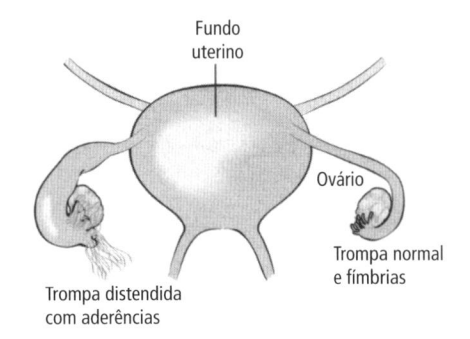

Fig. 11.9 Bloqueio na trompa.

A *microcirurgia* é freqüentemente utilizada para doenças moderadas e mais bem-sucedida se feita por laparoscopia. As principais técnicas empregadas são a lise das aderências peritubais, a reanastomose após a remoção de um bloqueio tubário e a reabertura do bloqueio tubário distal (salpingostomia). As taxas de gravidez ectópicas ficam aumentadas. Também é importante erradicar infecções ativas.

A fertilização *in vitro* é uma alternativa e o tratamento de escolha, se o comprometimento tubário for grave ou a cirurgia não bem-sucedida.

Endometriose

É detectada em 25% das mulheres subférteis, mas, provavelmente, é uma causa contributória em porcentagem bem menor. Seu papel na subfertilidade não é apenas mecânico (*Obstet Gynecol Clin North Am* 2003; **30**: 181), mas isso ainda não é bem compreendido. A cirurgia laparoscópica melhora a fertilidade até mesmo em casos moderados; o tratamento médico não é utilizado (*Cochrane* 2002: CD001398). A fertilização *in vitro* é o próximo passo, caso a cirurgia falhe.

Cirurgia prévia

Qualquer cirurgia pélvica pode levar à formação de aderências. A 'ressecção em cunha' dos ovários em pacientes com síndrome do ovário policístico, hoje obsoleta, é um bom exemplo desse caso. O tratamento é o mesmo estabelecido para as causas das infecções, mas em geral é necessária uma fertilização *in vitro*.

Outras causas de não-fertilização

Problemas cervicais

'Fatores cervicais' raramente contribuem para a subfertilidade, e o teste pós-coito não é mais recomendado. Os problemas cervicais podem ser decorrentes da *produção de anticorpos* pela mulher – os anticorpos se aglutinam ou matam o espermatozóide –, de *infecção* vaginal ou no colo, que impede a produção adequada de muco, ou da *conização* para a neoplasia intra-epitelial cervical (NIC). A inseminação intra-uterina é sempre utilizada.

Problemas sexuais

Ocorrem em cerca de 5% dos casais subférteis. A impotência pode ser fisiológica ou orgânica. O desconhecimento ou o desconforto também pode impedir o coito. Exigem aconselhamento, após a exclusão de doença orgânica.

Detecção de problemas na fertilização

Detecção de comprometimento tubário

Como a infecção pélvica e a endometriose são sempre assintomáticas, apenas algumas informações podem ser obtidas a partir dos antecedentes e do exame físico. Sempre é necessário realizar um dos testes a seguir para se obter uma avaliação completa da subfertilidade.

Laparoscopia e teste do corante permite a visualização e a avaliação das tubas uterinas. O corante azul de metileno é injetado no colo externamente. Se penetrar as trompas ou se espalhar para fora poderá ser visualizado, demonstrando se elas estão desobstruídas.

A *histeroscopia* é realizada em primeiro lugar para avaliar a cavidade uterina quanto a anormalidades.

Histerossalpingograma: O contraste radiopaco é injetado no colo sem anestesia. Uma quantidade derramada das fímbrias (e defeitos de preenchimento) pode ser visualizada por raios X. Uma variação desse teste pode ser realizada por meio de ultra-som transvaginal (Hy/CoSy).

Concepção assistida

Avanços recentes aumentaram em grande escala o sucesso do tratamento de fertilidade. Os métodos atuais são fertilização *in vitro*, transferência intrafalopiana de gametas (GIFT) e inseminação intra-uterina. No caso da Inglaterra, eles estão freqüentemente indisponíveis no Serviço Nacional de Saúde. Seu sucesso é mais bem avaliado com base na taxa de nascimentos com vida, que declina após os 35 anos e consideravelmente após os 40 anos de idade. Embora a qualidade do esperma seja importante, a ICSI tornou-a menos significante. Assim, a doação de óvulo é possível com anovulação resistente ou falha ovariana prematura.

Havendo ou não anovulação, a ovulação é induzida com gonadotrofina após a regulação redutora de GnRH para anular o FSH e o LH endógenos e permitir uma estimulação ovariana mais prognosticável e mais segura. O objetivo é produzir mais de um óvulo: '*superovulação*'. O procedimento de escolha é então iniciado. Rastreamento ± tratamento para *Chlamydia* são também realizados.

> **Indicações para concepção assistida**
> Quando algum método/todos os métodos falharam
> Subfertilidade inexplicável
> Subfertilidade do fator masculino (injeção intracitoplasmática de esperma, ICSI)
> Bloqueio tubário (fertilização padrão *in vitro*)

Inseminação intra-uterina: superovulação

Método: No momento da fertilização, espermatozóides lavados são injetados diretamente na cavidade do útero.
Critério: As tubas devem estar desobstruídas, pois o óvulo precisa se deslocar do ovário até o espermatozóide. Esse tratamento é indicado para casais com subfertilidade inexplicável, problemas cervicais, problemas sexuais e alguns fatores masculinos, e é muito mais barato do que a fertilização *in vitro*. É comumente tentado enquanto se aguarda a fertilização.
Resultados: A taxa de nascimentos com vida é de aproximadamente 15% por ciclo estimulado.

Fertilização *in vitro*

Método: Os óvulos são coletados sob anestesia local por meio da aspiração de folículos sob controle de ultra-som. Em seguida são incubados com espermatozóide lavado e transferidos a um meio de cultura. A transferência para o útero ocorre depois de 3 a 5 dias. É obrigatória a transferência de no máximo dois embriões (exceto em circunstâncias especiais), a fim de reduzir complicações obstétricas associadas a gestações múltiplas. Outros embriões podem ser congelados para transferência futura. O suporte da fase luteínica utilizando progesterona ou HCG, geralmente realizado em até 12 semanas, aumenta as taxas de gravidez (*Hum Reprod* 2002; **17**: 2287).
Critério: As tubas uterinas não precisam estar desobstruídas.
Resultados: Nas melhores clínicas, a taxa de nascimentos com vida em mulheres jovens é de aproximadamente 25% por ciclo estimulado.

Injeção intracitoplasmática de esperma

É a injeção, feita com um agulha bem fina, de um espermatozóide diretamente no ooplasma (Fig. 11.10). Por isso, é útil para casos de infertilidade de fator masculino, permitindo o uso de um esperma de baixa qualidade que normalmente seria incapaz de penetrar o óvulo. Na realidade, o esperma pode ser recuperado diretamente dos testículos (TESA) ou do epidídimo (MESA).

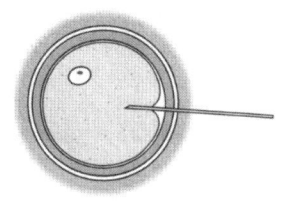

Figura 11.10 Injeção intracitoplasmática de esperma (ICSI).

Transferência intrafalopiana de gametas (GIFT)

Método: Os óvulos são coletados por laparoscopia, misturados ao esperma e imediatamente levados de volta à trompa de falópio.
Critério: Essa técnica requer a existência de pelo menos uma tuba funcional e o uso de um cateter especial.
Os *resultados* são similares aos da fertilização *in vitro*, mas o procedimento é raramente utilizado hoje em dia. Ele não está sujeito a regulamentos junto às autoridades da Comissão de Fertilização Humana e Embriologia (HFEA).

Complicações da concepção assistida

Superovulação: A gravidez múltipla (25% de nascimentos com vida a partir de fertilização) e a hiperestimulação ovariana já foram discutidas. A primeira tem causado impacto significante nos serviços de obstetrícia e neonatal.
Coleta de óvulo: A hemorragia intraperitoneal e a reativação de infecção pélvica podem complicar a aspiração de folículos maduros necessários na fertilização *in vitro*, guiada por ultra-som.
Gravidez: Além das taxas de gravidez múltipla, as taxas de abortos, gravidez ectópica, mortalidade e a morbidade perinatais, e de morbidade a longo prazo também são mais altas (*Lancet* 2002; **359**: 461), permitindo gestações múltiplas. É relatado um pequeno aumento das anormalidades cromossômicas e genéticas junto com a ICSI (*Hum Reprod* 2003; **18**: 925).

Ética e regulamento de concepção assistida

Os inúmeros problemas éticos e práticos referentes ao tratamento da subfertilidade são regulamentados pela HFEA (www.hfea.gov.uk).

No caso do Reino Unido, todas as clínicas que oferecem fertilização *in vitro* devem ser licenciadas e seus dados devem ser coletados.

Nos últimos 25 anos a medicina reprodutiva avançou rapidamente, sendo acompanhada de dilemas éticos, entre eles os relacionados a substituição, doação de óvulo, seleção de embrião, estoque de embriões, pesquisa envolvendo embriões e sua utilização após o divórcio ou a morte. É provável que futuramente as possibilidades práticas do teste genético, da manipulação e até mesmo da clonagem humana apresentem problemas maiores.

Leituras complementares

Al-Shawaf T, Grudzinskas JG. Prevention and treatment of ovarian hyperstimulation syndrome. *Best Practice & Research. Clinical Obstetrics & Gynaecology* 2003; **17**:249-61.

Evers JL. Female subfertility. *Lancet* 2002; **360**: 151-9.

Garceau L, Henderson J, Davis LJ et al. Economic implications of assisted reproductive techniques: a systematic review. *Human Reproduction (Oxford, England)* 2002; **17**: 3090-109.

Jacobson TZ, Barlow DH, Koninckx PR, Olive D, Farquhar C. Laparoscopic surgery for subfertility associated with endometriosis. *Cochrane Database System Review (Online: Update Software)* 2002; **4**: CD001398.

Ludwig M, Westergaard LG, Diedrich K, Andersen CY. Developments in drugs for ovarian stimulation. *Best Practice & Research. Clinical Obstetrics & Gynaecolocy* 2003; **17**: 231-47.

Mortimer D. The future of male infertility management and assisted reproduction technology. *Human Reproduction (Oxford, England)* 2002; **15** (Suppl. 5): 98-100.

Resumo de subfertilidade

Definição	Impossibilidade de conceber após um ano Primária: a mulher nunca concebeu. Secundária: concepção anterior	
Epidemilogia	15% dos casais	
Etiologia	Anovulação (30%):	Síndrome do ovário policístico, hipogonadismo hipogonadotrópico, hiperprolactinemia
	Fator masculino (25%):	Idiopático, varicocele, anticorpos, exposição a substâncias/produtos químicos, várias outras causas
	Sem fertilização:	Fator tubário (25%): infecção, endometriose, cirurgia Fator cervical (< 5%) Fator sexual (5%)
	Inexplicável (25%)	
Investigações	Detectar ovulação:	Progesterona da fase luteínica, exame de ultra-som
	Causa da anovulação:	Hormônio folículo-estimulante (FSH), hormônio luteinizante (LH), estradiol, testosterona, prolactina
	Detectar fator masculino:	Análise do sêmen
	Detectar fator tubário:	Laparoscopia e corante ou histerossalpingograma
Tratamento	Geral:	Assegurar peso correto. Administrar ácido fólico
	Em caso de anovulação:	Tratar o distúrbio específico Síndrome do ovário policístico: clomifeno, metformina, gonadotrofinas, diatermia ovariana
	Em caso de fator masculino:	Tratar o distúrbio específico, injeção intracitoplasmática de esperma (ICSI)
	Em caso de fator tubário:	Cirurgia laparoscópica se endometriose/moderada
	Se for inexplicável:	Fertilização *in vitro*, se houve falha ou com doença grave Inseminação intra-uterina/fertilização *in vitro*

Resumo de síndrome do ovário policístico

Definição	O ovário policístico apresenta múltiplos folículos pequenos na superfície dos ovários A síndrome do ovário policístico é o ovário policístico junto com evidências bioquímicas ± clínicas de hiperandrogenismo e aumento da secreção de hormônio luteinizante (LH)
Epidemiologia	20% das mulheres têm ovário policístico; 70% de anovulação decorrente de ovário policístico
Etiologia	O ovário policístico é genético. O desenvolvimetno da síndrome não é bem compreendido
Características	Assintomáticas, infertilidade anovulatória, oligomenorréia/amenorréia, obesidade, hirsutismo, acne
Investigações	Ultra-som dos ovários
	Sangue: Testosterona e taxa de hormônio luteinizante para hormônio folículo-estimulante (LH:FSH) sempre elevadas Se anovulatória, baixa progesterona de fase luteínica
Tratamento	Nenhum, se encontrar uma chance. Perda de peso se adequado.
	Em caso de infertilidade: Clomifeno, diatermia ovariana, metformina; gonadotrofinas, se houver falha
	Em caso de problemas menstruais: Contraceptivos orais combinados
	Em caso de acne/hirsutismo: Acetato de ciproterona ou finasteride
Complicações	Infertilidade, obesidade, aborto Riscos em longo prazo: diabetes, carcinoma endometrial/de mama, doença cardiovascular

12 Contracepção

A contracepção é a prevenção da gravidez. Em termos individuais é importante assegurar que todas as gestações sejam desejadas ou intencionais (www.fpa.org.uk). Também é importante em escala global, porque a população mundial está aumentando rapidamente. Os métodos contraceptivos podem ajudar a reduzir a disseminação de doenças como, por exemplo, o vírus da imunodeficiência adquirida (HIV) e a clamídia.

Eficácia da contracepção

É medida como o risco de gravidez em 100 mulheres no período de um ano de uso de determinado método, o que é chamado de Índice de Pearl (IP). Se o IP de um contraceptivo é 2, isso significa que, de cada 100 mulheres que estiverem utilizando o método em dado ano, duas estarão grávidas ao final do tratamento. A eficácia de um contraceptivo também é determinada pela aceitação da paciente.

Segurança da contracepção

A maioria dos métodos de contracepção tem sido tema de propaganda negativa. Alguns são menos seguros que outros, ou contra-indicados para determinadas mulheres. Obtendo os antecedentes completos da paciente, o médico pode decidir o que é clinicamente adequado. É importante que, neste caso, as medidas de segurança sejam comparadas às observadas na gravidez: por exemplo, a mulher diabética apresenta risco crescente de complicações decorrentes do uso da 'pílula', mas a gravidez oferece maiores complicações. Do mesmo modo, o tabagismo é consideravelmente mais perigoso que o uso da pílula.

Aceitação da contracepção

Este é o maior problema. A contracepção deve ser adequada ao estilo de vida da mulher; se não for aceito ou for mal compreendido, o método contraceptivo não será utilizado. A mulher deve ser bem aconselhada sobre os métodos contraceptivos propostos: suas maiores contra-indicações e pequenos efeitos colaterais. Isso lhe permitirá saber o que esperar do medicamento e poderá evitar a descontinuação do método escolhido.
'Sustos' moderados em relação à 'pílula' levam à descontinuação inadequada.

Contracepção para a adolescente

No Reino Unido, 1 em 100 adolescentes com idade entre 13 e 15 anos fica grávida todos os anos, número reduzido em apenas 10% desde 1998. O atual objetivo do Ministério da Saúde é reduzir, até 2010, a taxa de concepção na faixa etária inferior a 18 anos de idade. Será preciso ampliar a educação sexual e a consciência pública dos serviços de planejamento familiar. Embora talvez seja muito tarde para prevenir as relações sexuais, suas implicações, que incluem as DSTs e a gravidez indesejada, devem ser discutidas. Em geral, são indicados o contraceptivo oral combinado ou as preparações de depósito, mas eles devem ser utilizados com um preservativo para prevenir DSTs.
É aceitável prescrever métodos contraceptivos a meninas sexualmente maduras < 16 anos, e não é obrigatório contar aos pais, se ela não quiser fazê-lo. No Reino Unido, as diretrizes do Conselho Médico Geral autorizam o médico a quebrar o sigilo da paciente jovem quando isso é fundamental para a sua saúde, mas ela deve ser informada antes que os dados sejam revelados.

Concepção tardia

Embora a fertilidade seja reduzida após os 40 anos de idade, a maioria das mulheres com ciclos menstruais regulares ainda ovula. Todos os métodos de contracepção podem ser utilizados, incluindo baixas doses de contraceptivo oral combinado (por exemplo, Mercilon) em mulheres não fumantes e sem fatores de risco. O dispositivo intra-uterino (DIU) é adequado e, se for colocado após os 40 anos de idade, não precisará ser substituído. Além disso, o sistema intra-uterino de liberação de hormônio reduzirá a perda menstrual em grande parte. Apesar disso, muitas mulheres optam pela esterilização.

A contracepção no mundo em desenvolvimento

Em regiões onde a educação e o acesso à saúde são precários, as exigências práticas de um método contraceptivo são diferentes. A mínima supervisão médica, a prevenção de DSTs, custo e a duração do tratamento são fatores importantes. Isso significa que os métodos de depósito reversíveis, tais como o Implanon e as vacinas, têm maior potencial. Embora a amamentação ofereça benefícios contraceptivos importantes em locais onde os métodos contraceptivos são escassos, cerca de 2% das mulheres ficarão grávidas nos seis primeiros meses se não for utilizado nenhum método contraceptivo adicional.

A organização e o planejamento familiar

No Reino Unido, a contracepção está disponível em clínicas gerais e de planejamento familiar. Além disso, contraceptivos de emergência podem ser comprados livremente nas farmácias.
Foi desenvolvido o conceito de 'clínica de saúde sexual', com a contracepção, a medicina genito-urinária, e até mesmo a colposcopia e os serviços ligados à menopausa.

Contracepção hormonal

Os estrogênios e os progestogênios podem ser utilizados como métodos contraceptivos da seguinte maneira:

1 Progestogênio em comprimidos: pílula somente de progestogênio ('minipílula').
2 Progestogênio como depósito: Implanon, Depo-Provera ou no dispositivo intra-uterino contendo levonorgestrel, agora chamado de sistema intra-uterino sem moldura.
3 Estrogênio e progestogênio: o contraceptivo oral combinado (a 'pílula'): mono/bi/trifásico.
4 Novos métodos incluindo combinações de adesivos de estrogênio e progestogênio.

Contraceptivos orais combinados ou 'pílula'

Os contraceptivos orais combinados agem exercendo, principalmente, um efeito de *feedback* negativo sobre a liberação de gonadotrofina e, por meio dela, a inibição da ovulação. Um único comprimido, contendo tanto estrogênio como progestogênio, deve ser tomado todos os dias durante três semanas e interrompido por uma semana (Fig. 12.1). Ocorre o sangramento vaginal em conseqüência da retirada do estímulo anormal sobre o endométrio. O ciclo é, então, reiniciado.

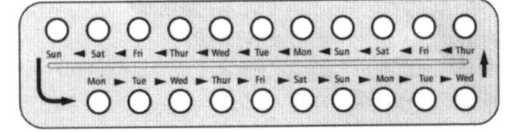

Fig. 12.1 Contraceptivo oral combinado. (Cartela com indicação dos dias da semana).

Tipos

As *pílulas monofásicas* oferecem a mesma dose de estrogênio e progestogênio todos os dias. O conteúdo de estrogênio (etinilestradiol) pode variar de 20 a 50µg. As preparações usuais de escolha são pílulas de 30µg (como, por exemplo, Microdiol 30). Em *pílulas bifásicas* ou *trifásicas*, as doses de ambos os hormônios são alteradas duas e três vezes, respectivamente. Pode haver melhor regulação da menstruação, mas o uso dessas pílulas é mais complexo.

Eficácia contraceptiva

Se utilizada de modo adequado, a pílula combinada é altamente eficaz, apresentando uma taxa de falha de 0,2 em cada 100 mulheres no período de um ano. Se a paciente tomar menos cuidado, as taxas de falha podem ser maiores.

Efeitos colaterais comuns dos hormônios sexuais	
Progestogênico	Estrogênico
Depressão	Náusea
Sintomas semelhantes aos da tensão pós-menstrual	Dores de cabeça
Sangramento: amenorréia	Aumento do muco
Acne	Retenção de fluidos e ganho de peso
Desconforto nas mamas	Hipertensão ocasional
Ganho de peso	Sensibilidade nas mamas e inchaço
Redução da libido	Sangramento

Indicações

Todas as mulheres sem maiores contra-indicações podem adotar esse tratamento. É adequado para adolescentes (aliado a preservativos) e para mulheres mais velhas que não apresentam fatores de risco cardiovasculares. Além disso, é útil no controle do ciclo menstrual, da menorragia, dos sintomas pré-menstruais, da dismenorréia, da endometriose moderada, assim como na prevenção de cistos ovarianos simples recorrentes.

A 'pílula' na prática

A *absorção reduzida da 'pílula'* sempre ocorre na presença de antibióticos orais e acompanhada de diarréia e vômitos. Precauções adicionais devem ser tomadas durante o ciclo da doença ou da terapia e, subseqüentemente, por uma semana. Se forem utilizados medicamentos indutores da enzima do fígado (como, por exemplo, anticonvulsivantes), poderá ser necessário aumentar a dose de estrogênio.

A *'pílula' esquecida*: Se a pílula for esquecida por menos de 12h, deverá ser tomada e, posteriormente, a paciente deverá continuar o uso dos comprimidos. Nesse caso, nenhuma precaução adicional é necessária. Se o esquecimento exceder 12h, a última pílula esquecida deverá ser tomada, e a cartela terminada normalmente, sem interrupção antes da próxima cartela, se nela houver menos de sete pílulas. Deve ser utilizado um método de barreira nos próximos 7 dias. As mulheres devem ser advertidas de que, se não iniciarem a próxima cartela imediatamente, não irão menstruar, mas poderão apresentar sangramento irregular durante o uso da cartela seguinte.

A *'pílula' e a cirurgia*: Em geral, o uso da pílula é interrompido 4 semanas antes de uma cirurgia de grande porte, por causa dos riscos protrombóticos; o risco de gravidez também deve ser considerado. A pílula não é descontinuada antes de cirurgias de pequeno porte.

Aconselhamento da mulher que inicia o uso da 'pílula'
Aconselhar sobre maiores complicações e benefícios
Aconselhar a parar de fumar
Aconselhar a consultar o médico caso surjam sintomas sugestivos de complicações
Aconselhar sobre a absorção precária na presença de antibióticos e vômitos, e sobre o que fazer sobre as pílulas esquecidas (fornecer uma bula)
Acentuar a importância do acompanhamento e da aferição da pressão arterial

Desvantagens

Principais: complicações

São muito raras. A *trombose venosa* e o *infarto do miocárdio* são as complicações mais importantes (*Drug Saf* 2000; **22**: 361). Posteriormente, o risco é multiplicado pelo tabagismo e aumenta com a idade.

A *doença tromboembólica* é marginalmente mais comum com as pílulas de progestogênio de terceira geração, mas estas são menos prováveis de aumentar o risco cardiovascular (*BMJ* 1996; **312**: 88). Em mulheres mais velhas, nas quais problemas cardiovasculares são mais prováveis, as novas pílulas são mais adequadas; em mulheres jovens, nas quais o tromboembolismo é um risco relativamente maior, o uso de primeira escolha deve ser a pílula de segunda geração. Outros problemas incluem o aumento discreto do risco de *acidentes cerebrovasculares, enxaqueca focal, hipertensão, icterícia e carcinoma do fígado, cervical e de mama* (Fig. 12.2).

Menores: efeitos colaterais

Podem ocorrer tanto efeitos colaterais dos estrogênios como dos progestogênios. Os mais comuns são ganho de peso, náusea, dor de cabeça e sensibilidade nas mamas. O rompimento do sangramento é comum nos primeiros meses, mas normalmente volta ao normal após 3 meses. A lactação é parcialmente suprimida.

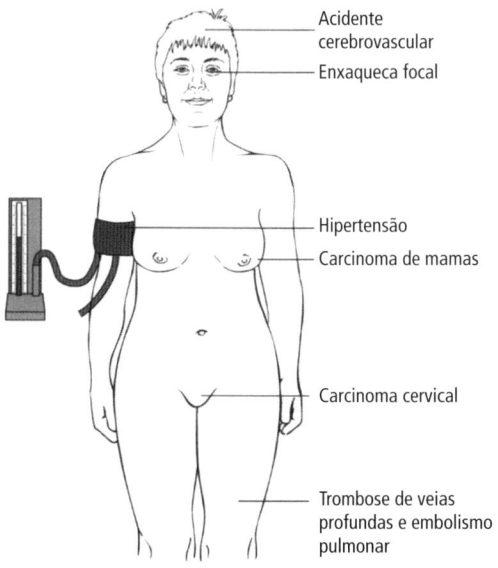

Fig. 12.2 Principais complicações dos contraceptivos orais combinados.

Contra-indicações dos contraceptivos orais combinados	
Absolutas:	Antecedentes de trombose venosa
	Antecedentes de acidente cerebrovascular, doença cardíaca isquêmica
	Enxaqueca grave/focal
	Câncer de mama/endometrial ativo
	Trombofilia hereditária
	Gravidez
	Fumantes > 35 anos
	Doença hepática ativa/crônica
Relativa	Fumantes
	Obesidade
	Doença inflamatória crônica
	Diminuição da capacidade renal, diabetes
	Idade > 35 anos
	Amamentação

Vantagens

Contraceptiva: Apesar das raras complicações, a 'pílula' é bastante eficaz, além de ser um método de contracepção bem aceito: tem sido tema de pesquisas importantes, e em mulheres adequadas é muito segura (*Drug Saf* 2002; **25**: 893).

Benefícios não-contraceptivos: Seus efeitos úteis incluem menstruação mais regular, menos dolorosa e menos intensa. Protege contra cistos ovarianos simples, cistos benignos de mama, miomas e endometriose: a pílula não precisa ser prescrita meramente para a contracepção. O risco de doença inflamatória pélvica (DIP), mas não HIV, é reduzido, possivelmente como conseqüência do muco cervical mais espesso. Em longo prazo, proporciona proteção contra o câncer de ovário.

Risco de tromboembolismo venoso não-fatal para usuárias de contraceptivos orais combinados	
Tipo de usuária	Incidência por 100.000 mulheres por ano
Todas as mulheres que não tomam pílula	5
Mulheres grávidas	60
Mulheres que tomam a antiga pílula de 30μg	15
Mulheres que tomam a nova pílula de 30μg	25
Mulheres fumantes que tomam pílula	60

Pílula apenas de progestogênio (minipílula)

Contém uma pequena dose de progestogênio (por exemplo, 350mg de noretisterona: Micronor). Deve ser tomada todos os dias, sem interrupção e no mesmo horário (±3h). Essa pílula torna o muco cervical hostil ao esperma e, em algumas mulheres, também inibe a ovulação. Taxas de falhas são de 1 em cada 100 mulheres em um ano, mais altas do que com a pílula combinada. Apresenta efeitos colaterais progestogênicos, dos quais os mais comuns são manchas vaginais (sangramento), ganho de peso, mastalgia e sintomas pré-menstruais. É menos eficaz do que a pílula combinada, e, para que não ocorram falhas, necessita de um esquema de horário metódico, especialmente nas mulheres jovens. É particularmente adequada a mulheres mais velhas e àquelas para as quais a pílula combinada é contra-indicada. Também é utilizada para mães em período de amamentação. Não provoca risco aumentado de trombose e pode ser utilizada em quase todas as situações em que a pílula combinada é contra-indicada.

Aconselhamento anterior ao uso da minipílula
Aconselhar a mulher sobre padrões de sangramento
Enfatizar a importância do esquema de horário meticuloso

Contracepção de depósito

Nos métodos de administração de depósito, os progestogênios são lentamente liberados, alcançando a circulação. O modo de ação é semelhante ao da minipílula, mas em geral a ovulação também é evitada.

Depo-Provera e Noristerat

O Depo-Provera, que contém acetato de medroxiprogesterona (150mg), é administrado por meio de injeção a cada 3 meses. A taxa de falha é de < 1,0 em cada 100 mulheres em um ano. Freqüentemente causa sangramento irregular nas primeiras semanas, mas em geral esse efeito é seguido de amenorréia. Podem ocorrer outros efeitos colaterais progestogênicos. É possível a ocorrência de amenorréia prolongada após a cessação do sangramento, fato sobre o qual as mulheres devem ser avisadas. Pode haver osteoporose. O medicamento é útil durante a lactação e quando a aceitação é um problema. Existe uma preparação de depósito alternativa: o Noristerat, que contém noretisterona, a qual é administrada a cada 8 semanas.

Implanon

Consiste de um único bastão de 60mm que contém progesterona (etonogestrel) (*Hum Reprod* 1999; **14**: 976-81), o qual é inserido de modo intramuscular, por via subcutânea, sob anestesia local (Fig. 12.3).
A taxa de falha é de < 1,0 em cada 100 mulheres em um ano. Seu efeito dura 3 anos, e a satisfação das mulheres é alta. Os efeitos colaterais incluem sintomas progestogênicos, particularmente sangramento irregular no primeiro ano. Em geral, sua remoção é fácil e ocorre rápida retomada da fertilidade. Em função de sua simplicidade e longo período de ação, pode ter um papel de grande importância no mundo em desenvolvimento.

Fig. 12.3 Implanon.

Dispositivo intra-uterino impregnado de progestogênio (DIU)

Este dispositivo foi discutido na página 13.

Contracepção de emergência

A 'pílula do dia seguinte'

Se ocorrer uma relação sexual não protegida, as chances de concepção poderão ser reduzidas com a ingestão da 'pílula do dia seguinte'. É administrada uma dose única de 1,5mg de levonorgestrel (Levonelle), preferencialmente num período de 12h e não excedendo 72h a contar da relação sexual não protegida (*Lancet* 2002; **360**: 1803). Apresenta uma taxa de sucesso de 95% quando utilizada em até 24h, que diminui para 58% se a pílula for tomada entre 24h e 72h. Podem ocorrer vômitos e distúrbios menstruais no ciclo seguinte.

Outros

Uma alternativa é inserir um DIU em até 5 dias a contar da relação sexual, o que geralmente impede a implantação. Mifepristone pode ser administrado por via oral, mas existe maior probabilidade de esse medicamento causar distúrbio no ciclo.

Barreira contraceptiva

Os métodos de barreira impedem fisicamente o espermatozóide de alcançar o colo. Sua principal vantagem, especialmente no caso dos preservativos, é proporcionar proteção contra DSTs.

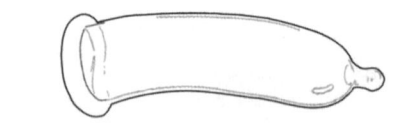

Fig. 12.4 Preservativo masculino.

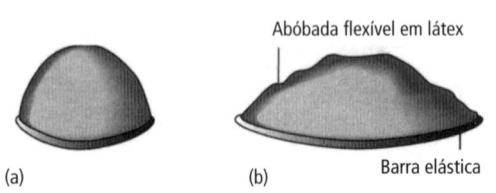

Fig. 12.5 (a) Preservativo cervical. (b) Diafragma.

Preservativo masculino

Consiste de uma capa (feita de látex ou outro material) que se ajusta ao pênis ereto (Fig. 12.4). A taxa de falha é de 2 a 15 em cada 100 mulheres em um ano; sua eficácia depende do uso correto. Esse método permite maior proteção contra doenças, incluindo o HIV, e deve ser sempre utilizado em relações casuais, mesmo que já tenham sido adotados outros métodos.

Preservativo feminino

Esse preservativo é colocado dentro da vagina. As taxas de falha são similares às do preservativo masculino, mas o preservativo feminino é menos aceito. Também protege contra as DSTs.

Diafragmas e capas

Devem ser introduzidos antes da relação sexual e permanecer *in situ* por no mínimo 6h seguidas. As capas cervicais são colocadas sobre o colo (Fig. 12.5a); já a barra elástica da abóbada de látex do diafragma envolve o colo entre o osso púbico e a curva sacra, cobrindo-o (Fig. 12.5b). Os tipos e tamanhos variam, e a escolha deve ser feita por pessoal treinado. As taxas de falha são de aproximadamente 5 em cada 100 mulheres em um ano e dependem do tipo utilizado (*Cochrane* 2002: CD003551). Embora proporcione alguma proteção contra DIP, a proteção contra HIV é menor. Algumas mulheres consideram o DIU desconfortável, e ele é mais adequado para uma mulher com boa motivação.

Espermicidas

Os métodos de barreira são utilizados junto com um espermicida, que pode ter a forma de gel, creme ou supositório vaginal. Os espermicidas não são recomendados para uso sem outros métodos de barreira.

Dispositivos intra-uterinos (DIUs ou 'molas')

Trata-se de dispositivos inseridos dentro da cavidade uterina. Contêm fios plásticos finos que se projetam pelo colo e devem ser puxados para remover o dispositivo. Em geral esses dispositivos são trocados a cada 5 a 10 anos. Evitam a gravidez por meio de efeitos sob fertilização e implantação, dependendo do tipo utilizado.

Tipos de DIUs

Dispositivos que contêm cobre (Fig. 12.6a,c) podem ser pequenos, e o cobre é espermicida e bactericida, benefícios adicionais.

Dispositivos de hormônio contêm o progestogênio levonorgestrel, que é lentamente liberado na região (Fig. 12.6b). Atualmente são chamados de sistemas intra-uterinos sem moldura e apresentam o benefício adicional de reduzir a perda menstrual causando poucos efeitos colaterais.

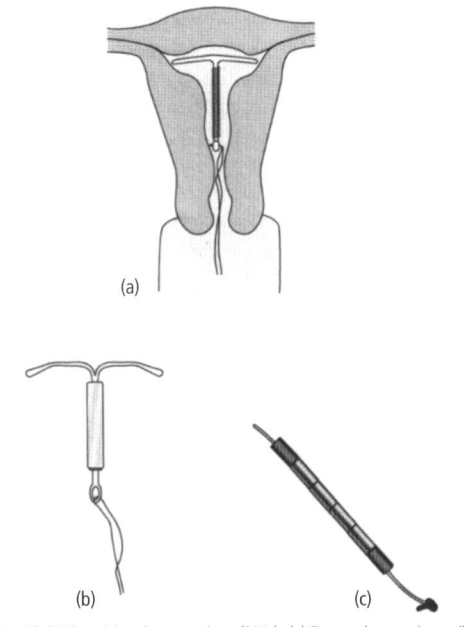

Fig. 12.6 Dispositivos intra-uterinos (DIUs). (a) T em cobre no útero, (b) sistema intra-uterino, (c) Gynefix.

Eficácia contraceptiva

Com alto teor de cobre e dispositivos liberadores de progestogênio, a taxa de falha é < 0,5 em 100 mulheres em um ano.

Indicações

Em geral, o DIU é utilizado quando a mulher encontra dificuldade para utilizar outros métodos, ou é mais velha e já tem filhos. Normalmente é inserido na primeira metade do ciclo, mas pode ser utilizado logo após a retirada da placenta, 6 semanas após o parto (*Hum Reprod* 2002: **17**: 549) ou no final da gravidez. O sistema intra-uterino com liberação de progestogênio também é utilizado por causa de seu efeito sobre a perda menstrual.

Complicações

Dor ou choque cervical (decorrente do aumento do tônus do vago) pode complicar a inserção. O dispositivo pode ser *expelido*, o que costuma acontecer no primeiro mês. Pode ocorrer *perfuração* da parede uterina (0,5% a 1,0%) durante a inserção, ou depois o dispositivo pode migrar por essa parede. Embora a expulsão ou perfuração provoque o desaparecimento dos fios, eles podem ter sido excessivamente cortados. Pode ocorrer *menstruação mais intensa ou dolorosa* (exceto no caso de dispositivos que contêm progestogênio). As mulheres com DSTs assintomáticas no colo apresentam risco crescente de DIP. O risco de *infecção* (10%) é, portanto, limitado principalmente às mulheres mais jovens com parceiros múltiplos, sendo reduzido quando a infecção é rastreada antes do uso do dispositivo. Se mesmo com o uso de DIU ocorrer gravidez, provavelmente será uma gravidez *ectópica*, mas a taxa geral de gravidez ectópica é bem mais baixa em mulheres que não estão utilizando nenhum contraceptivo. Se a gravidez ectópica tiver sido excluída, o DIU deverá ser removido assim que possível, a fim de diminuir o risco de aborto.

Contra-indicações do dispositivo intra-uterino (DIU)	
Absoluta	Câncer endometrial ou cervical Sangramento vaginal não diagnosticado Infecção pélvica ativa/recente Gravidez
Relativa:	Gravidez ectópica anterior Perda menstrual excessiva (a menos que haja liberação de hormônio) Múltiplos parceiros sexuais Jovens/Nulíparas Imunocomprometimento, incluindo vírus da imunodeficiência humana (HIV) positivo

Vantagens

O DIU é extremamente seguro. A mulher não precisa se lembrar de utilizar outro método contraceptivo. A perda menstrual é reduzida com o uso de um dispositivo liberador de progestogênio. O DIU pode ser utilizado como método de contracepção de emergência se for inserido em 5 dias a contar da data da relação sexual não protegida.

Aconselhamento antes da inserção do dispositivo intra-uterino (DIU)	
Advertir sobre riscos maiores	
Advertir para informar o médico se:	Tem sangramento intermenstrual Apresenta dor pélvica ou corrimento vaginal, ou acha que pode estar grávida
Advertir sobre a verificação dos fios após cada menstruação	

Esterilização feminina

Vinte cinco por cento dos casais confiam na esterilização masculina ou na feminina. Na esterilização feminina, o mínimo que precisa ser feito é 'ligar' as tubas uterinas para que o espermatozóide e o óvulo não consigam se encontrar. Procedimentos mais radicais, tais como a histerectomia, devem ser realizados apenas se houver indicação específica. A técnica mais comum utiliza clipes (por exemplo, clipe de Filshie; Fig. 12.7), que são aplicados às tubas por laparoscopia, ocluindo totalmente o lúmen. Em geral, isso envolve anestesia geral.

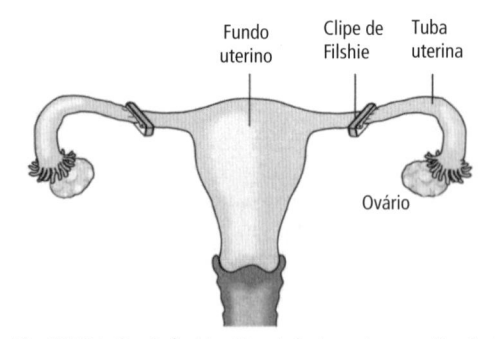

Fig. 12.7 Esterilização feminina. Vista do fundo uterino com utilização de clipes de Filshie nas tubas.

Eficácia contraceptiva

O clipe de Filshie apresenta uma taxa de falha de 0,5%, isto é, aproximadamente 1 em cada 200 mulheres ficará grávida em algum período.

Indicações

Tanto o médico como a paciente devem estar certos de que não haverá arrependimento: portanto, em geral esse método é utilizado em mulheres mais velhas que já têm filhos ou naquelas cuja doença seja uma contra-indicação para a gravidez.

Complicações

A esterilização laparoscópica é um procedimento seguro (*Cochrane* 2003: CD003034), mas pode ocasionar complicações perioperatórias, como riscos da laparoscopia (principalmente danos viscerais) e acesso inadequado às tubas (0,5%, ambos justificam uma laparotomia). A dor pós-operatória é reduzida com o uso de anestésicos locais nas tubas e nas incisões da pele. Se de fato ocorrer gravidez, provavelmente será ectópica. Pedidos para reverter o procedimento deverão ser raros com a adequada seleção das mulheres e o aconselhamento.

Aconselhando uma mulher antes da esterilização
A mulher, e preferencialmente também o seu parceiro, devem ter certeza
Contracepção alternativa é discutida
Advertir a mulher de que 1 em cada 200 mulheres correm risco de o método falhar
Risco de gravidez ectópica
A reversão nem sempre é bem-sucedida, e não está disponível no Sistema Nacional de Saúde (NHS) do Reino Unido.
Riscos da cirurgia e de possível laparotomia

Esterilização masculina

A vasectomia é mais eficaz do que a esterilização feminina (1 em cada 2.000 homens correm risco de engravidar a parceira após duas análises negativas do sêmen) e envolve a ligação e a remoção de um pequeno segmento das vias deferentes, evitando a liberação do esperma. O procedimento pode ser realizado com anestesia local. A esterilidade não é assegurada até que uma azoospermia seja confirmada por duas análises de sêmen, e pode demorar até 6 meses para ser obtida. Complicações (5%) incluem falha, hematoma pós-operatório e infecção. A reversão bem-sucedida é freqüentemente evitada (50%) pela formação de anticorpos antiesperma.

Contracepção natural

É um método menos confiável do que a maioria e não oferece proteção contra DSTs. É adequado apenas para mulheres monogâmicas que não se preocupariam com uma possível gravidez. A *lactação* tem um papel contraceptivo importante no mundo em desenvolvimento. A *'tabelinha'* evita o período fértil próximo à ovulação, e *kits* vendidos em farmácia podem ajudar. *Coito interrompido* envolve a retirada do pênis antes da ejaculação, mas não é recomendado, porque o esperma pode ser liberado antes do orgasmo.

Leituras complementares

Contraception in teenagers. *Drug and Therapeutics Bulletin* 2002; **40**: 92-5.
Hormonal contraception: what is new? *Human Reproduction Update* 2002; **8**: 359-71.
Kubba A, Guillebaud J, Anderson RA, MacGregor EA. Contraception. *Lancet* 2000; **356**: 1913-9.
Rivera R, Best K. Current opinion: consensus statement on intrauterine contraception. *Contraception* 2002; **65**: 385-8.
Vandenbroucke JP, Rosing J, Bloemenkamp KW *et al*. Oral contraceptives and the risk of venous thrombosis. *The New England Journal of Medicine* 2001; **344**: 1527-35.

Resumo de contracepção

Contraceptivo oral combinado	Mulheres:	Qualquer uma, exceto fumantes > 35 anos, antecedentes de tromboembolismo venoso, doença cerebrovascular e acidente cerebrovascular, hipertensão ou trombofilia hereditária
	Falha:	Índice de Pearl (IP) 0,2
	Modo de ação:	Inibe a ovulação
	Como utilizar:	Começar no primeiro dia do ciclo, por 3 semanas, com pausa de 1 semana
	Complicações raras:	Trombose de veias profundas, doença cardíaca isquêmica, acidente cerebrovascular, hipertensão, carcinoma de mama ou cervical
	Efeitos colaterais comuns:	Sensibilidade das mamas, ganho de peso, sangramento, dores de cabeça, náusea
	Benefícios:	Boa contracepção, controle do ciclo, bem aceito
	Desvantagens:	Efeitos colaterais maiores e contra-indicações
Pílula apenas de progestogênio	Mulheres:	Qualquer uma. Precisa estar bem motivada
	Falha:	IP 1,0
	Modo de ação:	Muco cervical e, algumas vezes, inibição da ovulação
	Como utilizar:	Uso contínuo, todos os dias no mesmo horário
	Efeitos colaterais:	Manchas vaginais, outros efeitos progestogênicos
	Benefícios:	Poucas contra-indicações, lactação
	Suspensão:	Aceitação e taxa de falha
Progestogênios de depósito	Mulheres:	Qualquer uma. Quando há problema de aceitação
	Falha:	IP < 0,1
	Modo de ação:	Como já mencionado, e geralmente inibição da ovulação
	Como utilizar:	Depo-Provera aplicado por via intramuscular a cada 3 meses, Noristerat a cada 8 semanas, Implanon a cada 3 anos
	Efeitos colaterais:	Progestogênicos; amenorréia prolongada e osteoporose com Depo-Provera
	Benefícios:	A mulher não precisa 'preocupar-se'
	Suspensão:	Efeitos colaterais progestogênicos
Dispositivos intra-uterinos (DIUs)	Mulheres:	Mais velhas, multíparas, monogâmicas
	Falha:	IP 0,2-2,0, dependendo do tipo
	Modo de ação:	Impedem a implantação/a fertilização
	Como utilizar:	Inseridos no útero, troca a cada 5-10 anos
	Efeitos colaterais:	Infecção pélvica, distúrbio menstrual, perfuração
	Benefícios:	A mulher não precisa 'preocupar-se', sistema intra-uterino reduz a perda de sangue
	Suspensão:	Infecção pélvica
Preservativos	Pessoa:	Qualquer uma, essencial para relações sexuais casuais
	Falha:	IP de aproximadamente 5
	Benefícios:	Não-hormonais, seguros, proteção contra DSTs
	Suspensão:	Incômodo, técnica precária
Capas/diafragmas	Mulher:	Qualquer uma, bem motivada, geralmente monogâmica
	Falha:	IP de aproximadamente 5
	Como utilizar:	Inserir antes da relação, com espermicida, remover 6h depois
	Benefícios:	Não-hormonais, a mulher tem o controle
	Suspensão:	Taxas de falha, incômodo, proteção limitada contra DSTs
Esterilização	Pessoa:	Mais velha, multípara, com filhos
	Falha:	Risco de 1 em cada 200 (mulheres); 1 em cada 2.000 (homens)
	Como utilizar:	Mulher: clipe laparoscópico para oclusão das tubas uterinas Homem: ligação e remoção do segmento dos ductos deferentes (vasectomia)
	Efeito colateral:	Complicações perioperatórias
	Benefícios:	Permanentes
	Suspensão:	Permanente, motivo comum de separação

13 A Menopausa e a Terapia de Reposição Hormonal

Definições

A *menopausa* é a última menstruação. Trata-se de um fenômeno natural que ocorre, em média, aos 51 anos de idade.

O *climatério* precede essa etapa e é o tempo de transição do estado reprodutivo para o estado não-reprodutivo.

Uma 'menopausa' *prematura* ocorre antes dos 45 anos de idade.

O *sangramento pós-menopáusico* é aquele que ocorre no mínimo em 12 meses após a suspensão da menstruação.

Fisiologia

A resposta dos ovários aos hormônios hipofisários se torna crescentemente irregular, à medida que o número de folículos declina. A ovulação e a menstruação se tornam erráticas, e podem surgir os primeiros sintomas desse estado de deficiência de estrogênio (Fig. 13.1). Quando a mulher entra na menopausa, os ovários 'falham': não há resposta aos hormônios hipofisários (Fig. 13.2b). A produção de estrogênio diminui, reduzindo, portanto, o efeito de feedback negativo sobre a produção hormonal hipofisária, e os níveis de hormônio luteinizante (LH) e de hormônio folículo-estimulante (FSH) (> 30iµ/mL) aumentam.

Menopausa prematura

A menopausa ocorre antes dos 45 anos de idade em apenas 1% das mulheres. Aquelas que passam pelo procedimento de salpingo-ooforectomia bilateral também serão afetadas. É importante reconhecer esse quadro por causa dos riscos aumentados de doença cardíaca e osteoporose. Na maioria das mulheres, nenhuma causa é detectada, mas infecções, como caxumba e tuberculose pélvica, distúrbios autoimunes, quimioterapia, disgenesias ovarianas e doenças metabólicas, como a distrofia miotônica, têm sido implicadas. A terapia de reposição hormonal é indicada pelo menos até os 51 anos de idade.

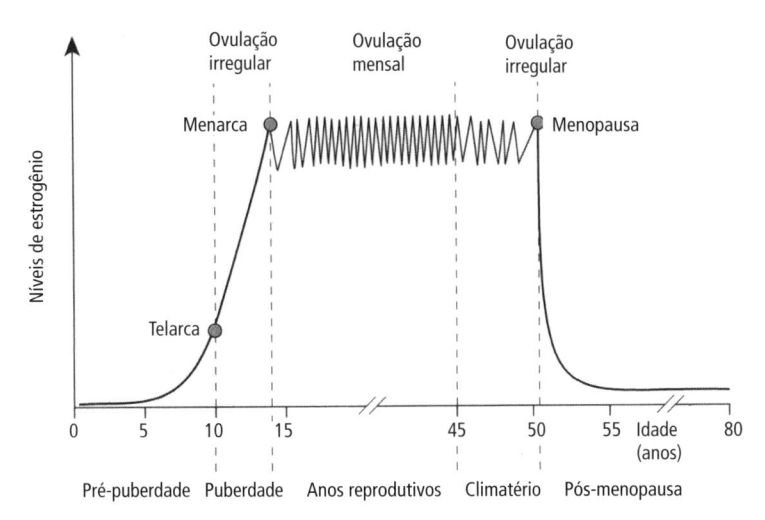

Fig. 13.1 Níveis de estrogênio ao longo da vida.

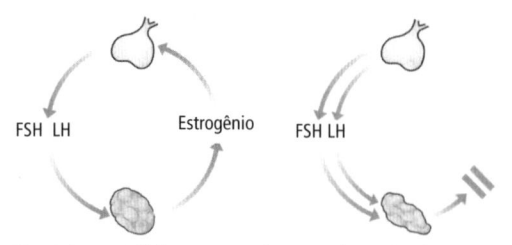

Fig. 13.2 Receptividade ovariana aos hormônios da pituitária. (a) Anos reprodutivos: controle de feedback entre o ovário e o eixo hipotalâmico-hipofisário. (b) Anos pós-menopausa: ovários não receptivos não produzem estrogênio. A falta de feedback no eixo hipotalâmico-hipofisário produz altos níveis de hormônio folículo-estimulante (FSH) e hormônio luteinizante (LH).

Sintomas e conseqüências da menopausa (Fig. 13.3)

Primeiras mudanças da menopausa

Mudanças vasomotoras: As 'ondas de calor', em que são experimentados sensação de calor intenso, suores profusos e rubores, ocorrem em 70% das mulheres. Seu mecanismo não é completamente entendido. Sintomas *psicológicos*, como insônia, baixa concentração, ansiedade e letargia, além de redução da libido, são comuns após a menopausa. A *disfunção sexual feminina*, que consiste na diminuição do desejo e da excitação, a dispareunia e a dificuldade para alcançar o orgasmo são comuns.

Mudanças em longo prazo

Pele e mamas: O colágeno da pele é alterado, e ela se torna mais seca e enrugada. Pode ocorrer queda de cabelos. O tecido das mamas é substituído por um tecido gorduroso e elas também enrugam.

Trato genital: A cessação da menstruação pode ser bem-vinda se ela tiver sido intensa ou irregular durante o climatério. Entretanto, a vagina se torna mais seca e o revestimento das paredes afina. Ela fica mais propensa a infecções, como conseqüência da elevação do pH. Pode ocorrer prolapso à medida que o assoalho pélvico vai se tornando mais flácido.

Trato urinário: Podem ocorrer urgência sensorial, polaciúria e incapacidade de encher completamente a bexiga à medida que as paredes da bexiga atrofiam. A incontinência é comum.

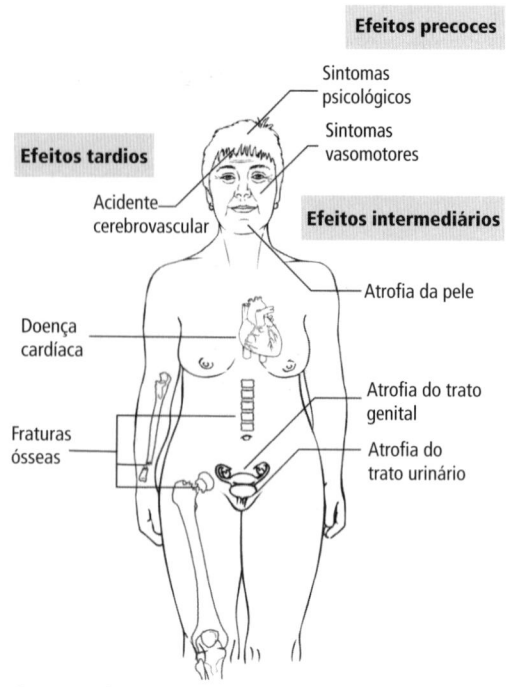

Fig. 13.3 Mudanças e características clínicas da deficiência de estrogênio.

Ossos: A deficiência de estrogênio causa perda de cálcio; assim, após 20 anos, mais de um terço da densidade óssea é perdida. Isso causa osteoporose: 'caracterizada por baixa massa óssea e deterioração da microarquitetura do tecido ósseo, levando ao aumento da fragilidade óssea e ao conseqüente aumento do risco de fraturas' (definição da Organização Mundial de Saúde). A osteoporose afeta 1 em cada 3 mulheres. Na coluna vertebral provoca perda da altura; nos ossos longos, fraturas de Colles, e pode ocasionar fratura do colo do fêmur. Cerca de 40% das mulheres com 80 anos de idade apresentam fratura óssea. A osteoporose pode ser tratada e prevenida com bifosfonatos, suplementação de cálcio e moduladores seletivos do receptor de estrogênio (SERMs) em mulheres mais velhas, ou com terapia de reposição hormonal em mulheres mais jovens.

Sistema cardiovascular: Pulsação e ataques cardíacos são raros em mulheres na pré-menopausa. Isso muda após a menopausa, em que o risco das mulheres se equipara ao dos homens de mesma idade. Em mulheres com mais de 60 anos de idade, a doença cardiovascular é a principal causa de mortalidade.

Fatores de risco de osteoporose
Antecedentes familiares positivos
Uso de esteróides
Baixo índice de massa corporal
Menopausa precoce
Aumento da idade
Cigarro e álcool
Baixa ingestão de cálcio
Estilo de vida sedentário
Doença crônica

Características clínicas da menopausa
Amenorréia universal
Ondas de calor
Fadiga
Insônia
Pouca concentração
Ressecamento vaginal
Problemas urinários
Disfunção sexual

Diagnóstico de climatério ou de menopausa iminente
Menstruação irregular
Sintomas de deficiência de estrogênio (vide quadro anterior)
Aumento do hormônio folículo-estimulante (FSH) (pode, entretanto, ser normal durante o climatério)

Investigações

Testes endócrinos: LH e FSH são úteis apenas se o diagnóstico for duvidoso, em razão da flutuação diária dos hormônios no climatério (*JAMA* 2003; **289**: 895). Níveis de FSH > 30iµ/mL são característicos da pós-menopausa. Outros testes hormonais são de pouca utilidade no diagnóstico da menopausa.
Mamografia é aconselhável a cada três anos após a menopausa.
Biópsia endometrial é necessária em caso de sangramento pós-menopáusico. *Avaliação de densidade óssea* é realizada em mulheres com risco aumentado de osteoporose. Os métodos incluem raios X de dupla energia (DXA) e ultrasom quantitativo.

Tratamento da menopausa – terapia de reposição hormonal

O tratamento com medicamentos para a menopausa é controverso. A decisão de utilizá-los deve ser tomada com base na avaliação individual de risco, além de suas vantagens e desvantagens. Na prática, < 50% das mulheres que receberam prescrições de terapia de reposição hormonal estão em tratamento após um ano. Outros fatores de risco para doença cardíaca e osteoporose, tais como tabagismo e falta de exercícios físicos, devem ser verificados. O sangramento irregular ou intermenstrual deve ser investigado quanto ao sangramento pós-menopáusico. Não há consenso a respeito de por quanto tempo as mulheres devem fazer a terapia de reposição hormonal: os riscos de câncer de mama e tromboembolismo venoso precisam estar em equilíbrio, tanto matemática quanto emocionalmente, contra o alívio de sintomas pós-menopáusicos e na prevenção da osteoporose.

Preparações (Fig. 13.4)

A terapia de reposição hormonal geralmente consiste na combinação de estrogênios e progestogênios ou em um composto sintético com ambas as propriedades (por exemplo, tibolona).

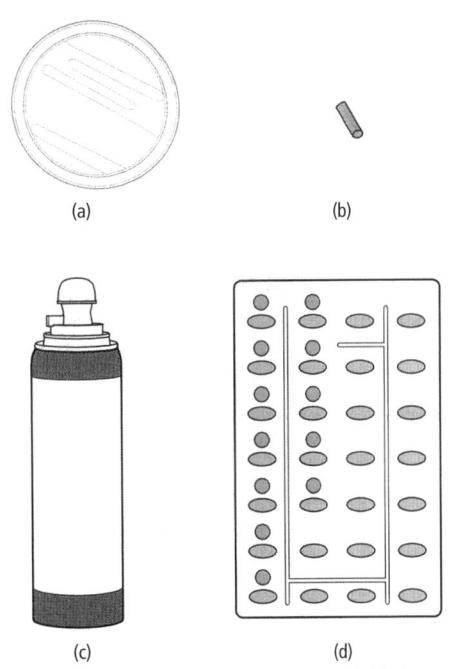

Fig. 13.4 Preparações de terapia de reposição hormonal: (a) adesivos, (b) implante, (c) gel e (d) pílulas.

O estrogênio derivado de plantas ou de animais é utilizado para repor o estrogênio natural que os ovários deixaram de produzir. Os progestogênios sintéticos são utilizados porque o estrogênio sozinho ('sem oposição') aumenta o risco de carcinoma endometrial (*NEJM* 1975; **293**: 1164). Os progestogênios não são, portanto, necessários se a mulher tiver passado por uma histerectomia.

As preparações *orais* são administradas em ciclos de 28 dias, os estrogênios são administrados continuamente e os progestogênios, em 12 dias dos 28. Logo após a interrupção do uso de progestogênios, ocorrerá um pequeno sangramento. O resultado será 'períodos' mensais regulares. As preparações que utilizam seqüências de progestogênios mais longas permitem períodos trimestrais em vez de mensais.

As preparações de *implante* são inseridas subcutaneamente, sob anestesia local, comumente na parede abdominal. O implante dura cerca de 1 ano, dependendo da dose administrada.

Os progestogênios precisam ser administrados se a mulher tiver útero. Ocasionalmente os implantes de testosterona são utilizados também para melhorar a libido.

Outros: Os adesivos *transdérmicos* são autocolantes e contêm estrogênios, que são absorvidos por via transdérmica. Normalmente são trocados duas vezes por semana. Uma alternativa é um *gel*, que pode ser aplicado na pele diariamente. *Sprays nasais* e *anéis vaginais* também podem ser utilizados. Se os progestogênios também forem necessários (em caso de útero intacto), podem ser incluídos no adesivo ou ser administrados por via oral.

Preparações da terapia de reposição hormonal
Preparação oral de estrogênio e progestogênio em uma pílula
Preparação combinada de estrogênio e progestogênio em um adesivo
Adesivo de estrogênio/implante e progestogênio oral
Observação: O progestogênio é omitido na pós-histerectomia

Benefícios

Curto prazo: alívio de sintomas
A terapia de reposição hormonal aliviará os sintomas precoces da menopausa. Pode ser bem-sucedida para regular o sangramento irregular durante o climatério, contanto que uma biópsia tenha sido feita para excluir câncer endometrial. O humor melhora (*BJOG* 1995; **102**: 735).

Longo prazo
Osteoporose: A terapia de reposição hormonal reduz a perda de densidade óssea (Fig. 13.5) e as fraturas patológicas, e reverte parcialmente a osteoporose já estabelecida. Esses efeitos desaparecem após a suspensão da terapia.

Outros benefícios em longo prazo: A terapia de reposição hormonal reduz a perda de colágeno na pele e pode ajudar a preservar uma aparência 'mais jovem'. Reduz a disfunção da bexiga, pode aumentar a libido e protege contra carcinoma intestinal (*JAMA* 2002; **288**: 321) e a perda dentária. Além disso, pode prevenir o mal de Alzheimer, a degeneração macular e a catarata.

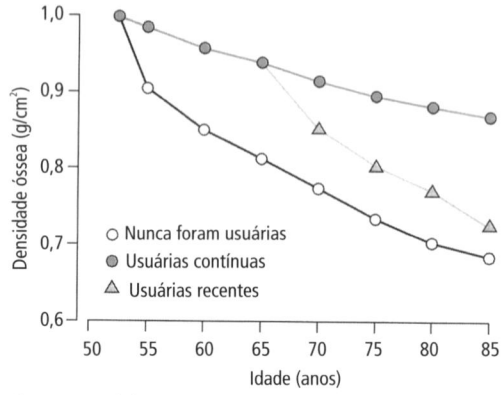

Fig. 13.5 Densidade óssea em usuárias e em não-usuárias de estrogênios.

Contra-indicações para o uso da terapia de reposição hormonal	
Absoluta:	Câncer de mama ou do endométrio em andamento
	Sangramento vaginal irregular não diagnosticado
	Fase venosa aguda ou trombose arterial
	Nódulos de mama não diagnosticados
	Doença hepática ativa grave
Relativa:	Endometriose
	Miomatose
	Antecedentes familiares de câncer de mama
	Antecedentes familiares de doença trombótica
	Doença da bexiga, do fígado/vesícula

Desvantagens

A curto prazo: efeitos colaterais
A terapia de reposição hormonal simplesmente repõe os estrogênios anteriormente produzidos pelo organismo. Os efeitos colaterais podem ser tanto decorrentes do estrogênio como do progestogênio. A maioria das mulheres não gosta de menstruar, embora preparações com mais 'períodos livres' já estejam disponíveis. O sangramento irregular justifica a biópsia do en-

dométrio. Outros efeitos comuns são dores de cabeça, sensibilidade nas mamas, retenção de líquidos e sintomas pré-menstruais, embora a maioria diminua após cerca de 3 meses. O ganho de peso é freqüente.

Em longo prazo: complicações
Câncer de mama: O risco de um diagnóstico é levemente aumentado (*JAMA* 2002; **288**: 321), chegando a 2,3% por ano de uso, e desaparece após cerca de 5 anos, cessado o uso da terapia. O risco está relacionado ao período de exposição a estrogênios e progestogênios, e a terapia de reposição hormonal não aumenta o risco de câncer de mama em mulheres com menopausa prematura mais do que o normal. Curiosamente, o prognóstico de câncer de mama em mulheres que fazem terapia de reposição hormonal é melhor do que nas demais. O uso da terapia de reposição hormonal em mulheres com antecedentes familiares de câncer de mama é discutido, mas raramente recomendado.
Doença tromboembólica: Há aumento em duas a quatro vezes do risco de doença tromboembólica (*JAMA* 2002; **288**: 58).
Outras desvantagens a longo prazo: Os estrogênios sem resistência aumentam o risco de carcinoma do endométrio. Os progestogênios são utilizados para prevenir carcinomas: estrogênios com uso cíclico de progestogênios ainda estão associados a um pequeno aumento do risco. Quando os progestogênios são utilizados continuamente, o risco é reduzido. O efeito da doença cardiovascular permanece em discussão, mas, em mulheres mais velhas, a terapia de reposição hormonal pode realmente aumentar o risco em casos nos quais, a princípio, foi considerada protetora (*JAMA* 2002; **288**: 321).

Sangramento pós-menopáusico

Definição
É o sangramento vaginal que ocorre em 12 meses após a suspensão da menstruação.

Causas
O carcinoma do endométrio e a hiperplasia atípica são responsáveis por cerca de 20% dos casos. O câncer cervical e o ovariano também podem estar presentes com o sangramento pós-menopáusico. O sangramento também pode ocorrer a partir de uma parede vaginal pouco estrogenizada: 'vaginite atrófica'. Algumas vezes nenhuma causa é encontrada. A suspensão do sangramento pode ser conseguida por meio de várias formas de terapia de reposição hormonal, e, contanto que os sangramentos sejam regulares, não justificam uma investigação.

Causas do sangramento pós-menopáusico
Carcinoma endometrial
Hiperplasia endometrial ± atipia e pólipos
Carcinoma cervical
Vaginite atrófica
Cervicite
Carcinoma ovariano
Pólipos cervicais
Observação: Normal apenas se a paciente estiver sob terapia de reposição hormonal regular.

Conduta
A *biópsia endometrial* é imperativa mesmo que a vaginite atrófica seja evidente. Isso pode ser mais bem-feito por meio da histeroscopia, porque os pólipos são visualizados, e a detecção de malignidade é melhor do que por meio de métodos 'cegos'. Os órgãos pélvicos são apalpados, o colo é inspecionado, e um esfregaço é colhido. Outros métodos de investigação incluem amostragem endometrial com uma Pipelle. O ultra-som transvaginal pode ser utilizado para medir a espessura endometrial: se < 4mm na mulher na pós-menopausa, a biópsia ainda é desnecessária. Seu uso como alternativa de primeira linha para biópsia ainda é discutido. Se a malignidade for excluída, a vaginite atrófica pode ser tratada com terapia de reposição hormonal ou estrogênio tópico.

Leituras complementares
Nelson HD, Humphrey LL, Nygren P *et al*. Postmenopausal hormone replacement therapy: scientific review. *JAMA: the Journal of the American Medical Association* 2002; **288**: 872-81.

Rees M, Purdie DW, eds. *Management of the Menopause*. BMS Publications, 2002.

Acesse www.the-bms.org para obter mais informações sobre menopausa e terapia de reposição hormonal.

Resumo de menopausa	
Definição	O último período menstrual
Idade média	51 anos. Prematura se < 40 anos
Climatério	Período que precede a menopausa, menstruação sempre irregular
Características	Primeiras modificações: ondas de calor, insônia, psicológicas Alterações posteriores: atrofia da pele e mamas, perda de cabelos, vaginite atrófica, prolapso, sintomas urinários, osteoporose, doença cardiovascular
Investigações	Aumento do hormônio folículo-estimulante (FSH), mas inicialmente podem ser normais
Tratamento	Não é obrigatório nem universal. A terapia de reposição hormonal é usada para aliviar os sintomas e prevenir a osteoporose, mas deve-se ter cuidado com os riscos
Sangramento	Sangramento pós-menopáusico ocorre um ano após o último período, a menos que seja regular e a paciente esteja fazendo a terapia. É sempre anormal: a biópsia endometrial é necessária

Resumo da terapia de reposição hormonal	
Definição	Uso de estrogênios exógenos quando a secreção endógena estiver ausente
Preparações	A progesterona é utilizada com o estrogênio ou em combinação sintética (apenas estrogênio se a paciente tiver passado por histerectomia) Oral, adesivo, gel, implante, spray ou anel vaginal
Vantagens	Alívio em curto prazo dos sintomas da menopausa Pode regular o sangramento irregular durante o climatério Protege contra a osteoporose e reverte-a parcialmente Reduz a urgência urinária sensorial; melhora a aparência da pele e dos cabelos Protege contra a perda dentária, o mal de Alzheimer e o carcinoma intestinal
Desvantagens	Menstruação, a menos que se utilize preparação com 'períodos livres' Efeitos colaterais do estrogênio e do progestogênio Aumento do risco de câncer de mama, tromboembolismo venoso, possivelmente doença cardiovascular

14 Patologias da Primeira Metade da Gestação

Fisiologia da gravidez inicial ou precoce

O óvulo é fertilizado na ampola da tuba uterina. A divisão mitótica ocorre quando o zigoto é levado em direção ao útero pelas ações ciliar e peristáltica (Fig. 14.1a). O dano da tuba prejudicará o movimento e, provavelmente, levará a implantação tubária e gravidez ectópica. Normalmente, o zigoto entra no útero no 4º dia, no 8º estágio celular (mórula). A mórula se torna um blastocisto por meio do desenvolvimento interno de uma cavidade preenchida por líquido. Sua camada externa se torna um trofoblasto, que formará a placenta, e a partir do 6º ao 12º dias, ela invade o endométrio para realizar a implantação (Fig. 14.1b). Quinze por cento dos embriões são perdidos nessa fase, e muitos abortos passam despercebidos.

O trofoblasto produz hormônios quase imediatamente, mais especificamente a gonadotrofina coriônica humana (HCG) (detectada nos testes de gravidez), os quais apresentarão pico em 12 semanas. Essa habilidade de invadir e produzir HCG é refletida na doença trofoblástica gestacional. Os nutrientes são obtidos do endométrio secretório, o qual se torna decíduo (rico em glicogênio e lipídios) sob a influência do estrogênio e da progesterona, a partir do corpo lúteo e do trofoblasto. A proliferação do trofoblasto leva à formação de vilosidades coriônicas. Na superfície endometrial do embrião, esse sistema de vilosidades prolifera (corion frondoso) e forma a superfície de transferência de nutrientes nos cotilédones da placenta. A morfologia da placenta está completa em 12 semanas. Os batimentos cardíacos surgem por volta da 4 a 5 semanas e é visível por ultra-som uma semana depois.

Aborto espontâneo

Definição e epidemiologia

O feto morre ou nasce morto antes de 24 semanas de gravidez completas.

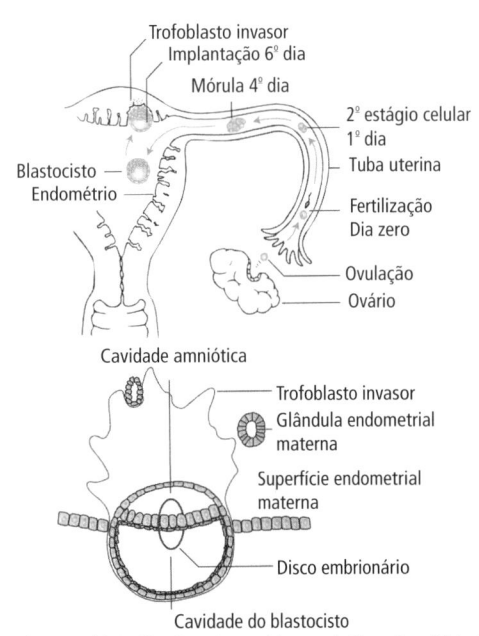

Fig. 14.1 (a) Fertilização e desenvolvimento de blastocisto. (b) Implantação: 6º dia.

A maioria dos abortos espontâneos ocorre antes de 12 semanas. Quinze por cento das gestações clinicamente reconhecidas são abortadas espontaneamente; muitas vezes, o aborto acontece antes de a gestação ser detectada. O aborto é mais comum em mulheres mais velhas.

Tipos de aborto

Ameaça de aborto: Há sangramento, mas o feto ainda está vivo; o útero apresenta-se sob o tamanho esperado pelas datas e o orifício está fechado (Fig. 14.2a). Apenas 25% das mulheres sofrerão aborto.

Aborto inevitável: Geralmente o sangramento é intenso. Embora o feto ainda possa estar vivo, o orifício do colo está aberto. O aborto está prestes a ocorrer.

Aborto incompleto: Em geral algumas partes do feto já foram eliminadas, mas o orifício está aberto (Fig. 14.2b).

Aborto completo: Todo o tecido fetal foi eliminado. O sangramento diminuiu, o útero não está mais expandido e o orifício do colo está fechado.

Aborto séptico: O conteúdo do útero está infectado, causando endometrite. A perda vaginal é grande e o útero fica sensível. Pode não haver febre. Se ocorrer infecção pélvica, vem acompanhada de dor abdominal e peritonismo.

Aborto retido: O feto ou não se desenvolveu ou morreu dentro do útero, mas isso não é percebido até que ocorra sangramento ou que seja feito um exame de ultra-som. O útero é menor do que o esperado pelas datas e o orifício está fechado (Fig. 14.2c).

Etiologia do aborto esporádico

Anormalidade cromossômicas não recorrentes são responsáveis por > 60% dos abortos 'únicos' ou esporádicos. Entretanto, se ocorrerem três ou mais abortos, as causas raras serão mais prováveis. Atividades físicas, relações sexuais e trauma emocional não causam aborto.

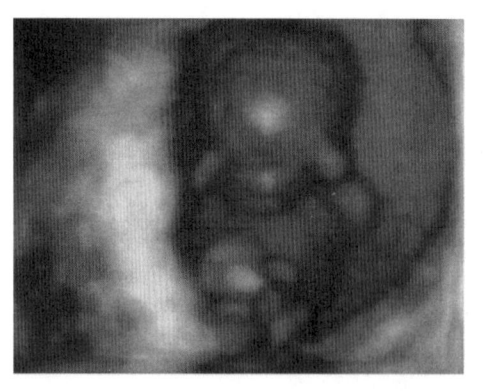

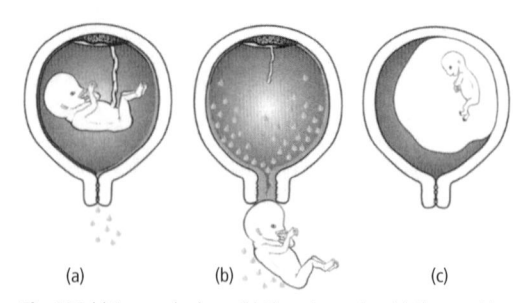

Fig. 14.2 (a) Ameaça de aborto. (b) Aborto incompleto. (c) Aborto retido.

Características clínicas

Antecedentes: O sangramento é comum, a menos que um aborto retido seja encontrado casualmente no exame de ultra-som. Dores de contrações uterinas podem levar à confusão deste quadro com o de gravidez ectópica.

Exame: O tamanho uterino e o estado do orifício cervical dependem do tipo de aborto. Sensibilidade é incomum.

Investigações

Um *exame de ultra-som* mostrará se o feto está no útero e se é viável (Fig. 14.3), e é possível detectar produtos fetais retidos. Se houver dúvida, o exame deve ser repetido uma semana depois, para que uma gravidez não-viável não seja confundida com uma gravidez precoce, especialmente quando a data da última menstruação for incerta. O ultra-som nem sempre permite a visualização de uma gravidez ectópica, mas, se um feto for visto no útero, a gravidez ectópica será totalmente improvável. Os níveis da *gonadotrofina coriônica subunidade beta* (β-HCG) no sangue normalmente aumentam para

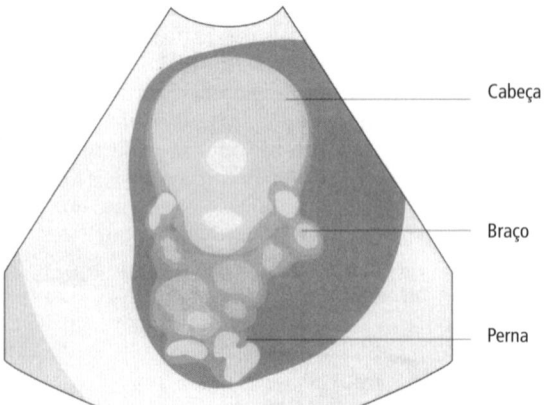

Fig. 14.3 Imagem tridimensional de feto vivo com 11 semanas de gestação.

> 66% em 48h em uma gravidez uterina viável. Isso ajuda a diferenciar a gravidez ectópica da gravidez uterina viável em gestações precoces quando o ultra-som tem pouca utilidade.
Um *hemograma completo com tipagem sanguínea* e *fator Rh* (*rhesus*) também devem ser verificados.

Conduta

É necessária *internação* se a gravidez ectópica não tiver sido excluída, se o aborto for inevitável, incompleto ou séptico, ou se as circunstâncias sociais da paciente justificarem. O repouso não evita o aborto.
A *ressuscitação* é necessária ocasionalmente, quando o sangramento é intenso. Os produtos da concepção no orifício cervical causam dor, sangramento e choque vaso-vagal, devendo, portanto, ser removidos. A *ergometrina* intramuscular reduz o sangramento por meio da contração do útero, mas é utilizada apenas quando o feto não é viável. Se houver febre, devem ser colhidas amostras para cultura bacteriana por meio de raspados e administrados antibióticos intravenosos. Em geral o *anti-D* é administrado a mulheres com Rh negativo, mas não é necessário em casos de ameaças de aborto antes de 12 semanas.
A *remoção de produtos da concepção* (ERPC) é normalmente realizada sob anestesia, por meio de aspiração a vácuo (*Cochrane* 2001: CD00193), a menos que o aborto seja completo. O tecido é examinado histologicamente para excluir gravidez molar. Como alternativa, pode ser administrado misoprostol (*Fertil Steril* 1999; **71**: 1054) ou aguardar uma solução espontânea.

Complicações

Podem ocorrer hemorragia e infecção se o tecido fetal for retido, em especial após a realização de uma ERPC inadequada. Se a infecção se tornar sistêmica, ocorrerá, ocasionalmente, choque endotóxico, falência renal, síndrome de angústia respiratória adulta e coagulação intravascular disseminada. A curetagem e a remoção parcial do endométrio causam a síndrome de Asherman ou, ainda, perfuração do útero.

Aconselhamento após o aborto

Deve-se esclarecer às pacientes que o aborto não foi resultado de nada que tenham feito e que não poderia ter sido evitado. Assegurar grandes chances de gestações futuras bem-sucedidas é importante e, para isso, deve ser oferecido suporte intensivo. Sugerir um grupo de apoio pode ser útil. Pelo fato de o quadro ser bastante comum, geralmente uma investigação adicional é realizada em casos de mulheres que apresentaram três abortos.

Aborto recorrente

Definição e epidemiologia

O quadro é considerado recorrente quando três ou mais abortos ocorrem sucessivamente: 1% dos casais apresenta esse problema. O risco de aborto na quarta gravidez é de apenas 40%, mas a causa recorrente é mais provável, por isso, investigações e suporte devem ser providenciados. Na prática, a investigação é sempre requerida e realizada após dois abortos.

Causas e conduta

Enquanto a investigação pode revelar uma possível causa, poucos tratamentos são de fato eficazes. Essas pacientes são sempre muito angustiadas, de modo que o suporte é vital. Por segurança, são realizados exames de ultra-som periódicos em casos de gravidez precoce. Na gravidez tardia, o monitoramento do 'alto risco' é importante, porque a mortalidade é mais alta.
Doença auto-imune pode causar aborto recorrente (*Lancet* 2003; **361**: 901). A trombose na circulação uteroplacentária é um mecanismo provável. O tratamento é feito com aspirina e baixa dose de heparina (*BMJ* 1997; **314**: 253).
Defeitos cromossômicos são encontrados em 4% dos casais. Conseqüentemente, a cariotipagem é necessária.
Síndrome do ovário policístico e hipersecreção do hormônio luteinizante. É comum, mas o mecanismo de falha na gravidez é desconhecido.
O uso de metformina pode reduzi-lo, mas faltam boas evidências (*Lancet* 2003; **361**: 1894).
Fatores anatômicos: Anormalidades uterinas são mais comuns no aborto tardio. Muitas delas, entretanto, são descobertas casuais, e o tratamento cirúrgico pode levar ao enfraquecimento uterino ou à formação de bridas. A incompetência cervical é uma causa de aborto tardio recorrente, as-

sim como de parto prematuro, mas a circlagem não é realizada antes de 12 semanas.
Infecção: Ocorre apenas em trabalho de parto prematuro e aborto tardio, em que o tratamento da vaginose bacteriana reduz a incidência e a recorrência da perda fetal.
Outras: Obesidade, tabagismo e idade materna avançada.

Investigação de aborto recorrente

Rastreamento de doença auto-imune e trombofilia (repetir em 6 semanas se o resultado for positivo)
Cariotipagem dos pais e dos produtos da concepção
Ultra-som pélvico

Gravidez indesejada e aborto terapêutico

O aborto terapêutico é artificialmente induzido antes da 24ª semana de gestação. Cerca de 170.000 abortos são realizados no Reino Unido todos os anos, 90% deles antes da 12ª semana, normalmente por questões sociais.

Métodos de aborto

Rastreamento por clamídia e/ou tratamento anticlamídia é sempre oferecido.
Clínico: Até 9 semanas completas, utiliza-se mifepristona oral seguida de prostaglandina vaginal ou misoprostol. O aborto completo ocorre em mais de 95% dos casos, sem que haja necessidade de anestesia ou cirurgia. A interrupção cirúrgica é ligeiramente mais eficaz e menos dolorosa (*Cochrane* 2002; CD003037).
Vacuoaspiração uterina: Até 12 semanas completas, o útero pode ser evacuado após a dilatação do colo. A dilatação, por sua vez, é obtida com o uso de dilatadores, sempre depois do 'amadurecimento' cervical com prostaglandinas vaginais ou misoprostol.
Indução por prostaglandina: Após a 12ª semana, a cirurgia é menos segura: a expulsão é obtida com o uso de prostaglandinas ± oxitocina, geralmente 48h após a administração de mifepristona. O aborto (além da 20ª semana) pode ser realizado quando uma anormalidade fetal é diagnosticada. Primeiro utiliza-se um feticida, aplicando-se cloreto de potássio na veia do cordão umbilical ou no coração fetal.
Aborto seletivo: Em geral é realizado em casos de gestações múltiplas resultantes de fertilização assistida ou da gestação de um feto ou de gêmeos com anormalidades.

Complicações do aborto terapêutico

A interrupção clínica da gravidez pode ser incompleta, caso em que há necessidade de procedimento cirúrgico. Entre as complicações da cirurgia estão infecção, perfuração uterina, danos viscerais e trauma cervical. Métodos ilegais de aborto aumentam a mortalidade em 500 vezes, sendo responsáveis por 70.000 mortes por ano em todo o mundo. Freqüentemente há morbidade psicológica duradoura após a interrupção da gravidez.

A lei, a ética e o aborto terapêutico

No Reino Unido, dois médicos precisam concordar com o pedido da paciente para a realização de um aborto. Isso envolve conflito ético dos deveres médicos em relação ao feto por nascer e com suas obrigações em relação à mãe e ao seu direito de autonomia. Na prática, 90% são realizados sob (c), reconhecimento efetivo do direito materno de autonomia; embora realizados de modo a não 'arriscar a saúde mental' da mulher, eles são predominantemente abortos sociais. No Reino Unido, as bases para aborto são as seguintes:
(a) Se a continuidade da gravidez trouxer maior risco à vida da gestante do que se a gravidez for interrompida.
(b) Se a interrupção for necessária para evitar dano grave permanente à saúde física e mental da gestante.
(c) Se a gravidez não ultrapassou a 24ª semana e sua continuidade envolve maior risco de dano à saúde física ou mental da gestante do que se ela for interrompida.
(d) Se a gravidez não ultrapassou a 24ª semana e sua continuidade envolve maior risco de dano físico ou mental à(s) criança(s) existente(s) na família da gestante do que se for interrompida.
(e) Se houver risco substancial de a criança nascida sofrer tanto de desvantagem física quanto de desvantagem mental ou ser gravemente maltratada.

Efetivamente, portanto, o aborto, se realizado para evitar a morte da mãe ou morbidade grave, ou ainda para evitar sérias desvantagens para a criança, é legal em qualquer fase da gestação.

Após aborto terapêutico

A mulher pode precisar de aconselhamento e sempre deve receber orientação contraceptiva. Para tanto, devem-se levar em conta as razões pelas quais ocorreu uma gravidez indesejada. O anti-D deve ser administrado se ela tiver fator Rh negativo.

Gravidez ectópica

Definição e epidemiologia

A gravidez ectópica ocorre quando o embrião se implanta fora da cavidade uterina. Esse quadro tem se tornado cada vez mais comum no Reino Unido e ocorre 1 em cada 60 a 100 gestações. A mortalidade por caso é reduzida, mas responsável por 12% da mortalidade materna nesse país. É mais comum em mães com idade avançada e de classes sociais baixas ou menos favorecidas.

Patologia e locais da gravidez ectópica

O local mais comum é a tuba uterina (95%), embora a implantação também possa ocorrer no corno, no colo, no ovário e na cavidade abdominal (Fig. 14.4). Tubas com paredes finas não têm capacidade para sustentar a invasão do trofoblasto: sangram dentro do lúmen ou podem se romper, caso em que a perda sanguínea intraperitoneal pode ser catastrófica. A gravidez ectópica também pode ser abortada espontaneamente.

Etiologia

Não há causa muito evidente, mas qualquer fator que danifique a tuba pode prejudicar a captura do óvulo fertilizado. Um desses fatores é a doença inflamatória pélvica, que, em geral, decorre de DST. A concepção assistida e a cirurgia pélvica, particularmente a cirurgia tubária, são riscos adicionais.

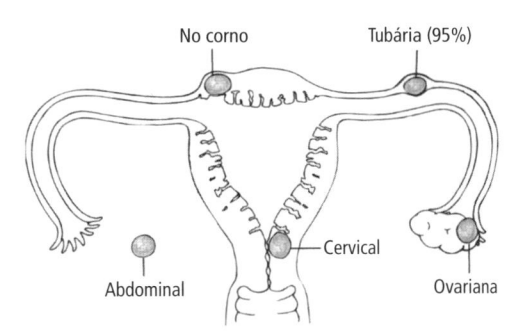

Fig. 14.4 Locais de gravidez ectópica.

Características clínicas

O diagnóstico é freqüentemente falho. Sangramento vaginal anormal, dor abdominal ou desmaios em qualquer mulher em idade reprodutiva devem ser considerados suspeitos. Hoje um número crescente de mulheres é diagnosticada precocemente e quando o caso é assintomático, graças a exames de ultra-som rotineiros.

Antecedentes: Geralmente, dor abdominal inferior seguida de um ligeiro sangramento vaginal escuro. Entretanto, uma causa pode estar presente sem a outra. A dor varia em qualidade, freqüentemente tendo início como cólica, causada à medida que a tuba tenta expulsar a bolsa, e então se tornando constante. Esses episódios e a dor no ombro sugerem perda de sangue intraperitoneal. A apresentação 'clássica' de desmaio com dor abdominal é responsável por < 25% dos casos. Amenorréia entre a 4ª e a 10ª semana é comum, mas a paciente pode não perceber que está grávida.

Exame: Taquicardia sugere perda de sangue, e hipotensão e desmaio ocorrem apenas em casos extremos. Geralmente há dor abdominal, sempre repercutindo em sensibilidade. No exame pélvico, o movimento do útero pode causar dor (excitação cervical) e os anexos podem estar sensíveis. O útero apresenta-se menor do que o esperado para uma gestação, e o orifício cervical apresenta-se fechado.

Investigações

Deve ser realizado um *teste de gravidez* (HCG urina) em todas as mulheres em idade reprodutiva que apresentem dor, sangramento ou desmaio. É quase invariavelmente positivo quando a gravidez é ectópica.

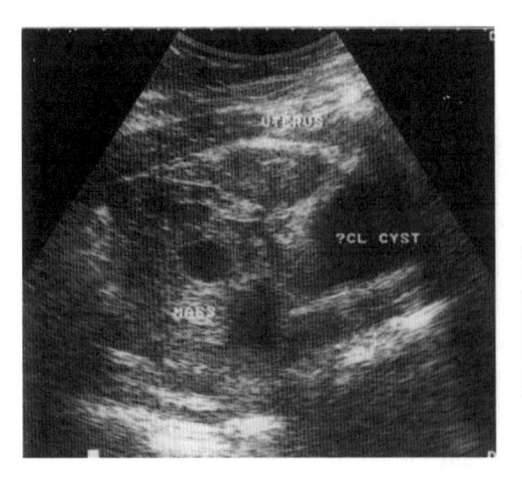

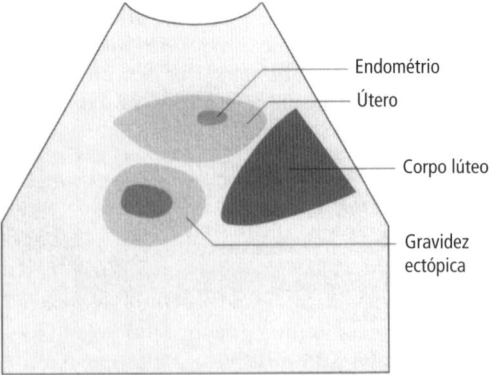

Fig. 14.5 Ultra-som de gravidez ectópica. É raro visualizar a gravidez ectópica em exame de ultra-som.

Não é possível visualizar uma gravidez ectópica (Fig. 14.5) por meio do *exame de ultra-som* (preferencialmente transvaginal), mas ele deve detectar casos de gravidez intra-uterina. Se a gravidez intra-uterina não estiver presente, isso significa que a gestação é muito precoce (< 5 semanas), que houve um aborto completo ou que a gravidez está em outro local, ou seja, é ectópica.

Um *exame quantitativo de β-HCG* do soro será útil se o útero estiver vazio. Se o nível materno for > 1.000UI/mL, se uma gravidez intra-uterina estiver presente, normalmente é visível por meio de ultra-som transvaginal. Se o nível for mais baixo que isso, mas subir para mais de 66% em 48h, há possibilidade de uma gravidez precoce, porém intra-uterina. A diminuição ou o aumento lento dos níveis sugere gravidez ectópica ou uterina não-viável. Ainda são necessários cuidados, já que, particularmente na concepção assistida, por vezes podem coexistir gravidez intra-uterina e gravidez ectópica.

Embora a *laparoscopia* seja a investigação mais sensível, é um procedimento invasivo. A combinação do β-HCG e do ultra-som leva a menos laparoscopias 'negativas'.

Conduta da suspeita gravidez ectópica sintomática
Nada por via oral
Hemograma completo com tipagem sanguínea e transfusional
Teste de gravidez
Ultra-som
Laparoscopia, ou considerar a conduta a critério médico, de acordo com o caso

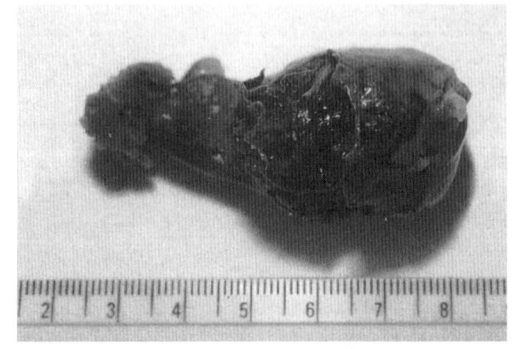

Fig. 14.6 Gravidez ectópica (na Fig. 14.5) removida por salpingectomia.

Conduta

Se os sintomas estiverem presentes, a paciente deve ser internada. É colhido sangue e estabelecido um acesso intravenoso para uma transfusão. O anti-D deve ser administrado se a paciente tiver fator Rh negativo.

Apresentações agudas. Se a paciente for hemodinamicamente instável, é realizada uma laparotomia. A tuba afetada é removida (salpingectomia) (Fig. 14.6).

Apresentações subagudas:

1 Conduta clássica: Durante a laparoscopia, a gravidez ectópica é removida da tuba (salpingostomia). Essa conduta é preferível à laparotomia, porque a recuperação é mais rápida e as taxas de fertilidade subseqüentes são equivalentes ou melhores.

2 Conduta não-cirúrgica: Se a gravidez ectópica não estiver rota e sem batimentos cardíacos, < 35mm de diâmetro, com nível de β-HCG < 5.000UI/mL, pode ser utilizada uma dose única de metotrexato, não havendo necessidade de laparoscopia (*Int J Gynaecol Obstet* 1999; **65**: 97). Os níveis de β-HCG são periodicamente monitorados para confirmar que o tecido trofoblástico não existe mais: uma segunda dose ou cirurgia podem ser necessárias.

3 Conduta conservadora: Se a gravidez ectópica for pequena e não-rota e os níveis de β-HCG estiverem diminuindo, a observação pode ser suficiente, pois a ruptura é improvável.

Complicações

Um suporte especial é dado às pacientes que não apenas 'perderam seu bebê' em função de risco de vida, mas que também passaram por cirurgia e tiveram sua fertilidade reduzida. Apenas 70% das mulheres terão uma gravidez subseqüente bem-sucedida, e até 10% terão outra gravidez ectópica.

Hiperêmese gravídica

Definição e epidemiologia

Hiperêmese gravídica é aquela em que, no início da gravidez, ocorrem náusea e vômitos tão graves que causam desidratação grave, perda de peso ou distúrbios eletrolíticos. Isso ocorre apenas em 1 em cada 750 mulheres. Entretanto, nessa condição o vômito é causa comum de internação hospitalar, mas a maioria dessas pacientes apresenta apenas desidratação leve, decorrente de quadro moderado de náuseas e vômitos da gravidez. Raramente esses sintomas persistem além de 14 semanas, sendo mais comuns nas mulheres multíparas.

Náusea e vômitos da gravidez	
Média	Náusea e vômito ocasionais pela manhã 50% das mulheres grávidas Não é preciso nenhum tratamento
Moderada	Vômitos mais persistentes 5% das mulheres grávidas Sempre internadas no hospital
Grave	Hiperêmese gravídica

Conduta

Condições de predisposição, particularmente infecção urinária e gravidez múltipla ou molar, devem ser excluídas. É feita uma reidratação endovenosa com tiamina e antieméticos. Os esteróides têm sido usados em casos graves. O apoio psicológico é essencial, particularmente pelo fato de várias dessas mulheres apresentarem problemas sociais ou emocionais.

Doença trofoblástica gestacional

Definições e epidemiologia

Nesse caso, o tecido trofoblástico, parte do blastocisto que normalmente invade o endométrio, prolifera de maneira mais agressiva do que o normal. Em geral, a gonadotrofina coriônica humana é secretada em excesso. A proliferação pode ser localizada e não-invasiva: é chamada de *mola hidatidiforme*. Alternativamente, a proliferação pode ter características de tecido maligno: se uma invasão estiver presente apenas localmente dentro do útero, é chamada de 'mola invasiva'; se ocorrer metástase, é chamada de *coriocarcinoma*. A gravidez molar é rara, sendo responsável por 1 em cada 500 a 1.000 gestações, e, quando ocorre, é mais comum nos extremos da idade reprodutiva.

Patologia

Uma *mola completa* é totalmente de origem paterna, em geral ocorrendo quando um espermatozóide fertiliza um óvulo vazio e se dá a mitose. O resultado é um tecido diplóide, meramente uma proliferação intumescida de vilosidades coriônicas. Cerca de 5% a 10% delas se tornarão malignas. Uma *mola parcial* é geralmente triplóide, derivada de dois espermatozóides em um óvulo. Há evidências de níveis variados de um feto sofrer uma rara transformação maligna.

Características clínicas

Antecedentes: Sangramento vaginal é comum e pode ser intenso. Vômitos graves podem ocorrer. A condição pode ser detectada no exame de ultra-som de rotina.

Exame: O útero é sempre grande. Podem ocorrer pré-eclâmpsia e hipertireoidismo.

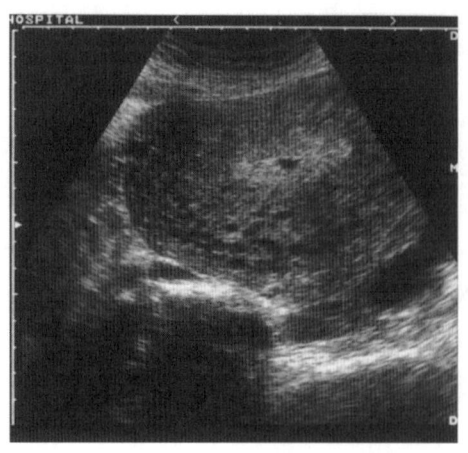

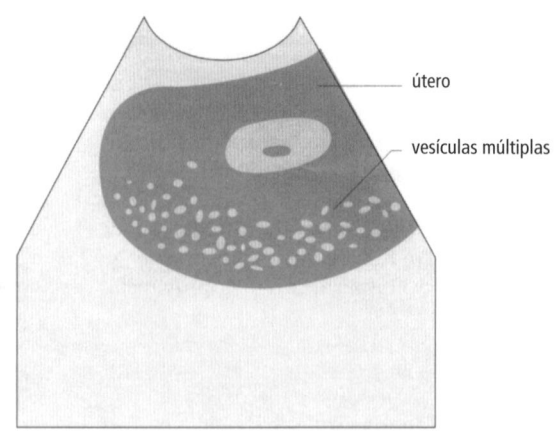

Fig. 14.7 Ultra-som de uma gravidez molar.

Investigações

Em geral, o ultra-som mostra as vilosidades intumescidas (Fig. 14.7) com aparência de 'flocos de neve', mas o diagnóstico só pode ser confirmado histologicamente.

Conduta e acompanhamento

O tecido trofoblástico é removido por vacuoaspiração, e o diagnóstico é confirmado histologicamente. O sangramento é sempre intenso. Conseqüentemente, níveis de HCG periódicos de sangue ou de urina são coletados: níveis persistentes ou crescentes sugerem malignidade. Normalmente esse acompanhamento é feito em um centro supra-regional. A gravidez e o contraceptivo combinado oral são evitados até que os níveis de β-HCG sejam normais, porque podem aumentar a necessidade de quimioterapia.

Complicações

A recorrência de gravidez molar ocorre em aproximadamente 1 em cada 60 gestações subseqüentes (*BJOG* 2003; **110**: 22).
Doenças trofoblásticas malignas, como mola invasiva ou *coriocarcinoma*, seguem 3% dos moles completos. Entretanto, a gravidez molar precede apenas 50% de malignidades, porque a malignidade também pode resultar em aborto e gravidez normal, geralmente apresentando-se sob a forma de sangramento vaginal persistente. O diagnóstico de malignidade é obtido a partir de níveis persistentemente elevados ou progressivos de β-HCG, sangramento vaginal persistente ou evidência de disseminação metastática, em geral nos pulmões. O tumor é altamente maligno, mas costuma ser bastante sensível à quimioterapia. As pacientes são classificadas nas categorias 'baixo risco' e 'alto risco', de acordo com as variáveis de prognóstico. As pacientes de baixo risco recebem metotrexato com ácido fólico, ao passo que as pacientes de alto risco recebem uma combinação de quimioterapia. Taxas de 5 anos de sobrevivência são de aproximadamente 100%.

Leituras complementares

Ballagh SA, Harris HA, Demasio K. Is curettage needed for uncomplicated incomplete spontaneous abortion? *American Journal of Obstetrics and Gynecology* 1998; **179**: 1279-82.

Douchar N. Nausea and vomiting in pregnancy: a review. *British Journal of Obstetrics and Gynaecology* 1995; **102**: 6-8.

Hancock BW, Tidy JA. Current management of molar pregnancy. *The Journal of Reproductive Medicine* 2002; **47**: 347-54.

Li TC. Recurrent miscarriage: principles of management. *Human Reproduction (Oxford, England)* 1998; **13**: 478-82.

Royal College of Obstetricians and Gynaecologists. The investigation and treatment of couples with recurrent miscarriage. Guideline 17(B); 2003:www.rcog.org.uk.

Sau A, Hamilton-Fairley D. Nonsurgical diagnosis and management of ectopic pregnancy. *The Obstetrician and Gynaecologist* 2003; **5**: 29-33.

Resumo de aborto espontâneo

Definição	Expulsão ou morte do feto antes de 24 semanas
Epidemiologia	15% das gestações reconhecidas, até 50% de todas as concepções
Etiologia	> 50% de anormalidades cromossômicas. Aborto recorrente também associado com distúrbios auto-imunes, anormalidades uterinas, síndrome do ovário policístico
Patologia	Os produtos podem ser retidos e causar hemorragia e/ou infecção
Características	Sangramento vaginal intenso, sempre acompanhado de dor. Pequena sensibilidade
Investigações	Ultra-som para confirmar local intra-uterino e viabilidade fetal
Conduta	Depende do tipo. Anti-D, se houver fator Rh negativo Remoção de produtos da concepção (ERPC) se houver sangramento intenso ou aborto incompleto Conservadora, se for ameaça de aborto, diagnóstico incerto, considerar se é inevitável/incompleto
Complicações	Hemorragia e infecção, e de cirurgia

Resumo de gravidez ectópica

Definição	Implantes de embrião fora do útero
Epidemiologia	1% + de gestações no Reino Unido
Etiologia	Idiopática, danos tubários decorrentes de doença pélvica inflamatória, cirurgia, apendicite
Patologia	95% na tuba uterina. Ocasionalmente no corno, no colo, no ovário, no abdômen Implantação tubária leva à ruptura da tuba e ao sangramento intraperitoneal
Características	Em 4 a 10 semanas de amenorréia Aguda: desmaio com dor abdominal, paciente em choque Subaguda: dor abdominal, perda vaginal escassa de coloração escura. Sensibilidade abdominal inferior, excitação cervical, sensibilidade comum dos anexos Casual: detectada no exame de ultra-som
Investigações	Teste de gravidez e ultra-som transvaginal, subunidade beta de gonadotrofina coriônica humana (β-HCG) Laparoscopia para confirmar, a menos que o diagnóstico esteja certo e haja proposta de conduta médica
Conduta	Cirúrgica: para cessar/prevenir o sangramento: salpingectomia/salpingostomia Clínica: metrotexato, se atender critério médico
Complicações	Hemorragia pode ser fatal; ectópica repetida, subfertilidade

15 Cirurgias Ginecológicas

Há três rotas principais para acessar os órgãos pélvicos:
1 A rota abdominal envolve a abertura da parede abdominal através da incisão transversa inferior ou, ocasionalmente, a incisão vertical na linha média.
2 A rota vaginal é utilizada tanto para inspecionar e operar na parte interna do útero como para as cirurgias vaginal e pélvica.
3 A cirurgia laparoscópica, utilizando um circuito fechado de televisão via laparoscópio com uma câmera anexa, que, junto com os instrumentos, são inseridos através de pequenas incisões na parede abdominal.

Endoscopia e cirurgia endoscópica

Histeroscopia diagnóstica

A cavidade é inspecionada por meio da insuflação de dióxido de carbono ou de solução salina (Fig. 15.1). Pode ser realizada sem anestesia geral e é utilizada como auxiliar na biópsia endometrial ou no caso de alguns distúrbios menstruais não responderem ao tratamento médico.

Cirurgia histeroscópica

Na ressecção endometrial, na qual se utiliza um histeroscópio operante, são removidos miomas e pólipos da cavidade uterina ou do endométrio, através de corte por diatermia. Complicações da perfuração uterina e fluidos são raros quando essa cirurgia é realizada por médicos experientes. Quase todas as pacientes apresentam significante redução na perda sanguínea. Essa técnica é mais bem utilizada em caso de sangramento disfuncional intenso, mas regular e que não apresenta dor, em mulheres próximas da menopausa. A esterilidade não é assegurada. A diatermia endometrial, a ablação a *laser* e o aquecimento com balão quente produzem efeitos semelhantes, mas, como nenhuma amostra histológica é analisada, biópsias anteriores são essenciais.

Diagnóstico laparoscópico

A cavidade peritoneal é insuflada com dióxido de carbono após ser cuidadosamente transpassada por uma pequena agulha côncava através da parede abdominal. Isso permite a inserção de um trocarte sem danificar os órgãos pélvicos. Um laparoscópio é então inserido abaixo do trocarte para permitir a visualização da pelve (Fig. 15.1). A laparoscopia é utilizada para avaliar a doença pélvica macroscópica, na conduta da dor pélvica e da dismenorréia, em casos de infertilidade (quando o azul de toluidina é inserido pelo colo para avaliar se as tubas estão pérvias), suspeita de gravidez ectópica e massas pélvicas.

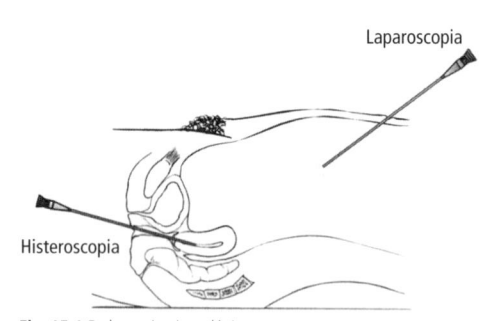

Fig. 15.1 Endoscopia ginecológica.

Cirurgia laparoscópica

Através de 'orifícios' separados, são inseridos instrumentos na parede abdominal. Normalmente a cirurgia laparoscópica é realizada para laqueadura tubária, para destruir áreas de endometriose ou para remover uma gravidez ectópica. Quase todas as operações ginecológicas têm sido realizadas laparoscopicamente. As vantagens desse tipo de cirurgia são a melhor visualização dos tecidos, a menor manipulação de tecidos, a menor quantidade de infecções, a redução da estadia hospitalar e a recuperação pós-operatória mais rápida e com menos dor. Entretanto, danos viscerais graves têm sido causados por médicos menos experientes.

Histerectomia

Esta é a maior e mais comum cirurgia realizada por via vaginal (Fig. 15.2). Por meio dela, também é possível remover os ovários (salpingo-oforectomia bilateral). Como grande parte das condutas ginecológicas é mais baseada nos sintomas do que propriamente na doença, em geral a histerectomia é mais indicada em casos de distúrbios menstruais, miomas, endometriose, doença pélvica inflamatória crônica e prolapsos. Ela está entre os tratamentos de malignidades pélvicas. A tromboprofilaxia é comum.

Tipos de histerectomia

A *histerectomia abdominal total* é a remoção do útero e do colo por meio de uma incisão abdominal. As etapas 1, 2 e 3 mostradas na Figura 15.2 são realizadas de cima para baixo, na ordem ilustrada. Entre as indicações específicas estão malignidade (ovariana e endometrial, junto com uma laparotomia completa), útero muito grande ou fixo e necessidade de inspeção abdominal.

Em uma histerectomia subtotal, o colo é preservado e a etapa 3 é omitida (vide Fig. 15.2).

A *histerectomia vaginal* é a remoção do colo e do útero após a incisão da vagina de baixo para cima e a realização das etapas 3, 2 e 1, nessa ordem (Fig. 15.2). Depois da histerectomia, a cavidade vaginal é fechada. A indicação específica é prolapso uterino, mas a ausência de prolapso e o aumento uterino moderado não são contra-indicações. A histerectomia vaginal apresenta índices de morbidade mais baixos do que a histerectomia abdominal.

A *histerectomia laparoscópica* envolve as etapas 1 e 2 (Fig. 15.2), realizadas de cima para baixo, com instrumentos laparoscópicos. A etapa 3, contudo, é sempre finalizada vaginalmente. Essa é uma alternativa à histerectomia abdominal total, mas não à histerectomia vaginal.

A *histerectomia de Wertheim-Meigs (radical)* envolve a remoção do paramétrio, do terço superior da vagina e dos linfonodos pélvicos. A indicação usual é Estágio 1a(ii)–2a do *carcinoma cervical*. Ocasionalmente, a histerectomia radical é realizada vaginalmente (histerectomia radical de Schauta).

Complicações da histerectomia	
Mortalidade	1 em 10.000
Imediata	Hemorragia, lesão na bexiga ou nos ureteres
Pós-operatória	Tromboembolismo venoso (uso profilático de heparina de baixo peso molecular), dor, retenção e infecção urinária, ferimento e infecção pulmonar (uso profilático de antibióticos), hematoma pélvico
A longo prazo	Prolapso, menopausa prematura, dor e distúrbios psicossexuais

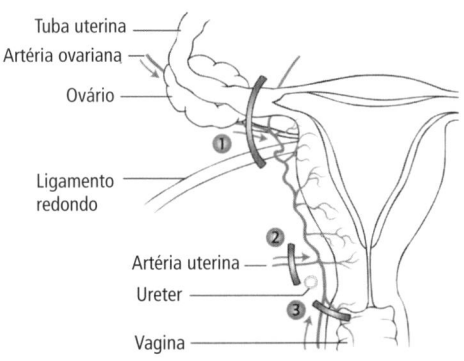

Fig. 15.2 Histerectomia. (1) Sangue: a anastomose entre as artérias uterina e ovariana. Se os ovários forem removidos, a artéria e a veia ovarianas serão ligadas. Ligamento: o ligamento redondo. (2) Sangue: a principal artéria uterina. Ligamento: ligamento cardinal. A bexiga é separada do colo e da vagina superior para prevenir lesões nela e nos ureteres, que são próximos. (3) Sangue: os ramos cervicovaginais da artéria uterina irrigam o colo e a vagina superior. Ligamento: ligamento uterossacro.

Outras cirurgias ginecológicas comuns

Dilatação e curetagem

O colo é dilatado com hastes de aço de tamanho crescente; em seguida, o endométrio é curetado para exame de biópsia (Fig. 15.3). Este procedimento de diagnóstico é inferior à histeroscopia, porque a cavidade não é inspecionada.

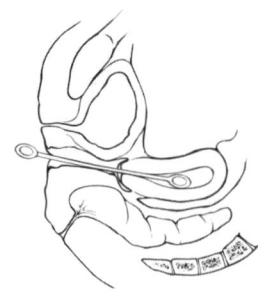

Fig. 15.3 Dilatação e curetagem.

Restos ovulares

O colo é dilatado, e o feto não-viável retido ou o tecido placentário removido por meio de sucção. O aborto cirúrgico terapêutico antes de 12 semanas de gestação utiliza um método semelhante.

Conização

Remove a zona de transformação e grande parte da endocérvice por meio de um corte circular, feito com um bisturi ou a *laser*, no colo. É utilizado para estadiar o carcinoma cervical precoce e é um tratamento suficiente para a Fase 1a(i) da doença. Como o colo pode ficar 'incompetente', por vezes é necessário proceder a uma sutura para as gestações futuras.

Reparo de prolapso

O reparo anterior (cistocele) envolve a excisão da parede vaginal em prolapso e a plicatura da base da bexiga e das fáscias. Em seguida, a vagina é fechada. O reparo posterior (retocele) é similar, e o músculo levantador do ânus em ambos os lados vai sendo reparado entre o reto e a vagina. Essas cirurgias são sempre realizadas simultaneamente. Entre as complicações específicas podemos citar a retenção de urina e a estenose do intróito vaginal – o que é importante para verificar se a paciente é sexualmente ativa.

Cirurgias para incontinência urinária genuína

O princípio é elevar o colo da bexiga para permitir que seja comprimido quando a pressão abdominal aumentar. A *colpossuspensão retropúbica a Burch* envolve a dissecção através de uma incisão abdominal no espaço retroperitoneal sobre a bexiga e a parede anterior vaginal (Fig. 15.4). A parede vaginal em ambos os lados do colo da bexiga é presa até o ligamento ileopectíneo nos dois lados da sínfese púbica com suturas não-absorvíveis.

Fita vaginal sem tensão: A fita, feita de malha de polipropileno, tem aproximadamente 2cm de largura e é fixada a um trocarte em cada extremidade. Uma pequena incisão vertical de 3cm é feita nas paredes vaginais anterior e posterior, sobre a secção uretral média. Após a dissecção lateral, a fita é introduzida vaginalmente, com os trocartes adentrando o espaço retropúbico. Os trocartes são trazidos para fora através de pequenas incisões suprapúbicas transversas, com a fita em posição e sem tensão, e então o tecido vaginal é suturado.

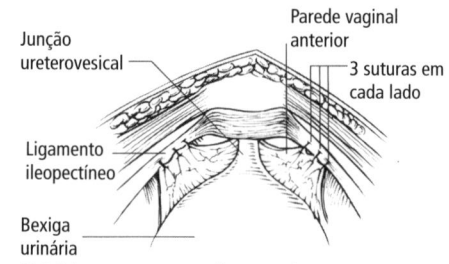

Fig. 15.4 Colpossuspensão retropúbica a Burch.

Precauções em cirurgias ginecológicas maiores

Tromboembolismo

Em geral, os contraceptivos orais combinados são interrompidos 4 semanas antes da cirurgia abdominal. Se a terapia de reposição hormonal não for interrompida, deve-se utilizar heparina de baixo peso molecular. Todas as mulheres devem ser mobilizadas precocemente, utilizar meias elásticas para prevenir doenças tromboembólicas e ser mantidas hidratadas; a heparina deve ser administrada de acordo com a avaliação de riscos (veja quadro a seguir).

Tromboprofilaxia em cirurgia ginecológica	
Baixo risco:	Cirurgias menores ou maiores < 30 min, sem fatores de risco
Risco moderado:	Considerar compressão antiembolismo, heparina de baixo peso molecular, aspirina para casos de: cirurgia > 30 min, obesidade, veias varicosas de grosso calibre, infecção, imobilização anterior, doenças mais graves
Alto risco:	Utilizar heparina de baixo peso molecular em profilaxia por 5 dias ou até mobilidade para casos de: cirurgia de câncer, cirurgia prolongada, história de trombose/trombofilia profunda, ≥ 3 de fatores de risco moderado acima

Infecção

Antibióticos profiláticos são utilizados para cirurgias abdominais maiores e para cirurgia vaginal.

Trato urinário

Cateterização de rotina é necessária apenas após cirurgia de câncer ou de incontinência urinária genuína, ou quando surgem complicações. São utilizados antibióticos profiláticos.

Leituras complementares

Kadar N. *Atlas of Laparoscopic Pelvic Surgery*. Oxford: Blackwell Science, 1995.

Lee RA *Atlas of Gynecologic Surgery*. The Mayo Foundation. Philadelphia: Saunders, 1992.

Seção de Obstetrícia

16 Antecedentes e exame físico em obstetrícia
17 Cuidados pré-natais
18 Anormalidades congênitas e seu rastreamento
19 Infecções na gravidez
20 Patologias hipertensivas na gravidez
21 Outras patologias médicas na gravidez
22 Isoimunização eritrocitária
23 Condução do trabalho de parto prematuro
24 Hemorragia pré-parto
25 Crescimento fetal, restrição de crescimento e supervisão
26 Posições anômalas e apresentação de nádegas
27 Gravidez múltipla
28 Trabalho de parto 1: mecanismo – anatomia e fisiologia
29 Trabalho de parto 2: conduta clínica
   Progressão no trabalho de parto
   Cuidados com o feto
   Cuidados com a mãe
   Conduta no parto
30 Trabalho de parto 3: circunstâncias especiais
31 Parto instrumental e operatório
32 Emergências obstétricas
33 O puerpério
34 Estatísticas de nascimento e auditoria
35 Questões legais em Obstetrícia e Ginecologia — *Sally Newman e Lawrence Impey*

16 Antecedentes e Exame Físico em Obstetrícia

Em geral, a paciente obstétrica é uma mulher saudável que está vivenciando um evento normal. Os antecedentes e o exame permitem ao médico ou à parteira proteger tanto a mãe como o feto durante esse evento, e são diferentes de outras especificidades. Contudo, o estudante ainda precisa desenvolver métodos de investigação dos antecedentes e de exame coerentes para obter as informações necessárias.

Os antecedentes obstétricos

Dados pessoais

Perguntar o nome e a profissão da paciente, o número de gestações anteriores e os tipos de parto.

Apresentação de queixas/circunstâncias presentes

Se a paciente estiver internada, por que ela está no hospital? Alguns motivos de internação bastante comuns são hipertensão, dor, hemorragia anteparto, posição instável e possível ruptura de membranas. Se a gravidez tiver sido complicada, mencionar.

Antecedentes da gravidez em curso

Datas: Qual a data da última menstruação? Qual a duração do ciclo menstrual? Foi regular? Com quantas semanas de gestação a paciente se apresenta? (Se a mulher estiver com 38 semanas de gestação, esta será a 36ª semana de pós-concepção.) Para estimar a data provável do parto, deve-se subtrair 3 meses da data da última menstruação e somar 7 dias e 1 ano (regra de Nägle). Na prática, isso pode ser rapidamente calculado utilizando-se um 'círculo' obstétrico (Fig. 16.1). Se o ciclo for > 28 dias, a data do parto será tardia e precisará ser ajustada: o número de dias que excedem o ciclo de 28 dias deve ser somado à data obtida pela regra de Nägle. O contrário se aplica caso o ciclo tenha menos de 28 dias. Se uma mulher tiver interrompido a terapia com contraceptivos orais combinados recentemente, seus ciclos podem ser anovulatórios, caso em que a data da última menstruação é menos útil.

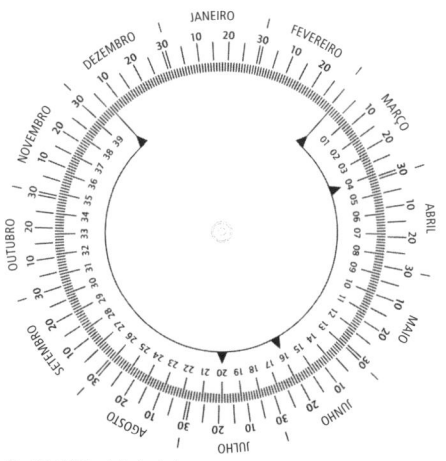

Fig 16.1 'Círculo' obstétrico.

Estimativa da idade gestacional (Fig. 16.2)

A partir da data da última menstruação, considerando a duração do ciclo

Exame de ultra-som:
1 Medição do comprimento crânio-nádegas entre a 7ª e a 14.ª semana (se > 1 semana de diferença entre a data da última menstruação e o exame, utilizar a data do ultra-som)
2 Diâmetro biparietal ou comprimento do fêmur entre a 14ª e a 20ª semana, se não houver nenhum exame anterior e a data da última menstruação for desconhecida

Medições para calcular a idade gestacional são de pouca utilidade após a 20ª semana

Complicações da gravidez: Houve sangramento ou hipertensão, diabetes, anemia, infecção urinária, problemas relacionados ao crescimento fetal ou outros distúrbios? Perguntar se ela foi internada durante a gravidez.
Testes: Quais testes foram realizados (por exemplo, ultra-som, testes de diagnóstico antenatal)?

Antecedentes obstétricos

Colher detalhes das gestações passadas em ordem cronológica. Perguntar qual foi o tipo de parto, e, se foi operatório, por quê. Perguntar qual o peso e o sexo do bebê, e se a mãe ou o bebê tiveram alguma complicação.
Paridade. Refere-se ao número de vezes que uma mulher deu à luz bebês potencialmente viáveis (no Reino Unido, corresponde a um período superior a 24 semanas completas). Uma mulher que teve três gestações a termo é considerada 'para 3', mesmo que esteja na quarta gestação. Um sufixo indica o número de bebês abortados (ou de gestações que foram interrompidas) antes de completar 24 semanas; por exemplo, se a mesma mulher tiver sofrido dois abortos anteriores em 12 semanas, será classificada como 'para 3 + 2'. Uma mulher nulípara nunca deu à luz um bebê potencialmente vivo, embora possa ter sofrido abortos ou perdas; uma mulher multípara deu à luz pelo menos um bebê com 24 semanas completas ou mais.
Gesta. Descreve o número de vezes que uma mulher ficou grávida: a mulher do nosso exemplo seria denominada "gesta 6", classificação que inclui os três partos a termo, os dois abortos e a gravidez em curso. O uso do termo *gesta* é menos descritivo e mais bem compreendido.

Nuliparidade e multiparidade	
Nulípara:	Não deu à luz bebês potencialmente vivos/ vivos
Multípara:	Deu à luz bebês potencialmente vivos/ vivos (> 24 semanas)

Sintomas de gravidez
Amenorréia
Polaciúria
Náusea ± vômito
Sensibilidade nas mamas

Outros antecedentes

Antecedentes ginecológicos: A investigação deve ser breve. Perguntar sobre sangramento intermenstrual e sangramento pós-coital. Perguntar a data do último Papanicolaou e se já houve resultado anormal. Perguntar sobre a gestação anterior e possíveis dificuldades na gestação.
Antecedentes clínicos: Perguntar sobre cirurgias, mesmo que sejam antigas. Perguntar sobre doença cardíaca, hipertensão, diabetes, anemia, icterícia e epilepsia. Se você não deduzir nenhuma história, perguntar à paciente se ela 'já esteve internada?'
Revisão de sistemas: Fazer as perguntas usuais sobre os sistemas cardiovascular, respiratório, abdominal e neurológico.

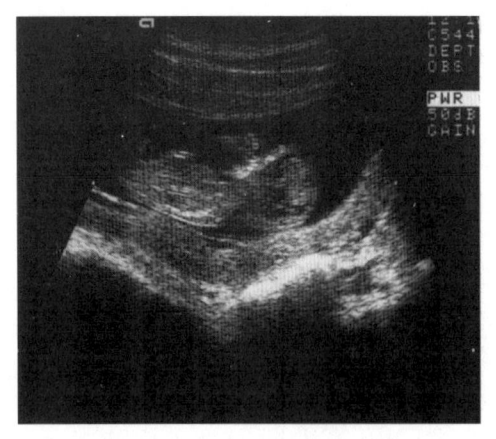

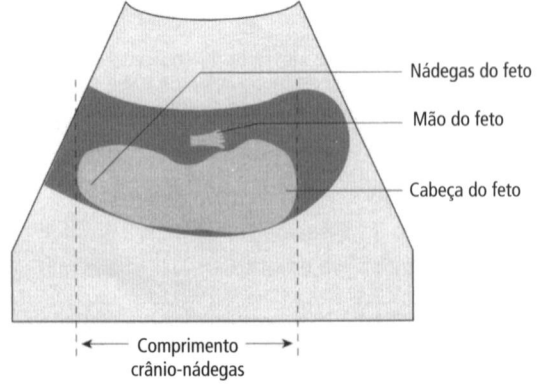

Fig. 16.2 Medição do comprimento crânio-nádegas (feto de 12 semanas).

Medicamentos: A paciente toma algum medicamento regularmente? Tomou ácido fólico durante a gravidez?

Antecedentes familiares: Há, na família, casos de gêmeos, diabetes, hipertensão, pré-eclâmpsia, doença auto-imune ou trombofilia, ou algum distúrbio hereditário?

Antecedentes pessoais/sociais: A paciente fuma? Ingere bebidas alcoólicas? Se a resposta for afirmativa para ambas as questões, em que quantidade e com que freqüência? Ela é casada ou tem um relacionamento estável; em caso contrário, recebe apoio em casa? Onde mora e em que tipo de moradia?

Alergias: Perguntar especificamente sobre penicilina e látex.

Outras perguntas

Agora pergunte: "Na sua opinião, há algo mais que eu precise saber?" A paciente pode estar bem informada sobre sua condição, e isso dará a ela a possibilidade de ajudá-lo a descobrir todos os fatos relevantes.

Apresentando os antecedentes

Começar resumindo os pontos importantes, incluindo fatos relevantes sobre quaisquer queixas:

Esta é ... com ... anos de idade, que está com ... semanas em sua ... gravidez e foi internada no hospital porque ...

Exemplo: Esta é a sra. X, com 30 anos de idade, que está com 38 semanas em sua segunda gravidez sem complicações e foi internada devido a uma hemorragia indolor pré-parto. Observação: Ao mencionar a ausência de dor, você indicou um fator importante no diagnóstico diferencial da hemorragia pré-parto.

Agora analise os antecedentes mais detalhadamente.

Então, resuma tudo mais uma vez, em uma frase, incluindo quaisquer achados importantes.

Antecedentes obstétricos: questões específicas essenciais

Gestação e segurança
Se for paciente internada, apresentando queixas/motivo da internação
Complicações da gravidez
Paridade e detalhes de gestações anteriores
Questões ginecológicas: sangramento intermenstrual, sangramento pós-coital e data do último Papanicolaou
Antecedentes clínicos relevantes
Antecedentes familiares relevantes

Exame obstétrico

Exame geral

Aparência geral, peso, altura, temperatura, edemas sacro e dos tornozelos, além de uma possível anemia, são avaliados. Na consulta, também devem ser examinados o tórax, as mamas, o sistema cardiovascular e as pernas. A *medição da pressão arterial e o exame de urina* devem ser realizados na mesma ocasião, para que não sejam negligenciados (Fig. 16.3). A paciente se deita confortavelmente com as costas pronadas em 45°. A pressão diastólica é registrada como Korotkoff V. (quando o som desaparece). Se a pressão arterial estiver alta ou se houver proteinúria, examine as demais partes (por exemplo, sensibilidade epigástrica).

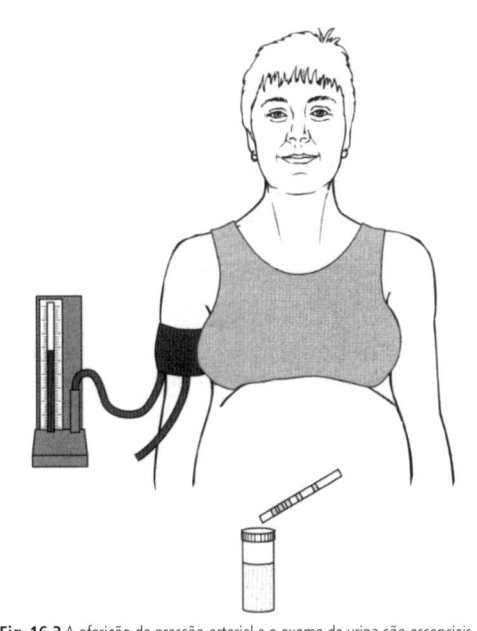

Fig. 16.3 A aferição da pressão arterial e o exame de urina são essenciais.

Exame abdominal

A paciente deve se deitar de costas e, discretamente, expor a região logo abaixo das mamas até a sínfese púbica. Em caso de gravidez tardia, a semipronação ou a inclinação lateral esquerda evita a compressão aortocava.

Por que apalpar o abdômen freqüentemente?	
< 24 semanas:	Para verificar datas, gêmeos
> 24 semanas:	Para avaliar o bem-estar por meio da verificação do tamanho e do líquor
> 36 semanas:	Para verificar a posição, a apresentação e o encaixe

cularmente na área suprapúbica (Fig. 164). Os movimentos fetais são sempre visíveis na gravidez avançada.

Palpação
É um procedimento importante e deve ser firme, mas realizado com delicadeza. Enquanto estiver apalpando, pergunte a si mesmo qual é o motivo de estar fazendo isso:
1 O feto está crescendo adequadamente?
2 O volume do líquor é normal?
3 A posição é longitudinal?
4 A apresentação é cefálica? Se for, está encaixada?
A palpação é constituída de três etapas (Figs. 16.5–16.7):

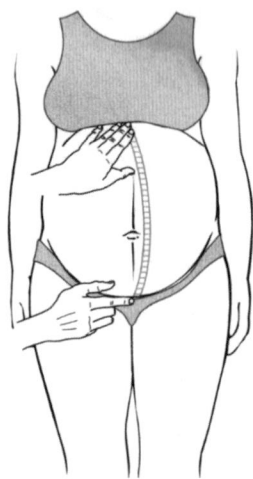

Fig. 16.5 Palpação abdominal. Etapa 1: palpação do fundo uterino e medição da altura sínfese-fundo.

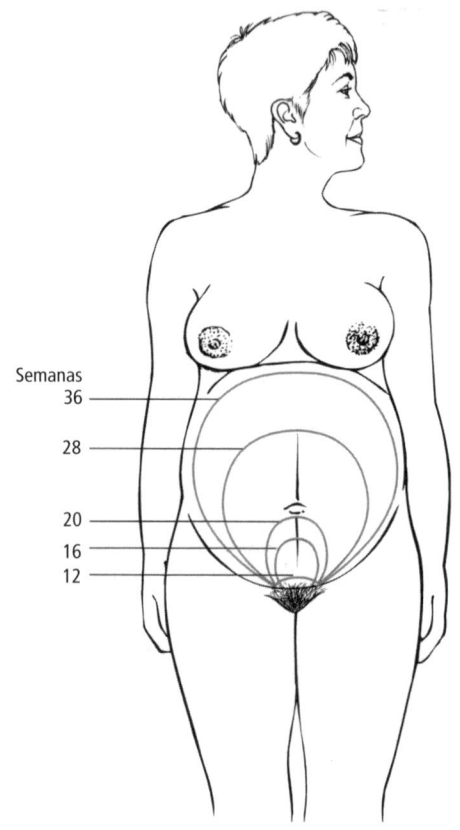

Fig. 16.4 Palpação abdominal do tamanho uterino.

Em geral, o útero é palpável abdominalmente nas semanas 12 a 14. Por volta da 20ª semana, em geral o fundo uterino fica no nível do umbigo. Antes de 20 semanas, se o útero estiver maior do que o esperado isso provavelmente será decorrência de erro ao determinar o tempo de gestação, mas tal diferença poderá ocorrer como conseqüência de gravidez múltipla, miomas uterinos ou massa pélvica.

Inspeção
Observar o tamanho do útero gravídico e verificar se há estrias, linha nigra e cicatrizes, parti-

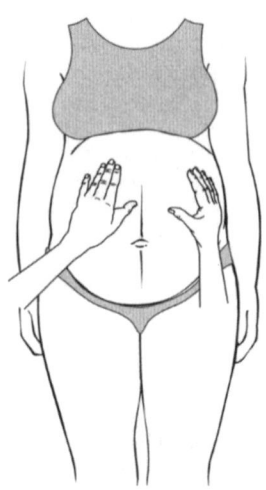

Fig. 16.6 Palpação abdominal. Etapa 2: exame das partes fetais.

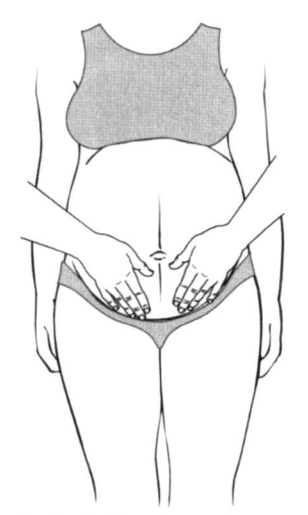

Antecedentes e Exame Físico em Obstetrícia **119**

Fig. 16.7 Palpação abdominal. Etapa 3: exame de apresentação.

Etapa 1: Localize o fundo uterino utilizando os dedos e a parte ulnar da mão esquerda. *Meça a distância até a sínfese púbica* com uma fita métrica (Fig. 16.5). Após 24 semanas, a altura aproximada da sínfese–fundo, em centímetros, correspondente à gestação é ± 2cm.
Este é o melhor teste clínico para detectar fetos 'pequenos para a idade gestacional', mas a sensibilidade é de apenas 70%. Verifique também se há sensibilidade ou irritabilidade uterina.
Etapa 2: Olhando para a mãe, com as duas mãos, apalpe abaixo do feto, na direção da pelve (Fig. 16.6). Deslize as mãos para *apalpar as partes fetais* e *estimar o volume de líquor*. Imagine uma batata de formato irregular dentro de uma pequena bolsa plástica contendo água. Pressionando pelo lado de fora da bolsa, será possível apalpar a batata; a sensação do contato com a água é exatamente igual à do contato com o líquor. Se não houver líquor, será fácil sentir o conteúdo; se o volume de fluido for excessivo (poliidrâmnio), a bolsa estará tensa e você precisará mergulhar os dedos mais profundamente para sentir alguma coisa. Tente se certificar do que você está sentindo: a cabeça é firme; se ela estiver livre, pode ser 'movimentada' facilmente ou trazida entre as duas mãos, ao passo que a nádega é mais macia, mais difícil de definir e não pode ser trazida entre as mãos. *A posição* refere-se à relação entre o feto e o maior eixo do útero. Na posição longitudinal, a cabeça e as nádegas serão palpáveis em cada extremidade (Fig. 16.8). Na posição transversa, o feto estará atravessado no útero e a pelve, vazia (Fig. 16.9). Na posição oblíqua, a cabeça ou as nádegas serão palpáveis em uma das fossas ilíacas.

Causas comuns de poliidrâmnio
Diabetes/diabetes gestacional
Anormalidade fetal
Idiopática

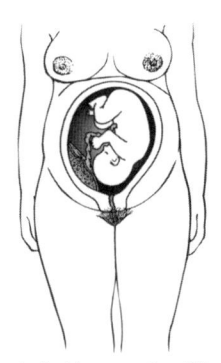

Fig. 16.8 Posição longitudinal (apresentação cefálica, neste exemplo).

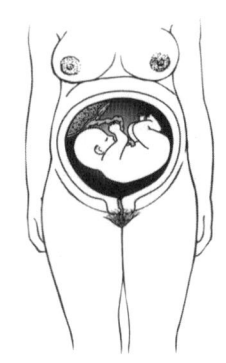

Fig. 16.9 Posição transversa.

Etapa 3: Coloque as mãos voltadas na direção da pelve e pressione firmemente logo acima da sínfese púbica para avaliar a *apresentação*: parte fetal que ocupa o segmento inferior ou a pelve (vide Fig. 16.7). Na posição longitudinal (Fig. 16.8), corresponde à cabeça ou, ocasionalmente, às nádegas. O *encaixe da cabeça* (Fig. 16.10) ocorre quando o diâmetro maior desce rumo à pelve: essa porção é descrita como 'quintos palpáveis'. Se apenas dois quintos da cabeça forem palpáveis abdominalmente, isso significará que mais da metade já terá entrado na pelve e que, portanto, a cabeça deverá estar encaixada. Se mais de dois quintos da cabeça forem palpáveis, será um sinal de que ela não está encaixada. Se você ainda não tiver certeza da apresentação, segure a parte fetal acessível entre o polegar e o dedo indicador da mão que está examinando (aperto de Pawlik). Isso pode ser desconfortável para a paciente e raramente é necessário.

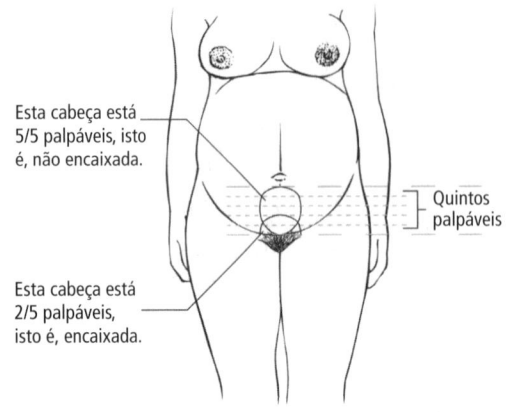

Fig 16.10 Encaixe da cabeça fetal.

Esta cabeça está 5/5 palpáveis, isto é, não encaixada.

Quintos palpáveis

Esta cabeça está 2/5 palpáveis, isto é, encaixada.

A tentativa de determinar a *posição* ou a *atitude* do feto não é uma etapa útil da palpação abdominal antenatal. Se houver queixa de dor ou de hemorragia pré-parto, é importante procurar áreas de sensibilidade e irritabilidade uterina (o útero se contrai ao ser apalpado).

Auscultação
Ausculte sobre a parte anterior do ombro (geralmente palpável entre a cabeça e o umbigo); o coração do feto pode ser ouvido com um estetoscópio de Pinard. Coloque a parte plana do instrumento sobre o ombro e pressione-o com sua orelha no abdômen, mantendo as mãos livres e fazendo a contagem da freqüência cardíaca com o auxílio de um relógio – ela deve estar entre 110 e 160 batimentos por minuto (bpm). O exame vaginal não é uma etapa muio útil do pré-natal, a menos quando há suspeita de início do trabalho de parto ou que o parto tenha de ser induzido, conforme descrito nos capítulos sobre o parto.

Achados abdominais na gravidez

Tamanho uterino:	Fundo uterino palpável em 12-14 semanas
	No umbigo, na 20ª semana
	No xifóide do esterno na 36ª semana
	Aumento da altura do fundo uterino em aproximadamente 1cm/semana após 24 semanas
Apresentação:	Nádegas em 30% em 28 semanas
	Nádegas em 3% após 37semanas
Encaixe:	Normal em nulíparas após 37 semanas
	Em multíparas freqüentemente não encaixado

Outras características relevantes

Considere o exame do fundo uterino, reflexos, temperatura, epigástrio, pernas, tórax, etc., se clinicamente indicados a partir dos antecedentes ou de outros achados.

Apresentação do exame

Apresentar os achados do exame, incluindo descobertas relevantes positivas ou negativas:

A sra. X parece ... (descrever a aparência geral com delicadeza), *sua pressão arterial é ... e o exame de urina apresenta... Seu abdômen está distendido de modo compatível com a gravidez, e a altura do fundo uterino é ..., a posição é ... e a apresentação é ... e está ...* (encaixe). *O coração fetal é audível e está em* (freqüência) *... Há ...* (algum outro achado importante, positivo ou negativo).

Exemplo: A sra. X parece bem, mas apresenta edema grave no tornozelo e no sacro; sua pressão arterial é 150/110, e o exame de urina mostra 2+ de proteinúria. Seu abdômen está distendido de modo compatível com a fase da gravidez, e a altura do fundo uterino é 32cm. A apresentação é cefálica e a cabeça está encaixada. O coração fetal apresenta 130bpm. A paciente não apresenta sensibilidade epigástrica.

N.B. Você demonstrou ter ciência de que a paciente teve pré-eclâmpsia ao mencionar importantes achados negativos (sensibilidade epigástrica) pertinentes a este diagnóstico.

Plano de conduta: Você então precisará se decidir por uma ação de conduta. Pense quais investigações são necessárias (se essa necessidade existir) e que ações de conduta (se necessárias) são mais adequadas.

Antecedentes pós-natais e exame

Antecedentes

Verifique o nome e a idade da paciente e o número de dias decorridos após o parto.

Parto: Pergunte sobre a gestação e o tipo de parto; se foi instrumental (fórceps) ou cesariana, perguntar por quê. Perguntar sobre o modo como o parto teve início (por exemplo, se foi espontâneo ou induzido), a duração do trabalho de parto, a analgesia e procedimentos realizados durante o parto (por exemplo, coleta do sangue fetal). Houve perda excessiva de sangue?

Criança: Pergunte sobre o sexo da criança, seu peso ao nascer e a pontuação Apgar, assim como sobre o pH do cordão (se colhido), e a forma de amamentação e seu resultado. Foi administrada vitamina K?

Antecedentes do puerpério até o momento: Pergunte sobre lóquios (volume, algum odor), se já evacuou, se urina normalmente ou sente dificuldade para fazê-lo, se houve perdas ou disúria. Pergunte à paciente se ela sente dor, particularmente no períneo.

Planos para o puerpério: Que método contraceptivo a paciente pretende utilizar? (o anticoncepcional à base de progesterona é adequado apenas para mães que estão amamentando; a pílula combinada pode ser iniciada nas semanas 4 a 6, se a paciente não estiver amamentando). Que tipo de ajuda a paciente terá em casa?

Antecedentes obstétricos: Embora esta investigação deva ser breve, é preciso perguntar à paciente sobre o número de partos anteriores e possíveis complicações pré-natais relevantes, tais como pré-eclâmpsia e diabetes.

Antecedentes sociais/pessoais: Considere as condições domésticas para o neonato.

Exame

Exame geral: Avaliar aparência, temperatura, pulso, pressão arterial, humor, possível anemia. Examinar também o tórax, as mamas, possível ferida ou punção venosa e pernas, se ocorrer febre ou taquicardia (Fig. 16.11).

Exame abdominal: Verificar se há involução uterina e apalpar a bexiga. Examinar o períneo se houver desconforto.

Pontuação Apgar			
Sinal	0	1	2
Freqüência cardíaca	Ausente	< 100	> 100
Esforço respiratório	Ausente	Fraco, irregular	Choro estridente
Tônus muscular	Ausente	Flexão límbica	Ativa
Cor	Totalmente azul/pálida	Extremidades azuis	Tudo rosa
Irritabilidade reflexa (chute estimulado)	Não responde	Caretas	Choro

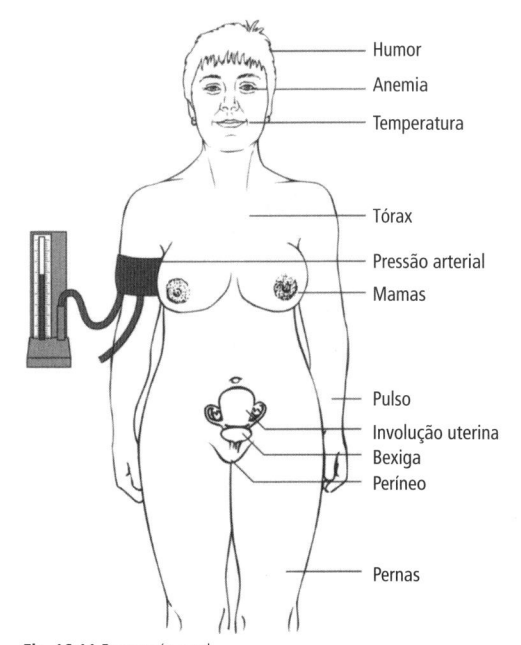

Total de pontos até 10, avaliados em 1 e 5 min
1 min Apgar indica necessidade de ressuscitação, mas tem pouco valor prognóstico
5 min Apgar equivale levemente com resultado neurológico subseqüente

Fig. 16.11 Exame pós-natal.

Exame

Exame geral: Avaliar aparência, temperatura, pulso, pressão arterial, humor, possível anemia. Examinar também o tórax, as mamas, possível ferida ou punção venosa e pernas, se ocorrer febre ou taquicardia (Fig. 16.11).

Exame abdominal: Verificar se há involução uterina e apalpar a bexiga. Examinar o períneo se houver desconforto.

Avaliação neonatal básica

Antecedentes: Rever os antecedentes familiares, a evolução antenatal, a conduta do trabalho de parto e o método de parto, e verificar se foi necessário fazer ressuscitação. Rever o peso e o comprimento ao nascimento, e o ganho/a perda de peso.

Exame: Examinar o neonato na presença da mãe. Despi-lo completamente. Manipular o bebê gentilmente e vesti-lo após o exame.

Apresentação dos antecedentes pós-natais

Resuma o trabalho de parto, o parto e as condições de saúde atuais do neonato:

A sra. X, com ... de idade teve um ... parto ... (se não for normal, esclarecer a indicação, isto é, há ...) *dias e deu à luz uma criança* ... (sexo) *pesando* ... *quilogramas, com Apgar de* ... *e* ... *o parto foi* ... (modo como o parto teve início) *em* ... *semanas de gestação e terminou em* ... *horas. Esta foi sua* ... *gravidez, a qual* ... (descrever maiores complicações). *Atualmente ela está* ... (breve avaliação de sua saúde: pressão arterial, anemia, involução uterina), *está* ... (amamentando ou dando mamadeira) *e planeja utilizar* ... *como método contraceptivo.*

Exemplo: A sra. X, com 32 anos de idade, teve uma dilatação de parto de segundo estágio prolongado por 2 dias e deu à luz uma menina pesando 3,7kg. O parto foi espontâneo, ocorreu após 40 semanas de gestação e durou 9 horas. Foi sua primeira gravidez e não houve complicações. Ela passa bem, está sem febre, sua pressão arterial é 120/80 e seu útero está bem contraído; ela está amamentando e planeja utilizar apenas pílula de progesterona.

Planos de conduta/liberação. Mencionar vacina anti-D e rubéola, se relevantes.

Exame neonatal

Geral:	Cor (palidez/icterícia/cianose), características (dismorfismo/evidência de trauma/sinais de nascença/qualquer anormalidade), postura, comportamento e movimentos para alimentação (anormais ou restritos), respiração
Medição:	Freqüência cardíaca. Temperatura, medidas da cabeça, peso
Exame:	Verificar reflexos primitivos (agarrar, de Moro, orofixação)
	Com o bebê inclinado, inspecionar o dorso e a coluna
	Coração, verificar todos os pulsos (por exemplo, atraso radiofemoral)
	Abdômen, genitália (testes não descendentes/hérnias/genitália ambígua), ânus
	Localizar e examinar deslocação congênita do quadril e pés tortos

Investigações: Bilirrubina no soro em caso de icterícia. 7º dia: Guthrie (fenilcetonúria, tireóide)

Resumo dos antecedentes obstétricos

Dados pessoais	Nome, idade, profissão, gestação, paridade	
Apresentação das queixas ou circunstâncias atuais		
Antecedentes da gravidez atual	Datas:	Data da última menstruação, duração do ciclo, calcular o dia provável do parto e verificar a gestação em curso
	Complicações:	Complicações específicas, internação
	Testes realizados:	Por exemplo: ultra-som, diagnóstico pré-natal, booking bloods
Antecedentes obstétricos	Gestações anteriores:	ano, gestação, tipo de parto, complicações, peso ao nascimento, complicações ante/intra/pós-parto
Antecedentes ginecológicos	Sangramento intermenstrual, sangramento pós-coital, último Papanicolaou, contracepção, subfertilidade	
Antecedentes clínicos	Cirurgias; doenças graves, em especial diabetes, hipertensão	
Revisão de sistemas		
Medicamentos		
Pessoal	Tabagismo e álcool	
Social	Relacionamento estável, situação financeira, moradia	
Alergias		
Na sua opinião, há mais alguma coisa que eu deva saber?		

Resumo do exame obstétrico

Geral	Aparência, peso, edema (exame completo), pressão arterial, exame de urina	
Abdômen	Inspecionar:	Tamanho, cicatrizes, movimentos fetais
	Apalpar:	Medir altura sínfese-fundo, posição e apresentação, volume do líquor, encaixe da apresentação no parto
	Ouvir:	Auscultar o coração fetal sobre o ombro anterior
Exame vaginal	Normalmente não indicado como exame antenatal	
Outras características	Se forem relevantes	

17 Cuidados Pré-natais

A gravidez e o nascimento da criança são eventos fisiológicos. A maioria das mulheres é saudável, e poucas precisam de intervenção cirúrgica. O principal objetivo dos cuidados pré-natais é identificar mães que precisam de atenção médica. Em alguns casos isso pode ser feito na consulta, mas a maioria das pacientes não dá sinais dos problemas que podem desenvolver durante a gravidez ou no trabalho de parto.

O resultado dos cuidados pré-natais e o reconhecimento de que poucas gestações precisam de intervenção cirúrgica têm-se refletido no Reino Unido, levando a mais partos normais e cuidados comunitários. O sistema de saúde hospitalar tem sido criticado por não dar continuidade à assistência e enfatizar procedimentos anormais. A pressão dos clientes fez com que o governo desse mais suporte aos cuidados comunitários e com que as mulheres tivessem liberdade para decidir quem seria responsável por seu tratamento e onde dariam à luz seus bebês. Em geral, tais decisões são tomadas no início da gravidez, mas, pelo fato de a maioria dos problemas não ser prevista por ocasião do registro, essas mulheres precisam ser constantemente reavaliadas ao longo da gravidez.

Os objetivos dos cuidados pré-natais são

1 Detectar e tratar distúrbios maternos preexistentes que possam afetar o produto da gravidez.
2 Prevenir ou detectar e tratar complicações maternas decorrentes da gravidez.
3 Prevenir ou detectar e tratar complicações fetais decorrentes da gravidez.
4 Detectar problemas fetais congênitos, se solicitado pela paciente.
5 Planejar o parto juntamente com a mãe, a fim de assegurar máxima segurança a ela e ao bebê, além de lhe proporcionar satisfação máxima.
6 Oferecer educação e aconselhamento em relação ao estilo de vida e às condições 'mínimas' de gravidez.

Cuidados de pré-concepção e aconselhamento

Muitos dos objetivos dos cuidados pré-natais poderiam ser alcançados antes da concepção. Em alguns casos as *gestações anteriores* foram traumáticas, e as implicações de outra gravidez podem ser discutidas. A *verificação da saúde* é mais eficaz se procedida antes da concepção e até esse momento problemas não detectados, como resultados anormais do Papanicolaou, podem ser tratados. Pode-se verificar com antecedência se existe possibilidade de a paciente contrair *rubéola* e imunizá-la antes da gravidez. A saúde de mulheres portadoras de doenças crônicas pode ser otimizada; o *controle de glicose em diabéticos* antes da concepção, por exemplo, reduz a incidência de malformações congênitas. A administração pré-concepção diária de 0,4mg de *ácido fólico* diminui o risco de ocorrerem defeitos no tubo neural (*Lancet* 1991; **338**: 132). Pode ser oferecido aconselhamento referente ao tabagismo e ao uso de drogas. A mulher deve ser incentivada a registrar *as datas da menstruação* para que o cálculo da gestação seja mais fácil.

Consulta de registro

A primeira visita ao médico costuma ser feita com aproximadamente 12 semanas de gestação. O maior objetivo dessa visita é o rastreamento de complicações que podem surgir durante a gravidez, o parto e o puerpério. O 'risco' é, portanto, avaliado com base nos antecedentes, no exame e na investigação, que são características da consulta de registro. Como será discutido no Capítulo 25, os benefícios dessa visita ainda são limitados. Decisões quanto ao tipo e à freqüência dos cuidados pré-natais, bem como ao parto propriamente dito, podem ser tomadas em conjunto com o casal, que, por sua vez, deve ser constantemente reavaliado ao longo da gestação. Ao mesmo tempo, deve-se verificar o desenvolvimento da gestação, discutir o rastreamento pré-natal mais adequado e proceder a um check-up na instituição de saúde.

Antecedentes

Idade. Em mulheres com menos de 17 anos de idade e mais de 35 existe maior risco de complicações obstétricas e clínicas durante a gravidez. Trissomias cromossômicas são mais comuns com o aumento da idade materna.

Antecedentes da gravidez em curso. A precisão da data da última menstruação é verificada, e a gestação é estimada com base na duração do ciclo. Pode-se identificar a necessidade de realizar um ultra-som.

Antecedentes obstétricos. Há vários distúrbios obstétricos pouco significantes, mas recorrentes. Isso inclui parto prematuro, pequenos para a idade gestacional e restrição do crescimento fetal, feto morto, hemorragia anteparto e pós-parto, algumas anomalias congênitas, doença de Rhesus, pré-eclâmpsia e diabetes gestacional. Em mulheres com antecedentes de trabalho de parto prematuro deve-se considerar a circlagem cervical ou ultra-som cervical e rastreamento para verificação de vaginose bacteriana. O *tipo de parto* escolhido nas gestações anteriores afetará a gestação em curso: quando o parto anterior foi uma cesariana, tenta-se realizar um parto vaginal; entretanto, no Reino Unido, quando a paciente já sofreu mais de uma cesariana, esse é o tipo de escolha.

Antecedentes ginecológicos. Antecedentes de subfertilidade aumentam o risco perinatal; se tiverem sido utilizados medicamentos para fertilidade ou concepção assistida, a probabilidade de ocorrer uma gravidez múltipla também aumenta. Mulheres que sofreram cirurgia uterina anterior (por exemplo, miomectomia) sempre dão à luz seus bebês por cesariana. Verificam-se antecedentes de Papanicolaou.

Antecedentes pessoais. Mulheres com antecedentes de hipertensão, diabetes, doença auto-imune, hemoglobinopatia, doença tromboembólica, doença cardíaca ou renal ou outra doença grave fazem parte de um grupo de alto risco quanto a problemas de gravidez e geralmente necessitam dos cuidados de um especialista.

Medicamentos. Os medicamentos de uso contraindicado na gravidez devem ser substituídos por medicamentos considerados seguros. Isso deve ser feito em uma visita de aconselhamento pré-concepcional.

Antecedentes familiares. O diabetes gestacional é mais comum quando um parente de primeiro grau é diabético. Hipertensão, doença tromboembólica, doença auto-imune e pré-eclâmpsia também são hereditárias.

Antecedentes pessoais/sociais. Investigam-se tabagismo, alcoolismo e abuso de drogas.

Exame

O *estado geral de saúde* e o estado nutricional da paciente são avaliados: o diabetes gestacional é mais comum em mulheres que pesam > 100kg; a distocia no parto é mais comum em mulheres < 150cm de altura. A pressão arterial no estado basal permite comparação quando a hipertensão ocorre na gravidez tardia. Em casos de hipertensão preexistente, o risco de pré-eclâmpsia subseqüente aumenta. Doenças incidentais, tais como carcinoma de mama, podem ocasionalmente ser detectadas.

Antes do terceiro trimestre o *exame abdominal* é limitado. Como o útero é palpável (12 a 14 semanas), o coração cardíaco pode ser auscultado por meio de um monitor eletrônico. Um útero palpável antes de 12 semanas de gestação sugere gravidez múltipla. O exame vaginal de rotina e a avaliação clínica da capacidade pélvica não são adequadas nesta fase. Em geral, se a paciente não fez um Papanicolaou nos últimos 3 anos, ele é realizado na fase pós-natal.

Agendando consultas de investigação

Ultra-som

Se for realizado entre 7 e 14 semanas, o ultra-som confirmará a gestação e a viabilidade do feto, proporcionará à paciente uma segurança considerável e diagnosticará uma gravidez múltipla (*Cochrane* 2000: CD000182). Após 11 semanas de gestação, esse método também pode ser utilizado para fazer o rastreamento de anormalidades cromossômicas: translucência nucal, preferencialmente aliada a níveis sanguíneos de subunidade beta da gonadotrofina coriônica humana (β-HCG) e proteína plasmática A (PAPPA) associada à gestação. O ultra-som precoce não é rotina em todos os hospitais.

Testes sanguíneos

O *hemograma completo* identifica anemia preexistente.
Os *anticorpos do soro* (por exemplo, anti-D) identificam riscos de isoimunização intra-uterina.
Os *níveis de glicose no sangue*, particularmente se o sangue for colhido em jejum e após o jantar, ajudam a identificar o diabetes preexistente e o diabetes gestacional.
Os *testes sanguíneos para sífilis* ainda são rotinas de implicações graves para o feto.
A *imunidade à rubéola* é verificada: se a vacinação for necessária, ela será oferecida após o parto.
São oferecidos aconselhamento e rastreamento para o *vírus da imunodeficiência humana* e o vírus da *hepatite B*.
A *eletroforese de hemoglobina* é realizada em mulheres com risco de apresentar *anemia falciforme* ou *talassemia*. A anemia falciforme é comum em mulheres afro-caribenhas, e a talassemia, em mulheres do Mediterrâneo e da Ásia. O parceiro pode ser avaliado se a mulher for portadora da doença, para identificar mulheres que necessitam de diagnóstico pré-natal.

Outros testes

Rastreamento para infecções que levem a parto prematuro (por exemplo, *Chlamydia*, vaginose bacteriana) pode ser realizado nesta fase.
Microscopia da urina e cultura são realizadas porque a bacteriúria assintomática na gravidez normalmente (20%) leva à pielonefrite.
Análise da urina para verificação de *glicose*, *proteína* e *nitritos* para diabetes oculto, doença renal e infecção, respectivamente.

Registros de investigações

Cultura de urina
Hemograma completo
Rastreamento de anticorpos
Glicose
Testes sorológicos para sífilis
Imunogloblina G rubéola
Vírus da imunodeficiência humana e hepatite B
Ultra-som
Rastreamento para anormalidades cromossômicas
Considerar: Eletroforese de hemoglobina, raspados cervical/vaginal

---

Promoção de saúde e aconselhamento
Geral

Medicamentos são geralmente evitados no primeiro trimestre de gestação, mas a teratogenicidade é rara. A *dieta* deve ser balanceada, prevendo a ingestão diária de aproximadamente 2.500 calorias. Deve-se manter um suplemento de *ácido fólico*, a 0,4mg diários, durante pelo menos 12 semanas. É necessário administrar também um suplemento de *vitamina D* a mulheres que se expõem pouco à luz solar (como as mulheres asiáticas, por exemplo). O suplemento de ferro não é mais rotina. É aconselhável realizar um *check-up dentário*. *Exercícios* na gravidez são aconselháveis: a natação é ideal. Muitas mulheres têm dúvidas quanto a *viajar* nessa fase: a maioria das empresas aéreas transporta mulheres grávidas com < 34-36 semanas de gestação. Os riscos de tromboembolismo venoso podem ser reduzidos por meio de hidratação adequada, mas, se houver fatores de risco adicionais, pode ser utilizada aspirina em baixa dosagem. O *coito* não é contra-indicado na gravidez, exceto quando se sabe que a placenta é prévia ou quando ocorre rompimento das membranas. No Reino Unido, o pagamento de maternidades legalizadas é de até 26 semanas: em 90% de ganhos médios por 6 semanas e então uma taxa menor por mais 20 semanas.

Álcool

É permitido, no máximo, um drinque por dia. Entretanto, não há relato de risco decorrente do consumo de < 15 unidades de álcool por semana. Altas doses podem diminuir o peso ao nascimento, e o consumo de mais de 20 unidades pode afetar a inteligência da criança, causando síndrome fetal do álcool, caracterizada pela restrição do crescimento e por anormalidades neurológicas.

Tabagismo
Reduz a fertilidade e está associado a aumento do risco de abortos, descolamento da placenta, parto prematuro, restrição do crescimento e mortalidade perinatal.

Abuso de drogas
Está associado ao parto prematuro e ao aumento da mortalidade perinatal, assim como à dependência de drogas no neonato.

Preparação para o nascimento
Aulas pré-natais são ideais para orientar a mulher e seu parceiro sobre a gravidez e o parto. O conhecimento e o entendimento ajudam a aliviar o medo e a dor, permitindo que as mulheres tenham maior controle e possam opinar sobre o atendimento pré e intraparto. Além disso, são ensinadas técnicas intraparto de postura, respiração e para empurrar (Fig. 17.1).

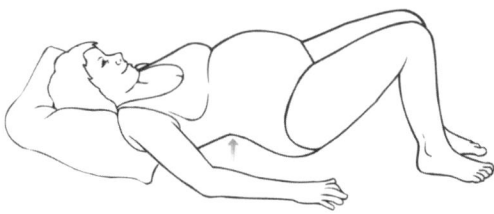

Fig. 17.1 Inclinação da barriga em classes pré-natais.

Planejando os cuidados na gravidez
Ao final da consulta de registro, o médico ou a parteira pode aconselhar a mulher quanto ao tipo mais apropriado de assistência pré-natal, e um plano para freqüência de visitas, supervisão extra ou intervenção. As mulheres podem escolher entre dois tipos de assistência:
Assistência médico/parteira: As visitas são alternadas entre o médico generalista, ou a parteira, e o obstetra, o qual pode visitar as pacientes 'de alto risco'.
Assistência comunitária: Uma equipe central de parteiras é responsável por toda a assistência pré e intraparto, e geralmente há um médico para o período pré-parto. O parto pode ser realizado fora do hospital.

Rastreamento para gestantes idosas

Ultra-som para anormalidades estruturais
É comum o médico marcar um ultra-som por volta da 20ª semana. Esse rastreamento permite a detecção da maioria das anomalias fetais estruturais, embora, de acordo com relatos, o índice de sucesso varie muito.

Rastreamento por ultra-som para avaliação de riscos
O *Doppler de artérias uterinas* pode ser utilizado como teste de rastreamento para restrição do crescimento uterino e pré-eclâmpsia na 23ª semana de gestação (*Ultrasound Obstet Gynecol* 2001; **18**: 441). Esse teste ainda não é considerado perfeito, é caro e não rotineiro, mas é mais efetivo na predição de complicações mais sérias na gravidez do que os antecedentes clínicos ou obstétricos. Isso pode torná-lo custo-efetivo em comparação ao sistema atual, e, no futuro, provavelmente será rotina na avaliação do risco de gravidez.

Assistência pré-natal continuada

Freqüência de visitas pré-natais

A mulher é vista em intervalos decrescentes, porque as complicações são mais comuns no final da gravidez. A freqüência com que ela é visitada depende da probabilidade de haver complicações em sua saúde e na do feto, como avaliado em visitas subseqüentes. O National Institute of Health and Clinical Execellence recomenda o agendamento de uma consulta pré-natal (Fig. 17.2) (www.rcog.org.uk). Isso é o mínimo a ser conduzido em mulheres nulíparas para detectar pré-eclâmpsia. Visitas mais freqüentes são adequadas para várias gestações de 'alto risco'. Assistência menos intensiva é adequada para pacientes multíparas com gestação normal, mas é sempre considerada menos aceitável pelas mulheres e pelos serviços de assistência à saúde.

Conduta e visitas pré-natais

Em cada visita, os antecedentes são brevemente revistos. Pergunta-se sobre a saúde física e a saúde mental da mulher. Também são revistos os movimentos fetais. Normalmente a paciente é pesada, embora isso seja de pouca utilidade, a menos que sejam detectados edemas gerais. A pressão arterial é medida, e verifica-se a urina quanto a proteínas, glicose, leucócitos e nitritos. A cultura de urina é realizada quando são encontrados nitritos. O abdômen é examinado normalmente.

Fig. 17.2 Assistência pré-natal básica em mulheres nulíparas.

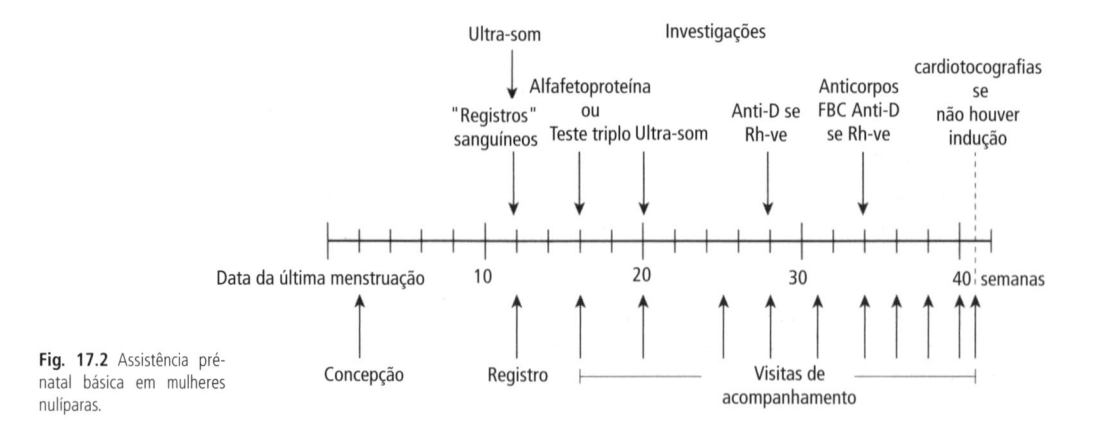

Antes de 26 semanas, a pressão arterial, a urina e o peso gravídico são verificados. Medições em série da altura uterina podem ser representadas graficamente (*Obstet Gynecol* 1999; **94**: 591) para identificar melhor o bebê que é patologicamente pequeno e deve ser avaliado por meio de ultra-som.

Ao final das vistas das semanas 28 a 36, a pressão arterial, o exame de urina e a altura do fundo do útero são os dados mais importantes. A apresentação é variável e menos importante. O Anti-D é administrado a mulheres Rh negativo nas semanas 28 e 34 (*Cochrane* 2000: CD000020).

Nas visitas das semanas 36 a 40, a posição, a apresentação e o encaixe da parte mais evidente também são determinados (Fig. 17.3). O exame pélvico é inadequado, a menos que a indução de parto seja considerada ou que haja suspeita de obstrução (e que a placenta prévia seja excluída).

Na semana 41, se a indução do parto não for realizada, é indicada uma supervisão minuciosa. Deve ser realizado descolamento de membranas por meio de toque vaginal.

Conduta de visitas pré-natais	
Antecedentes:	Saúde física e saúde mental Movimentos fetais
Exame:	Pressão arterial e exame de urina Altura do fundo uterino–sínfise púbica Posição e apresentação do feto Encaixe da parte evidente Ausculta do coração fetal

Investigações pré-natais adicionais

Geralmente a investigação de HC e de anticorpos é repetida em 34 semanas. O ultra-som não é repetido rotineiramente (*Cochrane* 2000: CD001451), a menos que seja clinicamente indicado ou que estejam presentes fatores de risco obstétricos. Outros testes são realizados apenas quando clinicamente indicados.

Condições 'secundárias' de gravidez

A *coceira* é um sintoma comum na gravidez. As escleróticas são verificadas quanto à icterícia, e testes de função hepática e ácidos biliares são avaliados. Embora raras, as complicações do fígado na gravidez sempre se apresentam acompanhados de coceira.

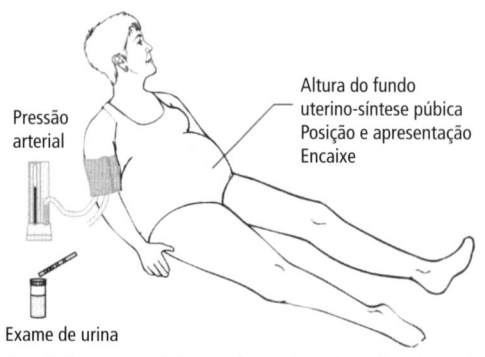

Fig. 17.3 Exame obstétrico em visitas pré-natais no final do terceiro trimestre.

A *disfunção da sínfese púbica* é comum (*Eur J Obstet Gynecol Reprod Biol* 2002; **105**: 143) e causa graus variados de desconforto nas juntas púbicas e sacroilíacas. Podem ser utilizados fisioterapia, coletes, analgésicos e até mesmo muletas. É necessário ter cuidado à abdução da perna. Essa disfunção é comum, mas nem sempre desaparece após o parto.

Até certo grau, a *dor abdominal* é universal na gravidez; é geralmente benigna e inexplicada. Entretanto, problemas clínicos e cirúrgicos não são menos comuns na gravidez, e podem ter um prognóstico pior, particularmente a apendicite e a pancreatite. Infecções do trato urinário e miomas podem causar dor na gravidez.

A *azia afeta* 70% das pacientes e é mais acentuada quando a mulher se encontra em supino. Travesseiros extras são úteis; antiácidos não são contra-indicados. A pré-eclâmpsia pode se apresentar com dor epigástrica.

A *dor nas costas* é quase universal e pode causar dor ciática. Na maioria dos casos ela desaparece após o parto. Fisioterapia, aconselhamento sobre postura e movimentos corretos ao se levantar, colchão firme e coletes podem ser úteis.

A *constipação* é comum e freqüentemente exacerbada, em decorrência da ingestão de ferro. A ingestão de altas quantidades de fibras é necessária. Quando isso não funciona, são utilizados agentes para aumentar o volume e amolecedores de fezes.

Edemas nos tornozelos são comuns, pioram próximo ao final da gravidez e são sinais não confiáveis de pré-eclâmpsia. Entretanto, o súbito aumento do edema justifica uma avaliação cuidadosa e o monitoramento da pressão arterial, além de exame de urina: se estiver associado a pré-eclâmpsia, o sacro, os dedos e até mesmo a face serão afetados. Um edema benigno pode ser minimizado se a paciente dormir com as pernas para cima à noite; não devem ser administrados diuréticos.

Câimbras nas pernas afetam 30% das mulheres. De modo geral, os tratamentos não são comprovados, mas pode-se administrar, com segurança, comprimidos de cloreto de sódio, sais de cálcio ou quinino.

A *síndrome do túnel do carpo* deve-se à retenção de fluidos, os quais comprimem o nervo médio. É raramente grave e, em geral, trata-se de uma condição temporária. Colocar uma tala nos punhos pode ajudar.

Vaginite decorrente de candidíase é comum na gravidez e mais difícil de tratar. Nesse caso, ocorrem apenas coceira e um corrimento branco-acinzentado associado a escoriação. Supositórios vaginais de imidazólicos (por exemplo, clotrimazol) são utilizados em casos de infecção sintomática.

O cansaço é quase universal e freqüentemente atribuído de modo incorreto à anemia.

Leituras complementares

Carroli G, Villar J, Piaggio G *et al*. WHO Antenatal Care Trial Research Group. WHO systematic review of randomised controlled trials of routine antenatal care. *Lancet* 2001; **357**: 1565-70.

Villar J, Carroli G, Khan-Neelofur D, Piaggio G, Gulmezoglu M. Patterns of routine antenatal care for low-risk pregnancy. *Cochrane Database System Review (Online: Update Software)* 2001; **4**: CD000934.

www.rcog.org.uk/resources/Public/antenatal_Care.pdf

Anexo: alterações fisiológicas na gravidez	
Ganho de peso	10-15kg
Trato genital	Aumento do peso do útero de 50 a 1.000g Hipertrofia muscular, aumento do fluxo sanguíneo e contratilidade Enfraquecimento do colo, que pode começar a se retrair no final do terceiro trimestre
Sangue	Volume de sangue: aumento de 50% Massa de hemácias: aumento Hemoglobina: diminuição (limite inferior normal 10,5g/dL) Aumento na contagem de leucócitos
Sistema cardio-vascular	Rendimento cardíaco: aumento de 40% Resistência periférica: redução de 50% Pressão arterial: pequena queda no meio da gravidez
Pulmões	Volume inspiratório: aumento de 40% Freqüência respiratória: nenhuma alteração
Outros	Fluxo sanguíneo renal: aumento de 40% na taxa de filtração glomerular, portanto, diminuição de creatinina/uréia Diminuição da motilidade intestinal: retardo no esvaziamento gástrico/constipação Aumento da tireóide

18 Anormalidades Congênitas e Seu Rastreamento

As anormalidades congênitas afetam 2% das gestações (1% maiores). Incluem *deformidades estruturais* (como a hérnia diafragmática), *anormalidades cromossômicas* (mais comumente trissomias, como a síndrome de Down) ou *doenças hereditárias* (por exemplo, fibrose cística), ou são o resultado de *infecção intra-uterina* (como a rubéola) ou da *exposição a drogas* (por exemplo, antiepiléticos).

Essas anormalidades são responsáveis por aproximadamente 25% das mortes perinatais e constituem a maior causa de incapacidade na vida adulta. A identificação pré-natal de tais anormalidades é importante para alertar os pais, para permitir que o parto seja feito em local e momento adequados, para preparar serviços neonatais e, em caso de incapacidades graves intratáveis, para permitir que os pais interrompam a gravidez se assim o desejarem. As atitudes dos pais variam de acordo com a idade, a religião e os costumes sociais: o aconselhamento deve ser feito de modo não-diretivo e deve permitir que os pais tomem uma decisão informada sobre o rastreamento ou teste diagnóstico. Isso é parte essencial da consulta de registro.

A diferença entre rastreamento e teste diagnóstico

O *rastreamento* está disponível para todas as mulheres e fornece o valor do risco de o feto ser afetado por determinado distúrbio. Nesse caso, a paciente 'de alto risco' pode se submeter a um teste diagnóstico. O resultado pode ser, por exemplo: 'O risco de síndrome de Down nesta gravidez é de 1 em 50'.

O *teste diagnóstico* é realizado em pacientes de 'alto risco' para confirmar ou refutar a possibilidade, por exemplo, 'Este feto não tem síndrome de Down'.

Critérios para rastreamento e teste diagnóstico

O *rastreamento* deve ser barato e estar sempre disponível; deve ser altamente sensível (isto é, não deixar de diagnosticar indivíduos afetados) e específico (ou seja, não apresentar muitos falso-positivos), além de seguro e não-invasivo. Deve também ser um teste diagnóstico aceitável para o distúrbio que está sendo investigado.

O *teste diagnóstico* deve ser altamente sensível e seguro. Além disso, as implicações de ser afetado pelo distúrbio devem ser graves o suficiente para justificar um teste freqüentemente invasivo.

Métodos de testes pré-natais

Teste do sangue materno

Como rastreamento: A alfafetoproteína (α-FP) é um produto do fígado do feto. Quando o feto tem um defeito de fechamento do tubo neural, os níveis maternos aumentam: isso pode ser confirmado ou refutado por ultra-som após 16 semanas. Níveis aumentados na ausência de defeitos do tubo neural indicam alto risco de complicações no terceiro trimestre, permitindo assistência para alto risco (veja Capítulo 25).

Os níveis de vários marcadores sanguíneos são alterados no sangue materno onde um feto é afetado pela síndrome de Down. Entre eles podemos mencionar a β-HCG, a proteína plasmática A associada à gestação, a α-FP, o estriol e a inibina A. O teste triplo, teste sanguíneo realizado em 15 semanas, utiliza α-FP, β-HCG e estriol. Hoje existem muitos testes diferentes que utilizam uma combinação de marcadores, e alguns deles podem ser realizados em torno de 10 semanas. Os melhores testes de rastreamento utilizam uma combinação de marcadores sanguíneos e de ultra-som.

Anormalidades Congênitas e Seu Rastreamento

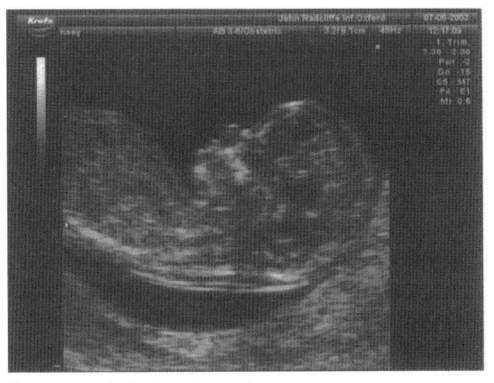

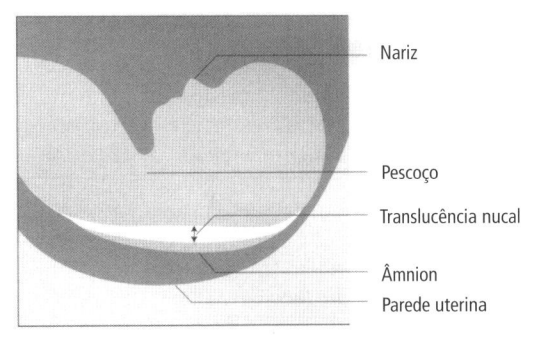

Fig. 18.1 Translucência nucal normal.

Como teste diagnóstico: É provável que o diagnóstico pré-natal feito a partir de algumas células fetais presentes na circulação materna revolucione os diagnósticos pré-natais no futuro.

Ultra-som

Para confirmar datas: O ultra-som é utilizado para confirmar a gestação e excluir gravidez múltipla.

Como teste diagnóstico: Algumas anormalidades estruturais são claras no ultra-som feito antes de 14 semanas (como anencefalia; veja Fig. 18.4), mas a maioria é mais bem visualizada em 20 semanas.

Sempre é possível fazer o diagnóstico pré-natal de várias anormalidades, tais como pés juntos ou defeitos cardíacos, embora na prática muitas dessas anormalidades passem despercebidas. Poliidrâmnio pode ser decorrente de anormalidade fetal, particularmente do trato gastrintestinal, e justifica vários exames de ultra-som em gravidez tardia.

Como um teste de rastreamento para anormalidades: A medição de translucência nucal (o espaço entre a pele e o tecido mole que cobre a espinha cervical) entre 11 e 14 semanas é um teste de rastreamento para trissomias (Fig. 18.1). A presença ou a extensão do osso nasal também pode ser utilizada nessa gestação (*Lancet* 2001; **358**: 1655) e posteriormente. Além disso, 50% dos fetos com trissomia apresentam anormalidades estruturais, as quais são visíveis no ultra-som de 20 semanas. A identificação de anormalidades estruturais aumenta o risco de trissomias e pode induzir à realização de amniocentese.

Como auxiliar nos outros testes de diagnóstico: A amniocentese e a amostragem de vilosidades coriônicas são realizadas sob orientação do ultra-som.

Amniocentese

Teste diagnóstico que envolve a remoção, sob orientação do ultra-som, do líquido amniótico com auxílio de uma agulha fina (Fig. 18.2). É realizado após 15 semanas de gestação, mas pode ser feito mais tarde. Ele permite o diagnóstico pré-natal de anormalidades cromossômicas e distúrbios herdados, como anemia falciforme, talassemia e fibrose cística. O risco de aborto é aumentado em 1% (*Lancet* 1986; **1**: 1287).

Biópsia de vilo coriônico

Este teste diagnóstico envolve a biópsia do trofoblasto, passando uma pequena agulha através da parede abdominal ou do colo e dentro da placenta, após 11 semanas (*Cochrane* 2000: CD000077). O resultado do teste é obtido mais rapidamente do que na amniocentese e permite a identificação de um feto anormal em uma época em que o aborto, se necessário, pode ser realizado sob anestesia geral. A taxa de aborto é ligeiramente mais alta do que após a amniocentese, porque esta é realizada mais cedo, quando o aborto espontâneo é mais comum. É utilizada para diagnosticar problemas cromossômicos e condições autossômicas dominantes e recessivas.

Ao lado da amniocentese e da biópsia de vilo coriônico, a hibridização por fluorescência *in situ* e a reação em cadeia da polimerase podem ser utilizadas para diagnosticar as anormalidades mais comuns em menos de 48 horas.

Diagnóstico genético pré-implantação

A fertilização *in vitro* permite a remoção de células de um embrião em desenvolvimento para análise genética antes de ele ser transferido para o útero (*Hum Reprod* 2003; **18**: 465). Isso permite a seleção e, portanto, a implantação apenas de embriões que não serão afetados pelo distúrbio que está sendo testado. A técnica é cara e envolve dilemas éticos, mas tem sido utilizada no diagnóstico pré-natal de distúrbios ligados ao sexo, a trissomias e a condições autossômicas dominantes e recessivas. Requer fertilização *in vitro* mesmo em casais férteis.

Anomalias cromossômicas

Afetam 6 em cada 1.000 nascidos com vida, mas ainda são a principal causa (60%) dos abortos espontâneos isolados. Na maioria são trissomias.

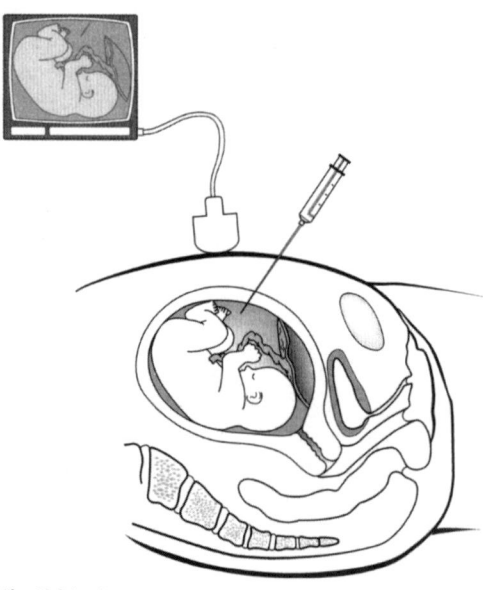

Fig. 18.2 Amniocentese.

Síndrome de Down

A trissomia do 21 é a anormalidade cromossômica mais comum entre os nascimentos com vida. Geralmente resulta de um defeito ocorrido durante na divisão aleatória na meiose, embora por vezes (6%) seja decorrente de uma translocação cromossômica balanceada nos pais. É mais comum em mães mais velhas (Fig. 18.3). A criança afetada apresenta retardo mental, feições características e sempre (50%) doença cardíaca congênita. Outras anomalias estruturais também podem estar presentes.

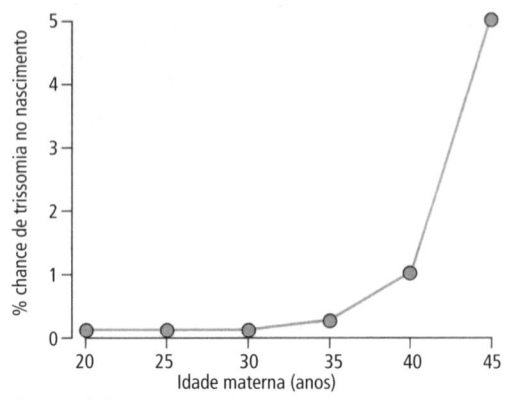

Fig. 18.3 Idade materna e risco de trissomias.

Outras anomalias cromossômicas

A *trissomia do 18* e a *trissomia do 13* estão associadas a defeitos estruturais maiores e, portanto, são geralmente diagnosticadas após o exame de ultra-som ter identificado as anormalidades características. Elas são mais comuns em mães mais velhas. Os fetos afetados morrem dentro do *útero* ou logo após o nascimento. As anormalidades dos cromossomos sexuais incluem a *síndrome de Klinefelter* (47 XXY). Os fetos do sexo masculino possuem intelecto normal, testículos pequenos e são estéreis. Na síndrome de Turner (um único cromossomo X: X0), os indivíduos afetados são do sexo feminino, mas apresentam intelecto normal.

Fatores de risco para síndrome de Down	
Antecedentes	Idade materna avançada
	Bebê previamente afetado (risco aumentado em 1%)
	Translocação balanceada nos pais (raras)
Ultra-som	Translucência nucal aumentada
	Algumas anormalidades estruturais
	Osso nasal curto ou ausente
Testes sanguíneos	Vide texto

Rastreamento e diagnóstico de anormalidades cromossômicas

Amniocentese e biópsia de vilo coriônico são testes diagnósticos para anormalidades cromossômicas. Tradicionalmente, têm sido propostos a mulheres com mais de 35 anos de idade. Entretanto, mulheres mais jovens têm mais bebês e, portanto, a despeito do baixo risco individual, são responsáveis por cerca de 70% das gestações que resultam em síndrome de Down.

Isso passaria despercebido sem um programa de rastreamento para todas as mulheres que autorizassem.
Tanto os testes sanguíneos como o ultra-som podem ser utilizados como testes de rastreamento. O mais efetivo, entretanto, envolve uma combinação. Se os fatores de risco forem independentes, podem ser 'integrados', levando-se em consideração os resultados de vários testes de rastreamento para chegar a um único número de risco. A modalidade mais efetiva no uso rotineiro é a combinação da idade materna com os testes sanguíneos e a varredura da translucência nucal entre 11 e 14 semanas. Ela irá detectar aproximadamente 90% de bebês com síndrome de Down com 5% de falso-positivos (*Ultrasound Obstet Gynecol* 2002; **20**: 219).
Projeções teóricas sugerem que incorporar a presença ou a ausência de osso nasal, testes sanguíneos em 15 semanas e até mesmo marcadores no exame na 20ª semana, irá melhorar tanto a sensibilidade como a taxa de falso-positivos consideravelmente.

Anormalidades estruturais

Defeitos de fechamento do tubo neural

Resultam de uma falha no fechamento do tubo neural. O tecido neural é exposto a vários graus e pode degenerar. Menos de 1 em cada 200 gestações é afetada, e a incidência diminui. A gravidade do defeito depende do local e do grau. Os exemplos mais conhecidos são *espinha bífida* e *anencefalia* (Fig. 18.4): no primeiro, grave incapacidade é comum; o último é incompatível com a vida. O suplemento diário de ácido fólico durante o pré-natal (0,4mg) reduz a incidência de defeitos e deve ser administrado a todas as mulheres grávidas. Os defeitos do tubo neural recorrem em 1 entre 10 gestações, mas esse risco é bastante reduzido com a administração de altas doses de ácido fólico (4mg).

Rastreamento e diagnóstico dos defeitos de fechamento do tubo neural
Os níveis de alfafetoproteína são elevados nas gestações afetadas por esse defeito, e têm sido utilizados como testes de rastreamento. O uso quase rotineiro do ultra-som na 20ª semana, o qual pode diagnosticar defeitos do tubo neural com uma sensibilidade de > 95%, tem resultado em rastreamentos efetivos.

Anomalias cardíacas

Ocorrem em 0,8% das gestações e são mais comuns em mulheres com doenças cardíacas, diabetes e quando gerações anteriores foram

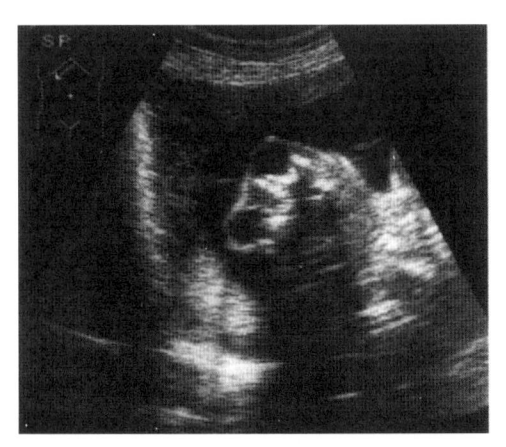

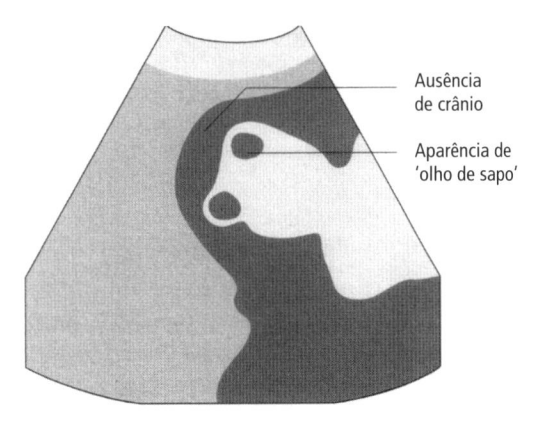

Fig. 18.4 Defeitos de fechamento do tubo neural: anencefalia.

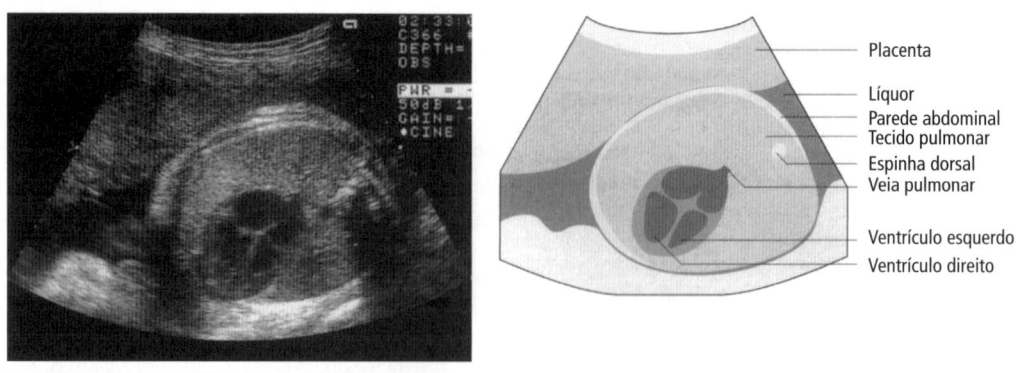

Fig. 18.5 Coração normal: visão transversa do tórax.

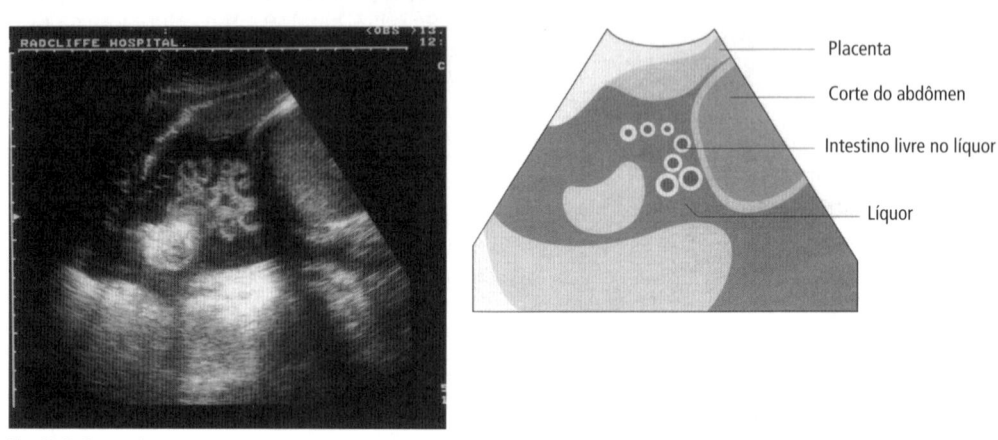

Fig. 18.6 Gastroquise.

afetadas (risco de recorrência geral de 3%). A maioria não é letal; outros casos podem ser corrigidos com cirurgia após o nascimento. Os mais comuns são os defeitos no septo ventricular. O ultra-som pode ser utilizado para detectar e diagnosticar doenças cardíacas pré-natais com bastante precisão, mas, na prática, menos de um terço dos casos é diagnosticado no pré-natal (Fig. 18.5). Particularmente onde outras anormalidades coexistem, e com certas anormalidades, o risco de anormalidades cromossômicas é aumentado.

Outras anormalidades estruturais

Poliidrâmnio (fluido amniótico excessivo) é comum com muitas anormalidades. *Onfalocele* é caracterizada pela extrusão do conteúdo abdominal em um saco peritoneal. Cinqüenta por cento das crianças afetadas têm um problema cromossômico, e nesses casos é oferecida uma amniocentese. *Gastroquise* (Fig. 18.6) é caracterizada por alças livres do intestino na cavidade amniótica e está raramente associada com defeitos cromossômicos. As *hérnias diafragmáticas* ocorrem quando o conteúdo abdominal hernia para o tórax. Muitos neonatos morrem devido a anomalias associadas ou a hipoplasia pulmonar. Esses distúrbios são visíveis no ultra-som na 20ª semana e podem ser vistos antes de 12 semanas.

Hidropisia fetal

Ocorre quando um fluido se acumula em áreas extravasculares do feto. Ocorre em 1 entre 500 gestações, e, por causa de sua alta mortalidade, é mais rara em gravidez tardia. Pode ser 'imune', em associação com anemia e hemólise resultantes de anticorpos, incluindo doença de Rhesus. Ou pode ser 'não-imune', secundária a outra causa. Há cinco categorias principais de hidropisias não-imunes. *Anormalidades cromossômicas*, tais como a trissomia do 21, são mais comuns em gravidez precoce. Muitas *anormalidades estruturais* (como a hérnia diafragmática) podem causar hidropisia; sua presença geralmente piora o prognóstico fetal. *Anormalidades cardíacas* congênitas ou arritmias podem estar presentes. Insuficiência cardíaca devida a *anemia* (como a infecção por parvovírus), hemorragia feto-materna ou talassemia alfafetal maior também podem ser responsáveis pelo quadro. A hidropisia ocorre em gêmeos monocoriônicos, em associação com a síndrome de transfusão feto-fetal.

A *investigação* envolve avaliação criteriosa por ultra-som, incluindo um exame cardíaco especializado e a avaliação da artéria cerebral média. O sangue materno é colhido para teste de Kleihauer e imunoglobulina M parvovírus. Uma amostra de sangue fetal também pode revelar anemia: a amostra ou a amniocentese é realizada para cariotipagem. O tratamento e o prognóstico dependem da causa.

Anormalidades gênicas

Condições autossômicas dominantes (por exemplo neurofibromatose) afetam 1 em cada 150 nascidos vivos. Caso um dos pais seja afetado, há 50% de chance de passar a condição adiante.

Genes recessivos autossômicos (como fibrose cística ou anemia falciforme) têm diferentes prevalências em diferentes populações. Se ambos os pais são portadores, o neonato tem 1 chance em 4 de ser afetado pela doença, enquanto metade dos neonatos será portadora. A detecção da situação da portadora para a maioria dos genes de fibrose cística para hemoglobinopatias é possível. Os parceiros de mulheres que têm ou que são portadoras de doença recessivamente hereditária podem ser testados para que se verifique se eles também são portadores. Então o diagnóstico pré-natal, geralmente com biópsia do vilo coriônico, pode ser oferecido.

Leituras complementares

Bui, TH, Blennow E, Nordenskjold M. Prenatal diagnosis: molecular genetics and cytogenetics. *Best Practice & Research. Clinical Obstetrics & Gynaecology* 2002; **16**(5): 629-43.

Gilbert RE, Augood C, Gupta R *et al*. Screening for Down's syndrome: effects, safety, and cost effectiveness of first and second trimester strategies. *BMJ* 2001; **323**: 423-5.

Snijders R, Smith E. The role of fetal nuchal translucency in prenatal screening. *Current Opinion in Obstetrics & Gynecology* 2002; **14**(6): 577-85.

www.fetalmedicine.com

Resumo de ultra-som 2

Definição		ondas de som de 3,5–7,0 MHz passam pelo corpo; a intensidade da deflecção de diferentes tecidos depende de sua densidade: isso pode ser representado de forma bidimensional
Ginecologia		Avaliação da massa pélvica e anatomia pélvica normal. 'Rastreamento do folículo' na indução da ovulação. Avaliação da cavidade endometrial em sangramento menstrual anormal
Obstetrícia	Primeiro trimestre:	Na exclusão de gravidez ectópica, avaliação de viabilidade de gravidez, detecção de restos ovulares após aborto Estimativa de idade gestacional (como o comprimento cabeça–nádegas em 7-14 semanas) Detecção de gravidez múltipla e determinação de corionicidade Rastreamento para anormalidades cromossômicas (translucência nucal)
	Segundo trimestre:	Diagnóstico de anormalidades estruturais Rastreamento de anormalidades cromossômicas É de auxílio outra técnica diagnóstica (como amniocentese) ou terapêutica (como transfusão) Doppler para avaliação fetal ou de artérias uterinas
	Terceiro trimestre:	Avaliação do crescimento fetal Como parte do perfil biofísico para o bem-estar fetal Diagnóstico da placenta prévia Determinar apresentação em casos difíceis Doppler para avaliação fetal
	Benefícios:	Diagnóstico de Aids em ginecologia e primeiro trimestre Confiança materna, rastreamento de anormalidades Redução de mortalidade perinatal em gravidez de alto risco Benefício em gravidez de baixo risco, principalmente melhor diagnóstico de anormalidades
	Segurança:	Extremamente seguro. Possivelmente com pequeno aumento quando o operador é inexperiente ou a criança é de baixo peso para a idade gestacional

Resumo de rastreamento pré-natal e diagnóstico de anormalidades congênitas

Registro	Todas as consultas a respeito de opções de diagnóstico pré-natal Verificar imunidade à rubéola para identificar a necessidade de imunização pós-natal Verificar hepatite B para permitir a administração de imunoglobulina ao neonato Verificar infecções de sífilis e estado HIV Organizar aconselhamento genético ± amostragem de vilosidades coriônicas ou amniocentese, se houver risco de distúrbio hereditário
7-14 semanas	Exame de ultra-som para obter data precisa da gravidez e identificar gêmeos Aconselhar sobre rastreamento para trissomias cromossômicas: com translucência nucal
15 semanas	Testes do soro materno para rastreamento de trissomias cromossômicas Aconselhamento e oferta de amniocentese, se houver alto risco
20 semanas	Exame de ultra-som de anomalias de rotina para verificação de anormalidades estruturais Aconselhar e considerar amniocentese, se houver anormalidades Oferecer exame cardíaco, se houver alto risco
Mas tarde	Algumas anormalidades apenas visíveis em gravidez tardia: ultra-som se houver poliidrâmnios, pélvico, suspeita de restrição de crescimento intra-uterino

Resumo de poliidrâmnios

Definição	Aumento do volume de líquor. Volume normal varia com a gestação, mas a maior quantidade de líquor > 10 cm considerada anormal.
Epidemiologia	1% das gestações
Etiologia	Idiopática; distúrbios maternos (diabetes estabelecida e gestacional, insuficiência renal); gêmeos (particularmente síndrome de transfusão feto-fetal); anomalia fetal (20%) (particularmente obstruções do trato gastrintestinal superior ou incapacidade para engolir, anormalidades do tórax, distrofia miotônica)
Características clínicas	Desconforto materno. Grande para a idade gestacional, útero tenso, partes fetais difíceis de serem apalpadas
Complicações	Parto prematuro; desconforto materno, posição anômala e má apresentação
Tratamento	Para diagnosticar anomalia fetal: Rastreamento detalhado de ultra-som
	Para diagnosticar diabetes: Teste de glicose do sangue materno
	Para reduzir o líquor: Se < 34 semanas e for grave, amniorredução ou uso de drogas antiinflamatórias não-esteroidais para reduzir a produção de urina fetal. Considerar esteróides se < 34 semanas
	Parto: Vaginal, a não ser em caso de posição persistentemente instável ou outra indicação obstétrica

19 Infecções na Gravidez

Citomegalovírus (CMV)

No adulto, o vírus geralmente causa infecção subclínica; cerca de 35% das mulheres são imunes. A infecção, em qualquer fase da gravidez (1%), produz infecção neonatal em 40%: destes, a maioria permanece assintomática e está propensa a desenvolver seqüelas em longo prazo. Essas seqüelas, incluindo danos auditivos, visuais e mentais, sempre são conseqüências de infecção neonatal assintomática, mas por vezes ocorrem em crianças assintomáticas e não diagnosticadas ao nascimento. Todos os anos, no Reino Unido, cerca de 250 neonatos têm comprovação clínica de infecção por CMV. O *rastreamento* não é prático na gravidez, uma vez que a vacinação não está disponível, a doença é geralmente subclínica e a maior parte das infecções maternas não resulta em seqüelas neonatais.

Herpes simples

O tipo 2, vírus constituído por ácido desoxirribonucléico (DNA), é responsável pela maior parte dos herpes genitais (Figuras 19.1 e 9.2). Menos de 5% das mulheres grávidas tem antecedentes de infecção, porém muitas mais têm anticorpos. O herpes neonatal é raro, mas tem mortalidade de 50%. A infecção é transmitida em especial pelo parto vaginal, quando vesículas estão presentes. Isso é mais provável em decorrência de infecção materna, porque o feto não tem a imunidade passiva dos anticorpos da mãe. A cesariana é, portanto, recomendada (*BJOG* 1998; **105**: 255) para pacientes que desenvolvem sintomas 6 semanas após a manifestação da doença primária, ou para mulheres com herpes recorrente e que apresentam vesículas no momento do parto. O aciclovir pode reduzir a freqüência das recorrências na gravidez. Os raspados são pouco usados na gravidez, e o *rastreamento* para herpes assintomática oferece poucos benefícios.

Rubéola

Este vírus afeta geralmente as crianças e causa doença febril de grau médio com erupções na pele, as quais são geralmente chamadas de 'sarampo alemão'. A imunidade dura até o fim da vida; entretanto, se ocorrer no começo da gravidez a infecção materna freqüentemente causa múltiplas anormalidades fetais, incluindo surdez, doença cardíaca, problemas oculares e retardo mental. A probabilidade e a gravidade da malformação diminuem com o avanço da gestação: após 16 semanas, o risco é muito baixo (Fig. 19.3). A imunização comum de meninas significa que < 10 neonatos afetados nascem a cada ano (*BMJ* 1999; **7186**: 769). O *rastreamento* para imunidade à rubéola na consulta de registro tem sido uma rotina para identificar as pacientes que necessitam de vacinação após o término da gravidez. Se uma mulher não-imune desenvolver rubéola antes de completar 16 semanas de gestação, propõe-se a ela a interrupção da gravidez. A vacina contra rubéola é constituída por vírus vivo e é contra-indicada na gravidez, embora os danos não tenham sido registrados.

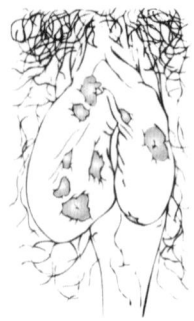

Fig. 19.1 Herpes simples.

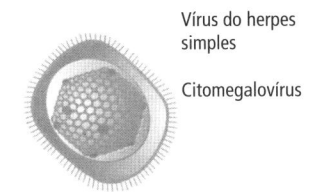

| Vírus do herpes simples | Feridas frias (tipo 1) Herpes genital (tipo 2) |
| Citomegalovírus | Inclusão da doença citomegálica em neonatos |

Fig. 19.2 Vírus do herpes.

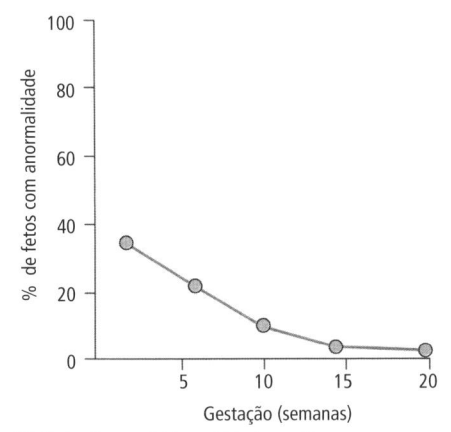

Fig. 19.3 Infecção por rubéola no início da gravidez.

Toxoplasmose

A infecção pelo parasito protozoário *Toxoplasma gondii* geralmente não causa sintomas e surge após o contato da paciente com fezes de gato e a ingestão de carne contaminada. No Reino Unido, 20% dos adultos têm anticorpos, mas a doença é mais comum no continente europeu. A infecção na gravidez ocorre em 0,2% das mulheres: a infecção fetal acomete menos da metade, e poucas apresentam seqüelas de retardamento mental, convulsão, crises espásticas e danos visuais (< 10 por ano no Reino Unido). O diagnóstico pode ser difícil: casos provados podem não ter anticorpos detectáveis. O *rastreamento* é controverso, mas atualmente não é rotina no Reino Unido, já que a maior parte das infecções maternas não resulta em seqüelas neonatais e a confirmação de infecção é difícil. Casos comprovados de infecção são tratados com espiramicina.

Sífilis

Esta DST causada pelo *Treponema pallidum* é rara no Reino Unido, embora seja endêmica nos países em desenvolvimento. Se ativa na gravidez, geralmente causa aborto, doença congênita grave ou natimortos. O tratamento imediato com benzilpenicilina é seguro e irá prevenir, mas não reverter, o dano fetal. Portanto, os testes de rastreamento, tais como o teste laboratorial de Pesquisa de Doença Venérea, que é barato e preciso, ainda fazem parte da rotina.

Herpes-zóster

A infecção primária por esse vírus causa varicela, doença infantil mais comumente conhecida como catapora. A reativação da infecção latente é a herpes, que geralmente afeta adultos em um ou dois dermatomos. Uma mulher não-imune a zoster pode desenvolver varicela após a exposição a essas doenças ou ao herpes. Na gravidez a varicela é rara (0,05%), mas pode causar doença materna grave, devendo ser imediatamente tratada com aciclovir oral. A infecção antes de 20 semanas é teratogênica, mas apenas para 1% a 2% dos fetos. A infecção materna na semana precedente ao parto causa infecção neonatal em até 50% dos casos, com alta mortalidade. Os neonatos nascidos nesse período, assim como a mãe que desenvolveu vesículas 2 dias após o parto, recebem imunoglobulina zóster. O *rastreamento* para zóster não tem utilidade.

Infecções adequadas ao rastreamento	
Sífilis	
Hepatite B	
Rubéola	
Probabilidade:	*Chlamydia*
	Vaginose bacteriana
	Estreptococos β-hemolíticos

Infecções teratogênicas
Citomegalovírus
Rubéola
Toxoplasmose
Sífilis
Varicela (catapora)

Parvovírus

O vírus B19 infecta 0,25% das mulheres, e isso ocorre mais comumente durante epidemias. A aparência 'bofetada' (eritema infeccioso) é clássica, mas muitas mulheres apresentam artralgia ou são assintomáticas. A infecção geralmente se manifesta em crianças, e 50% dos adultos são imunes. O vírus suprime a eritropoiese fetal, causando anemia e morte fetal em 9% dos fetos (*BJOG* 1998; **105**: 174), por vezes com infecção antes de 20 semanas de gestação. A anemia é detectável no exame de ultra-som, inicialmente conforme aumenta a velocidade do fluxo sanguíneo na artéria cerebral média do feto e subseqüentemente como edema (hidropisia) de insuficiência cardíaca. A transfusão de sangue *dentro do útero* em fetos hidrópicos pode prevenir a morte, embora também possa ocorrer solução espontânea. Não há seqüelas em longo prazo entre os sobreviventes.

Estreptococos Grupo B

A bactéria *Streptococcus agalactiae* está presente no trato genital de aproximadamente 20% das mulheres grávidas; 75% de seus bebês são colonizados, e 15 deles desenvolvem sepsis estreptocócica. Essa é a causa mais comum de sepsis grave em neonatos e provoca mortalidade de 6% em crianças nascidas a termo e em 18% dos prematuros. A administração de penicilina intravenosa em portadoras no início do parto reduz a infecção neonatal precoce (*Cochrane* 2000: CD000115) a aproximadamente 0,04%. Estratégias preventivas são baseadas tanto em fatores de risco isolados como em conjunto com o *rastreamento* (ver próximo quadro) (RCOG Guideline 36, 2003: www.rcog.org.uk), mas são de pouco uso no Reino Unido. Na verdade, a sensibilidade de muitos testes disponíveis para a bactéria é pequena: é necessário um meio de cultura especial.

O *Streptococcus Grupo A* continua sendo uma causa importante de sepsis do puerpério, particularmente nos países em desenvolvimento.

Hepatite C

No Reino Unido, a infecção é mais limitada a grupos de risco, particularmente a mulheres infectadas com o vírus da imunodeficiência humana (30%). A maioria é assintomática. A transmissão vertical ocorre em 6% e é aumentada por uma infecção HIV concomitante e alta carga viral. Neonatos infectados são propensos à hepatite crônica. A maioria dos dados sugere que a opção pelo parto cesariana não reduz as taxas de transmissão vertical. O rastreamento é restrito a grupos de risco.

Hepatite B

A hepatite B é rara no Oeste, mas não no mundo em desenvolvimento. Sua infectividade depende da situação dos anticorpos: os indivíduos com anticorpos de 'superfície' (HBsAg positivo) são imunologicamente curados e de baixa infectividade aos outros e a seus fetos. A hepatite com antígeno de superfície, mas não com anticorpo (HBsAg positivo), e a hepatite com antígeno E (HBeAg positivo) são mais infecciosas.

A transmissão vertical ocorre no parto. Significativamente, 90% dos neonatos infectados se tornam portadores crônicos, em comparação com apenas 10% dos adultos infectados. Isso pode ser reduzido a mais de 90% por meio da imunização do neonato. O rastreamento, portanto, proporciona importantes benefícios e hoje é uma rotina: rastrear mulheres com alto risco por causa de sua origem (procedentes de países em desenvolvimento) ou seu comportamento (usuárias de drogas intravenosas e seus parceiros; prostitutas) identifica apenas 50% de portadoras crônicas. Portadoras conhecidas devem ser manipuladas com cuidado para não infectar a equipe médica.

Prevenção de transmissão vertical de estreptococos do grupo B	
Estratégia 1: Fatores de risco isolados	Estratégia 2: Fatores de risco + rastreamento
Sem rastreamento	Raspado parte vaginal superior (HVS) e raspado retal em 34-36 semanas
Tratar com penicilina intravenosa no parto se: Antecedentes Febre intraparto > 38°C Parto prematuro atual Ruptura de membranas (> 18h)	Tratar com penicilina intravenosa se: raspado positivo, OU qualquer fator de risco presente (exceto ruptura prolongada de membranas)

Mycobacterium tuberculosis

A tuberculose é muito comum em todo o mundo, e sua incidência no Reino Unido é crescente, por causa da imigração, da infecção por HIV e de viagens. O teste tuberculínico é seguro; a vacina contra o Bacilo Calmette-Guérin (BCG) contém *mycobacterium* vivo e, portanto, é contraindicada. O diagnóstico no final da gravidez está associado com a piora dos resultados neonatais, e a tuberculose é uma causa importante de mortalidade materna no mundo em desenvolvimento. O tratamento com drogas de primeira linha e suplementos de vitamina B_6 é seguro na gravidez, mas a estreptomicina é contra-indicada. A tuberculose congênita é muito rara, mas o neonato corre risco de infecção.

Vírus da imunodeficiência humana (HIV)

Os retrovírus que causa a síndrome da imunodeficiência adquirida (AIDS) infectaram 0,6% das mulheres em algumas cidades do interior do Reino Unido, e a maioria delas não tem ciência de sua condição.

Os natimortos, os fetos com restrição de crescimento intra-uterino e os prematuros são mais comuns em mulheres HIV-positivas. Entretanto, a gravidez não acelera a progressão da AIDS. A transmissão vertical ao feto ocorre principalmente no período intraparto ou durante a amamentação, em 15% dos casos, embora anticorpos passivamente adquiridos pelo neonato sejam universais por causa da transferência transplacentária. A transmissão é maior com baixa contagem CD4 e alta carga viral (doença em estágios precoce e tardio), ruptura da membrana por mais de 4 horas e nascimento com baixo peso. Vinte e cinco por cento dos neonatos infectados por HIV desenvolvem AIDS no período de 1 ano, e 40% não irão desenvolver AIDS em 5 anos.

As estratégias para reduzir a transmissão vertical são caras e, portanto, dependem de recursos locais. A mais eficaz é a combinação de terapias, atualmente incluindo zidovudina e lamivudina, com a intenção de reduzir a progressão da doença materna. Isso continua durante a gravidez e o parto, e o neonato também é tratado. É comum fazer uma cesariana e evitar a amamentação, embora não se tenha certeza de que esse tipo de parto eletivo seja benéfico para as mulheres em tratamento com carga viral não-detectável. Tal estratégia reduz 'melhor' a transmissão vertical para < 2%. No mundo em desenvolvimento, entretanto, pode não haver drogas caras disponíveis, o parto cesariana pode ser escolhido e a falha na amamentação pode ter efeitos colaterais graves. A nevirapine, em doses únicas no parto e para o neonato, reduz grandemente a transmissão vertical em mulheres que sofreram parto vaginal e estão amamentando.

O *rastreamento* na gravidez está rotineiramente disponível em clínicas pré-natais. Fora das cidades do interior do Reino Unido o vírus da imunodeficiência humana é raro, e os benefícios do tratamento e o parto cesariana devem ser ponderados em relação ao custo e às complicações comportamentais e sociais de conhecimento do estado HIV.

Malária

Embora seja rara no Reino Unido, a infecção por malária é muito comum nos países em desenvolvimento. As complicações maternas são mais freqüentes na gravidez, e a restrição de crescimento intra-uterino e os natimortos são mais comuns. Dependendo da área, o tratamento feito com cloroquina ou mefloquina reduz esses riscos.

Listeriose

A infecção pela bactéria *Listeria monocytogenes* pode ocorrer através do consumo de patês, pastas de queijo e refeições prontas (de pacote), e causa uma doença febril não-específica. É comum nas fezes humanas, mas, se ocorrer bacteremia na gravidez (0,01% das mulheres), pode ocorrer infecção fatal do feto. O diagnóstico é estabelecido a partir de culturas de sangue. O *rastreamento* é impraticável. A prevenção envolve evitar alimentos de alto risco na gravidez.

Clamídia e gonorréia

A infecção por *Chlamydia trachomatis* na gravidez ocorre em cerca de 5% de mulheres, e por *Neisseria gonorrhoeae* em 0,1%. A maioria das mulheres é assintomática. Embora sejam causas conhecidas de doença inflamatória crônica e subfertilidade, ambas estão associadas ao parto prematuro e à conjuntivite neonatal. A clamídia é tratada com azitromicina ou eritromicina; as tetraciclinas causam descoloração dos dentes fetais. A gonorréia é tratada com cefalosporinas, pelo fato de a resistência à penicilina ser comum.

O rastreamento para identificar neonatos em risco é conveniente nos países em desenvolvimento. Além disso, o tratamento de infecção assintomática por clamídia pode reduzir a incidência de parto prematuro. Atualmente o rastreamento não é rotina no Reino Unido, mas pode ser benéfico pelo menos para a clamídia.

Vaginose bacteriana

A substituição de *lactobacilli* vaginais normais por anaeróbios, *Gardnerella vaginalis* e *Mycoplasma hominis*, pode ser assintomática ou causar corrimento vaginal intenso. O parto prematuro é mais comum, e o tratamento antibiótico com clindamicina ou metronidazol pode reduzir esse risco. (*Lancet* 2003; **361**: 983)

O *rastreamento*, portanto, é essencial para mulheres com antecedentes de parto prematuro e pode se tornar rotina para todas. Ele envolve 'teste do odor' com avaliação do pH vaginal.

Outras infecções obstétricas

- Infecções do trato urinário e pielonefrite
- Endometrite
- Corioamnionite

Leituras complementares

Brocklehurst P, Volmink J. Antiretrovirals for reducing the risck of mother-to-child transmission of HIV infection. *Cochrane Database System Review* (*Online: Update Software*) 2002; **2**: CD003510).

Gaytant MA, Steegers EA, Semmekrot BA, Merkus HM, Galama JM. Congenital cytomegalovirus infection: review of the epidemiology and outcome. *Obstetrical & Gynecological Survey* 2002; **57**: 245-56.

Herbert M, Impey L. Infections in pregnancy. In: Warrell D, Cox T, Firth J, Benz E, eds. *Oxford Textbook of Medicine*, Vol. 2, 4th edn. Oxford: Oxford University Press, 2003: 449-55.

Ormerod P. Tuberculosis in pregnancy and the puerperium. *Thorax* 2001; **56**: 494-9.

Platt JS, O'Brien F. Group B streptococcus: prevention of early-onset neonatal sepsis. *Obstetrical & Gynecological Survey* 2003; **58**: 191-6.

Resumo de infecções na gravidez	
Citomegalovírus	Taxa de 1% infecção maternal, mas baixa porcentagem de fetos afetados. Nenhum tratamento, rastreamento ou vacinação
Rubéola	A maioria de mulheres imunes, portanto, baixa taxa de infecção. Alta porcentagem de fetos afetados, a maioria se a gestação for precoce. Interrupção da gravidez é proposta se houver infecção < 16 semanas. Rastreamento identifica as pacientes que precisam de imunização pós-natal
Toxoplasmose	Baixa porcentagem de fetos permanentemente afetados. O rastreamento não é rotina no Reino Unido. Toxoplasmose fetal comprovada tratada com espiramicina
Sífilis	Rara. Rotina de rastreamento, porque o tratamento previne sífilis congênita
Vírus herpes simplex	Comum. Infecção neonatal é rara, mas muito grave. Alto risco de herpes neonatal (portanto, a cesariana é indicada) se a infecção primária ocorrer em 6 semanas após o parto, houver vesículas ativas no momento do parto
Estreptococos Grupo B	Alta taxa materna de portadoras; maior causa de sépsis neonatal. Tratamento com penicilina intraparto de grupos de alto risco ± rastreamento positivo do terceiro trimestre reduz a infecção neonatal
Herpes-zóster	Muitas são imunes. Doença materna grave na gravidez. Infecção < 20 semanas é ocasionalmente teratogênica. A infecção logo antes do parto pode causar infecção neonatal grave, portanto, é dada imunoglobulina ao neonato
Hepatite B	Mulheres de alto risco são portadoras comuns. Alta taxa de transmissão, alta mortalidade em neonatos. Rastreamento universal identifica neonatos que precisam de imunoglobulina
Hepatite C	Principalmente em mulheres de alto risco (por exemplo, vírus da imunodeficiência humana): transmissão vertical 6%
HIV	Doença não afetada pela gravidez. Resultados adversos no feto são mais comuns. Transmissão vertical aumentada por doença precoce e tardia, ruptura prolongada da membrana. Transmissão vertical reduzida (de 15% para 2%) pela combinação de anti-retrovirais, evitar amamentação e optar pela cesariana (estratégias recomendadas no Oeste). A nevirapina é recomendada se recursos forem escassos
Clamídia	5% na gravidez. Conjuntivite neonatal e parto prematuro. Antibióticos podem prevenir o parto prematuro, portanto, o rastreamento provavelmente vale a pena
Vaginose bacteriana	Comum. Associada ao parto prematuro. Rastreamento e tratamento se houver parto prematuro anterior

20 Patologias Hipertensivas na Gravidez

Alterações de pressão normal na gravidez

A pressão arterial depende da resistência vascular sistêmica e do rendimento cardíaco. Normalmente, ela cai a um nível mínimo no segundo trimestre, com decréscimo de aproximadamente 30/15mmHg, por causa da resistência vascular reduzida. Isso ocorre em mulheres normotensas e cronicamente hipertensas. A termo, a pressão arterial aumenta de novo a níveis pré-gravidez (Fig. 20.1). A hipertensão decorrente de pré-eclâmpsia deve-se a um aumento na resistência vascular sistêmica. A excreção urinária de proteínas na gravidez normal é aumentada, mas é inferior a 0,5g/24h.

Classificação de patologias hipertensivas na gravidez

A classificação destas patologias é diversa e sempre incoerente. As definições a seguir são utilizadas por serem simples e por representarem melhor os processos patológicos envolvidos.

Hipertensão induzida pela gravidez

Ocorre quando a pressão arterial fica acima de 140/90. Esse aumento pode ser decorrente tanto da pré-eclâmpsia como da hipertensão transitória. A *pré-eclâmpsia* é um distúrbio no qual a hipertensão e a proteinúria aparecem na segunda metade da gravidez, geralmente com edema. A eclâmpsia, ou a ocorrência de convulsões, é a complicação mais dramática. A proteinúria é ocasionalmente ausente, por exemplo, no início da doença, quando nem sempre pode ser diferenciada da *hipertensão transitória*. Essas pacientes sem proteinúria significante (< 0,5g/24h) são hipertensas 'latentes' e em geral desenvolvem hipertensão tardiamente.

Hipertensão preexistente ou crônica

Está presente quando a pressão arterial diastólica é maior que 140/90mmHg antes da gravidez ou de 20 semanas de gestação. Pode ser *hipertensão essencial*, ou pode ser *secundária* a doença renal ou a outro tipo de doença. Pode haver proteinúria preexistente decorrente de doença renal. As pacientes com hipertensão destacada correm risco aumentado (em seis vezes) de desenvolver pré-eclâmpsia 'superimposta'.

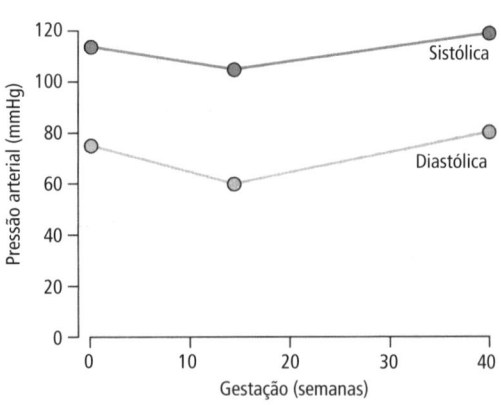

Fig. 20.1 Alterações de pressão arterial na gravidez.

Classificação de hipertensão	
Induzida pela gravidez:	Pré-eclâmpsia
	Transitória
Preexistente:	Essencial
	Secundária

Pré-eclâmpsia

Definições e terminologia

A pré-eclâmpsia é uma doença multissistêmica que em geral se manifesta como hipertensão e proteinúria. É característica da gravidez, de origem placentária e só é curada com o parto.

Danos celulares endoteliais dos vasos sanguíneos, em associação com resposta inflamatória materna exagerada (*AmJOG* 1999; **180**: 499), levam a vasoespasmo, aumento da permeabilidade capilar e disfunção de coagulação (Fig. 20.2). Podem afetar todos os órgãos maternos *em graus variados* e ser responsáveis por todas as manifestações e complicações. O aumento da resistência vascular é responsável por hipertensão, aumento da permeabilidade vascular por proteinúria, redução do fluxo sanguíneo placentário por restrição de crescimento intra-uterino e redução da perfusão cerebral por eclâmpsia.

A natureza multissistêmica da doença explica por que as características clínicas são variáveis. A hipertensão é simplesmente um sinal, e não a doença em si, e ocasionalmente está ausente até os últimos estágios; a proteinúria está sempre ausente no início da doença. Embora sejam tradicionalmente essenciais para o *estabelecimento* do diagnóstico, uma ou outra dessas características pode estar ausente em uma mulher com pré-eclâmpsia (*BMJ* 1994; **309**: 1395). Além disso, a eclâmpsia, complicação mais dramática, é apenas uma entre muitas complicações possíveis. Definições distintas levam à confusão dos problemas: a 'hipertensão induzida pela gravidez' inclui a 'hipertensão transitória', a qual, embora freqüentemente possa ser diferenciada da pré-eclâmpsia média em termos clínicos, é uma doença diferente.

Estabelecendo o diagnóstico da pré-eclâmpsia
Pressão arterial excede 140/90 COM Proteinúria > 0,5g/24h

Fase 1
- Invasão trofoblástica incompleta
- Arterose aguda
- → Redução do fluxo da artéria espiral
- → Redução do fluxo de sangue uteroplacentário
- → Resposta inflamatória exagerada
- → Dano celular endotelial

Fase 2
- Permeabilidade vascular reduzida
- Vasoconstrição

Manifestações clínicas: Edema, Proteinúria, Hipertensão, Eclâmpsia, Dano hepático, Anormalidade de coagulação

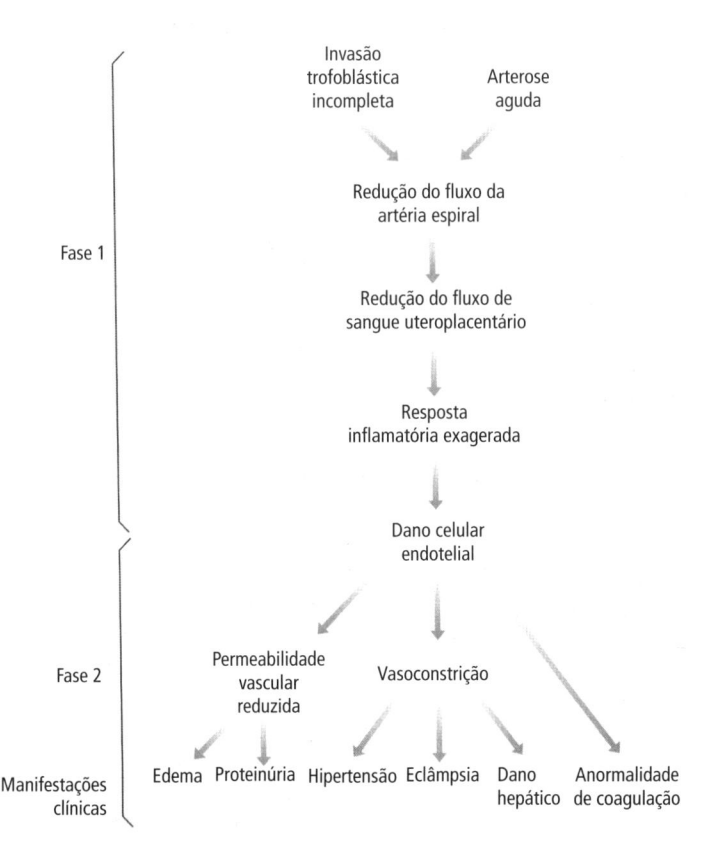

Fig. 20.2 Possível patogênese da pré-eclâmpsia.

Curso e graus da doença

A doença é progressiva, mas variável e imprevisível. Em geral, a hipertensão precede a proteinúria, constituindo um sinal relativamente tardio. Algumas mulheres desenvolvem doenças que colocam sua vida em risco já na 24ª semana; outras desenvolvem apenas hipertensão média no parto. Embora só reflita parcialmente a gravidade da doença, o grau de hipertensão pode ajudar a avaliá-la (veja quadro abaixo).

Graus de pré-eclâmpsia

Variações: a classificação a seguir inclui os princípios e a diversidade da doença

Média:	Proteinúria e hipertensão < 170/110
Moderada:	Proteinúria e hipertensão ≥ 170/110
Grave:	Proteinúria e hipertensão < 32 semanas ou com complicações maternas

Epidemiologia

A pré-eclâmpsia afeta 6% das mulheres nulíparas em vários graus. É pouco comum em mulheres multíparas, a menos que a primeira gravidez seja afetada (12% de risco de recorrência) ou que a gravidez atual seja a primeira com novo parceiro.

Fisiopatologia

O mecanismo não é completamente compreendido, mas parece um processo de duas fases (veja Fig. 20.2).
A fase 1 é responsável pelo desenvolvimento da doença, ocorre antes de 20 semanas e não causa sintomas. Em uma gravidez normal, a invasão do trofoblasto de arteríolas espirais leva à vasodilatação das paredes dos vasos. Na pré-eclâmpsia essa invasão é incompleta. Essa interação trofoblástica materno-fetal comprometida pode ser causada por respostas imunes alteradas. Além disso, as arteríolas podem conter lesões ateromatosas. O resultado é o fluxo sanguíneo uteroplacentário diminuído.
A fase 2 é a manifestação da doença. A placenta isquêmica, provavelmente por meio de resposta inflamatória exagerada materna, induz à difusão de danos celulares endoteliais, causando vasoconstrição, aumento de permeabilidade vascular e disfunção de coagulação. Isso causa as manifestações clínicas da doença.

Etiologia

Fatores de predisposição incluem nuliparidade, história anterior ou história familiar de pré-eclâmpsia, novo parceiro, extremos de idade materna, patologias caracterizadas por doença microvascular (hipertensão crônica, doença renal crônica, doença falciforme, diabetes, doença auto-imune) e gravidez com placenta grande (gêmeos, gravidez molar).

Principais fatores de risco para pré-eclâmpsia

Nuliparidade
História anterior, história familiar
Extremos de idade materna
Hipertensão crônica
Diabetes
Gravidez de gêmeos
Doença auto-imune
Doença renal
Obesidade

Características clínicas

Antecedentes: A pré-eclâmpsia é geralmente assintomática, mas podem ocorrer dor de cabeça, tontura, distúrbios visuais, náusea/vômito ou dor epigástrica nos estágios finais.

Exame: A hipertensão costuma ser o primeiro sinal, mas algumas vezes pode estar ausente até os últimos estágios. São observados edemas na maioria das gestações, mas, na pré-eclâmpsia, eles podem ser maciços, não-posturais ou de início súbito. A presença de escotomas cintilantes ou sensibilidade epigástrica sugere complicações iminentes. O teste de urina com medidores de proteína deve ser considerado parte do exame clínico (Fig. 20.3).

Significado da urianálise com medidor

Traços:	Raramente significantes
1+:	Proteinúria possivelmente significante: quantificar com coleta de 24h
2+ ou mais:	Proteinúria provavelmente significante: quantificar

N.B. A proteinúria média também pode ser decorrente de infecção urinária, por isso proceda a uma cultura de urina.

Complicações da pré-eclâmpsia (Fig. 20.4)

Maternas

A doença de início precoce tende a ser mais grave. A ocorrência de qualquer uma das com-

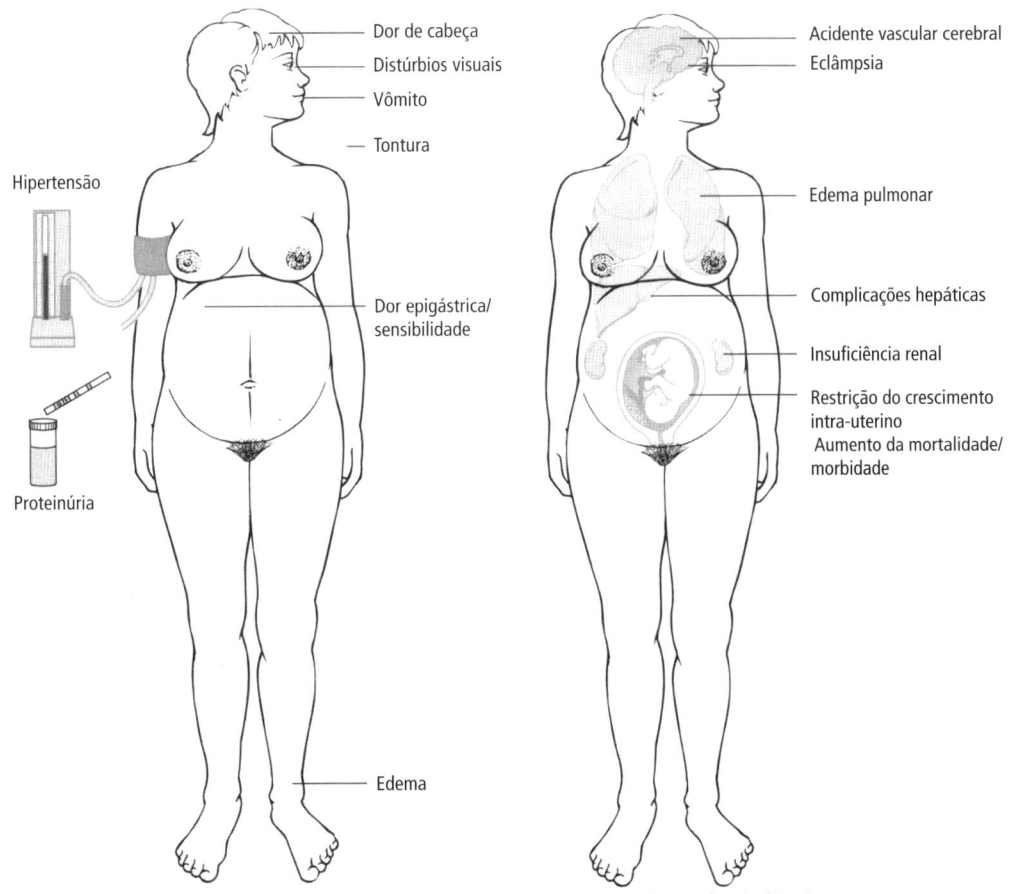

Fig. 20.3 Características clínicas da pré-eclâmpsia.

Fig. 20.4 Complicações da pré-eclâmpsia.

plicações a seguir, que podem ocorrer juntas, é indicação de parto, independentemente do número da gestação. As complicações podem ocorrer no pós-parto, e demora pelo menos 24 horas para que o parto 'cure' a doença.

A *eclâmpsia* é uma doença repentina considerada um grande mal (0,2% das gestações), sendo, provavelmente, decorrente de vasoespasmo cerebrovascular. A mortalidade pode resultar de hipóxia e complicações concomitantes de doença grave. O tratamento é feito com sulfato de magnésio (*Lancet* 1995; **345**: 1455).

A *hemorragia cerebrovascular* resulta da insuficiência da autor-regulação do fluxo sanguíneo cerebral com pressão arterial média acima de 140mmHg. O tratamento da pressão arterial acima de 170/110 deve prevenir a hemorragia.

Complicações hepáticas e de coagulação: A síndrome 'HELLP' consiste de hemólise (H), enzimas hepáticas elevadas (EL) e baixa contagem de plaquetas (LP). A dor epigástrica é comum. Além disso, podem ocorrer coagulação intravascular disseminada, insuficiência hepática e ruptura do fígado. O tratamento é de suporte e inclui profilaxia com sulfato de magnésio contra a eclâmpsia e altas doses de esteróides.

A *insuficiência renal* é identificada pelo monitoramento cauteloso do equilíbrio de fluidos e pela medição de creatinina. A hemodiálise é necessária em casos graves.

Edema pulmonar: A pré-eclâmpsia grave é particularmente vulnerável à sobrecarga de fluidos. O edema pulmonar é tratado com oxigênio e furosemida; em alguns casos a ventilação assistida é necessária. Pode se desenvolver a síndrome da angústia respiratória (SARA), causa comum de mortalidade materna associada à pré-eclâmpsia.

Fetal

A mortalidade e a morbidade perinatal do feto são bastante aumentadas. O principal problema crônico é a restrição do crescimento intra-uterino, a qual resulta de uma placenta isquêmica, que também pode conter áreas de infarto. A pré-eclâmpsia em bebês com crescimento aparentemente normal a termo também está associada com o aumento da morbidade e da mortalidade. Problemas agudos incluem descolamento placentário.

Complicações da pré-eclâmpsia	
Materna:	Eclâmpsia
	Acidente vascular cerebral
	Hemólise, elevação de enzimas hepáticas e baixa contagem de plaquetas (HELLP), coagulação intravascular disseminada, insuficiência hepática
	Insuficiência renal
	Edema pulmonar
Fetal:	Restrição do crescimento intra-uterino
	Descolamento da placenta
	Hipóxia

Investigações

Para confirmar o diagnóstico. Se a urianálise com medidor indica proteinúria, as infecções são excluídas pela cultura de urina. Uma coleta de urina de 24 horas com níveis de > 0,5g/L confirma o diagnóstico. A proteinúria pode estar ausente em doença precoce e, por isso, o teste para proteinúria deve ser repetido.

A mãe e o feto são investigados *para monitorar e testar complicações.* Os testes sanguíneos sempre mostram elevação média de creatinina e de ácido úrico. A hemoglobina está sempre alta, em decorrência de uma hemoconcentração. A queda rápida de plaquetas como conseqüência da agregação plaquetária em endotélios danificados indica HELLP ou coagulação intravascular disseminada iminente. Inicialmente, os testes de função hepática apresentam resultados normais, mas um aumento também sugere dano hepático iminente ou HELLP. O exame de ultra-som ajuda a estimar o peso fetal no início das gestações e pode ser utilizado quinzenalmente para avaliar o crescimento fetal. O Doppler ou a cardiotocografia (CTG) são utilizados para avaliar o bem-estar fetal.

Exame e prevenção

Toda gestante, especialmente as de alto risco, passa por medições regulares da pressão arterial e verificação da urianálise. No Estágio 1 os testes são relativamente pouco precisos. O mais utilizado é o Doppler da artéria uterina, na 23ª semana de gestação. No fim da gravidez, um aumento dos níveis de ácido úrico tende a preceder o início de uma hipertensão. Baixas doses de aspirina (*BMJ* 2001; **322**: 329) e suplementos de vitaminas C e E (*Lancet* 1999; **354**: 810) reduzem um pouco o risco da pré-eclâmpsia em mulheres de alto risco.

Tratamento

Avaliação

Mulheres com hipertensão acima de 90mmHg de pressão diastólica são avaliadas em uma 'unidade de avaliação diária' (*Cochrane* 2001: CD001803), onde a pressão arterial é verificada várias vezes e as investigações mencionadas anteriormente são realizadas. As pacientes que não apresentam proteinúria e cuja pressão diastólica é < 170/110 geralmente são tratadas como pacientes ambulatoriais. A medição da pressão arterial e a urianálise são repetidas duas vezes por semana, e o ultra-som é realizado quinzenalmente.

Internação

É necessária no caso de eclâmpsia moderada ou grave, ou se houver suspeita de comprometimento fetal. As pacientes com proteinúria 1+ ou mais devem ser internadas no hospital, independentemente da pressão arterial. As pacientes sem proteinúria significante em 24h de teste podem receber alta.

Critérios para internação em caso de pré-eclâmpsia ou suspeita de pré-eclâmpsia
Sintomas
Proteinúria 1+ ou mais em urianálise com medidor; ou > 0,5g/24h em coleta de 24h
Pressão arterial diastólica ≥ 170/110mmHg
Suspeita de comprometimento fetal

Medicamentos na pré-eclâmpsia

Anti-hipertensivos são administrados quando a pressão arterial alcança 170/110mmHg. A nifedipina oral é utilizada para controle inicial, e a metildopa para manutenção. O objetivo é alcançar uma pressão diastólica de aproximadamente 90mmHg. Os anti-hipertensivos não alteram o curso da pré-eclâmpsia e são utilizados com precaução, mas aumentam a segurança para a mãe, reduzem a hospitalização e, contanto que o monitoramento seja constante, permitem a continuação de uma gravidez, evitando o pré-termo.

O *sulfato de magnésio* é utilizado tanto para a prevenção (*Lancet* 2002; **359**: 1877) como para o tratamento (*Lancet* 1995; **345**: 1455) de eclâmpsia em doença grave. Uma dose intravenosa carregada é seguida de uma infusão intravenosa. Embora esse medicamento não seja um anticonvulsivante, por meio do aumento da perfusão cerebral, trata a patologia básica da eclâmpsia. A toxicidade é alta, mas precedida da perda dos reflexos patelares, testados regularmente. Os *esteróides* são utilizados para promover a maturidade pulmonar fetal quando a gestação é < 34 semanas.

Tempo do parto
A pré-eclâmpsia é progressiva, imprevisível e curável apenas pelo parto. Em geral, um ou mais fatores ou complicações maternas são prováveis num período de 2 semanas a contar do início da proteinúria (*Lancet* 1993; **341**: 1451).
A *hipertensão média* sem comprometimento fetal é monitorada quanto à piora. A indução do parto a termo é prudente.
A *eclâmpsia ou pré-eclâmpsia grave* requer o parto quando a gestação excede 34 a 36 semanas; depois disso as complicações de tempo de prematuridade raramente são um problema. A hipertensão que atinge 170/110 mmHg deve ser controlada primeiro. Antes que se completem 34 semanas, pode ser adequado proceder a um tratamento conservador, em uma unidade especializada com instalações completas para a assistência neonatal, mas os possíveis benefícios da maturidade fetal crescente devem ser ponderados levando-se em conta os riscos de complicação da doença. Os esteróides são administrados profilaticamente, a hipertensão é tratada, e realiza-se uma supervisão materna e fetal envolvendo avaliação clínica diária, cardiotocografia e equilíbrio de fluidos, além de testes sanguíneos freqüentes. A piora clínica será automaticamente indicação de parto.

Pré-eclâmpsia grave com complicações ou angústia fetal são indicações absolutas de parto.

Conduta do parto
Antes de 34 semanas, a cesariana é usual. Após 34 semanas, em geral o parto pode ser induzido com prostaglandinas. A analgesia epidural ajuda a reduzir a pressão arterial. O feto é monitorado com cardiotocografia, e a pressão arterial é observada atentamente. Os anti-hipertensivos podem ser utilizados em uma segunda fase; opta-se pelo fórceps, pois os movimentos de expulsão maternos aumentam a pressão intracraniana e, com isso, também aumenta o risco de hemorragia cerebral. No terceiro estágio, utiliza-se oxitocina em vez de ergotamina, pois esta pode aumentar a pressão arterial.

Riscos potenciais no tratamento da pré-eclâmpsia

A pré-eclâmpsia é imprevisível
Internar apenas pacientes com proteinúria: a hipertensão pode estar ausente
Dor epigástrica oferece risco, e é obrigatório fazer o teste de função hepática
O tratamento da hipertensão pode mascarar a pré-eclâmpsia
A administração excessiva de fluidos causa edema pulmonar
Podem surgir complicações após o parto

Assistência pós-natal da paciente com pré-eclâmpsia
Enquanto o parto é a única cura para a pré-eclâmpsia, freqüentemente demora 24 horas para a doença grave melhorar, e as complicações maternas podem requerer tratamento em uma unidade de tratamento intensivo. *Enzimas hepáticas*, plaquetas e *função renal* ainda são monitoradas cuidadosamente. Os baixos níveis de plaquetas geralmente voltam ao normal em poucos dias. O *equilíbrio de fluidos* é essencial: edema pulmonar e insuficiência respiratória podem seguir a administração não controlada de fluido intravenoso. Se a produção de urina for baixa, o monitoramento da pressão venosa central (PVC) irá coordenar o tratamento. Se a PVC for alta (sugerindo sobrecarga), administra-se furosemida. Se for normal e a oligúria persistir, a insuficiência renal é improvável. A *pressão arterial* diastólica é mantida em 90 a 100mmHg, geralmente com um betabloqueador, que pode ser necessário durante várias semanas. Medicamentos de segunda linha no período pós-natal incluem nifedipina e inibidores da enzima conversora de angiotensina (ACE).

Hipertensão preexistente na gravidez

Definições e epidemiologia

É diagnosticada quando a pressão arterial diastólica excede 140/90 antes da 20ª semana. As pacientes com hipertensão induzida pela gravidez, que é 'transitória', também têm uma predisposição à hipertensão e posteriormente podem requerer tratamento. A hipertensão está presente em cerca de 5% das gestações, sendo mais comum em mulheres mais velhas e obesas, em mulheres com antecedentes familiares positivos e naquelas que desenvolveram hipertensão tomando contraceptivos orais combinados.

Etiologia

Hipertensão essencial ou 'idiopática' é a causa mais comum. A hipertensão secundária está normalmente associada com diabetes ou doenças renais, tais como doença policística, estenose de artéria renal ou pielonefrite crônica. Outras causas raras são feocromocitoma, síndrome de Cushing, doença cardíaca e coarctação da aorta.

Características clínicas

A pressão arterial sempre aumenta no final da gravidez. Os sintomas estão freqüentemente ausentes, embora alterações renais, de fundo de olho e retardo na pulsação radiofemoral devam ser excluídas em todas as hipertensas. A proteinúria pode estar presente em pacientes com antecedentes de doença renal.

Investigações

Para identificar a hipertensão secundária: A feocromocitoma é excluída por meio da realização de, no mínimo, duas coletas de urina num período de 24h para o ácido vanilmandélico (VMA). Isso vale a pena, porque nessa condição a mortalidade materna é muito alta. A função renal é avaliada, e realiza-se um ultra-som renal.

Tratamento

Os principais riscos são a piora da hipertensão e a pré-eclâmpsia superimposta; com a ausência desses sintomas, a mortalidade perinatal é aumentada apenas marginalmente. A metildopa é utilizada para controlar a hipertensão, usando a nifedipina como agente de segunda linha. Os inibidores da enzima conversora de angiotensina afetam a produção de urina fetal e são contra-indicados. A gravidez é tratada como sendo de 'alto risco', e realizam-se exames de ultra-som quinzenalmente no terceiro trimestre. A pré-eclâmpsia é seis vezes mais comum e confirmada pela descoberta de proteinúria significante pela primeira vez após 20 semanas.

Leituras complementares

Myers JE, Baker PN. Hypertensive diseases and eclampsia. *Current Opinion in Obstetrics & Gynecology* 2002; **14**: 119-25.

Redman CWG, Roberts JM. Management of pre-eclampsia. *Lancet* 1993; **341**: 1451-4.

Roberts JM, Redman, CWG. Pre-eclampsia: more than pregnancy induced hypertension. *Lancet* 1993; **341**: 1447-51.

Acesse www.doorbar.co.uk/apec.html para obter mais informações sobre a pré-eclâmpsia.

Resumo de pré-eclâmpsia

Definição	Doença multissistêmica característica da gravidez que geralmente se manifesta como hipertensão (pressão arterial, PA > 140/90) após 20 semanas e proteinúria, que é decorrente de:
Patologia	Danos celulares endoteliais e vasoespasmo, o qual pode afetar o feto e quase todos os órgãos maternos. É de origem placentária e curável apenas com o parto
Graus	Média: Proteinúria e PA < 170/110 Moderada: Proteinúria e PA ≥ 170/110 Graves: Proteinúria e hipertensão antes de 32 semanas ou com complicações materna
Epidemiologia	6%
Etiologia	Nuliparidade, antecedentes, idade materna, gêmeos, gravidez molar, hipertensão preexistente, diabetes ou doença auto-imune
Características	Nenhuma até a fase final; depois dor de cabeça, dor epigástrica, distúrbios visuais
Complicações	Materna: Eclâmpsia, acidentes vasculares cerebrais, insuficiência hepática/renal, hemólise, elevação de enzimas hepáticas e baixa contagem de plaquetas (HELLP), coagulação intravascular disseminada, edema pulmonar Fetal: Restrição de crescimento intra-uterino, morbidade e mortalidade fetal
Investigações	Para confirmar o diagnóstico: Jato urinário intermediário e medição da proteína na urina Para monitorar: Observar PA, contagem periódica de células do sangue, uréia e eletrólitos, testes de função hepática e supervisão fetal
Rastreamento	Observação de gravidez de alto risco. Doppler de artéria uterina
Prevenção	Aspirina e vitaminas C e D têm papel limitado
Tratamento	Investigar se a PA > 140/90; internar se houver proteinúria ou doença moderada/grave Anti-hipertensivos se a PA alcançar 170/110; esteróides se houver pressão moderada/grave em < 34 semanas Parto: Médio a termo Moderado/grave após 34-36 semanas, se possível Se houver complicações maternas, seja qual for o número da gestação Sulfato de magnésio se houver eclâmpsia; considerar o uso profilático em casos de doença grave No pós-natal, observar PA, débito urinário, testes sanguíneos: contagem periódica de células do sangue, uréia e eletrólitos e testes de função hepática.

21 Outras Patologias Médicas na Gravidez

Diabetes e diabetes gestacional

Psicologia

A tolerância à glicose diminui em decorrência do metabolismo alterado de carboidratos e dos efeitos antagonistas do lactogênio placentário humano, da progesterona e do cortisol. A tolerância à glicose não é bimodalmente distribuída na população em geral (Fig. 21.1), e há um espectro de tolerância à glicose. A gravidez é 'diabetogênica': mulheres sem diabetes, mas com tolerância prejudicada ou potencialmente prejudicada, sempre 'pioram', a ponto de serem classificadas como diabéticas na gravidez. Elas são chamadas de 'diabéticas gestacionais' e têm altas chances de desenvolver diabetes subseqüente à gestação. A ausência de uma distribuição bimodal também significa que as definições são artificiais e até mesmo variáveis, e que a incidência de diabetes gestacional também varia de acordo. Os rins das mulheres não gestantes começam a excretar glicose a um limiar de 190mg%. Na gravidez, isso varia mais, mas sempre diminui; portanto a glicosúria pode ocorrer em concentrações fisiológicas de glicose no sangue. Aumentos dos níveis de glicose fetal induzem à hiperinsulinemia fetal, gerando depósitos de gordura fetal e crescimento excessivo (macrossomia).

Definição e epidemiologia

O *diabetes insulino-dependente preexistente* afeta 0,1% a 0,3% das mulheres grávidas. Quantidades crescentes de insulina serão necessárias para manter a normoglicemia nessas gestações. O *diabetes gestacional* descreve o desenvolvimento de intolerância significante à glicose na gravidez, que desaparece após o fim da gestação. As definições variam, porém a mais prática é aquela que determina a ocorrência da doença quando o nível de glicose na gravidez é > 140 mg% 2h após carga de 75g de glicose. Essa definição inclui 2% das mulheres grávidas.

Os fatores de risco são antecedentes de diabetes gestacional, um feto > 4kg, um natimorto anterior sem causas esclarecidas, antecedentes familiares de diabetes, peso > 100kg ou síndrome do ovário policístico. Na gravidez, a presença de poliidrâmnio ou glicosúria persistente também indicam aumento de risco. Em mulheres com síndrome do ovário policístico, a metformina antenatal reduz o risco de diabetes gestacional (*Hum Reprod* 2002; **17**: 2858).

Diabetes na gravidez	
Diabetes preexistente (< 0,3%):	Demanda de insulina aumenta na gravidez
Diabetes gestacional (2%):	Níveis de glicose aumentam temporariamente ao nível diabético

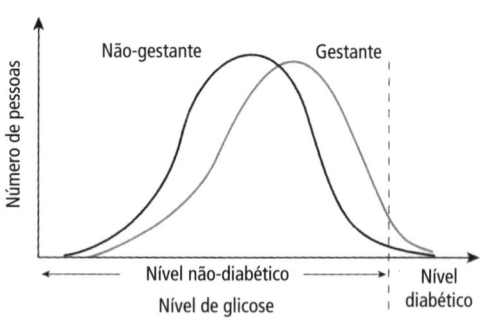

Fig. 21.1 Distribuição de tolerância de glicose em população gestante e não-gestante.

Complicações fetais (Fig. 21.2)

As complicações estão relacionadas aos níveis de glicose, portanto, o diabetes gestacional é geralmente menos afetado que o diabetes estabelecido. *Anormalidades congênitas*, como, por exemplo, anormalidades cardíacas, são três a cinco vezes mais comuns no diabetes estabelecido e estão relacionadas ao controle da glicose periconcepcional.

Macrossomia
Anormalidades congênitas
Parto prematuro
Trauma no nascimento

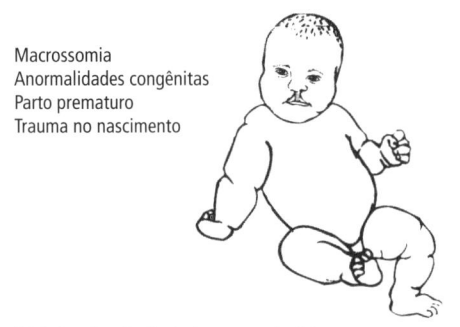

Fig. 21.2 Complicações fetais decorrentes do diabetes.

O *parto prematuro*, natural ou induzido, ocorre em 10% do diabetes estabelecido, e a *maturidade pulmonar fetal* é menor do que nas gestações não-diabéticas.
Poliidrâmnio (aumento de líquido amniótico) é comum. Se o feto tende a ser maior, a *distócia* e o *trauma no nascimento* (particularmente a distócia do ombro) são mais comuns. *Comprometimento fetal*, *angústia respiratória fetal* no parto e *morte súbita fetal* são mais comuns e estão particularmente relacionados à falta de controle da glicose no terceiro trimestre.

Complicações maternas (Fig. 21.3)

Em geral, as *demandas de insulina* aumentam consideravelmente no final da gravidez. A *cetoacidose* é rara, mas a hipoglicemia pode resultar das tentativas de obter um controle ideal da glicose. *Infecções do trato urinário* e *ferimentos* ou *infecção endometrial* após o parto são mais comuns. A *hipertensão* preexistente é detectada em até 25% dos diabéticos, e a *pré-eclâmpsia* é mais comum. O *parto cesariana* ou *instrumental* é mais provável, por causa do comprometimento fetal e do aumento do tamanho fetal. A *nefropatia* diabética está associada a resultados fetais mais deficientes, mas normalmente não é agravada. A *retinopatia* diabética sempre se agrava e pode precisar ser tratada na gravidez.

Detecção e rastreamento para diabetes gestacional

O exame é largamente praticado, mas já foi comprovado sua utilidade limitada, ao passo que as complicações são menores do que no diabetes preexistente. Os regimes são variáveis; o quadro a seguir apresenta um exemplo de regime. O objetivo é detectar um nível de intolerância à glicose potencialmente prejudicial ao feto.

Hipertensão e pré-eclâmpsia
Retinopatia
Coma hipoglicêmico
Nefropatia infecção do trato urinário
Infecção urinária
Cesariana ou ferimento no parto instrumental ou infecção endometrial
Aumentos de demanda de insulina

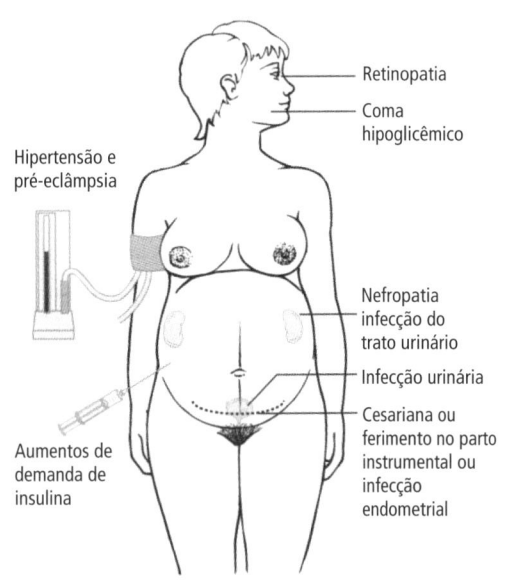

Fig. 21.3 Complicações maternas decorrentes do diabetes.

Detecção e rastreamento para diabetes gestacional

Fase 1: Rastreamento da população em geral
Rastreamento para glicosúria. Se detectado em 2+ ocasiões, realizar a Fase 2
Se houver alto risco de diabetes gestacional (antecedentes), realizar a Fase 2 na 28ª e na 34ª semanas rotineiramente

Fase 2: Rastreamento mais intensivo de grupos de alto risco
Realizar nível de glicose 'com tempo determinado'. Se > 100mg% quando pré-prandial ou > 2h após uma refeição, ou > 120mg% < 2h após uma refeição, realizar a Fase 3

Fase 3: Teste de diagnóstico
Realizar o teste de tolerância à glicose com 75g de carga oral de glicose
Se anormal (nível 2h > 140mg%), o diabetes gestacional é diagnosticado. Começar dieta com alto teor de fibras, baixo nível de carboidratos e, após poucos dias, realizar Fase 4

Fase 4: Avaliação da necessidade de insulina
Realizar uma curva glicêmica ao longo de um dia. Se os níveis pré-prandiais de glicose forem sempre > 100mg%, deve-se iniciar terapia com insulina. Se isso não ocorrer, a dieta para diabético pode ser mais adequada

Fatores de risco para diabetes gestacional
Antecedentes de diabetes gestacional
Feto anterior > 4kg
Natimorto anterior sem explicações esclarecidas
Parentes de primeiro grau com diabetes
Poliidrâmnio
Glicosúria persistente
Peso > 100kg
Síndrome do ovário policístico

Tratamento do diabetes na gravidez

O controle preciso da glicose e o monitoramento fetal para comprovar o comprometimento são procedimentos fundamentais no tratamento. A assistência pré-natal é proporcionada por especialistas, em uma maternidade, com instalações destinadas à terapia intensiva neonatal. É necessária uma equipe multidisciplinar (Fig. 21.4).

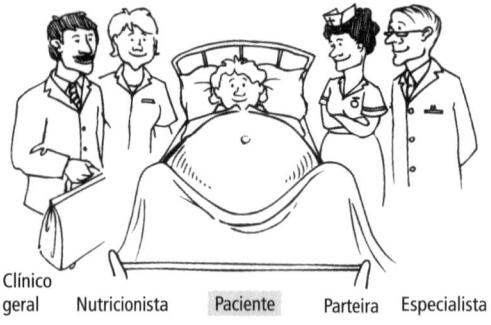

Fig. 21.4 Equipe multidisciplinar avaliando o diabetes na gravidez.

Assistência pré-concepcional e a avaliação precoce na gravidez. Mulheres diabéticas insulino-dependentes que desejam engravidar devem passar por uma avaliação de função renal e de retina. O controle de glicose é otimizado, e prescreve-se ácido fólico.

Organização da equipe e educação do paciente. A assistência baseia-se na 'atenção da equipe', a qual consiste de um obstetra, uma parteira, um clínico geral, uma nutricionista e, freqüentemente, um médico. O membro-chave, entretanto, é a mulher, que passa por um controle diário do diabetes e precisa ser educada quanto a um controle otimizado. Se ela não estiver motivada, a normoglicemia não será alcançada.

Monitoramento do diabetes. Os níveis de glicose são verificados pela paciente várias vezes ao dia com um 'glicosímetro' doméstico. O ideal é alcançar níveis entre 90% e 100mg% (mmol/L). Em geral, isso é conseguido com uma com-binação de injeções de longa duração à noite/agindo como intermediária e três injeções pré-prandiais de curta duração. As doses precisam ser progressivamente aumentadas conforme a gravidez avança. Agentes hipoglicemiantes orais não são utilizados em mulheres com diabetes estabelecido, embora a metformina reduza a incidência de diabetes gestacional em mulheres com síndrome do ovário policístico. Altas concentrações de hemoglobina glicosilada refletem um controle anterior deficiente. As visitas ocorrem quinzenalmente até a 34ª semana e, depois, semanalmente.

Monitorando o feto: Um exame de ultra-som na 20ª semana é realizado para verificar a gestação e detectar anormalidades, e é agendado um exame cardíaco específico. Exames de ultra-som periódicos monitoram o crescimento e o volume do líquido amniótico. Mesmo que o controle de glicose seja bom, podem ocorrer macrossomia e poliidrâmnio (Fig. 21.5).

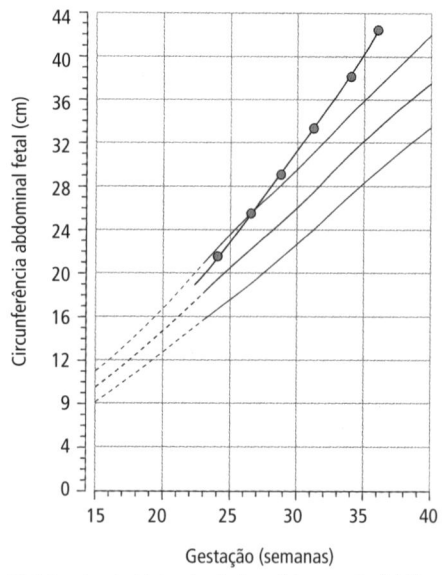

Fig. 21.5 Crescimento fetal acelerado de um feto com mãe diabética.

Maturidade fetal e e tipo de parto. As provas são limitadas (*Cochrane* 2001: CD001997). O *diabetes gestacional* com bom controle de glicose pode ser tratado de maneira normal. A mulher com *diabetes preexistente* normalmente passa por indução de parto em 39 semanas. O parto é feito antes, se o controle de glicose for precário. O trauma no nascimento é mais provável, e, embora o prognóstico não seja preciso, a opção pelo parto cesariana é sempre feita quando a circunferência abdominal excede o tamanho da circunferência da cabeça; esse padrão está associado ao aumento do risco de distocia do ombro. Durante o parto, os níveis de glicose são mantidos com uma 'escala variável' de insulina e infusão de dextrose a 10%.

O neonato normalmente desenvolve hipoglicemia porque se 'acostumou' à hiperglicemia e seus níveis de insulina são altos. A síndrome da angústia respiratória ocorre ocasionalmente, mesmo após 38 semanas. É feito um exame minucioso para revelar anormalidades congênitas não detectadas até então.

O puerpério e o período pós-natal. Na mulher com diabetes preexistente, a insulina pode ser rapidamente alterada para doses pré-gravidez. Na mulher com diabetes gestacional, a insulina é descontinuada. O teste de tolerância à glicose deve ser realizado em mulheres com diabetes gestacional aos 3 meses: 50% serão diagnosticadas como diabéticas nos próximos 10 anos.

Tratamento do diabetes

Controle pré-concepcional da glicose
Avaliação de complicações diabéticas maternas
Educação da paciente e envolvimento da equipe
Monitoramento de glicose e ajuste de insulina
Anomalia e ultra-som cardíaco e investigação fetal
Parto em torno de 39 semanas

Doença cardíaca

Na gravidez ocorre um aumento de 40% no rendimento cardíaco, tanto em decorrência do aumento no volume sistólico e na freqüência cardíaca, quanto de um aumento de 40% no volume sanguíneo. Ocorre também uma redução de 50% na resistência vascular sistêmica: a pressão arterial sempre cai no segundo trimestre, mas costuma ser normal por ocasião do parto. O aumento do fluxo sanguíneo produz um fluxo (ejeção sistólica) com sopro em 90% das mulheres grávidas.

Epidemiologia

A doença cardíaca afeta 0,3% das mulheres grávidas. O risco materno depende da situação cardíaca, e em geral não encontra problemas. Entretanto, a existência de doença adquirida e doença congênita não corrigida significa que ela permanece como a principal causa da mortalidade materna, geralmente em conseqüência de insuficiência cardíaca.

Riscos da gravidez

O aumento do rendimento cardíaco age como um 'teste de esforço', que o coração pode não ter condições de acompanhar. Isso geralmente se manifesta antes de 24 semanas ou no parto, mas também pode haver descompensação com a perda sanguínea ou a sobrecarga de fluidos, a qual pode ocorrer no início do puerpério, como involução uterina 'empurra' uma grade 'carga de fluidos' para a circulação.

Tipos de doença cardíaca

A *doença cardíaca congênita* tem sido geralmente corrigida, e pode ser relativamente benigna se a mulher tiver alcançado a idade reprodutiva. Entretanto, a doença cianótica e a hipertensão pulmonar primária não corrigidas (50% de mortalidade materna) são riscos particulares, e devem ser aconselhadas práticas para evitar ou interromper a gravidez. A *doença cardíaca reumática* é rara, mas geralmente manifesta como estenose mitral. Ela costuma causar poucos problemas. O *infarto do miocárdio* é incomum em mulheres em idade reprodutiva; a mortalidade é maior em gestações tardias.

Princípios de tratamento

As pacientes são vistas na presença de um *cardiologista*. Aquelas com doença descompensada grave são aconselhadas a não engravidar. É necessário fazer uma *avaliação cardíaca* regular, especificamente uma ecocardiografia. Anomalias cardíacas fetais são mais comuns (3%) e mais facilmente detectadas por meio de *ultra-som* na 20ª semana de gestação. A *hipertensão* deve ser tratada. Verificações regulares de anemia são feitas. O *parto normal* é mais adequado do que a cesariana. A menos que a lesão seja média, o parto deve ser feito em uma *unidade de terapia intensiva*, e o monitoramento cardíaco deve ser continuado no período pós-natal durante pelo menos 24h. A *analgesia epidural* é segura, a menos que haja obstrução grave do fluxo. A *posição lateral esquerda* é aconselhada para evitar a síndrome de hipotensão em posição de supino, e deve-se prestar atenção no *equilíbrio de flui-*

dos. O *parto com fórceps eletivo* ajuda a evitar o estresse adicional de fazer força em casos graves. O parto operatório e o parto prolongado são tratados com *antibióticos profiláticos*.

Doença respiratória

O volume inspiratório aumenta 40% na gravidez, embora não haja alterações na freqüência respiratória. A asma é comum na gravidez. A gravidez tem efeito variável sobre a doença: os medicamentos não devem ser suspensos, porque em geral são seguros e porque um ataque de asma grave é potencialmente letal à mãe e ao feto. A asma, se bem controlada, tem pequeno efeito detrimental sobre o resultado perinatal. As mulheres que fazem tratamento de longo prazo com esteróides precisam de uma dose maior no parto, porque o córtex adrenal cronicamente suprimido não está apto a produzir quantidades adequadas de esteróides para o estresse do parto.

Epilepsia

A epilepsia afeta 0,5% das mulheres grávidas. O controle dos ataques pode piorar na gravidez, e a epilepsia é uma causa significante de morte materna. O risco de anormalidades congênitas (como, por exemplo, defeitos no tubo neural), é aumentado (4% geral): isso se deve ao tratamento com medicamentos e é aumentado com a polifarmácia. O feto tem 3% de chance de desenvolver epilepsia.

O tratamento adequado envolve controle pré-concepcional (pré-gravídico) de ataques com uma quantidade mínima de medicamentos e suplemento de ácido fólico. A carbamazepina, o valproato de sódio ou preferencialmente a lamotrigina (*Epilepsia* 2002; **43**: 1161) são utilizados. Em razão dos riscos de ataques maternos, a terapia com medicamentos deve ser continuada; o exame de ultra-som é utilizado para excluir anormalidades fetais. Nas mulheres sem controle completo dos ataques, os níveis de medicamentos devem ser verificados a cada 4 semanas, e pode haver necessidade de aumento de dose. O uso de ácido fólico em 5mg deve continuar no decorrer da gravidez e a vitamina K em 10mg é administrada via oral à mulher a partir de 36 semanas e ao neonato. Se um ataque ocorrer, é importante excluir a eclâmpsia.

Doença da tireóide na gravidez

O estado da tireóide não se altera na gravidez, embora o *clearance* de iodo aumente. O bócio é mais comum. A produção fetal de tiroxina começa em 12 semanas; antes disso, o feto depende da tiroxina materna. O hormônio estimulante da tireóide aumenta no começo da gravidez.

Hipotireoidismo

Afeta 1% das mulheres grávidas. No Reino Unido, a maioria dos casos de hipotireoidismo se deve à tireoidite de Hashimoto ou cirurgia da tireóide, mas o hipotireoidismo é comum em casos de deficiência de iodo na dieta.

A doença não tratada é rara, assim como a anovulação é comum, mas está associada com alta mortalidade perinatal. A reposição inadequada pode afetar o desenvolvimento na infância. A reposição de tiroxina é mantida e pode haver necessidade de aumento: são realizados testes mensais de função da tireóide. A tiroxina dificilmente atravessa a placenta.

Hipertireoidismo

Afeta 0,2% das mulheres grávidas e é geralmente decorrente de doença de Graves. A doença não tratada é rara, e a anovulação é comum. Em mulheres não tratadas, a mortalidade perinatal é alta, e as crises podem ocorrer no parto. Os sintomas podem ser confundidos com os da gravidez. O hipertireoidismo é tratado com propiltiouracil. Este atravessa a barreira placentária e pode causar hipotireoidismo neonatal: a dose mais baixa possível é utilizada, e a função da tireóide é testada mensalmente. Os anticorpos antitireóide também atravessam a placenta: raramente, isso causa tireotoxicose neonatal e bócio. A doença de Graves sempre piora no pós-parto.

Tireoidite pós-parto
É comum (5% a 10%) e pode causar depressão pós-natal. Em pacientes afetadas, há um hipertireoidismo transitório e geralmente subclínico, que ocorre após cerca de 4 meses por hipotireoidismo. É permanente em 20% dos casos.

Doença hepática

Degeneração gordurosa aguda do fígado
É uma condição muito rara (1 em 9.000) que pode ser parte do espectro da pré-eclâmpsia. A insuficiência hepatorrenal aguda, a coagulação intravascular disseminada e a hipoglicemia levam a alta mortalidade materna e fetal. Há uma deposição maciça de gordura no fígado. Mal-estar, vômito, icterícia e dor epigástrica são características precoces, enquanto a ânsia pode ocorrer semanas antes. O diagnóstico precoce e o parto imediato são essenciais, embora seja necessário corrigir primeiro os defeitos de coagulação e hipoglicemia. O tratamento é de suporte, com dextrose adicional, produtos sanguíneos, equilíbrio rigoroso de fluidos e, ocasionalmente, diálise. A taxa de recorrência é muito baixa.

Colestase intra-hepática da gravidez
A colestase intra-hepática da gravidez é decorrente da sensibilidade anormal dos efeitos colestáticos de estrogênios. Ocorre em 1% das mulheres grávidas do Ocidente, é hereditária e tende a voltar.
Está associada ao aumento da mortalidade e da morbidade perinatal. É difícil de predizer, mas deve-se a efeitos tóxicos de sais de bile no feto, possivelmente por precipitar a arritmia fetal. O prurido das mãos e dos pés é comum; há um aumento dos sais biliares séricos e geralmente das enzimas hepáticas. O ácido ursodeoxicólico ajuda a aliviar a coceira e pode reduzir os riscos obstétricos. Aconselha-se fazer uma investigação fetal intensa e a indução do parto em 38 semanas. Por haver aumento da tendência materna e fetal à hemorragia, a vitamina K em 10mg é administrada diariamente a partir de 36 semanas.

Trombofilias e síndrome antifosfolipídica

Síndrome antifosfolipídica
Ocorre na presença de anticoagulante de lúpus e/ou anticorpos anticardiolipina (medidos em duas ocasiões em pelo menos 3 meses, separadamente) em associação com complicações adversas de gravidez, mas na ausência de outras manifestações clínicas de lúpus. A incidência de aborto recorrente, restrição do crescimento intra-uterino e pré-eclâmpsia precoce são comuns, e a taxa de perda fetal é alta. A trombose placentária parece ser responsável por isso. Baixos níveis desses anticorpos também estão presentes em aproximadamente 2% de todas as mulheres grávidas e, portanto, o tratamento, normalmente feito com aspirina e heparina de baixo peso molecular (*BMJ* 1997; **314**: 253), é restrito àquelas com a *síndrome*. A gravidez é tratada como sendo de 'alto risco', com exames periódicos de ultra-som e a escolha pela indução do parto pelo menos a termo. A anticoagulação pós-natal também é recomendada para prevenir o tromboembolismo venoso.

Outros distúrbios protrombóticos
Além do risco de tromboembolismo venoso, a resistência ativada à proteína C, a variante do gene de protrombina, o gene do Fator V Leydenm, a deficiência de proteína S ou deficiência da antitrobnina III são todos mais comuns em mulheres com perda de gravidez recorrente (*Lancet* 2003; **361**: 901), pré-eclâmpsia precoce, ruptura placentária e restrição do crescimento intra-uterino. Antecedentes familiares ou pessoais de trombose venosa também são comuns (*BJOG* 2003; **110**: 462). De fato, muitas trombofilias têm sido associadas com o aumento do risco de paralisia cerebral (*Ann Neurol* 1998; **44**: 665). Mulheres com tendências protrombóticas e antecedentes de gravidez adversa são geralmente tratadas como portadoras de síndrome antifosfolipídica, embora a efetividade desta ainda não esteja comprovada.

Lúpus eritematoso sistêmico (LES)

Afeta 0,1% a 0,2% das mulheres grávidas. Na ausência do anticoagulante lúpico ou de anticorpos anticariolipina (veja acima), os riscos para a gravidez são restritos àqueles de hipertensão associada ou doença renal. Os sintomas maternos sempre reincidem após o parto.

Doença renal

Na gravidez, a taxa de filtração glomerular aumenta em 40%, causando diminuição dos níveis de uréia e da creatinina.

Doença renal crônica

Afeta 0,2% das mulheres grávidas. As complicações fetais e maternas dependem do grau do dano renal, e a gravidez é desaconselhada se o nível de creatinina for > 200µmol/L. A função renal pode piorar na gravidez. A rejeição de transplantes renais não é mais comum; a terapia imunossupressiva deve ser continuada. A proteinúria pode causar confusão de diagnóstico com pré-eclâmpsia, a qual é mais comum, mas geralmente estará presente antes de 20 semanas. As complicações fetais incluem pré-eclâmpsia, restrição do crescimento intra-uterino e parto prematuro. O tratamento envolve exames periódicos de ultra-som para avaliar o crescimento fetal, rastreamento para infecção urinária (a qual pode exacerbar a doença renal) e controle da hipertensão. O parto vaginal é geralmente adequado.

Infecção urinária

A infecção de urina está associada com parto prematuro, anemia e aumento de morbidade e mortalidade perinatal. A bacteriúria assintomática afeta 5% das mulheres, mas na gravidez é mais provável (20%) levar a pielonefrite (Fig. 21.6). Deve ser feita uma cultura de urina na visita de registro, e é preciso tratar a bacteriúria assintomática. Subseqüentemente, a cultura é realizada se leucócitos, nitritos ou proteína forem detectados em urinálise de rotina. A pielonefrite afeta 1% a 2% das mulheres, causando dor nos quadris, vômitos e febre. A *Escherichia coli* é responsável por 75%. São necessários antibióticos intravenosos.

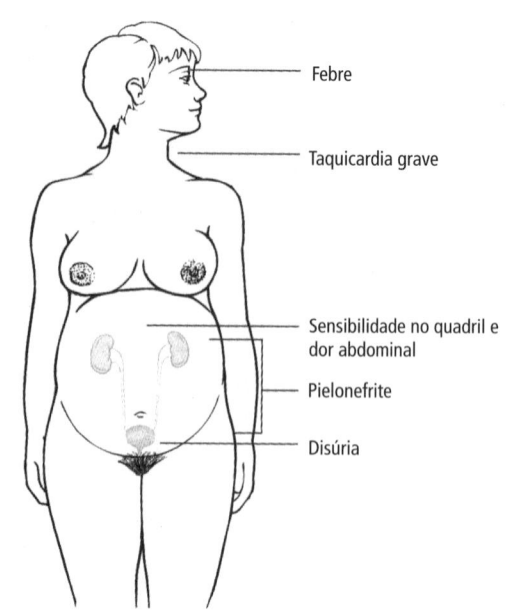

Fig. 21.6 Características clínicas de pielonefrite.

Doença tromboembólica venosa

A gravidez é protrombótica e a incidência de trombose venosa aumenta em seis vezes. Fatores de coagulação sanguínea são aumentados, a atividade fibrinolítica é reduzida e o fluxo sanguíneo é alterado pela obstrução mecânica e pela imobilidade. As mulheres com condições protrombóticas herdadas, tais como as portadoras de mutação do Fator V Leyden (*Lancet* 1996; **347**: 1346), e aquelas com antecedentes familiares ou pessoais, são particularmente propensas à trombose.

Embolia pulmonar

Esta é uma causa importante de morte materna em países desenvolvidos. O embolismo ocorre em < 0,3%, com mortalidade de 1% a 3% (Fig. 21.7).

Trombose venosa profunda (TVP)

Ocorre em aproximadamente 1% das mulheres grávidas. São utilizados exames de Doppler da perna e/ou um venograma.

Em ambas as condições, os sinais clínicos podem estar ausentes, e muitas mulheres com embolia pulmonar não são diagnosticadas antes da morte. O diagnóstico é feito na mulher não grávida, embora os dímeros D sejam sempre aumentados na gravidez. O rastreamento por trombofilia é realizado antes do tratamento. O tromboembolismo é tratado inicialmente com infusão em bolus e depois com infusão de heparina intravenosa não fracionada. Isso é seguido de heparina de baixo peso molecular subcutânea como terapia de manutenção, porque pode ser mais seguro. (*Ann Intern Med* 1999: **130**: 800), e o tratamento é continuado até o puerpério. Doses de heparina de baixo peso molecular são ajustadas de acordo com o nível do anti-Fator Xa. A warfarina é teratogênica, pode causar sangramento fetal e é raramente utilizada no período pré-natal.

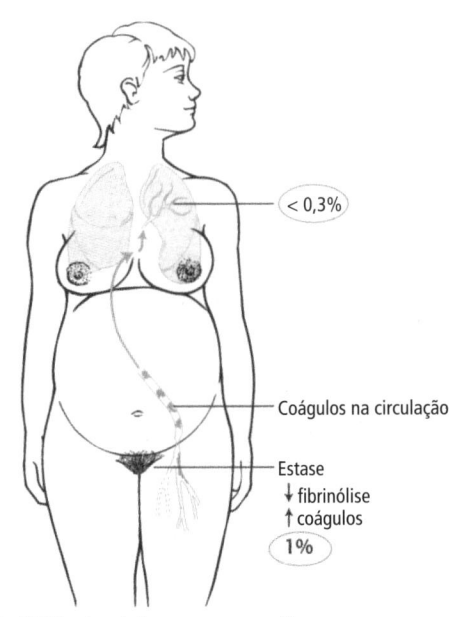

Fig. 21.7 Tromboembolismo venoso na gravidez.

Tromboprofilaxia
As *medidas gerais* incluem manutenção de hidratação e mobilização. A *profilaxia antenal* com heparina de baixo peso molecular é restrita a mulheres com alto risco. Em geral, a *profilaxia pós-parto* com heparina ou warfarina é continuada por 6 meses e é utilizada mais freqüentemente: 50% da mortalidade ocorre nessa época. A heparina com baixo peso molecular é administrada a mulheres com antecedentes pessoais ou fortes antecedentes familiares, uma tendência protrombótica conhecida, e àquelas que já sofreram um parto cesariana e apresentam três ou mais fatores de risco moderados (idade > 35 anos, alta paridade, obesidade, veias varicosas de grande calibre, infecção, pré-eclâmpsia, imobilidade ou doença existente maior). Infelizmente a prática tromboprofilática é menos extensiva do que esta.

Abuso de drogas na gravidez

Aproximadamente 1 em cada 400 nascimentos ocorre de mães que abusam de narcóticos; o maior uso é de cocaína ou 'crack'. O abuso está associado a infecções, incluindo o vírus de imunodeficiência humana (HIV) e outras DSTs, parto prematuro, restrição do crescimento intra-uterino e rotura de placenta (uso de 'crack'). A dependência narcótica fetal é comum. Muitas mulheres utilizam metadona, mas o consumo de heroína ainda é comum. A retirada aguda de opiáceos na gravidez pode causar morte intra-útero, por isso, é adequada a manutenção apenas de metadona. A paciente é rastreada quanto a DSTs e monitorada quanto a sinais de comprometimento fetal, particularmente no parto, quando o mecônio é comum. A abstinência neonatal causa irritabilidade e convulsões e é tratada com fenobarbital. Subseqüentemente, a criança irá precisar de assistência social e correrá risco crescente de apresentar síndrome de morte súbita da infância (SIDS).

Anemias

O aumento em 40% no volume sanguíneo na gravidez é relativamente maior do que o aumento na massa eritrocitária. O resultado é uma queda líquida na concentração de hemoglobina, de modo que 10,4g/dL deve ser considerado o limite inferior normal. Maiores quantidades de ferro e ácido fólico são necessárias na gravidez, por causa do aumento na massa de eritrócitos, nas demandas de crescimento uterino e fetal e aumento na absorção de ferro (Fig. 21.8).

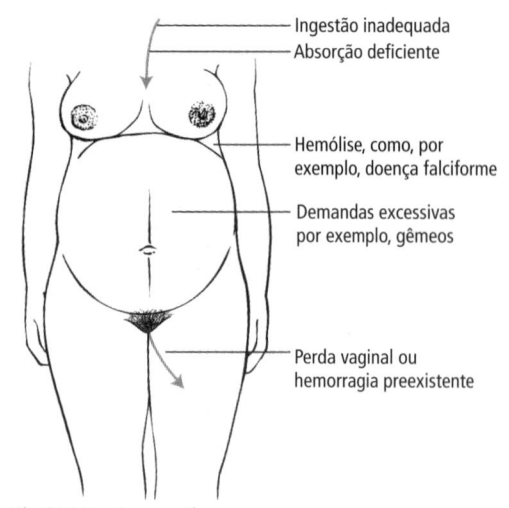

Fig. 21.8 Anemia na gravidez.

- Ingestão inadequada
- Absorção deficiente
- Hemólise, como, por exemplo, doença falciforme
- Demandas excessivas por exemplo, gêmeos
- Perda vaginal ou hemorragia preexistente

Anemia ferropriva

Afeta 10% das mulheres grávidas. Os sintomas geralmente estão ausentes, a menos que a hemoglobina seja < 8g/dL, e o feto não é afetado, a não ser que uma anemia grave esteja presente. A deficiência de ácido fólico pode coexistir. Um esfregaço de sangue mostra redução do volume celular médio e de hemoglobina corpuscular média (Fig. 21.9). Os níveis de ferritina são reduzidos. O tratamento (*Cochrane* 2001: CD003094) é feito com ferro oral, mas isso pode causar distúrbio gastrintestinal então se utiliza o ferro intramuscular. Ambos os métodos podem alcançar um aumento de 0,8g/dL por semana.

Sangue normal   Anemia ferropriva

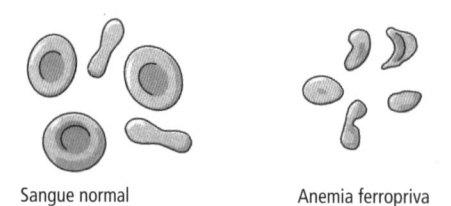

Fig. 21.9 Figura de esfregaço de sangue de anemia por deficiência de ferro.

Anemia por deficiência de ácido fólico

É rara, mas sempre omitida. O volume celular médio geralmente aumenta, os neutrófilos são hipersegmentados e o ácido fólico das células vermelhas é reduzido. A deficiência de ácido fólico deve ser sempre considerada (medida de ácido fólico de células vermelhas) se houver anemia sem microcitose marcada. O tratamento é feito com ácido fólico via oral.

Profilaxia contra anemia

Suplementos de ferro de rotina reduzem a incidência da anemia sem afetar o resultado perinatal (*Cochrane* 2000: CD001135). Menos freqüentemente, a transfusão de sangue pós-natal pode ser necessária. Entretanto, o ferro é sempre pouco tolerado, particularmente durante o primeiro trimestre. A suplementação de rotina não é necessária; todas as mulheres recebem aconselhamento dietético, e a hemoglobina é verificada na visita de registro e novamente em 28 semanas. O ferro é então administrado se a hemoglobina estiver abaixo de 10,4g/dL. Pelo fato de os suplementos de ácido fólico (0,4mg) reduzirem a incidência de defeito do tubo neural, são recomendados a todas as mulheres. Nas mulheres com epilepsia ou antecedentes de um defeito do tubo neural, emprega-se uma dose maior (5mg).

Aconselhamento dietético para prevenção de anemia	
Alimentos ricos em ferro:	carne, particularmente rins e fígado, ovos, vegetais verdes
Alimentos ricos em ácido fólico:	vegetais verdes crus ou levemente cozidos, peixe

Hemoglobinopatias

A molécula de hemoglobina do adulto (HbA) é composta de duas cadeias α e duas β, ligadas a um tetrâmero. A hemoglobina fetal (HbF), em geral gradualmente substituída pelo tipo adulto após o nascimento, é composta de duas cadeias α e duas γ.

Doença falciforme

Esse distúrbio recessivo deve-se à formação anormal da cadeia β (chamada de cadeia S) na molécula de hemoglobina. O resultado é uma molécula anormal de hemoglobina composta de duas cadeias α ligadas a duas cadeias S. A doença falciforme é encontrada em pessoas de origem afro-caribenha e nas procedentes do Reino Unido, sendo que 10% são heterozigotas ou 'portadoras'. A eletroforese de hemoglobina é realizada rotineiramente em todas as mulheres grávidas que não são do norte da Europa.

Os parceiros de heterozigotas também são testados: se positivos, é feito um diagnóstico pré-natal.

Os *homozigotos* têm apenas HbS, e muitos foram afetados com 'crises' e anemia hemolítica crônica por toda a vida. Na gravidez, as complicações maternas incluem crises mais freqüentes (35%), pré-eclâmpsia, trombose e infecções. As complicações fetais são aborto, restrição do crescimento intra-uterino, parto prematuro e morte. Transfusões de sangue regulares, rastreamento para infecção e manutenção da hidratação são necessários. São oferecidos suplementos de ácido fólico; o ferro é evitado, em razão da sobrecarga.

Os *heterozigotos* têm 35% HbS e geralmente não apresentam problemas, mas podem desenvolver 'crises' sob condições extremas.

Talassemias

A *alfatalassemia* resulta da síntese prejudicada da cadeia α na molécula de hemoglobina. Ocorre freqüentemente em pessoas procedentes do Sudeste asiático. Quatro genes são responsáveis pela síntese da cadeia α. Os indivíduos com quatro exclusões de genes morrem no útero. Os indivíduos heterozigotos têm uma ou duas exclusões de genes, são geralmente anêmicos e necessitam de suplementos de ácido fólico e ferro.

A *betatalassemia* resulta da síntese prejudicada da cadeia β. Ocorre em pessoas de origem do sudeste da Ásia e do Mediterrâneo. Os indivíduos homozigotos são geralmente afetados pela sobrecarga de ferro e a gravidez é incomum; é necessário ácido fólico sem ferro por via oral. As mulheres heterozigotas têm anemia crônica, que pode piorar durante a gravidez.

O diagnóstico pré-natal utilizando amostras de vilosidades coriônicas, por análise de mutação a partir da reação em cadeia da polimerase com ácido desoxirribonucléico amplificado (DNA), deve ser feito se o parceiro for heterozigoto para ambas as formas α e β.

Leituras complementares

Burrows RF. Haematological problems in pregnancy. *Current Opinion in Obstetrics & Ginecology* 2003; 15: 85-90.

Cao A, Galanello R, Rosatelli MC. Prenatal diagnosis and screening of the haemoglobinopathies. *Bailliere's Clinical Haematology* 1998; 11: 215-38.

Girling J. Thyroid disease in pregnancy. *Hospital Medicine (London, England*: 1998) 2000; 61: 834-40.

Greer IA. Prevention of venous thromboembolism in pregnancy. *Best Practice & Research. Clinical Haematology* 2003; 16: 261-78

Holmes LB. The teratogenicity of anticonvulsant drugs: a progress report. *Journal of Medical Gnetics* 2002; 39: 251-9.

Kelly A, Nelson-Piercy C. Obstetric cholestasis. *The Obstetrician and Gynaecologist* 2000; 2: 29-31.

Lupton M, Oteng-Ntim E, Ayida G, Steer PJ. Cardiac disease in pregnancy. *Current Opinion in Obstetrics & Ginecology* 2002; 14: 137-43.

Regan L, Rai R. Trombophilia and pregnancy loss. *Journal of Reproductive Immunology* 2002; 55: 163-80.

Royal College of Obstetricians and Gynaecologists. Thromboembolic disease in pregnancy and the puerperium: acute management. Guideline 28: www.rcog.org.uk.

Sanders CL, Lucas MJ. Renal disease in pregnancy. *Obstetrics and Ginecology Clinics of North America* 2001; 28: 593-600.

Tamas G, Kerenyi Z. *Current controversies in the mechanisms and treatment of gestational diabetes. Current Diabetes Reports* 2002; 2002; 2: 337-46

Woods J. Adverse consequences of prenatal illicit drug exposure. *Current Opinion in Obstetrics & Gynaecology* 1996; 8: 403-11.

Resumo de diabetes na gravidez e diabetes gestacional

Definições/Epidemiologia	Diabetes preexistente: 0,1- 0,3% Diabetes gestacional: diminuição da tolerância à glicose na gravidez 2% mulheres
Etiologia	Diabetes gestacional: piora tolerância à glicose na gravidez em mulheres suscetíveis Fatores de risco: antecedentes familiares ou pessoais, síndrome do ovário policístico, nascimento anterior de bebê grande/natimorto sem explicações, peso > 100kg, glicosúria persistente, poliidrâmnio
Complicações	Relacionadas ao controle de glicose; mais raras no diabetes gestacional Fetal: anormalidades congênitas, parto prematuro, trauma no nascimento, comprometimento fetal, angústia e morte súbita Materna: aumento das necessidades de insulina, cetoacidose/hipoglicemia, piora da retinopatia, pré-eclâmpsia, infecções, parto operatório
Tratamento	Estabilização de glicose pré-concepcional; educação/envolvimento do paciente Aumento da insulina para alcançar controle 'rígido'; redução de parto prematuro Anomalia no ultra-som, investigação fetal intensa Indução/parto cesariana segmento inferior em 39 semanas, a menos que o diabetes gestacional esteja bem controlado

Resumo de trombofilia na gravidez

Tipos principais	Síndrome antifosfolipídica, deficiência de proteína S, resistência ativada da proteína C e Fator V Leyden, variante do gene protrombina, deficiência de antitrombina III
Complicações	Tromboembolismo venoso, aborto, parto prematuro, pré-eclâmpsia, rotura da placenta, restrição do crescimento intra-uterino, morte fetal
Tratamento	Individualizado: assistência à gravidez de alto risco. Uso de aspirina e heparina de baixo peso molecular, se houver antecedentes obstétricos adversos. Heparina de baixo peso molecular pós-natal

Resumo de anemia na gravidez

Deficiência de ferro	10% das mulheres. Estão reduzidos volume celular médio, concentração média de hemoglobina e ferritina Profilaxia: discutida. Tratar se hemoglobina < 10,4
Deficiência de ácido fólico	Mais rara, com volume celular médio sempre aumentado. Redução do folato de eritrócitos Profilaxia: rotina no início da gravidez e pré-concepcional Alta dose, se houver epilepsia ou defeito do tubo neural anterior
Doença falciforme	10% afro-caribenhas e no Reino Unido são portadoras do gene Aumento da mortalidade perinatal, trombose, crises falciformes Tratamento: transfusões de sangue, ácido fólico, evitar fatores que precipitem crises. Evitar ferro Testar o parceiro e oferecer diagnóstico pré-natal, se for portador
Talassemias	Alfa: origem do Sudeste asiático. Beta: origem do Mediterrâneo Tratamento: dar ácido fólico, evitar ferro (betatalassemia). Pode ser necessário realizar transfusões Testar o parceiro e oferecer diagnóstico pré-natal se for portador.

22 Isoimunização Eritrocitária

Definição

Ocorre quando a mãe apresenta resposta imune aos antígenos das hemácias do feto que entram em sua circulação. Os anticorpos resultantes atravessam a placenta e provocam a destruição das hemácias do feto.

Fisiopatologia

O sangue é classificado de acordo com os sistemas ABO e Rh. O sistema Rh (Rhesus) consiste de três pares de genes ligados; um alelo de cada par é dominante ao outro: *C/c*, *D/d* e *E/e*. De acordo com o padrão mendeliano, um indivíduo herda um alelo de cada par de ambos os progenitores. A isoimunização mais importante é a do gene *D*. Como *D* é dominante a *d*, apenas os indivíduos que são *DD* ou *Dd* (isto é, homozigotos ou heterozigotos) expressam o antígeno D e são 'D Rh positivo' (Fig. 22.1). Os indivíduos homozigotos para o *d* recessivo (*dd*) são 'D Rh negativo', e seu sistema imune irá reconhecer o antígeno D como estranho se houver exposição.

Pequenas quantidades de sangue fetal atravessam a placenta e entram na circulação materna durante as gestações simples, particularmente em eventos de sensibilização, tais como parto, rompimento da placenta e amniocentese. Se o feto for 'D Rh positivo' e a mãe for 'D Rh negativo', a mãe desenvolverá uma resposta imune (sensibilização), criando anticorpos anti-D. A imunidade é permanente, e, se o sistema imune da mãe for novamente exposto ao antígeno, um grande número de anticorpos será rapidamente produzido. Esses anticorpos podem atravessar a placenta e se ligar às hemácias do feto, as quais são destruídas no sistema mononuclear fagocitário do feto (Fig. 22.2). Pode causar anemia hemolítica e, por fim, morte, e é chamada de doença hemolítica de Rh. Uma resposta imune semelhante pode ser desenvolvida contra outros antígenos de células vermelhas (por exemplo, após a transfusão de sangue): os anticorpos mais importantes são anti-c e anti-Kell (anticorpo não-Rh).

Eventos potencialmente sensibilizantes

Término de gravidez ou evacuação de restos ovulares após aborto
Gravidez ectópica
Sangramento vaginal > 12 semanas, ou se intenso
Versão cefálica externa
Procedimento uterino invasivo, por exemplo, amniocentese ou biópsia de vilosidade coriônica
Morte intra-uterina
Parto

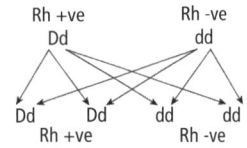

Fig. 22.1 Herança mendeliana de par de gene D/d.

(a) Hemácias do feto entram na circulação materna e desencadeiam resposta imune

(b) Sistema imune da mãe retém memória: desenvolve imunidade

(c) Geralmente, os anticorpos maternos atravessam a placenta na gravidez subseqüente e se ligam às células fetais, provocando hemólise

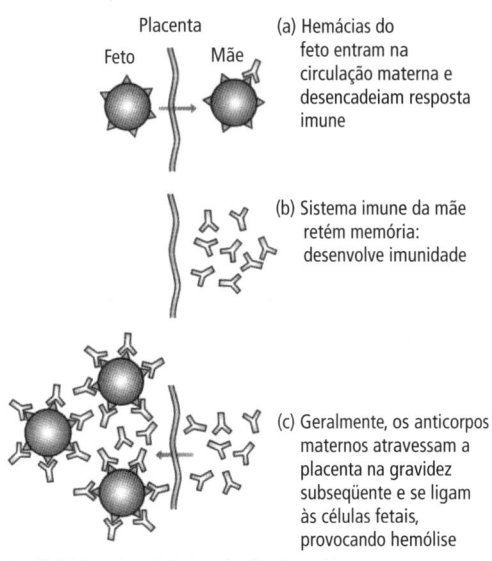

Fig. 22.2 Mecanismo da isoimunização eritrocitária.

Prevenção: utilizando anti-D

A produção de anti-D materno pode ser evitada pela administração de anti-D exógeno à mãe. Isso 'elimina' as hemácias do feto que atravessaram a placenta, ligando-se aos antígenos e prevenindo o reconhecimento pelo sistema imune da mãe. O anti-D (500iµ) deve ser administrado a todas as mulheres que possuem fator Rh negativo na 28ª e na 34ª semanas (*Cochrane* 2000: CD000020): na primeira gravidez isso, por si só, reduzirá a taxa de isoimunização de 1,5% para 0,2%. O anti-D também é dado em até 72h de qualquer evento de sensibilização, embora algum benefício seja obtido em 9 dias, e se após o parto for descoberto que o neonato tem fator Rh positivo. Isso será desnecessário se o neonato tiver fator Rh negativo; sua condição é, portanto, rotineiramente checada ao nascimento. É inútil se o anti-D materno ainda estiver presente, conforme a sensibilização já tiver ocorrido.

Prevenção da doença hemolítica	
Registro e 34ª semana:	Verificar todas as mulheres quanto a anticorpos
Mulheres com fator Rh negativo:	Dar anti-D na 28ª e na 34ª semanas, após qualquer sangramento ou evento potencialmente sensibilizante, e após o parto, se o neonato tiver fator Rh positivo

Epidemiologia

Quinze por cento das mulheres caucasianas, e em menor quantidade as africanas e as asiáticas, possuem fator Rh negativo. Na ausência de profilaxia, muitas desenvolverão anticorpos anti-D. Com o uso de anti-D, família de menor tamanho, e um bom tratamento de isoimunização, as mortes perinatais decorrentes de doença hemolítica tornaram-se extremamente raras. Atualmente, apenas 1,7% das mulheres com fator Rh negativo são ou foram sensibilizadas.

Etiologia da isoimunização

Anti-D: Embora hoje a isoimunização D Rh seja rara, ainda é possível por causa de doses omissas ou inadequadas de profilático anti-D. Se ambos os pais tiverem fator Rh negativo, o feto também será Rh negativo e, portanto, não será afetado.

Outros anticorpos: Anti-c, anti-E e anti-Kell ganharam importância relativamente maior, em grande parte por causa do declínio da doença Rh anti-D. Muitos outros anticorpos raros podem causar anemia fetal média e icterícia pós-natal.

Manifestações da doença de Rh

Conforme o nível de anticorpos aumenta em mulheres sensibilizadas, eles atravessam a placenta e causam hemólise, mas isso só ocorre se o feto tiver fator Rh positivo. Na doença média, isso pode levar apenas à icterícia neonatal, ou pode haver hemólise suficiente para causar *anemia neonatal* (doença hemolítica no recém-nascido). A doença mais grave causa anemia *in utero* e, conforme piora, seguem insuficiência cardíaca, ascite, edema (hidropisia) e morte fetal. A doença de Rh geralmente piora em gestações sucessivas conforme aumenta a produção de anticorpos maternos.

Tratamento da isoimunização de Rh

Apresenta grande variação, mas inclui: (i) identificação de mulheres de risco de hemólise fetal e anemia; (ii) avaliação do feto quanto à presença e grau de anemia; e (iii) transfusão de sangue *intra-útero* ou parto para fetos afetados.

Identificação

Mulheres não sensibilizadas são rastreadas para anticorpos em visita de registro e novamente na 34ª semana de gestação. Se os níveis de anti-D forem < 10 UI/mL, um problema fetal significativo é muito improvável, e subseqüentemente os níveis passam a ser verificados a cada duas semanas. Níveis mais altos justificam a investigação. A amniocentese e, mais recentemente, a amostragem de sangue materno para verificação de células fetais (*Prenat Diagn* 2001; **21**: 321) são utilizadas quando o pai é heterozigoto. Os níveis de anticorpos anti-Kell estão menos relacionados à gravidade da doença.

Avaliação da gravidade da anemia fetal

Gestações com risco de anemia fetal são avaliadas por meio de ultra-som. Apenas anemia grave (por exemplo, < 5g/dL) é detectável como hidropisia ou fluido fetal excessivo. O ultra-som avaliando a velocidade de pico sistólico da artéria cerebral média do feto) (Fig. 22.3) tem alta sensibilidade para anemias graves (*NEJM* 2000; **342**: 9), ao menos antes da 36ª semana. Portanto, é utilizado no mínimo quinzenalmente em gestações de risco.

Se, em função disso, houver suspeita de anemia, a amostra de sangue fetal deve ser realizada sob ultra-som, usando-se uma agulha na veia umbilical. O risco de perda fetal é de 1%, e após 8 semanas isso deve ser feito em instalações que possam realizar um parto imediatamente se surgirem complicações.

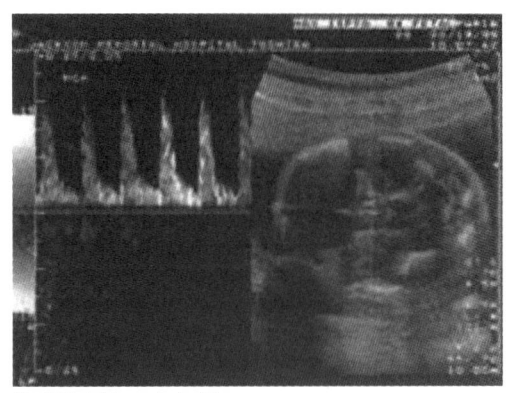

Fig. 22.3 Artéria cerebral média.

Transfusão de sangue
A amostra do sangue fetal é realizada com sangue concentrado Rh negativo, que pode ser injetado na veia umbilical com o auxílio de uma agulha, se for detectada anemia. Esse processo de quantificação de anemia e de transfusão precisa ser repetido a intervalos crescentes até a 36ª semana, período após o qual o parto é feito. O sangue é mais facilmente administrado ao neonato: podem ser necessárias tanto infusão como troca por transfusão (para hiperbilirrubinemia).

Depois do parto, todos os neonatos nascidos de mulheres com fator Rh negativo devem fazer um hemograma completo, esfregaço de sangue, bilirrubina e teste de Coomb indireto: servem para detectar graus mais leves de isoimunização.

Leituras complementares

Crowther CA, Keirse MJ. Anti-D administration in pregnancy for preventing rhesus alloimmunisation. *Cochrane Database System Review (Online: Update Software)* 2000;**2**: CD000020.

Moise K. Management of rhesus alloimmunisation in pregnancy. *Obstetrics and Gynecology* 2002; **100:** 600-11.

Resumo de isoimunização Rhesus		
Definição	Resposta de anticorpos maternos contra antígenos de eritrócitos; a passagem de anticorpos para o feto leva à hemólise	
Etiologia	Anti-D ainda é prevalente por causa de profilaxia inadequada/falha Outros anticorpos maiores: anti-c e anti-Kell	
Epidemiologia	15% de mulheres caucasianas têm fator Rh negativo; respostas anti-D em 1,7%	
Patologia	Hemólise causa anemia. Icterícia neonatal ± anemia, se menos grave; hidropisia e morte fetal, se for grave	
Prevenção	Administrar anti-D a mulheres com fator Rh negativo na 28ª e 34ª semanas e após eventos potencialmente sensibilizantes	
Tratamento	Identificação:	teste de anticorpos e história passada de obstetrícia
	Avaliar gravidade:	Doppler da artéria cerebral média fetal; amostra de sangue fetal para confirmar
	Tratar:	Fazer transfusão se o feto for anêmico, parto se > 36 semanas
	Após parto:	Verificar hemograma completo, bilirrubina, grupo Rh, teste de Coomb

23 Condução do Trabalho de Parto Prematuro

Definição

Aquele em que o trabalho de parto resulta no parto entre 24 e 37 semanas de gestação. Antes de 24 semanas, o parto é equivalente a um aborto, embora excepcionalmente a sobrevivência fetal ocorra em 23 semanas.

Epidemiologia

Cerca de 8% dos partos são prematuros. Outros 6% das gestações apresentam contrações prematuras, mas os partos se realizam a termo. A prematuridade é responsável por 80% das internações em unidade de terapia intensiva e 20% de mortalidade perinatal. Morbidade a longo prazo, incluindo paralisia cerebral, doenças e cegueira são comuns (Fig. 23.1). Os fetos nascidos antes de 28 semanas são os mais afetados. O parto prematuro é mais comum em usuárias de droga, em mulheres de recursos escassos, nas afro-caribenhas e naquelas com antecedentes de parto prematuro, distúrbios médicos ou DSTs.

Etiologia (Fig. 23.2)

Infecção do trato genital, geralmente subclínica, está envolvida em cerca de 60% dos casos. Os microrganismos são raramente isolados, mas a vaginose bacteriana e as infecções do trato urinário estão associadas. O mecanismo é pouco entendido. A *incompetência* se apresenta com dilatação cervical, sem dor ou ruptura prematura de membranas. Está sempre associada a trauma, mas pode coexistir com infecção, porque esta pode causar amolecimento e encurtamento do colo, e pode atravessar membranas intactas. O *comprometimento fetal* e a pré-eclâmpsia também podem levar a parto prematuro, quer espontâneo, como 'resposta de sobrevivência fetal', quer *iatrogênico*. A *gravidez múltipla* é crescente, em decorrência de concepção assistida, com 40% de partos prematuros. *Outras causas* incluem diabetes, hemorragia anteparto, poliidrâmnio e anomalias uterinas, tais como defeitos congênitos ou miomas. Muitos casos, entretanto, permanecem *idiopáticos*.

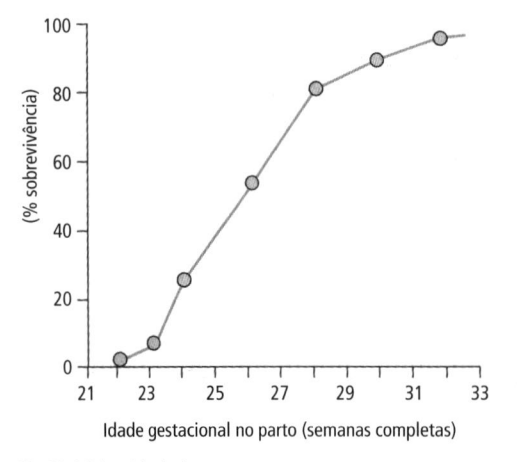

Fig. 23.1 Sobrevivência de prematuros.

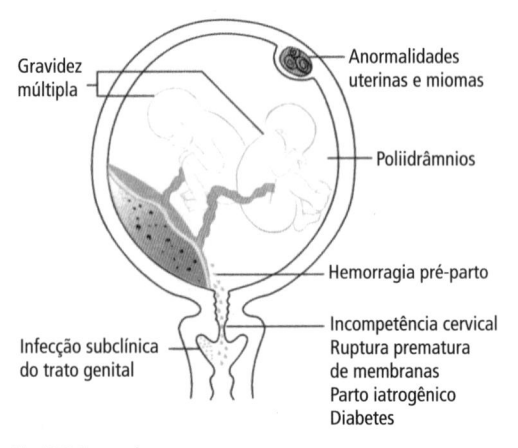

Fig. 23.2 Causas de parto prematuro.

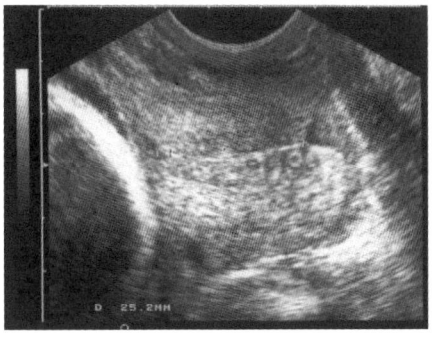

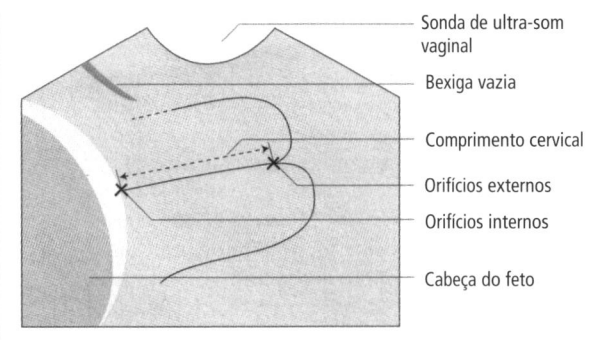

Fig. 23.3 Comprimento cervical.

Predição de parto prematuro

Além dos fatores já citados, as investigações podem predizer um parto prematuro. O *comprimento cervical* na ultra-sonografia transvaginal (Fig. 23.3) é sensível e específico em 23 semanas, e um comprimento cervical < 15mm em ultra-sonografia transvaginal em 23 semanas prediz 85% de partos espontâneos antes de 28 semanas (*Ultrasound Obstet Gynecol* 1998; **12**: 312), com taxa de falso-positivo de 1,5%.

O comprimento cervical também pode ser utilizado para determinar quais mulheres com contrações prematuras provavelmente entrarão em trabalho de parto. Isso também pode ser determinado pelo *ensaio da fibronectina fetal* (coletado vaginalmente e avaliado no próprio leito), embora com pouca especificidade (*BMJ* 2002: **325**: 301).

Prevenção de parto prematuro

Rastreamento e tratamento de *infecções do trato urinário* e *vaginoses bacterianas* (*Lancet* 2003; **361**: 983) reduzem a incidência de parto prematuro. Repouso e tocólise oral prolongada não previnem o parto prematuro. O papel da circlagem cervical não está esclarecido (*Cochrane* 2003: CD003253). A circlagem com sutura não-absorvível (Fig. 23.4) é sempre realizada em 12 a 14 semanas em mulheres que tiveram partos prematuros sem dor; o exame cervical regular e o uso de sutura em mulheres com encurtamento do colo são alternativas aceitáveis (*Ultrasound Obstet Gynecol* 2002; **19**: 475). Embora em geral as suturas sejam inseridas via vaginal, a rota abdominal pode ser utilizada se o colo for muito curto ou apresentar cicatrizes. Embora o comprimento cervical seja preditivo de parto prematuro, não está esclarecido se o uso universal do ultra-som do comprimento de colo pode auxiliar a prevenir o nascimento prematuro.

Fatores de risco para parto prematuro
Antecedentes
Infecção urinária e infecção subclínica do trato genital
Gravidez múltipla
Diabetes, poliidrâmnios
Anormalidades uterinas
Colo curto na ultra-sonografia transvaginal

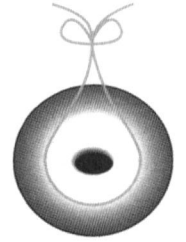

Fig. 23.4 Sutura cervical. Corte transversal do colo.

Características clínicas

Antecedentes: Mulheres sem incompetência cervical freqüentemente apresentam dor quando das contrações. Podem ocorrer também hemorragia pré-parto ou ressalto suprapúbico doloroso. A saída de líquido sugere ruptura de membranas.

Exame: A febre é incomum. A situação e a posição do feto são avaliadas pela palpação abdominal (Fig. 23.5). Faz-se um toque vaginal, a não ser que haja ruptura de membranas. Um colo esvainecido ou dilatado confirma que o trabalho de parto está em curso, mas um colo obliterado não significa que a paciente não estará com trabalho de parto prematuro: o curso do trabalho de parto prematuro não é previsível e pode ser extremamente rápido ou muito lento.

Investigações

Para avaliar o estado fetal, são utilizados a cardiotocografia e o ultra-som.

Para avaliar a probabilidade de parto se o colo estiver obliterado, o ensaio de fibronectina fetal é útil (*BMJ* 2002; **325**: 301); um resultado negativo significa que o parto prematuro é improvável. A avaliação do comprimento cervical utilizando ultra-som também é preditiva.

Para fazer uma busca por bactérias, devem ser colhidos raspados vaginais utilizando-se um espéculo estéril se houver rompimento de membranas. A proteína C-reativa geralmente aumenta com a corioamniotite; a estimativa da contagem de leucócitos não ajuda muito, porque os esteróides podem causar seu aumento.

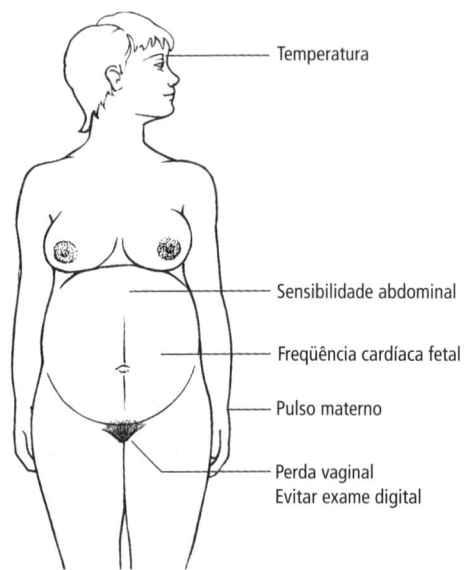

Fig 23.5 Monitoramento da paciente com ruptura de membranas pré-parto prematuro.

Tratamento

Promover a maturidade pulmonar
Os *esteróides* são administrados entre 24 e 34 semanas. Isso reduz a morbidade e a mortalidade perinatal, porque promove a maturidade pulmonar (*Cochrane* 2000: CD000065). Eles não aumentam o risco de infecção, mas um bom controle de glicose é necessário em pacientes diabéticas. Como os esteróides demoram 24 horas para agir, o parto é sempre retardado artificialmente por meio de tocólise.

Tocólise: Nifedipina ou atosiban, antagonista do receptor de oxitocina, pode ser administrado para permitir que os esteróides tenham tempo de agir ou que haja uma transferência *in utero* a uma unidade com instalações de terapia neonatal intensiva. Esses medicamentos retardam o parto prematuro em vez de interrompê-lo e não devem ser utilizados por mais de 24 horas. A ritodrina ou o salbutamol e medicamentos antiinflamatórios não-esteroidais também retardam o parto, mas raramente são utilizados por causa dos efeitos colaterais.

Detecção e prevenção de infecção

A presença de riscos de infecção coloca em risco a saúde materna e piora consideravelmente a perspectiva para o neonato (*Lancet* 1995; **346**: 1449). Isso pode ocorrer em pontos nos quais as membranas não foram rompidas: a corioamniotite justifica o uso de antibióticos intravenosos e o parto imediato, seja qual for o período da gestação.

Parto

Resolução do parto: O parto vaginal reduz a incidência da síndrome da angústia respiratória no neonato, e o parto cesariana é realizado apenas para as indicações obstétricas usuais. A apresentação das nádegas é mais comum em partos prematuros: a termo, é mais seguro optar pela cesariana para bebês nessa posição. Isso significa falta de habilidade do cirurgião, e, embora não haja muitas evidências no parto prematuro, atualmente a maioria dos partos nessa posição é feita por cesariana.

Conduta no parto: Instalações pediátricas são mobilizadas. As membranas não são rompidas no parto, pelo menos até 32 semanas: o parto pode ser lento, dando mais tempo para a ação dos esteróides, e as membranas podem amortecer o impacto do feto contra a pelve, previnindo trauma. O parto com fórceps é realizado apenas sob indicações obstétricas usuais, e o uso de vacuoextração é contra-indicado.

São recomendados *antibióticos no parto*, por causa do risco aumentado e da morbidade dos estreptococos do Grupo B.

Ruptura prematura de membranas no pré-parto

Definição

Ruptura prematura das membranas antes do parto em < 37 semanas. A causa é sempre desconhecida, mas todas as causas de parto prematuro podem estar envolvidas. Ocorre em um terço dos partos prematuros.

Complicações

O *parto prematuro* é a complicação principal e ocorre dentro de 48 horas em > 50% dos casos. A *infecção* também é uma causa comum, resultando em corioamniotite. Isso pode ocorrer antes e, portanto, ser a causa da ruptura das membranas, ou pode ser ascendente. *O prolapso do cordão umbilical* é raro. A ausência de líquido amniótico (geralmente antes de 24 semanas) pode resultar em *hipoplasia pulmonar* e deformidades posturais.

Características clínicas

Antecedentes: É normal haver fluxo de fluido claro, seguido de vazamento posterior.
Exame: São verificadas a posição e apresentação. Uma quantidade de fluido é visível no fórnice inferior ao exame com espéculo. É melhor evitar o exame digital, embora ele seja realizado para excluir o prolapso do cordão se não houver apresentação cefálica. A corioamniotite é caracterizada por febre, taquicardia, sensibilidade uterina e líquido amniótico abundante ou colorido, embora os sinais clínicos apareçam mais tarde.

Investigações

Para confirmar o diagnóstico em casos duvidosos, são utilizados testes comercialmente disponíveis. O ultra-som pode revelar redução de líquido, mas o volume também pode estar normal, conforme a produção de urina fetal continuar.
Para procurar uma infecção, coletar um raspado da parte vaginal alta, fazer um hemograma completo e proteína C-reativa. Em casos duvidosos, utiliza-se a amniocentese com coloração de Gram e cultura.

O bem-estar fetal é avaliado por cardiotocografia. Uma taquicardia fetal persistente sugere infecção.

Tratamento

Princípios

O risco de parto prematuro deve ser avaliado contra o risco de infecção, que, se estiver presente, aumenta grandemente a mortalidade e a morbidade neonatal a longo prazo. A prevenção, a identificação e o tratamento do parto prematuro são, portanto, essenciais. A mulher é internada e recebe esteróides. É feita uma investigação materna e fetal rigorosa, e, se a gestação alcançar 36 semanas, a indução é normalmente realizada.

Prevenção de infecção

O uso profilático de eritromicina em mulheres mesmo sem evidência clínica de infecção é recomendado (*Cochrane* 2003: CD001058). A co-amoxiclav é contra-indicada.

Identificação e gerenciamento de infecção

A corioamniotite produz poucos sinais. Se os sinais de infecção aparecerem, devem-se administrar antibióticos intravenosos imediatamente, e o feto deve ser expulso independentemente da fase da gestação.

Leituras complementares

Odibo AO, Elkousy M, Ural SH, Macones GA. Prevention of preterm birth by cervical cerclage compared with expectant management: a systematic review. *Obstetrical & Gynecological Survey* 2003; **58**: 130-6.

Slattery MM, Morrison JJ. Preterm delivery. *Lancet* 2002; **360**: 1489-97.

Spong CY. Recent developments in preventing recurrent preterm birth. *Obstetrics and Gynecology* 2003; **101**: 1153-4.

Welsh A, Nicolaides K. Cervical screening for preterm delivery. *Current Opinion in Obstetrics & Gynecology* 2002; **14**: 195-202.

Resumo de parto prematuro	
Epidemiologia	8% dos partos, 20% de mortalidade perinatal
Etiologia	Infecção subclínica, incapacidade cervical, iatrogenia, gravidez múltipla, hemorragia pré-parto, diabetes, poliidrâmnio, comprometimento fetal, anormalidades uterinas, idiopatia
Predição	Ultra-som (ultra-som transvaginal) de extensão cervical em 23 semanas
Prevenção	Antibióticos se houver vaginose bacteriana ou infecção do trato urinário; sutura cervical se houver probabilidade de incapacidade cervical: quer em 12 semanas, quer por encurtamento cervical
Características	Dores abdominais, hemorragia pré-parto, ruptura de membranas
Investigações	Raspados da parte vaginal superior, cardiotocografia, ultra-som
Tratamento	Esteróides se < 34 semanas, tocólise para máximo de 24h Antibióticos no parto Cesariana para indicações normais Informar os neonatologistas

24 Hemorragia Pré-parto

Definição

Hemorragia pré-parto é o sangramento do trato genital ocorrido após 24 semanas de gestação. É o período no qual a sobrevivência do neonato é melhor do que ocasionalmente.

Causas de hemorragia pré-parto	
Comum:	Origem indeterminada Descolamento da placenta Placenta prévia
Rara:	Patologia neoplásica do trato genital Ruptura uterina Vasa prévia Placenta prévia

Placenta prévia

Definições e epidemiologia

Ocorre quando a placenta está implantada no segmento inferior do útero e complica 0,4% das gestações a termo. Em exames de ultrasom feitos precocemente, a placenta aparece 'em posição inferior' em muitos outros tipos de gravidez, mas parece se 'mover' para cima ao longo da gestação. Isso se deve à formação do baixo segmento do útero no terceiro trimestre: é o miométrio no qual a placenta se implanta, que sai do orifício cervical interno. Portanto, apenas 1 em cada 10 placentas aparentemente de posicionamento baixo será prévia a termo.

Classificação

A placenta prévia é classificada de acordo com a proximidade da placenta ao orifício interno. Isso pode ocorrer predominantemente na parede uterina anterior ou na parede uterina posterior.

Classificação da placenta prévia	
Marginal (anteriormente tipos I-II):	Placenta no segmento inferior, não sobre o orifício (Fig. 24.1a)
Centrototal (anteriormente tipos III-IV):	Placenta cobrindo completa ou parcialmente o orifício (Fig. 24.1b)

Etiologia

É desconhecida, mas a placenta prévia é mais comum em gêmeos, em mulheres com alto número de paridade e idade, e quando o útero tem cicatrizes (por exemplo, cesariana anterior) (*J Matern Fetal Neonatal Med* 2003; **13**: 175).

Complicações

A placenta no segmento inferior obstrui o encaixe da cabeça: exceto no caso de algumas placentas prévias, isso requer *parto cesariana*, e também pode ser motivo da posição ser *transversa*. A *hemorragia* pode ser grave e continuar após o parto, já que o segmento inferior tem menos capacidade de contrair e comprimir o suprimento de sangue materno. Se a placenta implantar em uma cicatriz de parto cesariana anterior, pode ser mais profunda, de modo a evitar a separação (placenta acreta). Com freqüência, isso só é tratado adequadamente por meio de *histerectomia*.

Características clínicas

Antecedentes: Em geral, há hemorragia pré-parto intermitente e indolor, que aumenta em freqüência e intensidade durante algumas semanas. Tal sangramento pode ser catastrófico. Um terço das mulheres, entretanto, não teve sangramento antes de o diagnóstico ser feito.

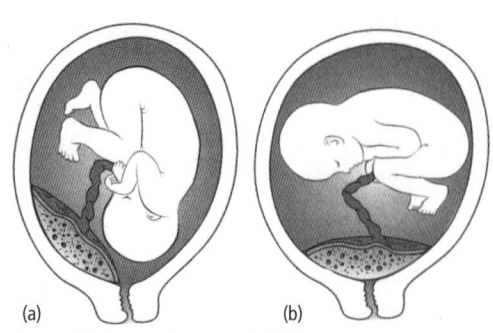

Fig. 24.1 (a) Placenta prévia marginal. (b) Placenta prévia centrototal (posição anormal e má apresentação são comuns).

Exame: Apresentação de nádegas e posição transversa são comuns. O encaixe da cabeça exclui a possibilidade de placenta prévia maior. O exame vaginal pode provocar sangramento intenso e *nunca* deve ser realizado em mulheres que apresentam sangramento vaginal, a menos que a placenta prévia tenha sido excluída.

Apresentação de placenta prévia
Descoberta casual em exame de ultra-som
Sangramento vaginal
Posição anormal, apresentação de nádegas

Investigações

Para estabelecer o diagnóstico, utiliza-se ultra-som (Fig. 24.2). Quando a placenta em posição inferior é diagnosticada em um exame de ultra-som no segundo trimestre, em geral o exame é repetido na 32ª semana para excluir a possibilidade de placenta prévia. O crescimento do segmento inferior é tal que a placenta prévia marginal ainda consegue 'se mover' para cima até a 36ª semana: o ultra-som deve ser repetido nessa época em tais pacientes.

Para avaliar o bem-estar fetal e materno, são necessários cardiotocografia, hemograma completo, estudos de coagulação e *cross-match*. Sofrimento fetal é raro.

Tratamento

Internação

A internação é necessária para todas as mulheres com hemorragia pré-parto. Se o exame de ultra-som diagnosticar placenta prévia, a paciente deverá ficar internada no hospital até o parto, porque há perigo de hemorragia intensa. Deve-se ter sangue disponível; administrar anti-D a mulheres com fator Rh negativo; manter acesso intravenoso; administrar esteróides se a gestação for < 34 semanas. Em mulheres com placenta prévia assintomática, a admissão pode se retardada em até 37 semanas, desde que elas tenham acesso fácil ao hospital.

Parto

Opta-se pelo parto cesariana na 39ª semana, que deve ser realizado pelo profissional o mais experiente possível. A perda de sangue pode ser maior durante o parto; a hemorragia pós-parto também é comum, porque o segmento inferior não se contrai bem depois do nascimento do bebê. O parto de emergência é necessário quando o sangramento antes desse período é grave. Entretanto, freqüentemente a gravidez pode ser prolongada com observação e, se necessário, transfusão. O parto vaginal só pode ser escolhido se o grau de placenta prévia for marginal e a cabeça fetal estiver longe da extremidade inferior (no ultra-som). Em casos excepcionais e duvidosos, o exame vaginal é

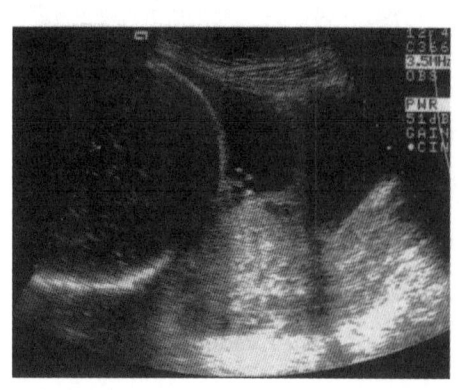

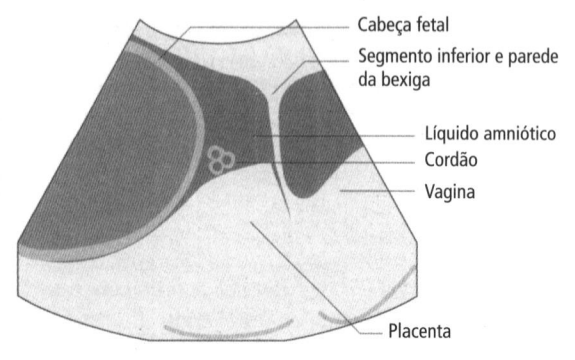

Fig. 24.2 Ultra-som da placenta prévia e ilustração esquematizada.

Diferenciação entre deslocamento de placenta e placenta prévia

	Descolamento	Placenta prévia
Choque	Incompatível com perdas externas	Compatível com perdas externas
Dor	Comum, em geral grave Constante com exacerbações	Não. Ocasionalmente contrações
Sangramento	Pode estar ausente Freqüentemente escuro	Vermelho e freqüentemente profuso Sempre pequeno anterior à hemorragia pré-parto
Sensibilidade	Usual, freqüentemente grave O útero pode estar duro	Raro
Feto	Posição normal, sempre encaixado Pode estar morto ou com angústia	Posição sempre normal/cabeça alta Freqüência cardíaca geralmente normal
Ultra-som	Freqüentemente normal, a placenta não está baixa	Placenta baixa

realizado com monitoramento para uma cesariana imediata.

Hemorragia intensa
Requer ressuscitação materna e parto imediato.

Descolamento de placenta

Definições

O descolamento da placenta ocorre quando parte da placenta (ou toda ela) se separa antes da expulsão do feto. Ocorre em 1% das gestações. Entretanto, é provável que muitas hemorragias pré-parto de origem indeterminada sejam, na verdade, pequenos descolamentos placentários e que, portanto, esse número seja maior.

Patologia

Quando parte da placenta se descola, por trás disso pode haver sangramento materno considerável. Isso pode ter diversas conseqüências. Podem ocorrer separação placentária ulterior e sofrimento fetal agudo. O sangue geralmente se espalha entre as membranas e o miométrio para ser identificado como hemorragia pré-parto. Pode se difundir no líquor ou simplesmente entrar no miométrio: hemorragia visível pode estar ausente em 20% dos casos (Fig. 24.3).

Complicações

A morte fetal é comum (30% de descolamentos comprovados). A hemorragia freqüentemente requer transfusões de sangue; a coagulação intravascular disseminada e a insuficiência renal raramente levam à morte materna.

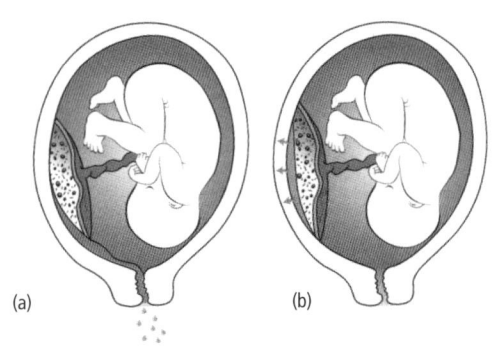

Fig. 24.3 (a) Descolamento revelado. (b) Descolamento oculto.

Etiologia

Muitas mulheres afetadas não apresentam fatores de risco. Entretanto, a restrição do crescimento intra-uterino, a pré-eclâmpsia, a doença auto-imune, o tabagismo materno, o uso de cocaína, os antecedentes de descolamento placentário (risco de 6%), a gravidez múltipla e a alta paridade materna são condições de predisposição ao descolamento. Também tem sido ocasionalmente associado a trauma ou à redução súbita do volume uterino (por exemplo, ruptura de membranas em uma mulher com poliidrâmnios).

Principais fatores de risco para descolamento placentário
Restrição do crescimento intra-uterino
Pré-eclâmpsia
Hipertensão preexistente
Tabagismo materno
Descolamento anterior

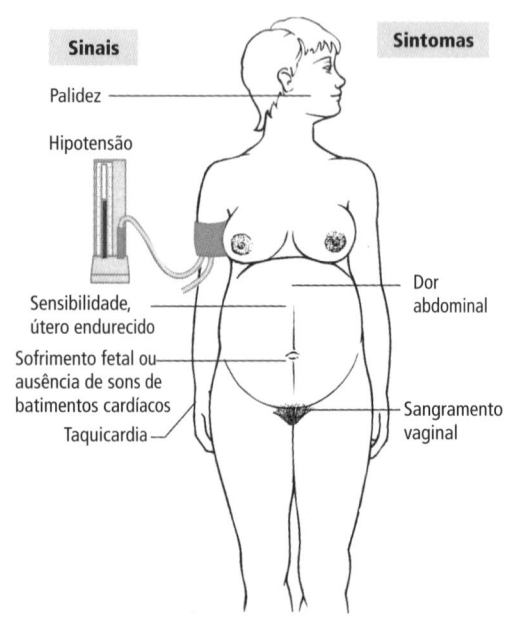

Fig. 24.4 Características clínicas de descolamento placentário.

Características clínicas (Fig. 24.4)

Antecedentes: Classicamente, há hemorragia pré-parto dolorosa. A dor se deve ao sangramento por trás da placenta e no miométrio, e em geral é constante com exacerbações; o sangue é freqüentemente escuro. O grau de sangramento vaginal não reflete a gravidade do deslocamento, porque em alguns casos o sangue pode não sair do útero. Na verdade, a dor e o sangramento podem ocorrer isoladamente. Se a dor se manifestar sozinha, o descolamento será 'oculto'. Se o sangramento vaginal for evidente, será 'revelado'.

Exame: Taquicardia sugere perdas sanguíneas profundas, que podem estar fora da proporção da perda vaginal, em decorrência da perda 'oculta'. A hipotensão ocorre apenas após perda sanguínea intensa. O útero apresenta-se sensível e freqüentemente contraído: o parto costuma ocorrer em seguida. Em casos graves, o útero está 'endurecido', e é difícil sentir o feto. Os sons do coração fetal são sempre anormais, ou até mesmo ausentes. Se tiver ocorrido falha de coagulação, será possível observar um sangramento bastante amplo.

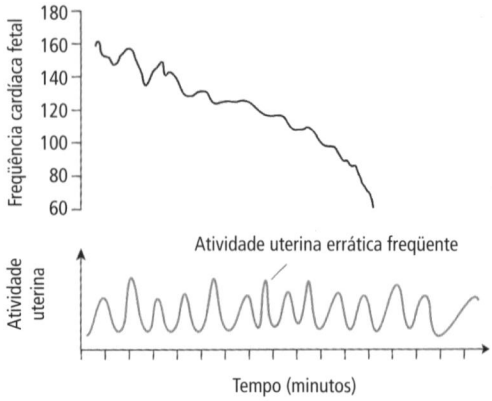

Fig. 24.5 Bradicardia fetal terminal com descolamento placentário.

Investigações

Geralmente o diagnóstico é feito em bases clínicas. As investigações ajudam a estabelecer a gravidade da ruptura, a planejar uma ressuscitação adequada, e a expulsar o feto, se necessário, e como proceder nesse caso.

Para estabelecer o bem-estar fetal, é feita uma cardiotocografia. Além do sofrimento fetal, a atividade uterina freqüente pode estar evidente na tocografia (Fig. 24.5).

Para estabelecer o bem-estar materno, é feito um hemograma completo, um teste de coagulação e tipagem sanguínea. Em casos graves, são exigidos cateterização com avaliação de urina de hora em hora, monitoramento da pressão venosa central, hemograma regular, coagulação e estimativas de uréia e creatinina. O ultra-som ocupa um pequeno espaço no diagnóstico do descolamento placentário, exceto para excluir placenta prévia.

Características de descolamento placentário maior
Desmaio materno
Coagulopatia
Sofrimento ou morte fetal
Útero endurecido à palpação
Baixa produção de urina ou insuficiência renal
Obs.: O grau de perda vaginal freqüentemente é de pouca utilidade

Tratamento

Avaliação e ressuscitação

É necessária internação, mesmo sem sangramento vaginal, se houver dor e sensibilidade uterina. Administra-se um fluido intravenoso, com esteróides se a gestação for < 34 semanas. Não deve haver demora na transfusão de sangue. Utiliza-se analgesia com opiáceos e anti-D para mulheres com fator Rh negativo.

Parto

O parto depende do estado fetal e da gestação. A mãe deve estar estabilizada.
Se houver sofrimento fetal, é necessário fazer o parto urgente por cesariana.
Se não houver sofrimento fetal, porém a gestação for de 37 semanas ou mais, realiza-se a indução do parto com amniotomia. O coração fetal é continuamente monitorado, a condição materna é rigorosamente observada e o parto cesariana é feito quando ocorre sofrimento fetal.
Se o feto estiver morto, a coagulopatia é provável. Os produtos sanguíneos são administrados e o parto é induzido.

Tratamento conservador

Se não há sofrimento fetal, a gravidez é prematura e o grau de descolamento parece pequeno, administram-se esteróides (se < 34 semanas), e a paciente é monitorada rigorosamente no período pré-natal. Se todos os sintomas forem estáveis, ela poderá receber alta dentro de 3 a 5 dias, mas a gravidez será de 'alto risco': são marcados exames de ultra-som para verificar o crescimento fetal.

Tratamento pós-parto

Independentemente do tipo do parto, a hemorragia pós-parto é o principal risco.

Princípios de tratamento de descolamento placentários maiores
Condição fetal: cardiotocografia
Condição materna: equilíbrio de fluidos, função renal, hemograma completo e coagulação. Pressão venosa central, se adequado
Parto precoce
Transfusão de sangue ± produtos derivados de sangue

Outras causas de hemorragia da segunda metade da gestação

Sangramento de origem indeterminada

Quando o sangramento pré-parto for pequeno e indolor, mas não houver placenta prévia, poderá ser difícil encontrar a causa. O ultra-som é de pouca utilidade no diagnóstico. É provável que muitos episódios apresentem graus menores de descolamento placentário: não há nada parecido com um 'sangramento intenso' (o sangramento é, ocasionalmente, um muco cor de sangue que sai do colo no período em que o parto começa). Provavelmente isso, e o 'sangramento recorrente', são descolamentos menores, e as pacientes devem ser tratadas adequadamente.

Rompimento de vasa prévia

É a ruptura de um vaso sanguíneo a partir da inserção do cordão velamentoso (que atravessa as membranas) na frente da parte que se apresenta (Fig. 24.6a). Quando as membranas se rompem, ocorre um rápido sangramento fetal e exsangüinação. Isso se dá em aproximadamente 1 em cada 5.000 gestações. A apresentação é indolor e o sangramento vaginal é moderado na amniotomia ou ruptura espontânea das membranas, a qual é acompanhada de sofrimento fetal grave. Raramente o parto cesariana é rápido o suficiente para salvar o feto.

Ruptura uterina

Muito ocasionalmente esta condição (Fig. 24.6b) ocorre antes do parto em mulheres com útero congenitamente anormal ou cicatrizes.

Sangramento de origem ginecológica

O carcinoma cervical pode se apresentar na gravidez (Fig. 24.6c). Se a mulher com hemorragia recorrente ou pós-coital não tiver feito um Papanicolaou, deverá passar por um exame com espéculo e uma colposcopia.
Pólipos cervicais, ectopias e lacerações vaginais também podem estar evidentes.

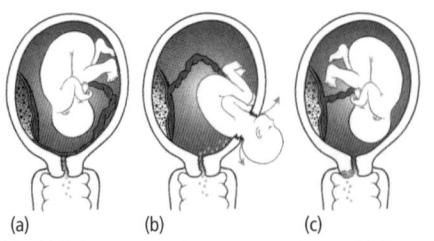

Fig. 24.6 Outras causas de hemorragia pré-parto. (a) Vasa prévia. (b) Útero rompido (geralmente a perda intra-abdominal predomina). (c) Carcinoma cervical.

Leituras complementares

Hladky K, Yankowitz J, Hansen WF. Placental abruption. *Obstetrical & Gynecological Survey* 2002; **57**: 299-305.

Kayani SI, Walkinshaw SA, Preston C. Pregnancy outcome in severe placental abruption. *BJOG: an International Journal of Obstetrics and Gynaecology* 2003; **110**: 679-83.

Neilson JP. Interventions for suspected placenta praevia. *Cochrane Database System Review (Online: Update Software)* 2003; **2:** CD001998.

Resumo de placenta prévia

Definição	Placenta implantada no segmento uterino inferior A "posição baixa" refere-se ao local placentário da formação do segmento inferior
Tipos	Prévia marginal: próxima/adjacente aos orifícios cervicais Prévia centrototal: sobre/parcialmente cobrindo orifício cervical
Epidemiologia	0,4% das gestações. Placenta em posição baixa no início da gravidez 5%
Etiologia	Geralmente idiopática. Placenta grande, útero com cicatrizes, alta paridade/idade
Complicações	Hemorragia. Necessidade de parto prematuro ou por cesariana
Características	Hemorragia pré-parto indolor, freqüentemente múltipla ou crescente em freqüência e gravidade Também com posição anormal, descoberta incidental no ultra-som
Investigações	Ultra-som para localizar a placenta. Hemograma completo e tipagem e cross-match, se houver sangramento
Tratamento	Se houver posicionamento baixo da placenta em ultra-som precoce, repetir em 32 semanas Assintomático: Internação em 37 semanas Sangramento: Internar independentemente da fase da gestação. Ter sangue disponível. Esteróides se < 34 semanas. Transfusão de sangue, se necessário Parto: Cesariana em 39 semanas; antes, se houver sangramento intenso

Resumo de descolamento de placenta

Definição	Descolamento parcial e total da placenta antes do parto; após 24 semanas
Epidemiologia	1% das gestações
Etiologia	Idiopática; associações comuns: restrição do crescimento uterino, pré-eclâmpsia, doença auto-imune, tabagismo, descolamento antecedente
Complicações	Morte fetal, hemorragia intensa causando coagulação intravascular disseminada, insuficiência renal, morte materna. Hemorragia pós-parto
Características	Hemorragia pré-parto dolorosa, porém dor ou sangramento pode ocorrer isoladamente. Há sensibilidade uterina e contrações: se maior, ausência de coração fetal, útero 'endurecido', desmaio materno, coagulopatia
Investigações	Cardiotocografia para avaliar o feto. Hemograma completo, coagulação para avaliar o estado materno Exame de ultra-som exclui placenta prévia se o diagnóstico for duvidoso Se grave, monitoramento materno intensivo (pressão venosa central, débito urinário, etc.)
Tratamento	Internação: Se grave, ressuscitar com sangue Sofrimento fetal presente: Parto cesariana Sofrimento fetal ausente: > 37 semanas, induzir parto Morte fetal: Induzir o parto. Coagulopatia provável Descolamento prematuro menor: Aguardar. Exames periódicos de ultra-som

25 Crescimento Fetal, Restrição de Crescimento e Supervisão

O objetivo da assistência ao feto na gravidez é prevenir problemas, em especial morte e saúde deficiente. A busca desse objetivo deve levar em consideração a saúde materna, os recursos e o fato de que a maioria das gestações é normal. A saúde deficiente inclui particularmente a paralisia cerebral, mas também a necessidade de assistência neonatal ou ressuscitação. Além disso, há evidências crescentes de que a saúde *in utero* e o crescimento influenciam a saúde, principalmente a doença cardíaca, tardiamente. As principais causas de mortalidade perinatal e paralisia cerebral são destacadas nos quadros a seguir.

Principais causas de mortalidade perinatal
Não explicada
Restrição do crescimento intra-uterino
Prematuridade
Anormalidades congênitas
Sofrimento fetal intraparto
Descolamento da placenta

Principais associações de paralisia cerebral	
Principais:	Prematuridade (ver o Capítulo 23)
	Restrição do crescimento intra-uterino
	Infecção
	Pré-eclâmpsia (ver o Capítulo 20)
	Anormalidades congênitas (ver o Capítulo 18)
	Sofrimento fetal intraparto (ver o Capítulo 29)
	Eventos pós-natais
Outras:	Doença auto-imune (ver o Capítulo 21)
	Gravidez múltipla (ver o Capítulo 27)
	Descolamento da placenta (ver o Capítulo 24)

Terminologia

Pelo fato de haver muitas associações de resultados neonatais adversos e de seus mecanismos de ação serem pouco entendidos, os termos que utilizamos, tais como comprometimento e sofrimento fetal, são simplistas.

O comprometimento fetal é uma situação crônica e deve ser definida na medida em que as condições para o crescimento normal e o desenvolvimento neurológico forem ideais. A maioria das causas identificáveis envolve fraca transferência de nutrientes através da placenta, geralmente chamada 'disfunção placentária'. Normalmente há restrição do crescimento intra-uterino, mas este também pode estar ausente (por exemplo, diabetes materna ou gravidez prolongada).

Pequeno para a idade gestacional significa que o peso do feto está abaixo de 10% para sua gestação (se for a termo: 2,7kg). Outros pontos de interrupção (por exemplo, terceiro percentual) também podem ser utilizados. Tradicionalmente, o tamanho pequeno era considerado reflexo de comprometimento crônico decorrente de disfunção placentária. Entretanto, a maioria dos fetos é simplesmente constitucionalmente pequena, tem crescimento constante (Fig. 25.1) e não está comprometida. A avaliação do peso fetal na identificação da restrição do crescimento intra-uterino é individualizada (www.preg.info) de acordo com o que é esperado para o indivíduo, e não de acordo com a população em geral.

A *restrição do crescimento intra-uterino* descreve os fetos que não conseguem alcançar seu próprio 'potencial de crescimento'. Seu crescimento *in utero* é lento: muitos terminam 'pequenos para a idade gestacional' (PIG), outros não: muitos natimortos ou fetos com angústia no parto são de peso 'aparentemente' normal. Se um feto for geneticamente determinado a ter 4kg a termo e nascer pesando 3kg, seu crescimento terá sido restringido, o que pode ser decorrente de disfunção placentária (Fig. 25.2). Do mesmo modo, um adulto doente, alto e malnutrido pode pesar mais do que um adulto baixo saudável.

Sofrimento fetal refere-se a uma situação aguda, como hipóxia, que pode resultar em dano fetal ou morte se não for revertida ou se o feto nascer urgentemente. Geralmente isso é utilizado no parto (vide Capítulo 29). No entanto, a maioria dos bebês que subseqüentemente desenvolvem paralisia cerebral não nasce sob hipóxia.

pré-parto apresenta restrição de crescimento. A avaliação do crescimento fetal é, portanto, um elemento-chave da sobrevivência fetal.

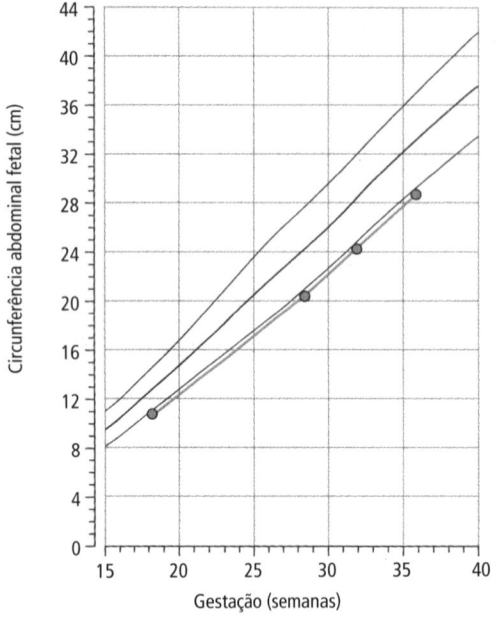

Fig. 25.1 Crescimento constante de um feto pequeno.

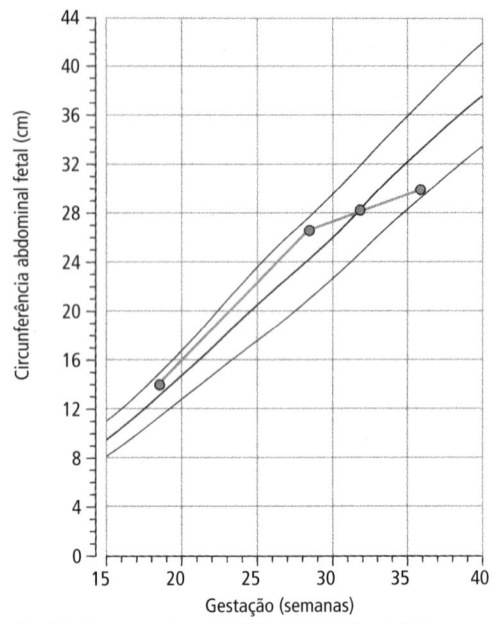

Fig. 25.2 Crescimento lento sugerindo comprometimento fetal.

Crescimento fetal

Determinantes constitucionais: baixa altura materna, peso, paridade, grupo étnico não caucasiano e sexo fetal feminino podem gerar bebês pequenos para a idade gestacional, mas não bebês com restrição do crescimento intra-uterino.
Determinantes patológicos do crescimento fetal incluem doença materna preexistente (por exemplo, doença renal e doença auto-imune), complicações maternas na gestação (por exemplo, pré-eclâmpsia), tabagismo, uso de drogas e anormalidades congênitas. Esses podem causar restrição do crescimento intra-uterino.
Se o ajuste for feito por determinantes constitucionais, uma grande proporção (até 70%) dos chamados 'não explicados' natimortos em

Bem-estar fetal

Objetivos do bem-estar fetal

1 Identificar a gravidez de 'alto risco' utilizando elementos dos antecedentes e eventos durante a gravidez, ou realizando investigações específicas.
2 Monitorar o feto de alto risco quanto ao crescimento e ao bem-estar.
3 Interferir (geralmente apressar o parto) no momento apropriado, comparando os riscos de comprometimento *in utero* com os riscos de intervenção e prematuridade. A prematuridade é, por si, a maior causa de mortalidade e morbidade.

Problemas com o bem-estar fetal

Todos os métodos de avaliação do bem-estar fetal têm uma taxa de falso-positivo: isto é, eles podem ser superinterpretados. Enquanto eles podem identificar problemas, os métodos não necessariamente resolvem nem previnem resultados. Além disso, 'medicalizam' a gravidez concentrando-se no anormal e são caros. Por essas razões, 'a avaliação de riscos' se tornou importante. Isso é feito utilizando-se os antecedentes clínicos, obstétricos e pessoais (ver quadro abaixo) e o monitoramento de gravidez-padrão destacado no Capítulo 17. A principal dificuldade é que, na maioria das gestações com resultados adversos, nenhum fator de risco visível está presente. Por essa razão, os testes de rastreamento para todas as mulheres estão sob avaliação. Hoje eles não são universalmente utilizados.

Identificação de gravidez de alto risco	
Pré-gravidez:	Antecedentes obstétricos desfavoráveis ou bebê muito pequeno Doença materna Concepção assistida Extremos de idade reprodutiva Tabagismo intenso ou abuso de drogas
Durante a gravidez:	Hipertensão/proteinúria Sangramento vaginal Bebê pequeno para a idade gestacional Gravidez prolongada Gravidez múltipla Infecções recorrentes do trato urinário
Investigações:	Exame cervical em 23 semanas Doppler de artéria uterina em 23 semanas

Investigações para identificar gravidez de alto risco

Doppler de artéria uterina em 23 semanas: a circulação uterina normalmente desenvolve uma resistência muito baixa na gravidez normal. As ondas anormais, indicando falha no desenvolvimento da circulação de baixa resistência, identificam 75% das gestações em risco de resultados neonatais adversos no começo do terceiro trimestre, particularmente início de pré-eclâmpsia, restrição do crescimento intra-uterino ou descolamento da placenta (*Ultrasound Obstet Gynecol* 2001;**18**: 441). Esse teste é menos preditivo em problemas posteriores. No entanto, é muito superior do que a avaliação do risco atual baseado apenas nos antecedentes.

Testes de sangue: enquanto a gonadotrofina coriônica humana (HCG) e a alfafetoproteína podem ser utilizadas para procurar anormalidades cromossômicas, níveis elevados de alfafetoproteína em fetos normalmente formados estão associados ao aumento do risco. Como tal, entretanto, eles são menos efetivos do que o Doppler de artéria uterina.

Métodos para avaliar o crescimento e o bem-estar fetal

Estes testes não são rotina em gestações de alto risco, e devem ser utilizados em conjunto com a urianálise e a medição da altura uterina e da pressão arterial como parte da rotina pré-natal.

Avaliação de ultra-som e crescimento fetal

O que é: O exame de ultra-som é utilizado para medir o tamanho fetal após o primeiro trimestre, por meio de diâmetros da circunferência abdominal e da cabeça, ou biparietal. Essas alterações são registradas em 4% dos casos (Fig. 25.3). Três fatores ajudam a diferenciar fetos pequenos saudáveis de fetos com 'crescimento restrito':

1 A taxa de crescimento pode ser determinada por exames anteriores, ou pelo último exame, feito pelo menos 2 semanas antes.
2 O padrão de 'tamanho pequeno' pode ajudar: o abdômen fetal sempre vai parar de crescer antes da cabeça, a qual é 'pequena'. O resultado é um 'feto' magro ou com restrição assimétrica de crescimento.
3 O reconhecimento de determinantes não-patológicos do crescimento fetal permite a 'individualização' do crescimento fetal (*BJOG* 2001; **108**: 830), avaliando o crescimento real de acordo com o crescimento esperado.

Benefícios: exames de ultra-som periódicos são úteis na confirmação do crescimento constante em gestações de alto risco e múltiplas. O uso do ultra-som na determinação de datas e na identificação de anormalidades é discutido adiante.

Limitações exames únicos de ultra-som no final da gravidez oferecem benefícios limitados em gestações de 'baixo risco' (*Cochrane* 2000: CD001451). Medições pouco precisas são comuns, enganosas e potencialmente prejudiciais.

Doppler da artéria umbilical

O que é: O Doppler é utilizado para medir a velocidade das ondas nas artérias umbilicais (Fig. 25.4). O sinal de uma circulação de alta resistência, isto é, o fluxo reduzido na diástole fetal comparado com a sístole, sugere disfunção placentária.
Benefícios: Ondas da artéria umbilical ajudam a identificar quais fetos PIG apresentam realmente restrição de crescimento intra-uterino e, portanto, estão comprometidos (*Cochrane* 2000: CD000073). Seu uso melhora o resultado perinatal em gestações de alto risco, ao mesmo tempo em que reduz a intervenção nos fetos não comprometidos.
Além disso, a ausência de fluxo na diástole geralmente prediz anormalidades cardiotocográficas e se correlaciona bem com comprometimento grave.
Limitações: O Doppler não é uma ferramenta de rastreamento útil em gestações de alto risco (*Cochrane* 2000: CD001450) e é menos efetivo na identificação do feto com peso normal comprometido.

Doppler da circulação fetal

O que é: Todos os grandes vasos fetais podem ser vistos, mas normalmente são medidos as artérias cerebrais médias e os ductos venosos. Com comprometimento fetal, a artéria cerebral média freqüentemente desenvolve um padrão de baixa resistência em comparação com a aorta torácica ou os vasos renais. Isso reflete um efeito de diminuição do fluxo na cabeça. A velocidade do fluxo também aumenta com a anemia fetal. As ondas do ducto venoso foram utilizadas como uma alternativa à cardiotocografia pré-parto.
Benefícios: O uso desses exames é restrito a gestações de alto risco e geralmente contribui para a tomada de decisão sobre as intervenções, em vez de impô-las.
Limitações: Atualmente há poucas evidências de que seu uso reduza a mortalidade ou a morbidade perinatal.
Ultra-som para avaliação do perfil biofísico/volume de fluido amniótico
O que é: As quatro variáveis (movimentos dos membros, tônus, movimentos de respiração e volume de líquido amniótico) são 'pontuadas' de zero a dois cada uma, totalizando oito. No perfil biofísico tradicional, a cardiotocografia também é incluída, e a pontuação total é fora de 10. Leva até 30 minutos. Baixa pontuação sugere comprometimento grave. O volume reduzido de líquido amniótico está associado com alto risco de sofrimento fetal no parto.
Benefícios: É útil em gestações de alto risco em que a cardiotocografia ou o Doppler oferecem resultados equivocados.

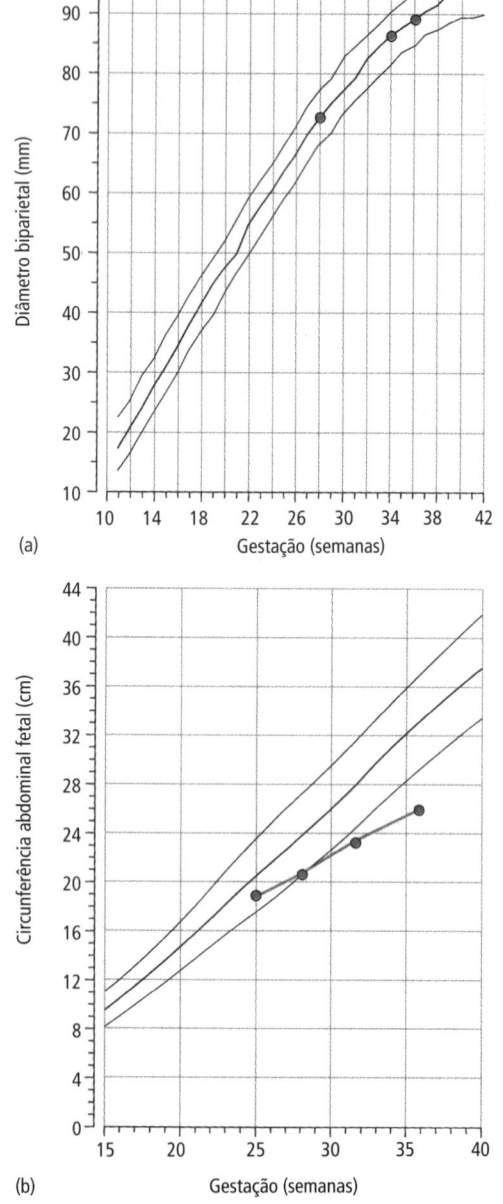

Fig. 25.3 (a) Crescimento normal da cabeça; (b) Crescimento lento do abdômen.

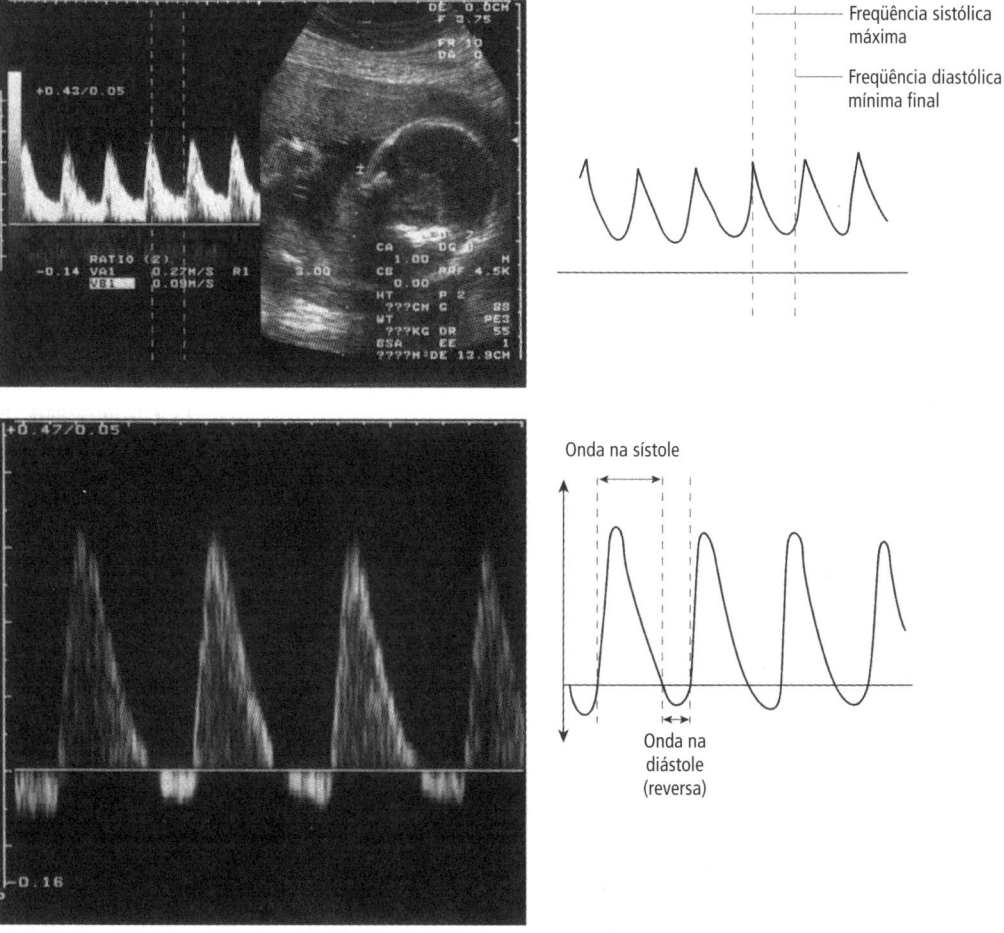

Fig. 25.4 Ultra-som de Doppler de artéria umbilical: (a) Normal; (b) fluxo reverso da diástole final.

Limitações: Implica perda de tempo e é de pouca ajuda em gestações de baixo risco.

Registro de movimentação fetal

O que é: A mãe registra o número de movimentos individuais que sente todos os dias. Dez movimentos são considerados normais, mas o importante é a alteração no número de movimentos.
Benefícios: Os fetos mais comprometidos apresentam movimentos reduzidos alguns dias ou algumas horas antes do falecimento. A redução nos movimentos fetais é uma indicação para um teste mais sofisticado. Os registros de movimentação fetal são simples e baratos.
Limitações: Os fetos comprometidos param de se mover pouco tempo antes da morte. O cálculo de rotina é de benefício limitado na redução da mortalidade perinatal. A alta taxa de falso-negativo pode levar a intervenções desnecessárias, e a ansiedade materna é comum nesses casos.

Cardiotocografia em teste de não-estresse

O que é: O coração fetal é registrado eletronicamente por até uma hora (isso pode ser combinado com o ultra-som como um perfil biofísico). As acelerações e a variabilidade > 5 batimentos por minuto devem estar presentes, as desacelerações, ausentes e a taxa variando entre 110 e 60 (Fig. 25.5).
Benefícios: Anormalidades pré-natais representam um estágio final no comprometimento fetal e na indicação de parto. A interpretação computadorizada da variabilidade é útil para 'ganhar tempo': atrasar o parto de fetos prematuros cronicamente comprometidos.

Limitações: As cardiotocografias isoladas não têm aplicabilidade em testes de rastreamento pré-natal. De fato, a confiança em cardiotocografias ocasionais como testes de bem-estar leva ao aumento da mortalidade perinatal. O melhor significado de uma cardiotocografia é que, exceto em um evento agudo, o feto não morrerá nas próximas 24 horas. Portanto, para ser útil em uma gravidez de alto risco, precisa ser realizada diariamente.

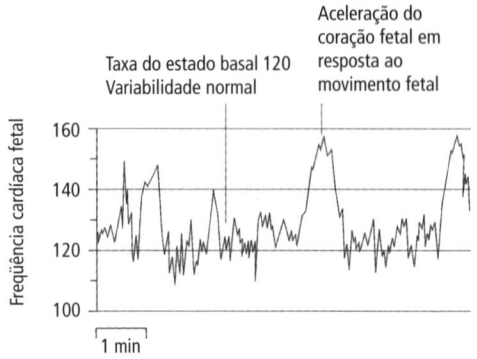

Fig 25.5 Cardiotocografia. Pré-natal normal.

Investigação e intervenção

Para identificar fetos PIG, são utilizadas as medidas de ultra-som. Ocasionalmente as malformações congênitas estão aparentes, e a amostra de sangue fetal ou de amniocentese pode ser utilizada para excluir uma anormalidade cromossômica.
Para identificar fetos com restrição do crescimento intra-uterino, são feitos exames periódicos de ultra-som e Doppler da artéria umbilical ou fetal. Esses exames são necessários para excluir comprometimentos nos fetos PIG.
Para monitoramento dos fetos com restrição do crescimento intra-uterino, é feito pelo menos um Doppler de artéria umbilical semanal (para detectar fluxo diastólico prejudicado) com cardiotocografia diária se as ondas do Doppler estiverem muito anormais.
Os fetos pequenos, mas em constante crescimento, não precisam de intervenção. Os fetos comprometidos nascem normalmente, uma vez que a maturidade é alcançada (37 semanas), ou se o prematuro for monitorado rigorosamente com Doppler da artéria umbilical ± cardiotocografias diárias, e nascem antes se esses exames estiverem anormais (www.ncl.ac.uk/nfmmg/guidelines/sga%20guide.html). O repouso não aumenta o crescimento fetal, mas a internação, ou mesmo o parto, pode ser necessário para outras indicações, particularmente em caso de pré-eclâmpsia grave.

> **Fetos PIG e restrição do crescimento intra-uterino**
>
> *'Pequeno para idade gestacional (PIG)'* significa que o peso do feto ou a estimativa de peso está abaixo de dez/quinze/terceiro percentual.
> *A restrição do crescimento intra-uterino envolve comprometimento*: o crescimento diminui ou é menor do que o esperado, considerando-se os fatores constitucionais.

Gravidez prolongada

A gravidez é prolongada quando 42 semanas ou mais de gestação são concluídas. Entretanto, os riscos de mortalidade perinatal e de morbidade começam a aumentar entre 41 e 42 semanas. A gravidez prolongada é mais comum quando outras gestações anteriores foram prolongadas, mas a etiologia é pouco entendida. Se as datas forem rotineiramente verificadas por meio de um exame de ultra-som precoce, apenas 6% das gestações serão prolongadas. Estabelecer a precisão das datas é, portanto, essencial.
O problema é que, por vezes, o parto induzido, em especial em pacientes nulíparas, não alcança êxito e pode levar a parto cesariana. Entretanto, a gravidez prolongada aumenta o risco de sofrimento fetal quando o parto inicia: isso também leva ao aumento das chances de se realizar um parto cesariana. O objetivo é comparar os riscos de intervenção obstétrica em relação às gestações prolongadas.
Por volta das semanas 41 e 42, essa comparação é feita em favor da indução do parto. Isso previne a morte de 1 feto para cada 500 mulheres induzidas e está associado com uma taxa de cesariana *mais baixa* que o tratamento esperado (*NEJM* 1992; **326**: 1587). A indução antes de 41 semanas não tem esse efeito, e na verdade está associada com o aumento da intervenção. É, portanto, comum induzir o parto em 41 semanas ou após esse período, mas em mulheres adequadamente orientadas, que preferem não ser induzidas, ou em mulheres nulíparas com um colo bastante desfavorável, a investigação com cardiotocografias diárias é uma alternativa

aceitável. A dilatação digital do colo auxilia o parto espontâneo a começar mais cedo (*Cochrane* 2001: CD000451).

Tratamento da gravidez prolongada	
Verificar a gestação cuidadosamente; aconselhar a paciente adequadamente. A indução antes de 41 semanas não é adequada, a menos que haja complicações presentes	
Em 41 semanas:	Examinar a paciente via vaginal e induzir, *a menos que* o colo seja muito desfavorável (não desenvolvido), OU Se a paciente preferir aguardar
Se não for feita a indução:	Dilatar o colo e planejar cardiotocografias diárias
Se a cardiotocografia estiver anormal:	Fazer o parto independentemente da condição do colo, considerar cesariana

Morte pré-parto: natimortos

Definição

Natimortos são definidos como fetos mortos após 24 semanas de gestação. A prevenção é o principal objetivo da vigilância do bem-estar fetal.

Etiologia

É mais freqüente em grupos de alto risco, a menos que a vigilância seja intensiva. A maioria é descrita como não explicada (www.cemach.org.uk), mas muitos, incluindo estes, estão associados com restrição do crescimento intra-uterino (*BJOG* 1998; **105**: 524).

Características clínicas

A maioria das mulheres reclama de ausência ou redução de movimentos fetais; algumas se apresentam de maneira aguda com hemorragia pré-parto. O diagnóstico é feito com ultra-som.

Tratamento

Parto: Oito por cento nasce espontaneamente dentro de 2 semanas, mas o parto geralmente é induzido de acordo com o desejo da mãe. São utilizadas prostaglandinas em vez de amniotomia, por receio de se introduzir uma infecção.

Descobrir a causa: É aconselhável fazer uma cultura de cromossomo *postmortem* (PM), exame histológico e cultura da placenta, rastreamento viral, glicose, de lúpus e teste de anticorpo anticardiolipina da mãe. Um teste de Kleihauer detectará transfusões fetomaternas maciças e espontâneas. Propagandas contrárias tornaram difíceis os exames PM e complicaram seu consentimento, mas podem-se obter informações valiosas e às vezes informação sem suspeitas anteriores. O exame limitado e as técnicas de imagens podem ser úteis se um exame PM for negado. Qualquer gravidez subseqüente é considerada de alto risco.

Aconselhamento e suporte. São essenciais. O obstetra deve dar o máximo de explicações preliminares e aconselhar o casal quando todos os resultados dos testes estiverem disponíveis. O casal é aconselhado a manter, fotografar e dar nome ao bebê. Uma certidão de natimorto é emitida; no Reino Unido o registro deve ser feito pela mãe em 42 dias.

Leituras complementares

Barker DJ, Gluckman PD, Godfrey KM *et al.* Fetal nutrition and cardiovascular disease in adult life. *Lancet* 1993; **341**: 938-41.

Bricker L, Neilson JP. Routine Doppler ultrasound in pregnancy. *Cochrane Database System Review (Online: Update Software)* 2000: CD001450.

Crowley P. Interventions for preventing or improving the outcome of delivery at or beyond term. *Cochrane Database System Review (Online: Update Software)* 2000; **2**: CD000170.

Harman CR, Baschat AA. Comprehensive assessment of fetal well being: which Doppler tests should be performed? *Current Opinion Obstetrics & Gynecology* 2003; **15**: 147-57.

Pattison N, McCowan L. Cardiotocography for antepartum fetal assessment. *Cochrane Database System Review (Online: Update Software)* 2000: CD001068.

Stanley F, Blair E, Alberman E. *Cerebral Palsies: Epidemiology and Causal Pathways*. Cambridge: Cambridge University Press, 2000.

Resumo de investigação fetal	
Rastreamento de gravidez de alto risco	História materna, obstétrica e de gravidez anterior para avaliar fatores de risco. Doppler de artéria uterina em 23 semanas para identificar gestações de alto risco Níveis de alfafetoproteína materna ou gonadotrofina coriônica em 16 semanas: tratar como alto risco se estiverem altos na ausência de uma anomalia Assistência pré-natal inclui medições da altura uterina: vide ultra-som se for menor que o esperado e repetir em intervalos de 3 semanas se o feto for pequeno para a idade gestacional Um ultra-som 'único', Doppler de artéria umbilical ou cardiotocografia é de pouca utilidade
Métodos de investigação de gravidez de alto risco	Ultra-som quinzenal (Max) para estabelecer o crescimento constante Doppler de artéria umbilical para identificar feto comprometido, se for pequeno para as datas Cardiotocografia em base diária em feto prematuro comprometido, ou avaliar a saúde do feto no momento do teste Métodos específicos para distúrbios, por exemplo, pressão arterial em pré-eclâmpsia

26 Posições Anômalas e Apresentação de Nádegas

Posição anômala (transversa e oblíqua)

Definições e epidemiologia

A *posição do feto* descreve a sua relação com o maior eixo do útero: se estiver em posição longitudinal no útero, a posição é longitudinal (Fig. 26.1a) e a *apresentação* será cefálica (cabeça) ou de nádegas, ambas palpáveis na entrada pélvica. Se nenhuma dessas partes estiver presente, o feto deve estar em posição anômala no útero, com a cabeça na fossa ilíaca (posição oblíqua) ou no flanco (posição transversa; Fig. 26.1b). A posição anômala ocorre em 1 a cada 200 nascimentos, porém é mais comum no início da gravidez.

Etiologia

O *parto prematuro* é mais comumente complicado por uma posição anômala do que no parto a termo. As *circunstâncias* que mais comumente levam a essa situação, por exemplo, poliidrâmnio ou multiparidade (útero mais frouxo), são as causas mais freqüentes, em geral resultando em mudança de posição 'instável'. *As condições em que se devem antever posições anormais* são: anormalidades fetais e uterinas e gravidez de gêmeos, assim como *condições que podem impedir o encaixe*, por exemplo, placenta prévia, tumores pélvicos ou deformidades uterinas (Fig. 26.2).

Complicações

A cabeça ou as nádegas entram na pelve, o parto não expulsa o feto. Um braço ou o cordão umbilical (Fig. 26.3) pode ser prolapsado quando as membranas se rompem; se isso for negligenciado, a eventual obstrução uterina causará ruptura uterina. Tanto o feto como a mãe estarão em risco.

Tratamento

A posição anômala é comum antes de 37 semanas e nenhuma medida é necessária. Após 37 semanas, a mulher deve ser internada no hospital em caso de ruptura de membranas e é necessário proceder a um ultra-som para excluir causas particulares identificáveis, em especial poliidrâmnio e placenta prévia. A versão cefálica externa (VCE) não é justificada, porque o feto geralmente vira de costas. A mulher receberá alta apenas se a versão espontânea ocorrer e persistir por mais de 48h. Na ausência de obstrução pélvica, uma posição anormal se estabilizará antes de 41 semanas. Nessa fase, um bebê em posição anormal persistente nasce por cesariana, mas em mãos experientes a VCE (versão cefálica externa) e a amniotomia costumam ser bem-sucedidas.

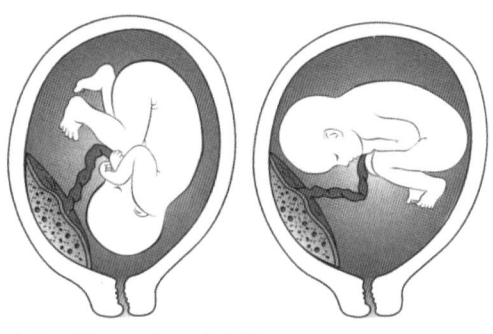

Fig. 26.1 (a) Posição longitudinal. (b) Posição transversa.

Apresentação de nádegas

Definições e epidemiologia

A apresentação se refere à parte do feto que ocupa o segmento inferior do útero ou da pelve. A apresentação do traseiro é a apresen-

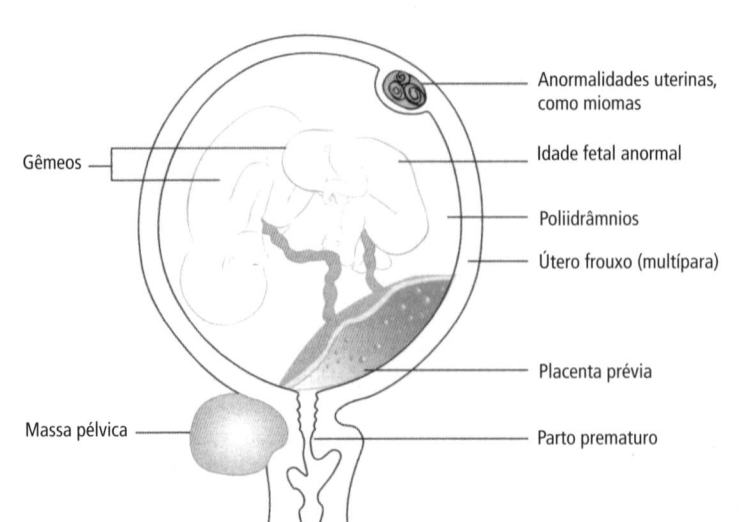

Fig. 26.2 Causas de posição transversa e apresentação de nádegas.

tação de nádegas (Fig. 26.4). Ocorre em 3% das gestações a termo, mas, na posição normal, é comum no início da gravidez e, portanto, mais comum (25%) se o parto ocorrer prematuramente. A posição de nádegas incompleta (70%) tem ambas as pernas com os joelhos estendidos. A posição de joelhos completa (15%) tem ambos os joelhos flexionados. Na posição completa (15%, mais comumente prematuros) um ou ambos os pés se apresentam abaixo das nádegas.

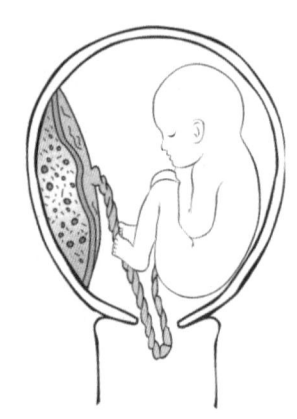

Fig. 26.3 Prolapso do cordão.

Etiologia

Nenhuma causa é verificada como principal. A apresentação anterior de nádegas ocorre em 8% dos casos. A *prematuridade* está normalmente associada com a apresentação de nádegas. As condições que impedem os movimentos, tais como *anormalidade fetal* e *uterina* ou *gravidez de gêmeos*, ou que impedem o encaixe da cabeça, tais como *placenta prévia, tumores pélvicos* e *deformidades pélvicas*, são mais comuns (vide Fig. 26.2).

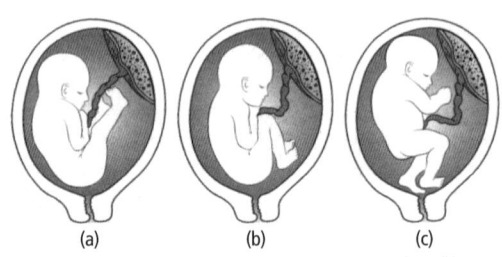

Fig. 26.4 Tipos de apresentação de nádegas. (a) Incompleta. (b) Completa. (c) Complicada.

Diagnóstico

Normalmente a apresentação de nádegas não é notada (30%), mas o diagnóstico só é importante após 37 semanas ou se a paciente estiver em trabalho de parto. Desconforto abdominal superior é comum. A cabeça rígida é em geral palpável e há abaulamento no fundo uterino. O ultra-som confirma o diagnóstico, ajuda a detectar anormalidade fetal, tumor pélvico ou placenta prévia e assegura que os pré-requisitos de VCE sejam atendidos.

Complicações

A morbidade e a mortalidade em longo prazo e perinatal aumentam. As anormalidades fetais são mais comuns, mas até mesmo os bebês 'anormais' apresentam índices mais altos de desvantagens (*BMJ* 1996; **312**: 1451), o que independe do tipo de parto.

Além disso, o parto apresenta riscos potenciais. A relativa falta de 'ajuste' das nádegas ou dos pés leva a um aumento da taxa de prolapso do cordão. A cabeça que aparece ulteriormente pode ficar presa: em apresentações encefálicas, uma cabeça grande demais ou extensa causará a cessação do progresso do parto, o que é facilmente resolvido por uma cesariana, mas com posição de nádegas, só depois de o corpo ter sido liberado, o problema se evidencia. Nessa fase, o bebê com a cabeça presa morrerá rapidamente.

Tratamento

Versão cefálica externa (VCE)

Após 37 semanas, é feita uma tentativa de virar o bebê para a apresentação cefálica (Fig. 26.5). Isso é feito sem anestesia, mas, se o útero for rígido ou a mulher for nulípara, isso é feito com um relaxante uterino (tocolítico) (*Cochrane* 2002: CD000184). Com ambas as mãos no abdômen, o traseiro é desencaixado da pelve e tenta-se fazer a rotação na forma de uma cambalhota para frente. Isso deve ser realizado sob monitoramento de ultra-som e em um hospital que ofereça atendimento imediato para um parto, caso surjam complicações. É administrado Anti-D a mulheres com fator Rh negativo. A taxa de êxito é de aproximadamente 50%.

A segurança da VCE. O risco é mínimo, contanto que se providencie assistência (*J Matern Fetal Med* 1999; **8**: 203), embora tenham sido relatados descolamento da placenta e ruptura uterina. A vantagem é a redução da apresentação da posição de nádegas a termo e, portanto, a cesariana ou o parto vaginal de nádegas (*Cochrane* 2000: CD000184). A versão cefálica externa antes de 37 semanas não tem esse efeito e não é aconselhável.

Contra-indicações para VCE. A versão cefálica externa não é realizada se houver comprometimento do feto, contra-indicação para parto vaginal (por exemplo, placenta prévia), se forem gêmeos, se as membranas estiverem rompidas ou se tiver ocorrido hemorragia pré-parto recente. O parto cesariana não é uma contra-indicação.

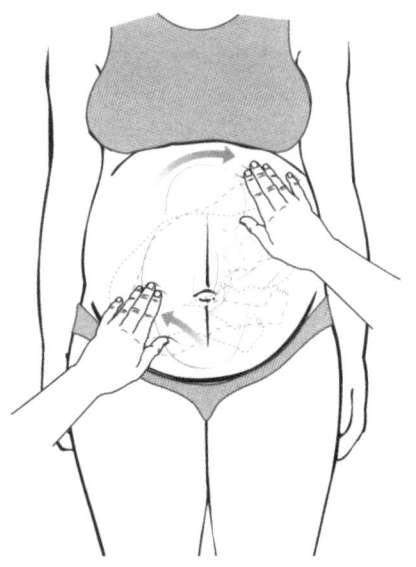

Fig. 26.5 Versão cefálica externa.

Parto cesariana

Se a VCE falhar ou for contra-indicada, o método mais seguro para um bebê em posição de nádegas é a cesariana (*Cochrane* 2001: CD000166). Os pais devem ser aconselhados sobre isso, embora a decisão final seja deles. O aumento do número de cesarianas necessárias não parece aumentar as complicações maternas, porque mais de um terço de tentativas de parto vaginal terminam em parto cesariana de emergência, acarretando maiores riscos maternos do que o procedimento eletivo.

No entanto, é provável que algumas mulheres optem pelo parto vaginal de nádegas, a apresentação de nádegas é sempre diagnosticada no final do parto e o segundo gêmeo sempre se apresenta de nádegas. Sob tais circunstâncias, o parto vaginal de nádegas pode ser adequado, embora habilidades tenham sido perdidas pela falta de experiência com o procedimento. O conhecimento da técnica do parto vaginal de nádegas permanece essencial para qualquer obstetra e é, portanto, descrita.

Parto vaginal de nádegas

Seleção da paciente: O parto vaginal de nádegas provavelmente oferece maior risco ao feto de

> 4,0kg com evidência de comprometimento fetal, cabeça grande ou nádegas complicadas.

Assistência intraparto: Em aproximadamente 30%, há dilatação cervical lenta no primeiro estágio ou pouca dilatação descendente no segundo estágio, e então é realizado um parto cesariana. Não é aconselhável empurrar até que as nádegas estejam visíveis. Aconselha-se fazer cardiotocografia. A analgesia epidural é comum, mas não obrigatória.

Parto de nádegas (Fig. 26.6) Um parto difícil é sempre resultado de contrações precipitadas que causam extensão da cabeça.

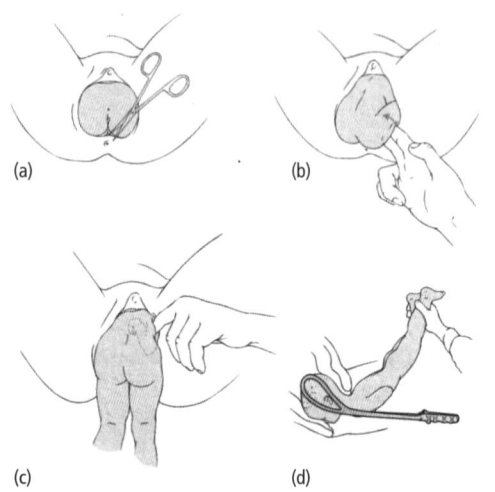

Fig. 26.6 Parto de nádegas. (a) Conforme as nádegas distendem o períneo, se faz a episotomia. (b) Um dedo por trás do joelho libera as pernas. (c) Um dedo curvado empurra cada um dos braços para baixo. (d) O fórceps libera a cabeça, uma vez que os braços já estejam liberados.

Assim que as nádegas distendem o períneo, é feita a episotomia. O feto é liberado até a altura do umbigo, sem tração. As pernas podem estar flexionadas fora da vagina, enquanto as costas são mantidas em posição anterior. Quando a escápula estiver visível, o antebraço e o braço são 'empurrados' para baixo com a ajuda de um dedo sobre o ombro, deslizando pelo peito. Quando a parte de trás do pescoço estiver visível, um assistente segura as pernas para cima, enquanto o fórceps é aplicado, e, com a contração seguinte, a cabeça é liberada lentamente da vagina.

Um método alternativo é a manobra de Mauriceau-Smellie-Veit: o executor da manobra apóia todo o peso do feto na palma da mão e no antebraço, com um dedo na boca do feto para guiar a cabeça sobre o períneo e manter a flexão. Com o mesmo propósito, sua outra mão pressiona o occipital e um assistente aplica pressão suprapúbica.

Leitura complementar

Hannah ME, Hannah WJ, Hewson AS *et al.* for the Term Breech Trial Collaborative Group. Planned Caesarean section versus planned vaginal birth for breech presentation at term: a randomised multicentre trial. *Lancet* 2000; **356**: 1375-83.

Impey L, Pandit M. Breech presentation in the new millennium. *Current Obstetrics & Gynaecology* 2001; **11**(5): 272-8.

Tunde-Byass MO, Hannah ME. Breech vaginal delivery at or near term. *Seminars in Perinatology* 2003; **27**(1): 34-45.

Resumo de posição transversa/oblíqua

Definição	Posição do feto não paralela ao eixo longitudinal do útero
Epidemiologia	1 em 200 nascimentos
Etiologia	Parto prematuro, poliidrâmnio, multiparidade, placenta prévia, massa pélvica, anormalidade fetal ou uterina, gêmeos
Tratamento	Internar se > 37 semanas. Ultra-som para descobrir a causa Se não estiver estabilizado em 41 semanas, ou se a pelve estiver obstruída, optar pela cesariana

Resumo de posição de nádegas

Tipos	Incompleta (70%), completa (15%), complicada (15%)
Epidemiologia	3% a termo, mais se ocorrer parto prematuro ou apresentação anterior de nádegas
Etiologia	Idiopática, anomalias uterinas/fetais, placenta prévia, massa pélvica, gêmeos Mais comum em prematuros
Complicações	Aumento de mortalidade e morbidade perinatal decorrente de: Causa desconhecida, mas não relacionada ao parto vaginal Anomalias congênitas Problemas intraparto
Tratamento	Versão cefálica externa após 37 semanas, 50% de êxito. Não se houver hemorragia pré-parto, ruptura de membranas, comprometimento fetal, gêmeos A opção pela cesariana é a mais segura

27 Gravidez Múltipla

Epidemiologia

Os gêmeos ocorrem na razão de 1 em cada 80 gestações; trigêmeos ocorrem na razão de 1 em cada 1.000 gestações. Há uma variação geográfica considerável. A incidência é crescente, por causa do tratamento de subfertilidade e do crescente número de mães mais velhas.

Tipos de gravidez múltipla

Gêmeos dizigóticos (DZ) (dois terços de todas as gestações múltiplas) ou trigêmeos resultam da fertilização de diferentes oócitos por diferentes espermas (Fig. 27.1). Tais fetos podem ser de sexos diferentes, e não são geneticamente mais similares do que irmãos de gestações diferentes.

Gêmeos monozigóticos (MZ) resultam da divisão mitótica de um único zigoto em gêmeos 'idênticos'. Se eles dividem o mesmo âmnio ou placenta, depende do período no qual a divisão em zigotos separados ocorreu (veja Fig. 27.1). A divisão antes do 3º dia (aproximadamente 30%) leva a gêmeos com placenta e âmnio distintos (dicoriônicos-diamnióticos, DCDA).

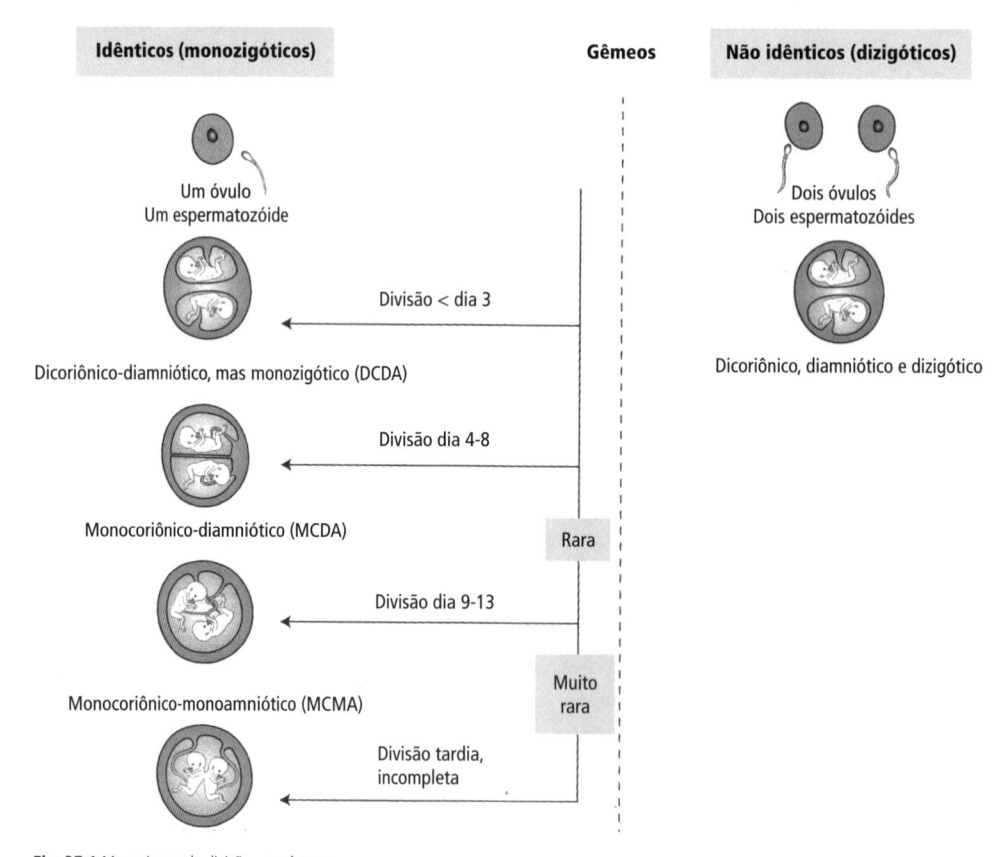

Fig. 27.1 Mecanismos de divisão em gêmeos.

A divisão entre os dias 4 e 8 (aproximadamente 70%) leva a gêmeos com placenta compartilhada com âmnios separados (monocoriônicos-diamnióticos, MCDA).

A divisão tardia é muito rara e origina gêmeos com placenta compartilhada e um único saco amniótico (monocoriônico-monoamniótico, MCMA). A divisão incompleta leva à formação de gêmeos conjugados. Gêmeos monocoriônicos (MC) têm uma taxa de perda fetal mais alta, particularmente antes de 24 semanas.

Etiologia

Concepção assistida, fatores genéticos, idade materna crescente e paridade são os fatores mais importantes, afetando largamente os gêmeos DZ. Cerca de 20% de todas as concepções feitas por fertilização *in vitro* e 10% das concepções induzidas por clomifeno são múltiplas. A transferência de embriões de mais de dois óvulos fertilizados *in vitro* é realizada no Reino Unido apenas em circunstâncias excepcionais.

Diagnóstico

Vômitos podem aparecer com maior intensidade no início da gravidez. O útero é maior do que o esperado para a idade gestacional e é palpável antes de 12 semanas. No final da gravidez, três ou mais pólos fetais podem ser sentidos. Muitos são diagnosticados apenas através de ultra-som (Fig. 27.2): como atualmente esse exame é realizado na maioria das gestações, o diagnóstico raramente passa despercebido.

Complicações

A mortalidade perinatal e a taxa de desvantagens em longo prazo de gestações múltiplas estão aumentando grandemente. A situação para trigêmeos é ainda pior. Muitos dos riscos são decorrentes de monocorionicidade (vide abaixo).

Complicações pré-parto

Quase todos os riscos obstétricos são exagerados nas gestações múltiplas (Fig. 27.3). O *parto prematuro* é a principal causa de mortalidade perinatal: 40% de gêmeos e 80% de trigêmeos nascem antes de 37 semanas; 10% dos gêmeos nascem antes de 32 semanas. O *aborto* é mais comum. Algum sangramento no primeiro trimestre ocorre em 25% de todas as gestações múltiplas. *Anormalidades congênitas* são duas a quatro vezes mais comuns. *Restrição do crescimento intra-uterino* é comum. Os gêmeos geralmente crescem no mesmo ritmo de fetos únicos até aproximadamente 28 semanas, mas depois disso o crescimento mais lento é normal (Fig. 27.4). Entretanto, o crescimento pode se tornar discordante, geralmente como resultado de insuficiência placentária (por exemplo, associado à pré-eclâmpsia), mas também como resultado da *síndrome de transfusão feto-fetal*. Isso corre apenas com gêmeos MC e é diagnosticado em 15% dos casos. A mortalidade perinatal é muito alta. Resulta da distribuição desigual de sangue através de anastomoses vasculares de uma placenta MC. O gêmeo 'doador' geralmente desenvolve anemia, restrição de crescimento e oligoidrâmnio. O gêmeo 'receptor' pode desenvolver poli-

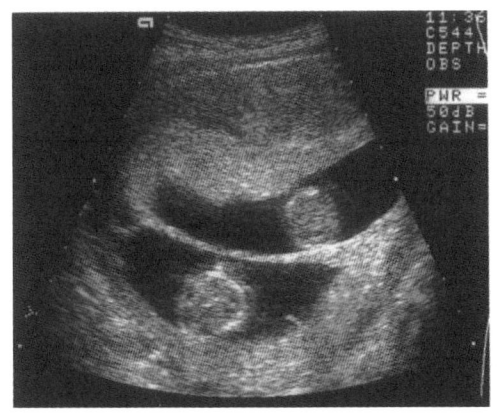

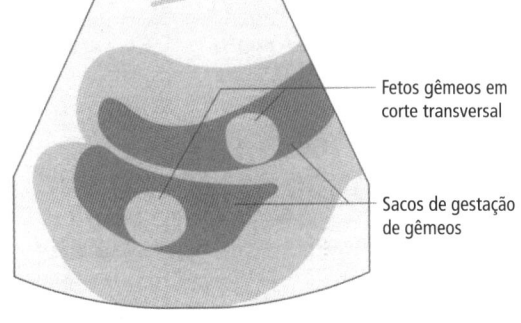

Fig. 27.2 Ultra-som mostrando gêmeos dicoriônicos no início da gravidez.

Fetos gêmeos em corte transversal

Sacos de gestação de gêmeos

citemia, insuficiência cardíaca e poliidrâmnio. Ambos estão em risco de morte *in utero* e de parto muito prematuro.

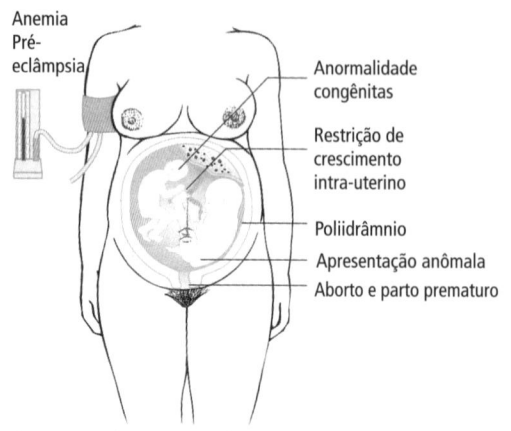

Fig. 27.3 Complicações da gravidez de gêmeos.

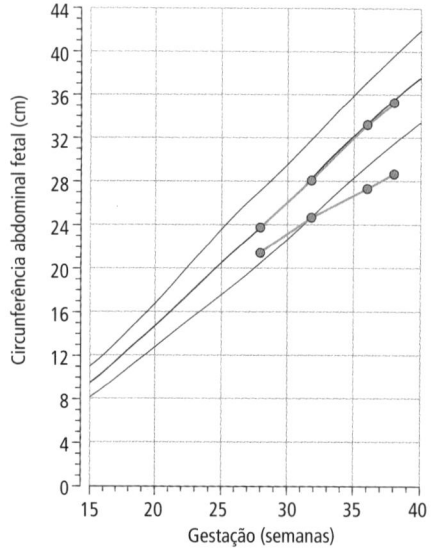

Fig. 27.4 O quadro do crescimento fetal mostra crescimento discordante dos gêmeos.

Poliidrâmnio (6%) e *hemorragia pré-parto* são mais comuns com um único feto.

Complicações médicas na gravidez, particularmente *diabetes gestacional* e *pré-eclâmpsia*, são mais freqüentes. A *anemia* é mais freqüente, parcialmente por causa do grande aumento no volume sanguíneo, que causa efeito de diluição e porque maior quantidade de ferro e de ácido fólico é necessária. É aconselhável utilizar suplementos de rotina para ambos os componentes.

Complicações intraparto

Apresentação anômala do primeiro gêmeo ocorre em 20% (Fig. 27.5): esse é um indicador para parto cesariana. *Sofrimento fetal* é mais comum no parto. O segundo gêmeo fica particularmente vulnerável depois que o primeiro gêmeo nasce, por causa do aumento do risco de prolapso do cordão, contração uterina tetânica ou descolamento da placenta, e pode se apresentar de nádegas. A *hemorragia pós-parto* é mais comum (10%).

Complicações da gravidez de gêmeos

Mortalidade perinatal aumentada em quatro vezes
Parto prematuro e aborto
Anormalidades congênitas
Insuficiência placentária/restrição do crescimento intra-uterino
Síndrome da transfusão feto-fetal (monocoriônico, MC, apenas gêmeos)
Hemorragia pré-parto e pós-parto
Pré-eclâmpsia, diabetes, anemia
Apresentação anômala

Tratamento anteparto

A gravidez deve ser considerada de 'alto risco': a assistência deve ser feita através de consultas, embora nem toda consulta precise ser feita no hospital. São prescritos suplementos de ferro e de ácido fólico. É oferecido rastreamento de anormalidades cromossômicas utilizando o escaneamento de translucência nucal. A monocorionicidade é diagnosticada com maior precisão no primeiro trimestre: a membrana divisória é fina e forma um ' T ' conforme encontra a placenta perpendicularmente. Se o útero for palpável abdominalmente antes de 12 semanas, é aconselhável fazer um exame de ultra-som precoce. Gêmeos do sexo oposto são sempre dizigotos.

A redução seletiva da gravidez de um gêmeo em 12 semanas deve ser oferecida àqueles com trigêmeos ou gestações de número maior. Enquanto esse fator aumenta as taxas de aborto espontâneo, reduz as chances de nascimento prematuro e, portanto, de paralisia cerebral e morte fetal tardia (*BJOG* 1997; **104**: 1201).

As anormalidades são vistas no exame de 20 semanas. Como a restrição do crescimento intra-uterino é mais comum e mais difícil de ser detectada em gestações múltiplas se comparadas com gestações de um feto, os exames de ultra-som periódicos para verificação do crescimento são geralmente realizados rotineiramente nas semanas 28, 32 e 36.

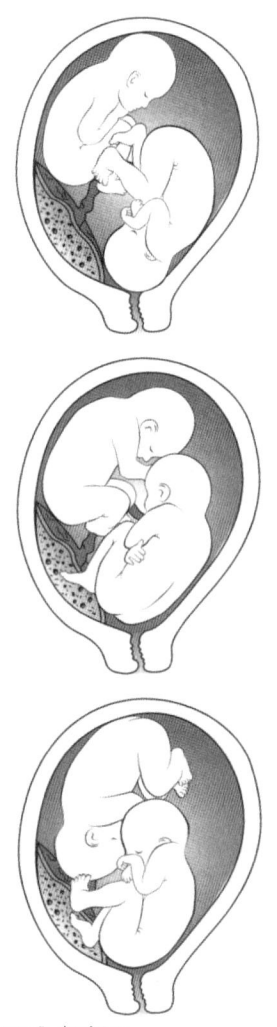

Fig. 27.5 Apresentação de gêmeos.

Exames mais freqüentes são comuns para gêmeos MC, número maior de gêmeos e quando há suspeita de algum problema. A síndrome da transfusão feto-fetal é tratada em um centro de medicina fetal por amniocentese terapêutica do gêmeo receptor e perfuração da membrana divisória (septostomia), ou por vaporização endoscópica da placenta a *laser* (*BJOG* 1998; **105**: 446) com doença grave.

As gestações múltiplas aumentam a fadiga materna e a ansiedade, e podem resultar em problemas financeiros. Ajuda domiciliar pós-natal deve ser discutida.

Tratamento intraparto

Modo do parto

Há poucas evidências para apoiar o aumento do uso do parto cesariana no caso de gêmeos. Quando o primeiro feto tem apresentação cefálica, qualquer que seja a posição do segundo (Fig. 27.5), o parto vaginal permanece adequado na ausência de outras complicações. O parto cesariana, entretanto, é o método de escolha se o primeiro feto se apresentar de nádegas ou em posição transversa, se forem trigêmeos, se houver complicações pré-parto e, em alguns hospitais, para todos os gêmeos MC. Um parto anterior por cesariana não é contra-indicação para um parto vaginal subseqüente.

Método do parto

É uma prática comum induzir o parto de gêmeos em aproximadamente 38 semanas. O parto não é longo, mas pode ser prolongado com oxitocina. A cardiotocografia é aconselhável pelo fato de o risco de a hipóxia intraparto ser aumentado, particularmente para o segundo gêmeo. A analgesia epidural não é obrigatória, mas útil quando surgem dificuldades no parto do segundo gêmeo. O primeiro gêmeo nasce de maneira normal.

Parto do segundo gêmeo

A posição é verificada e a versão cefálica externa (VCE) é realizada se a posição não for longitudinal. Deve ser feita uma cardiotocografia em continuidade. Inicia-se a oxitocina quando as contrações diminuem. Quando a cabeça ou as nádegas entrarem na pelve, as membranas se rompem e inicia-se a expulsão. Geralmente o parto é fácil e ocorre em 20 minutos depois de o primeiro feto nascer. O atraso excessivo está associado com o aumento da morbidade para o segundo gêmeo, mas a pressa excessiva é igualmente perigosa. Se a cabeça não descer, é provável que haja apresentação anômala (particularmente da fronte), e muito ocasionalmente é necessário fazer um parto cesariana. Se ocorrer sofrimento fetal ou prolapso do cordão, o parto vaginal pode ser apressado com fórceps ou vacuoextração ou extração pelas nádegas. Esse último procedimento deve ser realizado sob anestesia geral ou epidural, apenas por profissional experiente, e nunca para a única posição de nádegas. Isso envolve inserir a mão dentro do útero, segurar os pés e guiá-los para baixo. Após o parto, uma infusão de oxitocina profilática é utilizada para prevenir hemorragia pós-parto.

Leitura adicional

Hogle KL, Hutton EK, McBrien KA, Barrett JF, Hannah ME. Cesarean delivery for twins: a systematic review and meta-analysis. *American Journal of Obstetrics and Gynecology* 2003; **188**: 220-7.

Russel RB, Petrini JR, Damus K, Mattison DR, Schwarz RH. The changing epidemiology of multiple births in the United States. *Obstetrics and Gynecology* 2003; **101**: 129-35.

Wee LY, Fisk NM. The twin-twin transfusion syndrome. *Seminars in Neonatology* 2002; **7**: 187-202.

Resumo de gravidez múltipla	
Incidência	Gêmeos 1,3%; trigêmeos 0,1%; variação geográfica
Tipos	Dizigóticos (DZ): Diferentes oócitos fertilizados por diferentes espermas Monozigóticos (MZ): Divisão do zigoto após a fertilização Dicoriônico: Duas placentas Monocoriônico (MC): Placenta compartilhada
Etiologia	Indução de ovulação, fatores genéticos, aumento da idade e paridade
Diagnóstico	Geralmente por ultra-som. Vômito, 'grandes para idade gestacional', 3+ pólos fetais
Complicações	Aumento da mortalidade perinatal, particularmente se MC A maioria das complicações mais comuns, particularmente parto prematuro e aborto, anormalidades congênitas, insuficiência placentária/restrição do crescimento intra-uterino, hemorragia pré-parto e pós-parto, pré-eclâmpsia, diabetes, anemia e má-apresentação anômala. Transfusão feto-fetal com gêmeos MC
Tratamento	Antenatal: diagnóstico precoce, identificação de corionicidade. Assistência por consultas. Suplementos de ácido fólico e ferro. Exame para verificação de anomalias. Aumento de investigação para pré-eclâmpsia, diabetes. Ultra-som periódico nas 28, 32 e 36 semanas. Parto cesariana se o primeiro gêmeo não tiver apresentação cefálica e indicações usuais Parto: Como para feto único. Cardiotocografia. Após o primeiro gêmeo, a posição do segundo gêmeo é verificada: versão cefálica externa se necessário. Iniciar oxitocina. Amniotomia quando apresentar parte encaixada, depois a mãe empurra o feto. Vacuoextração, fórceps ou extração pelas nádegas se houver sofrimento fetal

28 Trabalho de Parto 1: Mecanismo – Anatomia e Fisiologia

O parto é o processo pelo qual o feto e a placenta são expelidos do útero, e ocorre normalmente entre 37 e 42 semanas de gestação. O diagnóstico é feito *quando contrações uterinas dolorosas levam à dilatação e à obliteração do orifício externo do útero*. O parto é dividido em estágios. No *primeiro estágio*, o colo se abre para a 'dilatação total' a fim de permitir que a cabeça atravesse. O *segundo estágio* ocorre desde a dilatação total até o nascimento do feto. O *terceiro estágio* vai do nascimento fetal até a liberação da placenta.

Parto	
Diagnóstico:	Contrações dolorosas levam à dilatação do colo
Primeiro estágio:	Dilatação total do colo
Segundo estágio:	Dilatação total do colo até o nascimento fetal
Terceiro estágio:	Nascimento fetal até a liberação da placenta

Fatores mecânicos do parto

Três fatores mecânicos determinam o progresso durante o parto:
1 A intensidade da força para expelir o feto (forças).
2 As dimensões da pelve e a resistência dos tecidos moles (a passagem).
3 Os diâmetros da cabeça fetal (o passageiro).

Os poderes (Fig. 28.1)

Depois que o parto tem início, o útero se contrai por 45 a 60 segundos aproximadamente a cada 2 ou 3 minutos. Isso empurra o colo para cima (*obliteração*) e causa dilatação, com o auxílio da pressão da cabeça, conforme o útero empurra a cabeça para baixo em direção à pelve. Pouca atividade uterina é uma característica comum da mulher nulípara e na indução de parto, mas é rara em mulheres multíparas.

A passagem

Os ossos da pelve

A passagem tem três planos principais. Em sua *entrada*, o diâmetro transverso é de aproximadamente 13 cm, mais largo se comparado aos 11 cm do diâmetro ântero-posterior (AP) (Fig. 28.2). O *plano médio* é quase circular, com diâmetros transverso e AP semelhantes. Na *saída* o diâmetro AP (12,5cm) é maior que o diâmetro transverso (11cm). Na parede lateral do plano circular médio da pelve, as proeminências ósseas chamadas *espinhas ciáticas* são palpáveis vaginalmente. Elas são utilizadas como demarcações, pelas quais se pode avaliar a descida da cabeça no exame vaginal: o nível da descida é chamado 'plano' e medido grosseiramente em centímetros em relação a essa 'espinha'. O plano 0 significa que a cabeça está ao nível dessas espinhas; o plano +2 significa que está 2 cm abaixo e o plano −2 que está 2 cm acima (Fig. 28.3). Várias marcas pélvicas foram descritas, mas o diagnóstico e, portanto, sua descrição raramente são úteis na prática clínica.

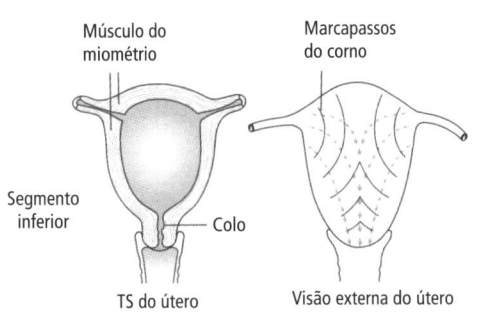

Fig. 28.1 As forças.

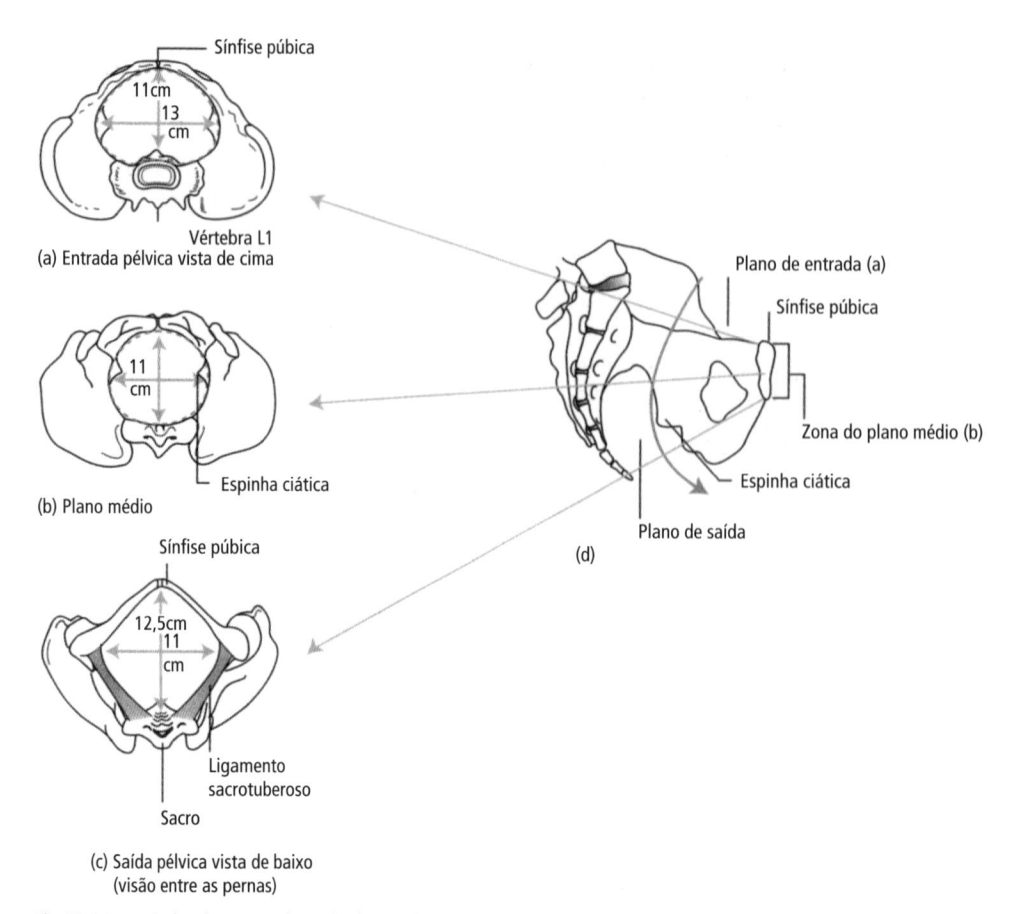

Fig. 28.2 Anatomia da pelve mostrando os três planos, a, b e c, e onde estão em vista lateral da pelve, d.

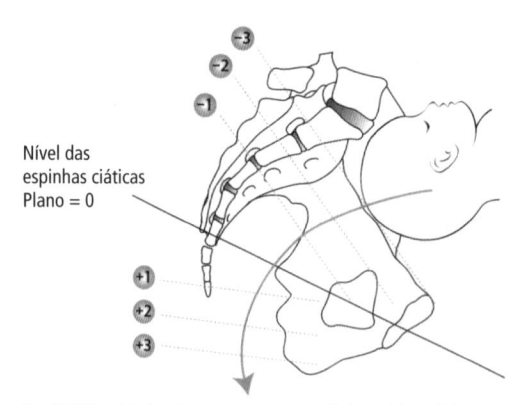

(a) Entrada pélvica vista de cima
(b) Plano médio
(c) Saída pélvica vista de baixo (visão entre as pernas)
(d)

Fig. 28.3 Descida da cabeça no parto em relação às espinhas ciáticas.

Os tecidos moles

A dilatação cervical é um pré-requisito para o parto e depende das contrações, da pressão da cabeça fetal no colo e da habilidade do colo em amolecer e permitir a distensão. Os tecidos moles da vagina e o períneo precisam passar para o segundo estágio: o períneo sempre sangra ou é cortado (episotomia) para permitir a liberação da cabeça.

O feto

A cabeça é oval em seção transversa. Seus ossos ainda não estão fundidos e, no exame vaginal, os espaços entre eles são palpáveis como a sutura e as fontanelas. A fontanela anterior (bregma) fica acima da fronte. A fontanela posterior (occipital) localiza-se na parte posterior do topo da cabeça. Entre essas duas está a área chamada vértex. Na frente da bregma localiza-se a testa (Fig. 28.4). Pelo fato de a cabeça ser redonda, vários fatores determinam a facilidade de ela se ajustar aos diâmetros pélvicos.

Atitude

A atitude é o grau de flexão da cabeça sobre o pescoço (Fig. 28.50). A posição ideal é a flexão máxima, mantendo a cabeça curvada. Essa posição é chamada de *apresentação fletida*, e o diâmetro da apresentação é de 9,5cm, indo da fontanela anterior até a parte inferior occipital, na parte posterior da cabeça. Um pequeno grau de deflexão resulta em um diâmetro maior. A extensão de 90° causa *apresentação da fronte*, e um diâmetro bem maior de 13cm. Uma extensão adicional de 30° (com a face voltada paralelamente e longe do corpo) é a *apresentação de face*. A extensão da cabeça pode significar que os diâmetros fetais são muito grandes para o parto vaginal.

Posição

A posição é o grau de rotação da cabeça sobre o pescoço (Fig. 28.6). Se a sutura sagital for transversa, a cabeça oval se ajustará melhor à entrada pélvica. Mas, na saída, a sutura sagital deve estar na posição vertical para a cabeça se ajustar. Normalmente a cabeça deve, portanto, rodar 90° durante o parto. É geralmente liberada na posição *occipito-anterior (OA)*.

Em 5% dos partos a posição é occipito-posterior (OP) e acarreta mais dificuldades. A persistência da posição occipito-transversa (OT) implica a não-rotação, e um parto sem assistência é impossível.

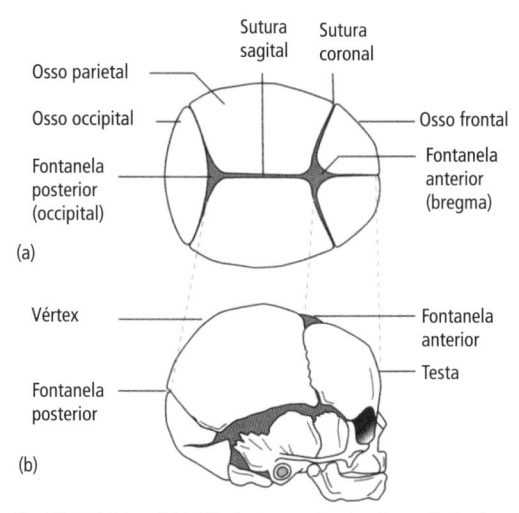

Fig. 28.4 (a) Cabeça fetal vista de cima, mostrando suturas e fontanelas. (b) Cabeça fetal vista de lado.

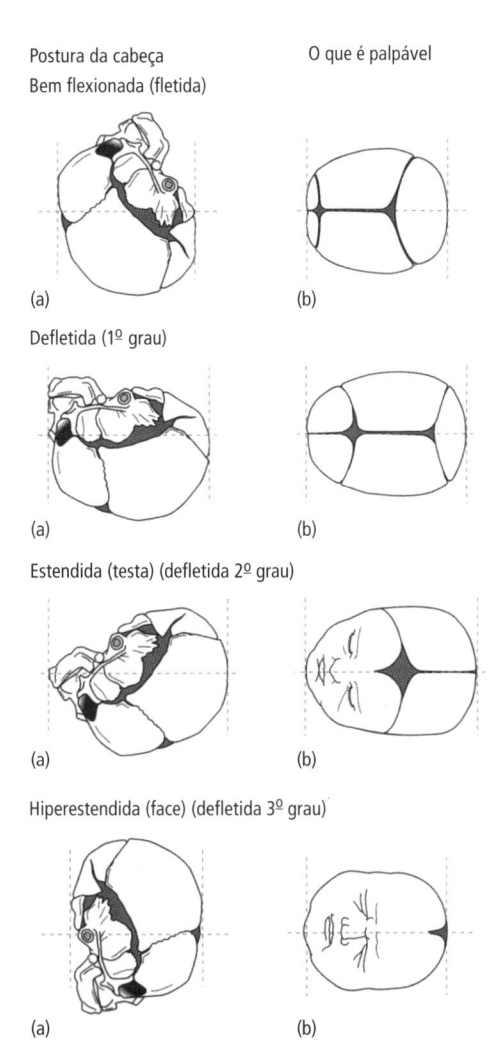

Fig. 28.5 Atitude da cabeça fetal mostrando como a extensão da cabeça muda a apresentação do diâmetro e o que é palpável no exame vaginal.

Tamanho da cabeça

A cabeça pode ser comprimida na pelve, porque as suturas permitem que os ossos se juntem e se sobreponham discretamente. Isso reduz um pouco o diâmetro da cabeça e é chamado de *moldagem* (Fig. 28.7). A pressão do crânio sobre o colo ou saída pélvica pode causar expansão localizada ou *caput*. É um pouco incomum uma cabeça normalmente formada ser grande demais para passar pelos ossos pélvicos (desproporção cefalopélvica), embora uma cabeça maior possa ocasionar um parto mais longo e mais difícil.

198 Capítulo 28

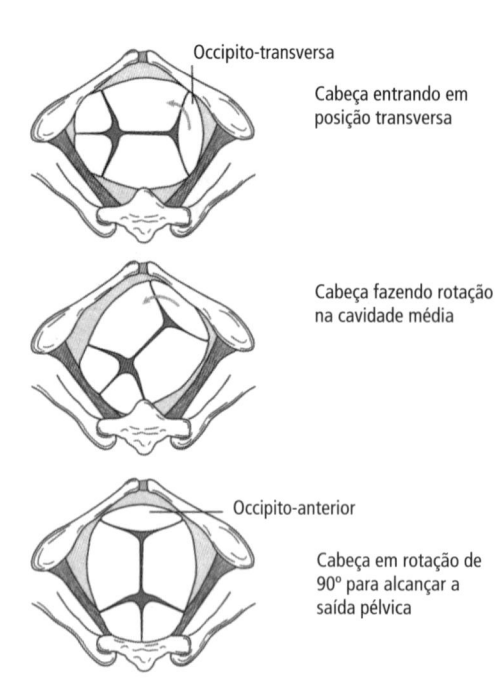

Fig. 28.6 Vista de baixo mostrando a rotação da cabeça (posição) de acordo com os três planos da pelve.

- Occipito-transversa — Cabeça entrando em posição transversa
- Cabeça fazendo rotação na cavidade média
- Occipito-anterior — Cabeça em rotação de 90° para alcançar a saída pélvica

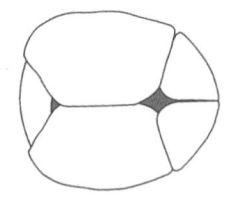

Fig. 28.7 Diagrama de moldagem mostrando compressão e sobreposição de suturas.

Termos que descrevem a cabeça fetal

A *apresentação* é a parte do feto que ocupa o segmento inferior da pelve: isto é, a cabeça (cefálica) ou o traseiro (nádegas)

A *parte que se apresenta* é a parte mais baixa palpável do feto no exame vaginal: a parte mais baixa da cabeça ou das nádegas.
Para uma apresentação cefálica, essa parte pode ser o vértex, a testa ou a face, dependendo da postura. Resumindo, essas partes são sempre descritas como 'apresentações' separadas.

A *posição* da cabeça descreve sua rotação: occipito-transversal (OT), occipito-posterior (OP) ou occipito-anterior (OA).

A *postura* da cabeça descreve o grau de flexão: vértex, testa ou face.

Movimentos da cabeça

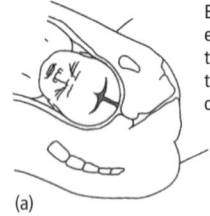

(a) Encaixe: a cabeça oval normalmente entra na pelve na posição occipito-transversa (OT), porque o diâmetro transverso da entrada é maior do que o diâmetro ântero-posterior.

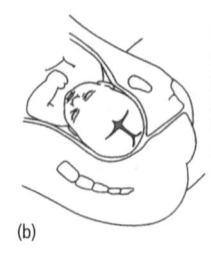

(b) Descendente e flexionada: a cabeça desce para a cavidade média circular e flexiona conforme o colo dilata. A descida é medida por comparação com o nível das espinhas ciáticas e é chamada de plano.

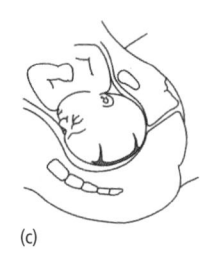

(c) Rotação: na cavidade média, a cabeça roda 90° (rotação interna), de modo que a face esteja voltada para o sacro e o occipital voltado para posição anterior, abaixo da sínfise púbica (occipito-anterior, OA). Isso permite que a cabeça passe pela saída da pelve que tem diâmetro ântero-posterior maior do que o transverso. Em 5% dos casos, a cabeça rota para a posição occipito-posterior (OP).

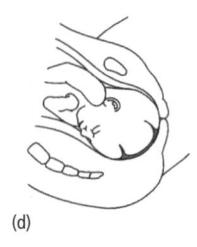

(d) Rotação completa, mais descendente: o períneo se distende.

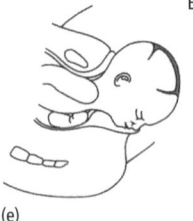

(e) Extensão e liberação.

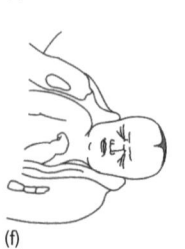

(f) Restituição: a cabeça rota 90° (rotação externa) para a mesma posição na qual chegou na entrada, voltada tanto para a direita como para a esquerda, para permitir a liberação dos ombros.

Fig. 28.8 (a-f) Movimento da cabeça no parto.

Encaixe na posição occipito-transversal (OT)
Descendente e flexão
Rotação 90° para occipito-anterior (OA)
Descendente
Extensão para liberação
Restituição e liberação dos ombros

Dilatação cervical: os 'estágios' do parto

Iniciação e diagnóstico do parto

Contrações involuntárias do músculo liso uterino ocorrem durante o terceiro trimestre e são sempre sentidas como as contrações de Braxon-Hicks. Como isso leva ao parto não foi totalmente esclarecido, mas o feto tem sua função, e a produção de prostaglandinas tem um papel crucial tanto na redução da resistência cervical como no aumento da liberação do hormônio oxitocina pela neuro-hipófise. Isso ajuda a estimulação das contrações, que surgem em um dos marcapassos situados em cada corno do útero.

Contrações regulares dolorosas levam à obliteração e à dilatação do orifício. A obliteração ocorre quando o colo, normalmente tubular, é puxado para o segmento inferior até ficar plano (Fig. 28.9). Isso normalmente acompanha sangramento ou perda de muco 'rosa-esbranquiçado', obstrui o colo e/ou rompe as membranas, provocando a liberação de líquido amniótico.

O primeiro estágio

O primeiro estágio dura do diagnóstico do parto até a dilatação cervical de 10cm (completamente dilatado). A descida, a flexão e a rotação interna descrita ocorrem em graus variados. Se as membranas não tiverem sido rompidas, elas acabarão se rompendo.

O estágio latente é aquele em que o colo se dilata lentamente para os primeiros 3cm, podendo levar várias horas.

Segue o *estágio ativo*: a média de dilatação cervical encontra-se na proporção de 1cm/h em mulheres nulíparas e de aproximadamente 2cm/h em mulheres multíparas. Normalmente o primeiro estágio não dura mais de 12 horas.

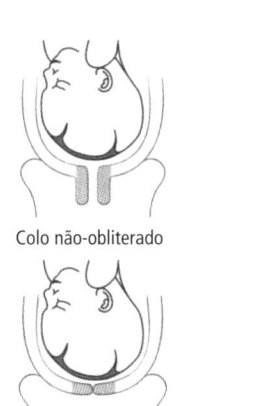

Colo não-obliterado

Colo apagado/obliterado

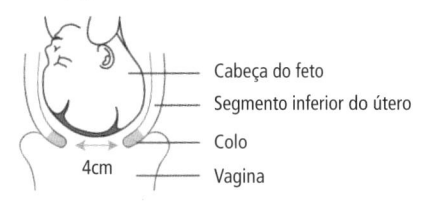

Cabeça do feto
Segmento inferior do útero
Colo
4cm
Vagina

Colo em dilatação
(4cm neste estágio)

Fig. 28.9 Obliteração e dilatação do orifício.

O segundo estágio

Este estágio vai desde a dilatação completa do colo até o parto. A descida, a flexão e a rotação se completam e seguem a extensão conforme a cabeça desce.

O estágio passivo vai desde a dilatação total até que a cabeça alcance o assoalho pélvico e a mulher sinta o desejo de empurrar. A rotação e a flexão estão completas. Este estágio pode durar poucos minutos, mas ser muito mais longo.

O estágio ativo é aquele em que a mãe está empurrando. A pressão da cabeça sobre o assoalho pélvico produz um desejo irresistível de forçar para baixo, embora a analgesia epidural possa prevenir isso. A mulher se acomoda na posição mais confortável possível, mas não em supino, e empurra com as contrações. O feto é liberado, em média, após 40 minutos (nulípara) ou 20 minutos (multípara). Este estágio pode ser mais rápido, mas, se levar > 1h, o parto espontâneo se tornará improvável.

Parto

Conforme a cabeça alcança o períneo, ela se estende para fora da pelve (Fig. 28.10). O períneo começa a distender e sempre sangra, mas é cortado (episotomia) se o progresso for lento ou se houver sofrimento fetal. A cabeça é restituída, com rotação de 90° para adotar a posição transversal com a qual ela entra na pelve. Na contração seguinte, os ombros são liberados: o ombro anterior vem para baixo da sínfise púbica primeiro, geralmente auxiliado pela flexão lateral do corpo em uma direção posterior; o ombro posterior é auxiliado pela flexão lateral do corpo em direção anterior. O restante do corpo dá seguimento.

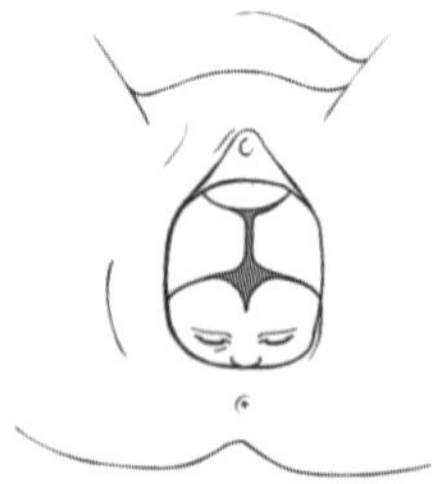

O terceiro estágio

Este é o momento que vai da liberação do feto até a liberação da placenta. Normalmente dura cerca de 15 minutos, e a perda sanguínea é de até 500mL. As fibras do músculo uterino se contraem para comprimir os vasos sanguíneos que anteriormente nutriam a placenta, a qual é retirada da parede uterina.

Leituras complementares

Bernal AL. Overview of current research in parturition. *Experimental Physiology* 2001; 86: 213-22.

Jaffe RB. Role of the human fetal adrenal gland in the initiation of parturition. *Frontiers of Hormone Research* 2001; **27**: 75-85.

Fig. 28.10 Parto de cabeça sobre o períneo por extensão.

Resumo de mecanismo do parto normal	
Quando	37-42 semanas
Diagnóstico	Contrações com obliteração e dilatação do orifício
Primeiro estágio	Duração média de 8h, nulípara; 4h, multípara O útero se contrai a cada 2-3minutos Estágios latente (< 3cm) e ativo (4-10cm) Colo dilata até o maior diâmetro no qual a cabeça passa A cabeça desce, permanecendo flexionada para manter o menor diâmetro (a descida variável ocorre antes do parto: 'encaixe') começa a rotação de 90° da posição occipito-transversa (OT) para a posição occipito-anterior (OA) (ou occipito-posterior, OP) As membranas amnióticas geralmente se rompem ou são rompidas artificialmente
Segundo estágio	As contrações continuam A cabeça desce e se flexiona, a rotação geralmente se completa Começa o movimento de empurrar quando a cabeça alcança o assoalho pélvico (segundo estágio ativo)
Parto	A cabeça se estende conforme é liberada sobre o períneo A cabeça se restitui, faz a rotação de volta à posição transversa antes da liberação dos ombros
Terceiro estágio	A placenta é liberada. Duração média de 15 minutos

29 Trabalho de Parto 2: Condução Clínica

Monitoramento da evolução do trabalho de parto: o partograma

A progressão do trabalho de parto depende do motor (útero), do canal (passagem) e do objeto (o feto). O partograma (Fig. 29.1) é usado para anotar a progressão e a dilatação do colo do útero (± descida do pólo fetal). Este é avaliado pelo toque vaginal e marcado em comparação com o tempo de evolução do parto. Após a fase de latência (até 3cm de dilatação), a velocidade mínima de dilatação usual é de 1cm/hora: a linha de alerta e a linha de ação no partograma indicam uma progressão lenta. Essas marcas visualizadas no partograma auxiliam na identificação de uma progressão anormal e dos sinais vitais maternos, batimentos cardíacos fetais (BCF) e coloração do líquido amniótico.

Medidas gerais para manter a progressão do trabalho de parto

O suporte contínuo durante o trabalho de parto está associado com uma redução do número de partos operatórios e dos trabalhos de parto prolongados (*Cochrane* 2002: CD 000199). Pode ser dado por uma parteira, pelo parceiro ou por amigas íntimas. O impacto do suporte é raramente lembrado, mas reflete a importância do bem-estar psicológico na hora do parto. A movimentação deve ser encorajada.

Trabalho de parto de nuligestas

O primeiro estágio: O trabalho de parto de evolução lenta em uma nuligesta é habitual, devido à ação ineficiente do útero, seja por alterações na freqüência, seja pela intensidade das contrações uterinas. A movimentação, que deve se encorajada, pode ajudar a prevenir essa situação. A estimulação artificial das contrações é chamada de indução e algumas vezes está associada a distocias de atitude ou posição fetal. A estimulação pode ser conseguida com a amniotomia; se isso falhar, a oxitocina artificial é administrada com uma solução de diluição, e a dose é gradualmente aumentada (*Cochrane* 2000: CD 000015).

Esse procedimento é seguro, em razão da imunidade do útero de uma nulípara à rotura. Se a dilatação total não é alcançada nas próximas 12 horas, o diagnóstico é reconsiderado, e um parto cesariana é indicado: problemas com o canal ou com o feto são mais freqüentes, e a imunidade uterina à rotura diminui.

A fase passiva do segundo estágio: Se a descida é lenta, a oxitocina é recomendada, e a reavaliação deve ser feita em 2 horas. Se for usada analgesia epidural, é necessário lembrar que o motor da segunda fase está diminuído.

A fase ativa do segundo estágio: Tração mecânica não é necessária, a não ser sob efeito de uma anestesia peridural. Se esse estágio se estender mais de uma hora, o nascimento espontâneo será pouco provável, por causa da exaustão materna; a hipóxia fetal também é mais comum. Se o pólo cefálico está distendendo o períneo, a episiotomia pode ser realizada; se não, uma tração mecânica pode ser realizada sobre o pólo cefálico, por meio de vacuoextração ou fórceps.

Trabalho de parto em multíparas

Primeiro estágio: Em multíparas o trabalho de parto lento é raro. O útero de uma multípara raramente é ineficiente, e sua capacidade pélvica já foi 'testada' nos partos anteriores, a não ser que tenha sido por cesariana. A causa,

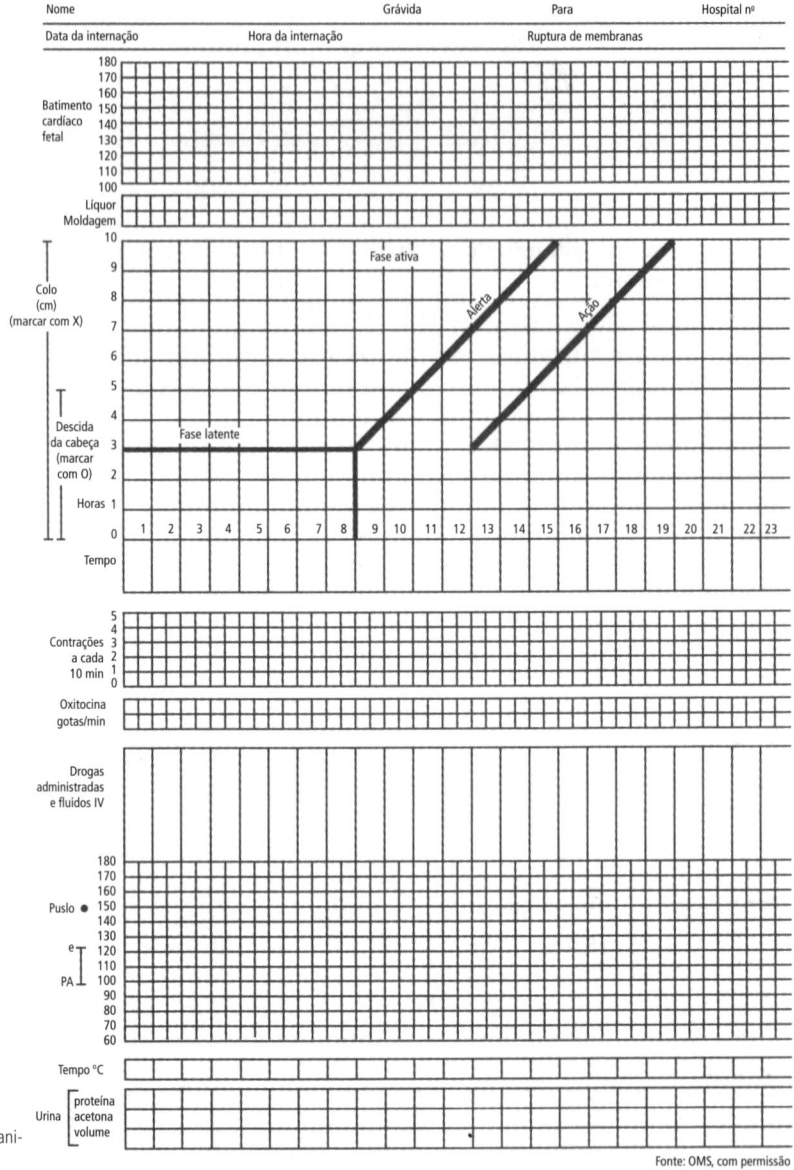

Fig. 29.1 Partograma da Organização Mundial de Saúde.

entretanto, é legada ao pólo cefálico fetal: sua atitude ou posição, ou por esse feto ser muito maior que o anterior. Além disso, o útero de uma multípara é mais suscetível à rotura do que o útero de uma primigesta. O incremento da atividade uterina no trabalho de parto com oxitocina deve ser precedido da exclusão da presença de vícios pélvicos e de apresentação.

O segundo estágio: parto instrumental raramente é necessário, mas requer os mesmos cuidados.

Progressão no trabalho de parto: Detecção de problemas e seus tratamentos.

O Motor (útero)

Contrações uterinas ineficientes: é a causa mais comum de falta de progressão no trabalho de parto. As classificações são insignificantes. É comum em primigestas e em trabalho de parto induzido, mas é raro em multíparas. É tratada inicialmente com amniotomia (Fig. 29.2) e posteriormente com oxitocina (Fig. 29.3).

> **Estimulação do trabalho de parto**
>
> Estimulação é o incremento artificial das contrações para estabelecer o trabalho de parto. Indução é a inicialização artificial do trabalho de parto.

Hiperatividade uterina: Ocorre com contrações uterinas excessivamente fortes ou freqüentes e prolongadas. O BCF pode estar anormal como conseqüência da diminuição do fluxo sanguíneo placentário e o trabalho de parto pode ser muito rápido. Está associada com o uso excessivo de oxitocina, ou como efeito colateral do uso de prostaglandina para induzir trabalho de parto e em casos de descolamento de placenta. O tratamento depende da causa, mas o parto cesariana é freqüentemente indicado, por causa do sofrimento fetal associado.

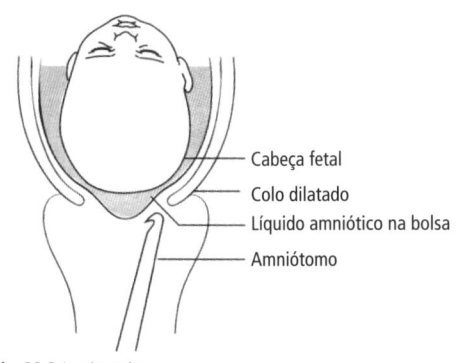

Fig. 29.2 Amniotomia.

O Objeto (feto)

Posição occipito-posterior (OP)

Essa distocia de rotação é freqüentemente associada a vários graus de extensão do pólo cefálico fetal, e promove um aumento do diâmetro do pólo cefálico para se insinuar no canal pélvico. O trabalho de parto prolongado é freqüente e mais doloroso, com dor nas costas e desejo precoce de fazer prensa abdominal. O occipício é palpado posteriormente perto do sacro quando do exame vaginal (Fig. 29.4). Se o trabalho de parto é normal, nenhuma atitude é tomada, muitos fetos rodam para o occipito-anterior (OA) espontaneamente ou nascem em OP. Se o trabalho de parto é lento, se faz necessária a estimulação. Se a posição (5%) dos nascimentos é persistente, o nascimento ocorre com a face virada para o púbis, e é facilitada por uma flexão em vez de uma extensão sobre o períneo. Em poucos casos não há progressão para dilatação total e o parto cesariana é necessário. Se associado a um segundo período ativo prolongado, pode ser usado ao parto instrumental, para rotação à posição OA com auxílio de fórceps de Kielland ou vacuoextrator.

Posição occipito-transversa (OT)

Acontece quando a rotação interna é incompleta. A apresentação de occipício na esquerda ou na direita é palpável através do exame vaginal (Fig. 29.5). Essa é a posição na qual o pólo cefálico normalmente entra no estreito superior da pelve, e é um achado normal no primeiro estágio do trabalho de parto. Apenas se o nascimento não ocorrer dentro de uma hora ou passar para o segundo estágio do trabalho de parto, a posição se tornará significante: é chamada de 'transversa persistente' e está associada a motor (útero) fraco e, ocasionalmente, a anormalidades pélvicas. A rotação é necessária para o nascimento ocorrer. Este normalmente é conseguido com o uso de instrumental (fórceps ou vacuoextrator).

Apresentação de naso (nariz)

A extensão do pólo cefálico fetal sobre o pescoço resulta em um diâmetro de apresentação grande (13cm), que não é compatível com o nascimento via vaginal (Fig. 29.6). Isso ocorre em 1 em cada 1.000 trabalhos de parto. A fontanela anterior, a saliência supra-orbital e o nariz são palpáveis no exame vaginal. O parto cesariana é necessário.

Apresentação de face

A extensão completa da cabeça resulta na apresentação de face. Isso ocorre em 1 em cada 400 trabalhos de parto. O comprometimento fetal durante o trabalho de parto é mais comum. A boca, o nariz e os olhos são palpáveis no exame vaginal. O diâmetro da apresentação é de 9,5cm, levando o nascimento vaginal, em muitos casos, a ser mais prolongado com o queixo na posição posterior (posição mento posterior; Fig.

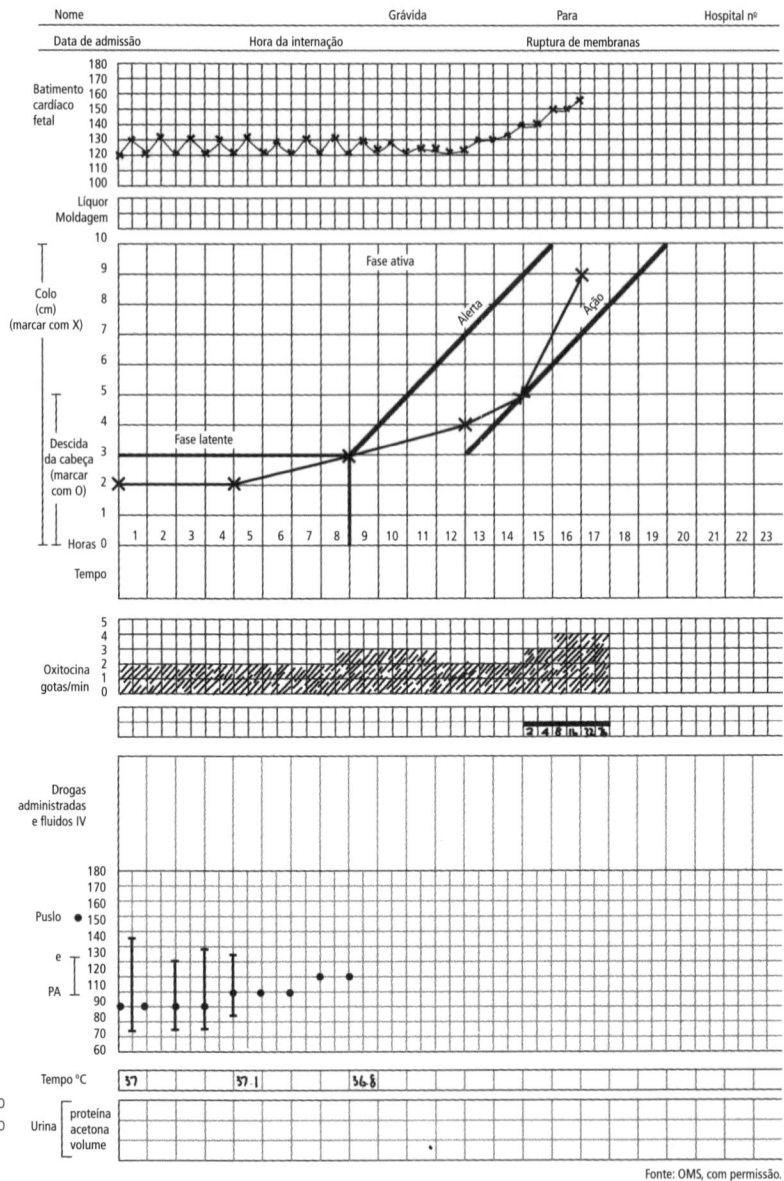

Fig. 29.3 Partograma mostrando atraso no primeiro estágio corrigido com oxitocina.

Fonte: OMS, com permissão.

29.7); a extensão da cabeça sobre o períneo é impossível, pois já atingiu o ponto máximo de extensão, e o parto cesariana está indicado.

Anormalidade fetal

Raramente anormalidades fetais, como a hidrocefalia, podem ser causa de falta de progressão no trabalho de parto
Apresentações pélvicas e transversas ou oblíquas durante o trabalho de parto são discutidas no Capítulo 26.

Causas comuns de falta de progressão no trabalho de parto	
Motores:	Contrações uterinas ineficientes
Objeto:	Tamanho fetal
	Distocia de rotação, como occipito-transversa (OT), occipito-posterior (OP)
	Distocia de flexão, como nariz
Canal	Desproporção cefalopélvica
	Possível causa de dilatação do colo

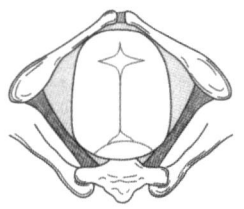

Fig. 29.4 Posição occipito-posterior (OP) associada com extensão da cabeça.

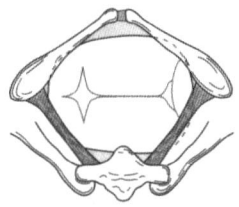

Fig. 29.5 Posição de occipito-transversa (OT): o nascimento é impossível sem rotação.

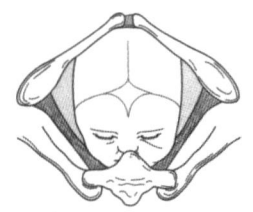

Fig. 29.6 Apresentação de testa.

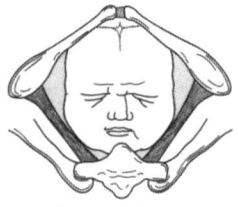

Fig. 29.7 Apresentação de face (o queixo é posterior).

O CANAL

Desproporção cefalopélvica

A pelve é muito pequena para permitir a passagem do pólo cefálico, mas nem sempre isso é diagnosticado com precisão. Depende tanto do tamanho do feto como do tamanho da pelve. No entanto, embora usada para a descrição de uma pessoa, é utilizada mais comumente para descrever uma situação relacionada à gravidez. Na ausência de deformidade pélvica grosseira, o que é extremamente raro em mulheres caucasianas saudáveis, é um diagnóstico retrospectivo, mais bem definido como a inabilidade de expulsão do feto em particular, a despeito da (i) presença de uma cavidade uterina adequada e (ii) ausência de distocia de posição e apresentação. A palavra *retrospectiva* quer dizer que normalmente isso só pode ser diagnosticado após a constatação de falta de progressão no trabalho de parto, e não antes de ele ser instituído. As medidas clínicas da pelve por raios X ou por tomografia computadorizada raramente ajudam. A desproporção cefalopélvica está fortemente associada a fetos grandes em mulheres pequenas, ou em casos nos quais o pólo cefálico permanece alto em primigestas a termo. Nesses casos, a cesariana eletiva normalmente é inadequada, mas o termo 'teste de trabalho de parto' é algumas vezes impensadamente utilizado.

Tipos de pelve e suas características
Tipo Normal. O formato da pelve tem sido classificado de várias formas, mas esse raramente tem aplicação prática. A pelve ginecóide ou ideal é encontrada em 50% a 80% das mulheres caucasianas. A pelve antropóide (20%) tem o estreito superior exíguo, com um diâmetro transverso freqüentemente menor que o ântero-posterior (AP). A pelve andróide (5%) tem um estreito superior em formato de coração e um formato afunilado no estreito médio. Na pelve platipelóide (10%) o estreito superior tem formato oval, que persiste no estreito médio da pelve.

Estrutura pélvica anormal: é geralmente restrita a países em desenvolvimento onde a saúde e a nutrição são desfavorecidas. Raquitismo e osteomalácia, fraturas ósseas tratadas de forma inadequada, anormalidades de coluna (sifose e escoliose de maior grau), poliomielite e malformações congênitas são muito raras no Ocidente.

Outras anormalidades pélvicas:
Raramente uma massa pélvica, como um tumor de ovário ou mioma uterino, pode impedir o encaixe do pólo cefálico. Este seria detectado no exame vaginal, caso em que seria indicado um parto cesariana.

O colo do útero

A função do colo é, literalmente, impedir que o feto escorregue do útero antes do termo: a incompetência istmo-cervical, que é rara, causa dor fraca e nascimento prematuro. Durante o trabalho de parto normal, isso não é simplesmente distendido pelas contrações uterinas, que removem essa barreira natural, mas envolve um complexo mecanismo de hidratação do colágeno do colo do útero. O colo, por sua vez, somado às solicitações, pode determinar o curso do trabalho de parto, mas a relevância clínica desse mecanismo continua pobremente compreendida.

Cuidados com o Feto

Danos fetais permanentes resultantes do trabalho de parto são incomuns: apenas 10% dos casos de paralisia cerebral são resultado confirmado de problemas intraparto. Contudo, morte e dano fetal, usualmente neurológico, têm efeito devastador. Existem várias causas de danos:
1. Hipóxia fetal, comumente descrita como sofrimento fetal, é a mais conhecida.
2. Infecção durante o trabalho de parto: por exemplo, Streptococcus do grupo B.
3. Aspiração de mecônio levando a uma pneumonite química.
4. Trauma, que raramente é espontâneo e comumente surge como resultado de intervenção obstétrica. Por exemplo, fórceps.
5. Perda sanguínea fetal.

Sofrimento Fetal

Definição

A expressão *sofrimento fetal* é um diagnóstico clínico feito por métodos indiretos. Pode ser definido como hipóxia, que pode levar a dano ou morte fetal se não for revertida ou houver um nascimento urgente, mas o termo é usado de maneira inadequada abundantemente. Na realidade, a hipóxia é simplesmente a causa mais conhecida de dano fetal intraparto, e seus efeitos variam consideravelmente. O que é aceito é que o pH < 7,20 no sangue do couro cabeludo fetal (veja adiante) indica uma hipóxia importante.

Etiologia

Pouco se compreende por que a hipóxia ocorre. As contrações uterinas seqüenciais reduzem a perfusão placentária e podem comprimir o cordão umbilical; assim, trabalhos de parto prolongado com tempo excessivo > 1h estão mais freqüentemente associados à hipóxia fetal. Hipóxia aguda no trabalho de parto pode ser resultante de descolamento de placenta, hipertonia uterina, uso de oxitocina, prolapso de cordão umbilical e hipotensão materna.

Epidemiologia

A 'predição do risco' fetal é imprecisa. Os fatores de risco intraparto incluem trabalho de parto prolongado, mecônio, uso de anestesia peridural e oxitocina; os fatores de risco anteparto incluem gravidez de alto risco. Os fetos com esses fatores de risco são freqüentemente monitorados no trabalho de parto com cardiotocografia.

Diagnóstico de sofrimento fetal

Como a hipóxia é uma causa de sofrimento relativamente rara, os esforços para sua prevenção são limitados.
O diagnóstico de sofrimento fetal é freqüentemente feito com base no achado de uma acidose fetal significante (pH < 7,20 no couro cabeludo) ou de anormalidades preocupantes no BCF. Os métodos seguintes são utilizados na detecção do sofrimento fetal agudo.

Coloração do líquido amniótico: mecônio

Mecônio é o conteúdo intestinal do feto, que tinge o líquido amniótico. É raro em fetos prétermo, mas comum (30%) após 42 semanas de gestação. Mecônio muito diluído no líquido amniótico raramente tem importância clínica, mas quando está concentrado (sopa de ervilha) a mortalidade perinatal aumenta em quatro vezes. Apesar disso, a presença ou a ausência de mecônio não é um indicador fiel do bemestar fetal (*Obst Gynecol* 2003;**102**: 89). É uma indicação de cautela, porque (i) o feto pode aspirar o mecônio, desenvolvendo a síndrome de aspiração meconial; (ii) porque a hipóxia é mais comum nesses casos.

Ausculta dos batimentos cardíacos fetais

Os batimentos cardíacos fetais são auscultados a cada 15 minutos com um estetoscópio de Pinard (Fig. 29.8) ou um aparelho de Doppler portátil, 60 segundos após as contrações uterinas. O sofrimento ou o potencial sofrimento fetal normalmente leva a alterações no padrão do batimento cardíaco fetal, o qual pode ser escutado. Esse método de vigilância fetal intraparto é adequado para gestações de baixo risco, e, se alguma anormalidade é detectada, faz-se a cardiotocografia.

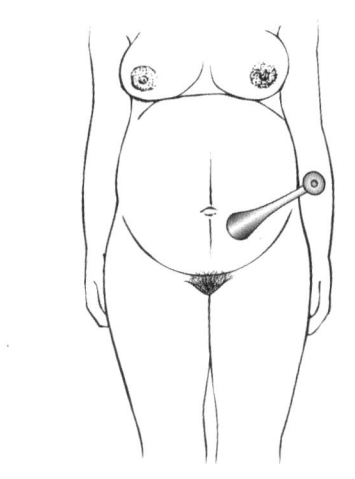

Fig. 29.8 Estetoscópio de Pinard para ausculta intermitente (AI) durante o trabalho de parto.

Cardiotocografia

A cardiotocografia grava o BCF no papel, através de um transdutor colocado no couro cabeludo do feto pela via vaginal. Outro transdutor sincrônico grava as contrações uterinas. A interpretação é complexa e difícil, requerendo experiência. Uma combinação de padrões anormais está provavelmente ligada ao sofrimento fetal. Existem vários padrões importantes.

Freqüência cardíaca basal: Pode variar de 110 a 160 batimentos por minuto.

Taquicardia: está associada com febre, infecção fetal, anestesia peridural, e, se em conjunto com outras anormalidades, hipóxia fetal. Uma rápida e mantida deterioração na freqüência cardíaca fetal sugere sofrimento fetal agudo (Fig. 29.9A).

Variabilidade: A variação do BCF em um curto período de tempo, maior que 5 batimentos por minuto (Fig. 29.9B), exceto durante episódio de sono fetal, o qual geralmente dura menos de 60 minutos. Redução da variabilidade prolongada, particularmente com outros achados anormais, sugere hipóxia (Fig. 29.9D).

Resposta às contrações: A aceleração dos batimentos cardíacos com movimentação fetal ou contrações uterinas é esperada (Fig. 29.9B).

Desacelerações periódicas: São sincrônicas com a contração uterina como uma resposta à compressão do pólo cefálico e, portanto, são geralmente benignas (Fig. 29.9C).

Desacelerações variáveis: Variam com o tempo e, clinicamente, refletem a compressão do cordão umbilical, que pode causar hipóxia.

Desacelerações tardias: Persistem após a finalização da contração uterina e são sugestivas de hipóxia fetal (Fig. 29.9D). A profundidade da desaceleração é freqüentemente sem importância.

Uma cardiotocografia normal é tranqüilizante, mas um padrão anormal não é sempre sinistro, e uma confirmação da hipóxia deve ser realizada, através de uma medida de pH da amostra de sangue do couro cabeludo fetal, para evitar intervenção desnecessária, exceto em situações dramáticas (por exemplo, bradicardia fetal prolongada) ou se o acesso ao couro cabeludo fetal não for possível.

O uso da cardiotocografia é largamente difundido: em situações de alto risco seu uso é lógico, porém pouco freqüente. No trabalho de parto de baixo risco, ela reduz a incidência de eventos neonatais, mas não aumenta os benefícios neonatais em longo prazo (*Cochraine* 2001: CD 000063), enquanto aumenta grandemente as taxas de parto cesariana e outras intervenções obstétricas.

Monitorização fetal com eletrocardiograma

Evidências precoces sugerem que, se usado em conjunto com a cardiotocografia, pode aumentar a detecção de acidose fetal enquanto previne algum aumento associado de parto operatório (*Cochraine* 2003: CD 0000116).

Amostra de sangue fetal (ASF) do couro cabeludo

Um tubo de metal chamado amnioscópio é introduzido na vagina até o colo. O couro cabeludo é limpo e um pequeno corte é feito nele, do qual é coletado sangue com microtúbulos (Fig. 29.10). O pH e a gasometria são imediatamente analisados. Um pH < 7.20 é fortemente sugestivo de hipóxia e, a não ser que o nascimento seja iminente, este deve ocorrer pela via mais rápida possível.

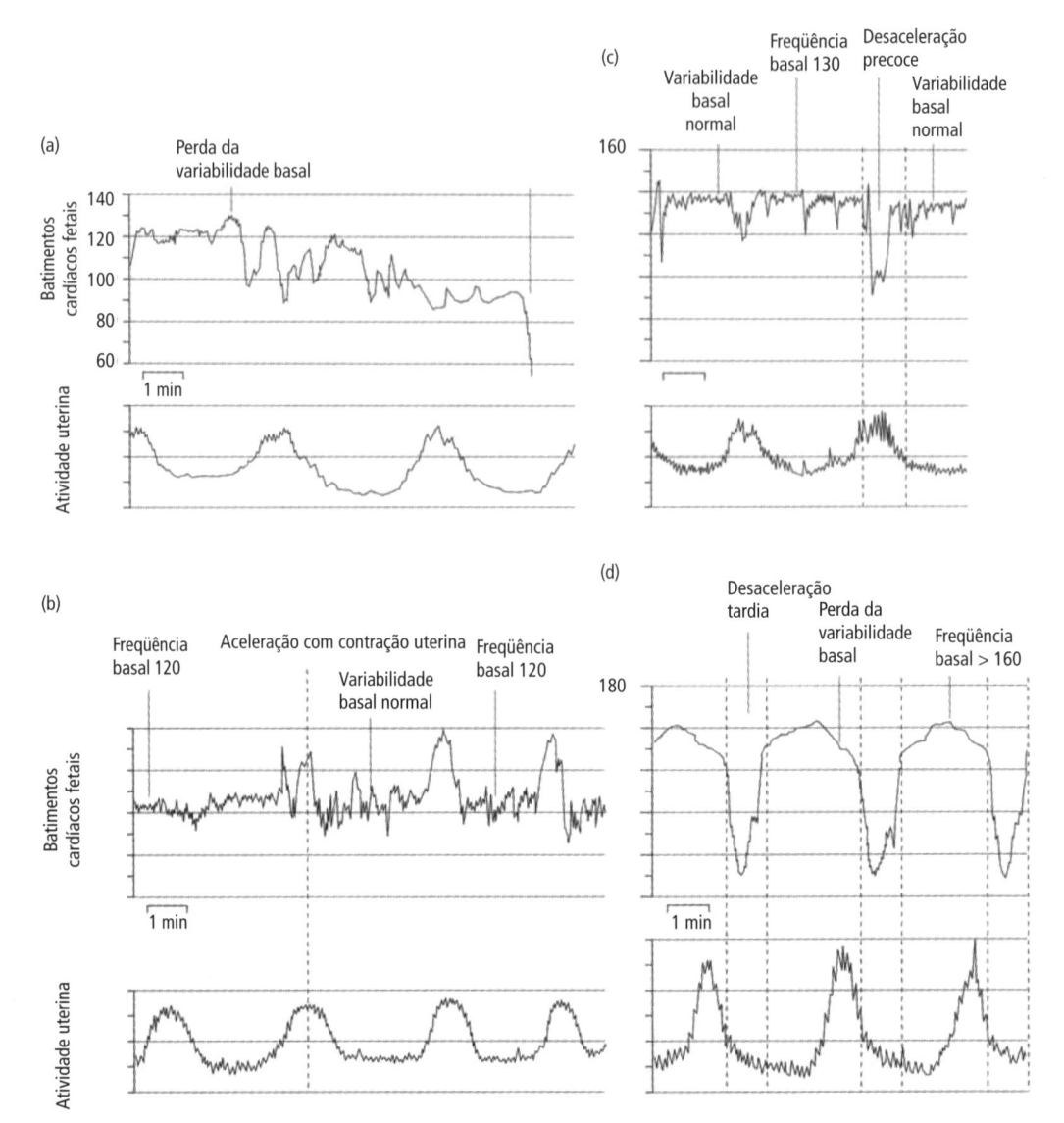

Fig. 29.9 (a) Sofrimento fetal agudo; o feto está morrendo. (b) Cardiotocografia nornal; aceleração do coração fetal com contrações. (c) Desacelerações precoces junto com a contração. (d) Desacelerações tardias, taquicardia, variabilidade reduzida sugerindo sofrimento fetal.

Sofrimento fetal: esquema simplificado para rastreamento e diagnóstico.	
Nível 1:	Ausculta intermitente dos batimentos cardíacos fetais. Se anormal, ou mecônio, trabalho de parto prolongado ou trabalho de parto de alto risco, *proceder a*
Nível 2:	Cardiotocografia contínua. Se bradicardia persistente, nascimento Se outras anormalidades, simplesmente medir para corrigir. Se falhar, *proceder a*
Nível 3:	Coleta de sangue do couro cabeludo fetal. Se anormal, *proceder ao*
Nível 4:	Nascimento pela via mais rápida

O papel da cardiotocografia na obstetrícia prática

A despeito das desvantagens listadas, muitos dos problemas da cardiotocografia são associados com interpretação inadequada, momentos impróprios do exame ou perda de registro do BCF. Em muitos serviços, uma cardiotocografia de 20 minutos é realizada na admissão de todas as mulheres em trabalho de parto, mas isso não leva a benefícios neonatais e pode aumentar as taxas de partos operatórios (*Lancet* 2003;**361**; 465).

Ausculta intermitente (AI) permanece apropriada para gestações de baixo risco, com subseqüente cardiotocografia contínua apenas se houver anormalidades, se o trabalho de parto for prolongado ou se houver mecônio.

Paciente em posição lateral esquerda

Amnioscópio para ter acesso ao couro cabeludo fetal.

Microtúbulo de vidro colhendo sangue do couro cabeludo fetal.

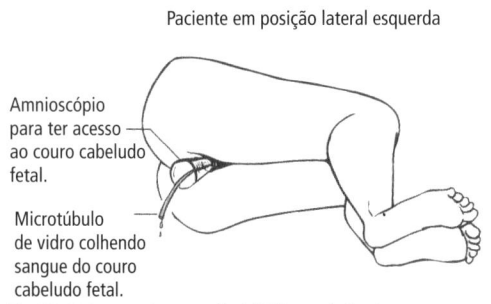

Fig. 29.10 Amostra de sangue fetal (ASF) no trabalho de parto.

Os Prós e Contras da Cardiotocografia	
Vantagens:	Registro visual que inclui a variabilidade Alta sensibilidade para sofrimento fetal/hipóxia Redução em curto prazo da morbidade neurológica
Desvantagens:	Incômodo; reduz a mobilidade materna Aumenta a taxa de intervenções obstétricas Não provou que reduz mortalidade ou complicações em longo prazo Mais sépsis puerperais

Conduta no Sofrimento Fetal

O sofrimento fetal nem sempre é progressivo, e manobras de ressuscitação são realizadas antes da colheita da ASF ou nascimento. A mulher é colocada em decúbito lateral esquerdo para descomprimir a circulação aortocava; oxigênio e infusão venosa de líquidos são administrados. Qualquer uso de oxitocina é interrompido; uso de tocolíticos pode ser implementado. Um exame vaginal deve ser feito para excluir prolapso de cordão e progressão no trabalho de parto rápido. Se essas medidas simples falharem, a ASF é realizada: o parto é realizado se o pH < 7.20 e se o pH é > 7.20, mas os BCFs são de padrão anormal contínuo ou estão deteriorando; uma segunda amostra de sangue do couro cabeludo fetal será necessária em aproximadamente 30 minutos. Se a amostra de sangue do couro cabeludo fetal for impossível de obter ou os batimentos cardíacos fetais demonstrarem uma bradicardia persistente, o parto será realizado de qualquer forma.

Outras causas de danos fetais e seus tratamentos

Infecção fetal e resposta inflamatória

A infecção fetal grave devido a estreptococos do grupo B afeta aproximadamente 1,7 a cada 1.000 nativivos nos quais não se fez uso de estratégias preventivas. O tratamento envolve a investigação do organismo e o tratamento dos grupos de alto risco, que no parto compreendem mulheres com febre materna ou ruptura prolongada das membranas.

Há um aumento nas evidências de que mesmo uma febre materna baixa se constitui em um forte fator de risco para convulsões, morte fetal e paralisia cerebral, mesmo na *ausência* de evidência de infecção (BJOG 2001; **108:** 594). Ainda não está estabelecido se isso se deve às causas da febre (além da infecção) ou à própria febre (pelo calor excessivo). Isso quer dizer que os antipiréticos são de benefício desconhecido.

Aspiração do mecônio

Isso é mais comum na presença de hipóxia fetal, mas pode ocorrer na sua ausência. Quando o mecônio for espesso, a amnioinfusão de solução salina pelo útero para diluir o mecônio reduz a incidência de aspiração do mecônio (*Cochrane* 2000: CD00014). A segurança materna, contudo, permanece sem comprovação e isso é raramente executado no Reino Unido. Quando houver presença de mecônio no parto, ele deve ser aspirado das vias aéreas do feto antes do nascimento, para evitar que a primeira aspiração conduza esse material aos pulmões.

Trauma fetal

O trauma fetal pode ser iatrogênico, principalmente decorrente dos instrumentos utilizados no parto vaginal ou no parto de nádegas. Um parto vaginal não controlado com descompressão rápida da cabeça pode também provocar o dano. A distocia do ombro freqüentemente resulta em trauma, mas a predição, e portanto a prevenção, é imprecisa.

Perda de sangue fetal

Isso é muito raro e se deve à vasa prévia, hemorragia feto-maternal ou ocasionalmente, ao descolamento da placenta.

Cuidados maternos

Dor do parto

Em geral, o trabalho de parto é extremamente doloroso, mas a analgesia é uma escolha materna. A tolerância à dor e a atitude em relação ao recém-nascido diferem largamente. Numa ponta desse espectro, algumas mulheres preferem a máxima analgesia, enquanto outras preferem a situação mais natural. Existem também situações em que a analgesia, particularmente a peridural, é um aconselhamento médico. O método utilizado pode ser modificado de acordo com o emocional e a resposta à dor.

Não-médicos

As classes de preparação pré-natal, a presença de uma atendente de nascimento, assim como a do parceiro, e a manutenção da liberdade de movimentos ajudam a mulher a cooperar com o trabalho de parto sem analgesia. Massagens nas costas ou estimulação elétrica nervosa transcutânea (TENS) são benéficas para algumas no início do trabalho de parto. Imersão em água à temperatura corpórea é eficaz e pode ser distinta de parto submerso, em que a criança é literalmente liberada debaixo da água. Tem sido testada cientificamente uma variedade de outros métodos que podem ajudar muito algumas mulheres: hipnoseterapia, acupuntura, pressão localizada nas costas, aplicação superficial de calor ou frio, massagem e aromaterapia.

Agentes inalatórios

Entonox é uma mistura proporcional de óxido nitroso e oxigênio. Tem efeito rápido e é analgésico de médio porte. Entretanto, é insuficiente para todas, exceto para as mães mais motivadas, e pode causar escurecimento das vistas, náusea e hiperventilação nas mulheres com desejo de seu máximo efeito.

Opióides sistêmicos

Petidina ou meperidina (ocasionalmente Dimorf) é largamente utilizada como injeção intramuscular. Vantagens incluem fácil administração (a qual pode ser controlada pela paciente: analgesia controlada pela paciente – PCA). Muitas mulheres são menos céticas a respeito de sua dor. Entretanto, o efeito da analgesia é pequeno e muitas pacientes acabam sendo sedadas, ficam confusas ou perdem o controle. Em geral, antieméticos são necessários, podendo causar depressão respiratória no recém-nascido, o que requer reversão com naloxano.

Anestesia para procedimento obstétrico

Anestesia raquidiana

Anestésico local é injetado dentro do líquido cerebroespinhal (líquor Fig. 29.11) através da dura-máter
Rapidamente produz analgesia baixa e efetiva, sendo o método de escolha (se a peridural não estiver disponível) para parto cesariana ou parto vaginal instrumental na altura da vagina média. As principais complicações são hipotensão e raquitotal; a última é muito rara.

Bloqueio do nervo pudendo

Anestésico local é injetado bilateralmente ao redor do nervo pudendo, no local onde ele passa pela espinha ciática. Essa anestesia é adequada para procedimentos instrumentais na região baixa da vagina.

Analgesia peridural

É a injeção de anestésico local, com ou sem opióides, através de um cateter peridural colocado no espaço peridural, entre as vértebras L3 e L4. Anestésico local é infundido de forma contínua ou usado de acordo com a demanda

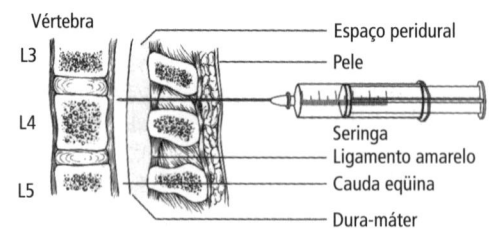

Fig. 29.11 Anestesia raquidiana, secção mediana da coluna.

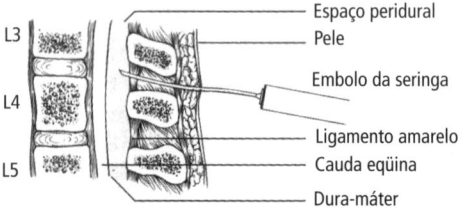

Fig. 29.12 Anestesia peridural, secção mediana da coluna em L3-L4.

de forma intermitente (Fig. 29.12). Bloqueio sensorial completo (exceto de pressão) é conseguido, e motor parcial da porção superior do abdômen até as porções mais inferiores. É recomendada tanto para os trabalhos de parto estabelecido como para os procedimentos obstétricos.

Vantagens

Este é o único método no qual as mulheres não têm dor e é muito popular. Ele também pode se usado puramente por indicação médica, se houver trabalho de parto prolongado em mulheres hipertensas, para interromper a prematuridade, e como anestesia em partos vaginais instrumentais ou cesariana.

Contra-indicações da Anestesia Peridural
Sépsis
Coagulopatias ou terapia anticoagulante (exceto baixas doses de heparina)
Doença neurológica ativa
Anormalidades da coluna
Hipovolemia

Desvantagens

É necessário aumento do tempo de supervisão obstétrica para avaliar a pressão arterial e o pulso regularmente. A mulher fica restrita à cama, embora regimes com baixas doses em combinação com bloqueios raquídeos permitam alguma mobilidade. Redução da sensação de plenitude vesical, causando retenção urinária. Febre materna é mais comum. A freqüência de parto cesariana não aumenta, embora o parto instrumental possa aumentar (*Cochraine* 2000: CD 000331), principalmente se a fase passiva do segundo estágio não for modificada. A hipotensão transitória (*BJOG* 2002; 109: 274) é minimizada se a infusão venosa for iniciada antes da anestesia. Bradicardia fetal também é comum, mas raramente precipita um sofrimento fetal. Há poucas evidências da associação entre a anestesia peridural e a dor nas costas após o parto.

Complicações maiores da técnica

Raquitotal (0.5%) é uma perfuração indevida da dura-máter que causa perda de líquor e, freqüentemente, uma dor de cabeça grave. Pode ser tratada pela administração de um *blood patch* (tampão de sangue) para sanar a perda de líquor. Muito raramente uma injeção intravenosa de anestésicos produz convulsões e parada cardíaca; a injeção inadvertida de anestésico no líquor, combinada com a progressão do bloqueio medular, causa 'analgesia medular total' e parada respiratória.

Anestesia peridural é muito segura em mãos experientes, mas necessita de uma supervisão obstétrica maior e modifica a segunda fase do trabalho de parto.

Problemas com a peridural
Perfuração da dura-máter
Bloqueio medular total
Hipotensão
Toxicidade local do anestésico
Aumento da taxa de partos instrumentais
Pouca mobilidade
Retenção urinária
Febre materna

Saúde mental no trabalho de parto

Ambiente: Não necessita ser muito clínico. O equipamento de ressuscitação pode ficar escondido. Música e privacidade podem ajudar. Mais mulheres escolhem parir em casa atualmente.

Auxiliar de parto: a presença contínua de uma parteira é razoável. Reduz a duração do trabalho de parto, o uso da analgesia e aumenta a freqüência de casaria (*Cochrane* 2002 CD 000199). Suporte contínuo, explicações e encorajamento são necessários.

O parceiro: Ou a pessoa acompanhante é um importante ponto potencial de apoio para a mulher. Ele/ela também pode necessitar de suporte.

Controle: As mulheres têm diferentes expectativas do trabalho de parto. Algumas querem um trabalho de parto seguro, rápido e razoavelmente indolor. Outras têm uma visão definida, devido à sua visão do trabalho de parto como uma experiência positiva maior do que o sentido de término ou porque têm idéias preconcebidas baseadas em experiências de outras pessoas. Elas devem ser encorajadas a escrever sua visão no 'plano de nascimento', o qual pode ser discutido quanto a serem realísticos, e a mulher não terá desvios do seu plano, como se fosse aliado. Muitas requerem que sejam acomodadas seguramente como aqueles que não requerem nada ou praticamente nenhuma intervenção. Se uma não-desejada intervenção for necessária, uma explicação adequada é importante.

Saúde física no trabalho de parto

Observações: A temperatura, o pulso e a pressão sanguínea devem ser monitorados. Se estiverem anormais ou as circunstâncias predispuserem a anormalidades (peridural), as medidas devem ser feitas mais freqüentemente. A hipotensão associada à analgesia peridural responde à infusão de fluidos intravenosos ± epinefrina; a hipertensão deve ser tratada antes do parto.
Hipertermia no trabalho de parto: É mais bem definida como temperatura > 37,5°C. Está associada com o aumento do risco de doença neonatal e nem sempre com uma corioamnionite. É mais comum com analgesia peridural e trabalho de parto prolongado. Culturas da vagina, da urina e do sangue devem ser colhidas. Antibiótico intravenoso e antitérmico são normalmente utilizados.
Hidratação: Desidratação durante o trabalho de parto é comum, por isso as mulheres devem ser estimuladas a beber água. Infusão intravenosa também é necessária se a peridural for usada ou se o trabalho de parto for prolongado.
Comida e estômago: Comer deve ser desestimulado, porque o conteúdo estomacal pode ser aspirado (síndrome de Mendelson) se for necessária anestesia geral. A ranitidina é usada para reduzir a acidez estomacal. Como anestesia geral raramente é utilizada na prática obstétrica, a inanição das mulheres em trabalho de parto é desumana.
Movimentação e posição de parto: A liberdade de movimento é estimulada. Muitas mulheres vão parir semideitadas, agachadas, ajoelhadas ou na posição lateral esquerda, posições que aumentam o diâmetro da pelve feminina. Mulheres grávidas nunca devem ficar de costas. O útero gravídico comprime os principais vasos sanguíneos, reduzindo o débito cardíaco e causando hipotensão e, freqüentemente, sofrimento fetal. É chamada de compressão aortocava (Fig. 29.13), e isso é prevenido em posição supina, por manter pelo menos 15° de inclinação lateral esquerda.
O trato urinário: A retenção urinária negligenciada pode promover danos irreparáveis ao músculo detrusor. A peridural geralmente suprime a sensibilidade vesical. A mulher deve ser estimulada a urinar freqüentemente durante o trabalho de parto; se ela estiver com uma peridural, a sondagem vesical de alívio pode ser necessária. A sondagem vesical de demora de rotina, contudo, é desnecessária.

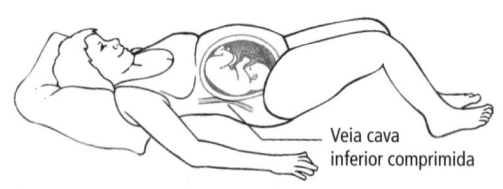

Fig. 29.13 Compressão aortocava. Se for permitido à paciente ficar de costas, a veia cava inferior será comprimida.

Condução do trabalho de parto

Início do trabalho de parto

A mulher é orientada a perceber sozinha ou a pedir à parteira que verifique se as contrações dolorosas estão regulares a intervalos de 5 a 10 minutos, ou se há ruptura das membranas amnióticas. Antecedentes da gravidez e obstétricos são colhidos, e registra-se temperatura, pressão sanguínea, pulso e exame de urina. A apresentação é avaliada e um exame vaginal é realizado para avaliar o evanescimento e a dilatação do colo do útero para confirmar o diagnóstico de trabalho de parto. A descida do pólo fetal também é avaliada. A coloração de qualquer perda vaginal de líquido amniótico é anotada. A freqüência cardíaca fetal é auscultada a cada 15 minutos, por um minuto, após a contração uterina. Se a gravidez é de alto risco ou há mecônio, uma cardiotocogragia é traçada. A tricotomia ou lavagem intestinal de rotina é obsoleta.

> **Diagnóstico de trabalho de parto**
>
> Contrações uterinas dolorosas com evanescimento e dilatação do colo do útero
>
> Contrações uterinas dolorosas com confirmação ou sugerindo ruptura de membranas amnióticas.

Primeiro estágio do trabalho de parto (Fig. 29.14)

A mãe
A mãe é colocada confortavelmente e estimulada a se movimentar. A posição supina é evitada. Suporte, atenção e explicações contínuas são necessários. Analgesia é realizada se for solicitada: comumente é a peridural. Os sinais vitais e o equilíbrio de fluidos são monitorados; a cateterização freqüentemente é necessária se houver peridural, mas isso não deve ser rotina.

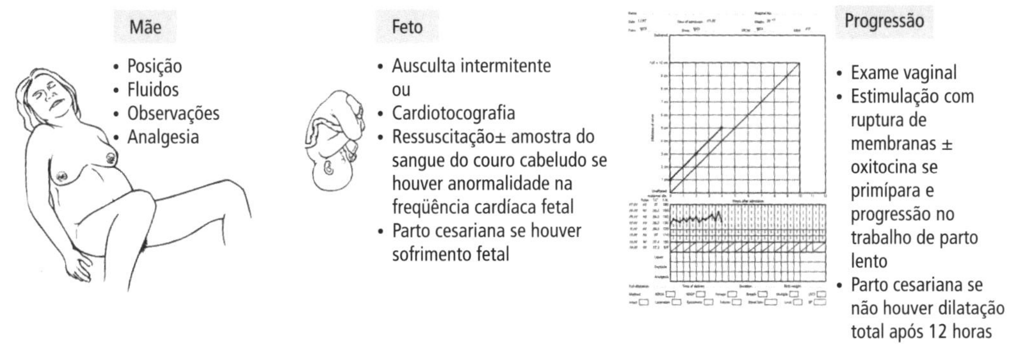

Fig. 29.14 Condução do primeiro estágio.

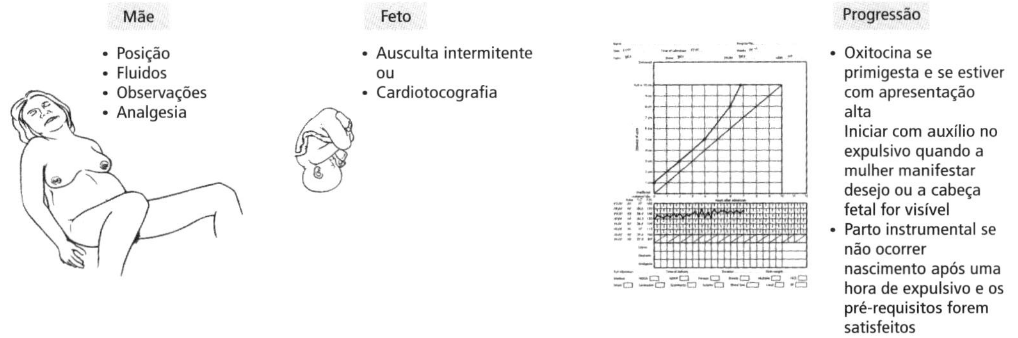

Fig. 29.15 Condução do segundo estágio.

O feto

A coloração do líquido amniótico é observada. A freqüência cardíaca fetal é auscultada por 60 segundos, após uma contração uterina a cada 15 minutos, ou esta é monitorada com cardiotocografia se a gravidez é de alto risco, se houver alguma anormalidade na freqüência cardíaca fetal ou se houver trabalho de parto prolongado superior a 5 horas. Se o padrão da freqüência cardíaca fetal estiver anormal, o feto poderá estar hipóxico. Oxigênio, fluidos intravenosos e posição lateral esquerda (para evitar compressão aortocava) são adotados. Qualquer uso de oxitocina é geralmente interrompido. Se o padrão anormal da freqüência cardíaca fetal persiste, uma amostra do sangue do couro cabeludo fetal é colhida. Se houver sofrimento fetal (pH < 7,2), deve-se ultimar o parto, o que só pode se feito por cesariana nesse primeiro estágio do trabalho de parto.

Progressão

A progressão é avaliada a cada 2 a 4 horas através de exame vaginal. A dilatação é estimada digitalmente em centímetros; a descida do pólo cefálico é avaliada em relação às espinhas ciáticas: essas medidas são anotadas no partograma. Dilatação lenta após a fase de latência (<1 cm h) normalmente é uma indicação de ruptura de membranas artificial. Se a progressão continuar lenta, é usada oxitocina em uma primigesta, mas em uma multípara a apresentação ou posição anormais devem ser cuidadosamente excluídas antes. Se o colo não estiver completamente dilatado após 12h de trabalho de parto, o parto cesariana será adequado, a não ser que o parto possa ocorrer em uma ou duas horas.

Segundo estágio do trabalho de parto (fig. 29.15)

Se uma peridural for instituída, é normal esperar pelo menos uma hora antes das contrações de expulsão, e oxitocina é administrada se a mulher é primípara e a descida é lenta. Se não há uma peridural, a contração abdominal de expulsão fetal é encorajada somente quando a paciente manifesta o desejo ou o pólo cefálico é visível. Se for necessário instituir uma peridural, a mãe é encorajada a empurrar o feto três vezes por aproximadamente 15 segundos durante cada contração. Se a criança não nascer após uma hora, a extração instrumental via vaginal é indicada. Sofrimento fetal normalmente é diagnosticado da mesma forma que no primeiro estágio, mas a proximidade do nascimento possibilita a utilização de vacuoextrator ou fórceps. Avaliação cuidadosa é necessária para ver se todos os pré-requisitos estão satisfeitos.

Parto normal

Com a apresentação cefálica no períneo, as mãos do atendente são revestidas de luvas e o períneo é limpo. A mãe deve se sentir bem confortável, sem achatar suas costas. A episiotomia de rotina não apresenta benefícios (Cochrane 2000: CD 000081) e deve ser reservada para situações de sofrimento fetal, falta de progressão ou possibilidade de grandes traumas. Se a episiotomia for realizada, o períneo deve ser infiltrado com lidocaína a 1%, e um corte de 3 cm deve ser realizado com tesoura do centro para a periferia (da mãe) do lado direito do períneo (Fig. 29.16).

Uma compressa é colocada contra o períneo ('protegendo') assim que a cabeça fetal o distende, e a paciente é orientada a parar de fazer força e a aguardar. Assim é possível controlar a passagem da cabeça lentamente e reduzir os danos perineais. Assim que a cabeça passa, as vias aéreas são aspiradas se há mecônio. A cabeça é então restituída. Na próxima contração, com a prensa abdominal materna e uma tração delicada no pólo cefálico permitirá a liberação do ombro anterior, a tração é então voltada para cima para liberar o ombro posterior, mais uma vez protegendo o períneo. A não ser que seja necessária ressuscitação, a criança é colocada sobre o abdômen materno e coberta; o cordão umbilical necessita ser clampado e seccionado imediatamente (Fig. 29.17).

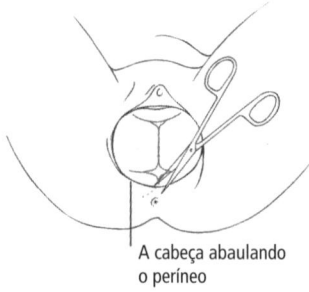

Fig. 29.16 Episiotomia.

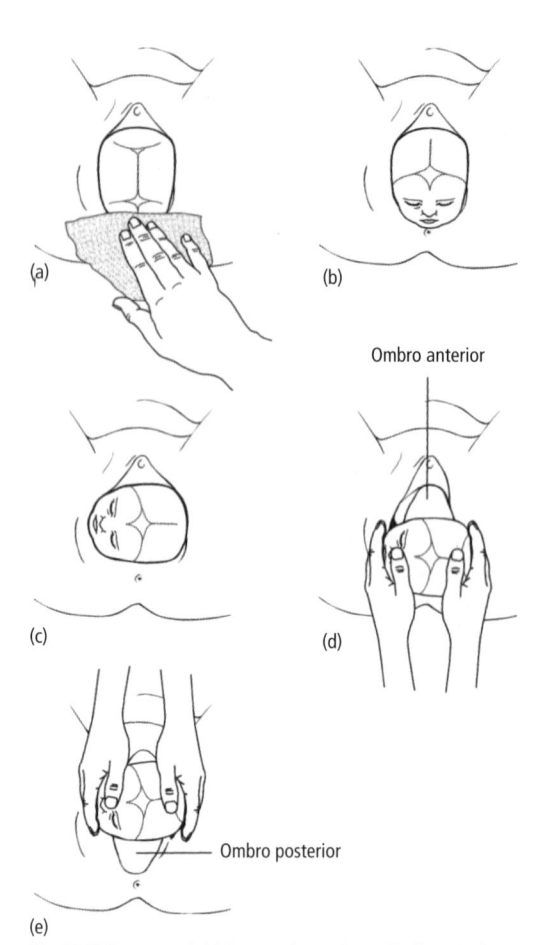

A cabeça abaulando o períneo

Fig. 29.17 Parto normal. (a) Protegendo o períneo pela distensão da cabeça. (b) A cabeça passou. (c) A restituição da cabeça. (d) Liberação do ombro anterior por uma tração leve para baixo até a próxima contração. (e) O ombro posterior é liberado por uma tração leve pra cima.

Terceiro estágio de parto (fig. 29.18)

Oxitocina é administrada por via intramuscular para ajudar na contração uterina após a liberação dos ombros (BJOG 1996;103:1068) (não até a saída do último feto, se houver gestação múltipla). Quando a separação placentária for evidente do seu leito, o cordão umbilical é gentil e continuamente tracionado até a liberação da placenta (tração do cordão controlada). Ao mesmo tempo, a mão esquerda comprime a região suprapúbica para evitar a eversão uterina. Se a placenta não puder ser removida após uma hora, esta deve ser removida manualmente, colocando-se a mão dentro do útero após uma anestesia geral ou raquidiana. A placenta deve se checada para que não se esqueça de nenhum cotilédone, e a vagina e o períneo são revisados quanto aos traumas.

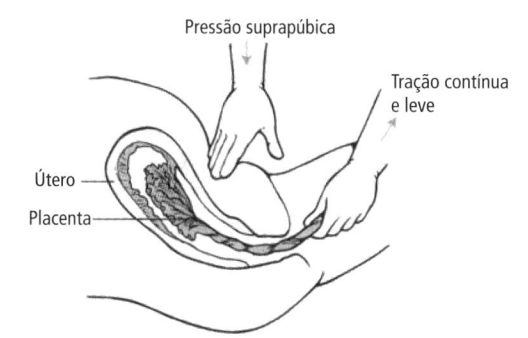

Fig. 29.18 Condução do terceiro estágio. Liberação da placenta.

Trauma perineal e suturas (Fig. 29.19)

O períneo permanece intacto em um terço das mulheres primíparas e em metade das mulheres multíparas. Os traumas de *primeiro grau* envolvem lesões mínimas de mucosas e normalmente não necessitam ser reparados. As lesões de *segundo grau* e episiotomias envolvem músculos perineais. Devem ser suturados com categute ou vicril (*Cochrane* 2000: CD 000006) usando-se lidocaína se o períneo não estiver anestesiado. Lesões de *terceiro grau* envolvem o esfíncter anal externo e ocorrem em 2,5% dos partos. Fórceps e crianças grandes são os principais fatores de risco. O esfíncter é reparado sob anestesia peridural ou raquidiana. Lesões de *quarto grau* envolvem também a mucosa anal. O exame retal e vaginal excluem suturas muito profundas, transfixando-as, e as compressas são retiradas. A mãe é limpa e posicionada confortavelmente, e encorajada a amamentar, se desejar. A observação materna continua por várias horas.

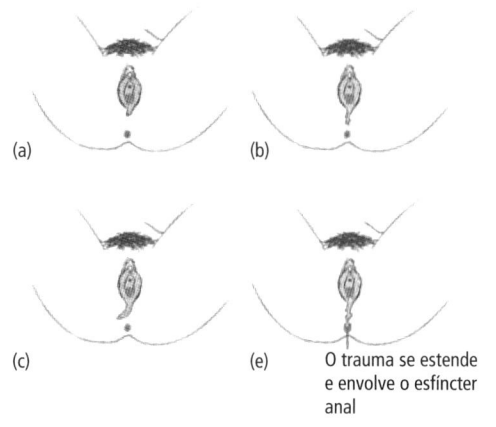

Fig. 29.19 Trauma perineal. (a) Primeiro grau. (b) Segundo grau. (c) Episiotomia mediolateral. (d) Terceiro grau.

Abordagem natural do trabalho de parto

O nascimento de uma criança é o principal evento da vida. Enquanto a segurança é o mais importante fator, ela é normalmente dada como certa. A experiência pode ser 'negativa' por outras razões, em particular se a mulher for colocada imóvel e ligada ao monitor ou a 'gotejadores'. Isso também pode levar a conseqüências clínicas, como a depressão pós-natal. Enquanto a segurança da criança for aumentada, não se deve atribuir isso ao aumento da 'medicalização' que vem ocorrendo nos últimos anos, praticamente sem bases científicas. Há uma crescente pressão sobre as mulheres para terem maior participação nas decisões a respeito do trabalho de parto: agora que o trabalho de parto é mais seguro, devemos tentar torná-lo mais humano.

Parto caseiro

A progressão do trabalho de parto e as condições fetais são monitoradas de maneira habitual, e pode ser administrada uma anestesia não-peridural. Se alguma intervenção se fizer necessária, a mulher deve ser transferida para um hospital. Este parto é aplicável para gestações de baixo risco, preferencialmente para mulheres multíparas e naquelas que planejaram, em vez daquelas que têm parto domiciliar inadvertidamente, cuja segurança não parece ficar comprometida. Ter um plano de remoção hospitalar é importante e pode ser necessário.

Parto na água (Fig. 29.20)

O parto e o nascimento são conduzidos em uma grande banheira de água mantida à temperatura de 37° C. A água é relaxante e analgésica. A criança é liberada dentro da água e não respira até subir rapidamente à superfície. Isso é usado para motivar as mulheres de baixo risco, colocando um treinamento pessoal em prática. Ausculta intermitente e exame vaginal são facilmente realizados debaixo d'água. Existem evidências inadequadas que suportam a segurança desse método.

Trabalho de parto rápido – condução ativa

Foi desenvolvido para diminuir a duração do trabalho de parto. O princípio se aplica às mulheres primíparas e são: (i) diagnóstico precoce de trabalho de parto, (ii) exames vaginais de 2 em 2 horas, (iii) correção precoce de falta de progressão com amniotomia e oxitocina (estimulação), (iv) parto cesária, se após 12 horas

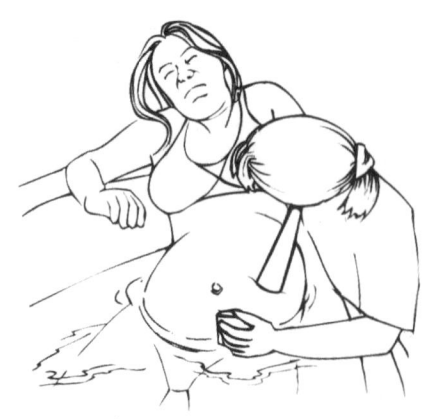

Fig. 29.20 Parto na água.

não houver iminência de parto vaginal. Além disso, existe uma parteira para cada parturiente, um programa de educação pré-natal e auditoria contínua. A estimulação precoce minimiza os efeitos das contrações uterinas ineficientes. A rapidez do trabalho de parto e da 'fase latente' será maior se houver o completo evanescimento do colo do útero. O trabalho de parto prolongado é raro, e o parto cesariana e o parto vaginal operatório têm cifras pequenas.

O policiamento tem sido criticado. A duração do trabalho de parto é indubitavelmente reduzida, entretanto, ensaios clínicos têm falhado em demonstrar uma redução consistente no parto cesariana (*NEJM* 1995; **333**: 745). Talvez o aspecto mais importante consista no método de atenção, auditoria contínua e no fato de que apenas parteiras e médicos experientes tomam parte nas decisões.

Evitar trabalho de parto: parto cesariana a pedido materno

Discussão na página 219.

Critérios para parto domiciliar

Pedido materno
'Baixo risco' baseado no pré-natal ou em antecedentes obstétricos e complicações médicas
37 a 41 semanas
Apresentação cefálica
Líquido amniótico claro
Batimentos cardíacos fetais normais
Todas as observações maternas normais

Leituras suplementares

Bewley S, Cockburn J. The unethics of 'request' Caesarean section. *BJOG: an International Journal of Obstetrics and Gynaecology* 2002; 109: 593-6.

Eltzschig HK, Lieberman ES, Camann WR. Regional anesthesia and analgesia for labor and delivery. *The New England Journal of Medicine* 2003; 348: 319—32.

Friedman EA. Primigravid labor: a graphicostatistical analysis. *Obstetrics and Gynecology* 1955; 6: 567-89.

Hodnett ED. Caregiver support for women during childbirth. *Cochrane Database System Review (Online: Up-date Software)* 2002; 1: CD000199.

Hodnett ED. Home-like versus conventional institutional settings for birth. *Cochrane Database System Review (Online: Update Software)* 2001; 4: CD000012.

Hodnett ED. Pain and women's satisfaction with the experience of childbirth: a systematic review. *American Journal of Obstetrics and Gynecology* 2002; 186(Suppl. 5):S160-72.

National Institute of Clinicai Excellence (NICE). The use of electronic fetal monitoring. *Inherited Guideline C.* 2001.www.nice.org.uk

Nelson KB. Infection, inflammation and the risk of cerebral palsy. *Current Opinion in Neurology* 2000; 13: 133-9.

Royal College of Obstetricians and Gynaecologists. *The Royal College of Obstetricians and Gynaecologists Statement 2001: Birth in Water.* Eondon: The Royal College of Obstetricians and Gynaecologists Press, 2001. www.rcog.org.uk

Thacker SB, Stroup D, Chang M. Continuous electronic heart rate monitoring for fetal assessment during labor. *Cochrane Database System Review (Online: Update Software)* 2001; 2: CD000063.

World Health Organization. Partograph in management of labour. World Health Organization Maternal Health and Safe Motherhood Programme. *Lancei* 1994; 343:1399-404.

Sumário de falta de progressão no trabalho de parto

Definição	'Falta de progressão' é uma progressão menor do que 1cm/h após a fase latente Trabalho de 'parto prolongado' é > 12 h de duração após a fase latente
Epidemiologia	Comum em mulheres primíparas, rara em multíparas
Etiologia	Motor: Contrações uterinas ineficientes Feto: Tamanho fetal, distocia de rotação, ex-occipito-transversa (OT), occipito-posterior (OP). Distocia de flexão, como naso Canal: Desproporção cefalopélvica, raramente resistência cervical
Condução	Primíparas: Amniotomia; oxitocina Multíparas: Amniotomia; oxitocina se distocia de apresentação ou posição forem excluídas Se isso falhar: Parto cesárea se estiver no primeiro estágio Parto vaginal instrumental se estiver no segundo estágio (se os pré-requisitos forem satisfeitos)

Sumário da apresentação occipito-posterior (OP)

Definição	Anormalidade de rotação, com face elevada. Alguma extensão é comum
Epidemiologia	5% dos partos, mais comum no início do trabalho de parto
Etiologia	Idiopática, contração uterina ineficiente, variantes pélvicas
Achados	Trabalho de parto lento, dor nas costas, desejo precoce de fazer prensa abdominal, occipito-posterior na avaliação vaginal
Condução	Se a progressão for normal, nada é feito. Se houver falta de progressão, amniotomia e oxitocina Se isso falhar no primeiro estágio, parto cesárea Se segundo estágio, > 1 h de prensa abdominal, parto instrumental vaginal se houver condições

Sumário da monitorização fetal no trabalho de parto	
Formas de dano fetal	Hipóxia, aspiração de mecônio, trauma, infecção/ inflamação, perda de sangue
Sofrimento fetal	Hipóxia, que pode resultar em dano fetal ou morte se não revertida ou ocorrer nascimento urgente
Situações de alto risco	Condições fetais, como restrição do crescimento intra-uterino, gravidez prolongada Complicações médicas, como diabetes e pré-eclâmpsia Fatores intraparto, como trabalho de parto prolongado, presença de mecônio

Métodos de monitorização	Ausculta intermitente (AI), avaliação de mecônio
	Se a AI for anormal ou situações de alto risco: cardiotocografia
	    Achados normais: freqüência 110-160, acelerações, variabilidade > 5bpm
	    Achados anormais: taquicardia ou bradicardia, desacelerações, variabilidade reduzida
	Se a cardiotocografia for anormal: manobras de ressuscitação e coleta de sangue fetal

Intervenção	Se a amostra de sangue fetal for anormal, nascimento pela via mais rápida
	    Parto cesariana se primeiro estágio
	    Parto instrumental vaginal se segundo estágio e houver condições

Sumário do alívio da dor de trabalho de parto		
Tipos	Não-médico:	Suporte, estimulação elétrica nervosa transcutânea (TENS), água
	Médico:	Entonox, opióides, peridural
Peridural	Injeção de anestésico local no espaço peridural	
	Vantagens:	Melhor controle da dor. Previne prensa abdominal prematura.
	Desvantagens:	Aumenta a supervisão, febre materna, redução da mobilidade, aumento do parto vaginal instrumental, hipotensão, retenção urinária
	Complicações:	Perfuração da dura-máter, 'analgesia medular total', toxicidade anestésica local
	Contra-indicações:	Sépsis, coagulopatias, doença neurológica ativa, hipovolemia, anormalidades de coluna, insuficiência cardíaca congestiva

30 Trabalho de Parto 3: Circunstâncias Especiais

Indução do trabalho de parto

O trabalho de parto iniciado artificialmente é induzido. Ele é diferente do trabalho estimulado, em que as contrações do trabalho de parto já estabelecidas são fortalecidas. Teoricamente, a indução é utilizada em situações nas quais a continuidade da gravidez levaria à exposição do feto e/ou da mãe a um risco maior que o da indução. Na prática, existem muitas circunstâncias em que o trabalho de parto é induzido, e a quantificação dos riscos é quase impossível.

Métodos de indução

O sucesso de uma indução depende do estado favorável do colo do útero. Ele está relacionado à consistência, ao grau de esvanecimento ou à dilatação precoce, a quão estreita é a bacia em relação à cabeça fetal e à posição do colo (anterior ou posterior em relação à vagina). Esses são alguns pontos, que podem chegar a 10, conhecidos como 'da escala de Bishop': as notas mais baixas da escala são mais desfavoráveis (Fig. 30.1). O acesso via transvaginal das medidas do colo também pode ser utilizado (*Ultrasound Obstet Gynecol* 2001;**18**: 623).

Indução com prostaglandinas

A prostaglandina E_2 (PGE_2) em forma de gel (normalmente 2mg) é colocada no fórnice vaginal posterior. Misoprostol é mais barato e ligeiramente mais eficaz, mas a hiperestimulação é mais comum (*Cochrane* 2003: CD 000941), permanecendo a segurança por ser determinada. A indução médica é o melhor método em muitas mulheres primíparas e em mulheres multíparas quando o colo do útero é muito desfavorável.

Se o trabalho de parto não iniciar nem o colo ficar favorável, será necessário melhorar com o uso da amniotomia.

Indução com aminiotomia±oxitocina

A membrana das águas é rompida com um instrumento chamado amniótomo. A infusão da oxitocina é usualmente iniciada dentro de 2h se o trabalho de parto não tiver se estabelecido (*Cochrane* 2001: 003250). A oxitocina é usada sozinha quando há ruptura espontânea das membranas.

Métodos de indução	
Clínicos:	Prostaglandina/misoprostol
	Oxitocina (após ruptura das membranas)
Cirúrgico:	Amniotomia

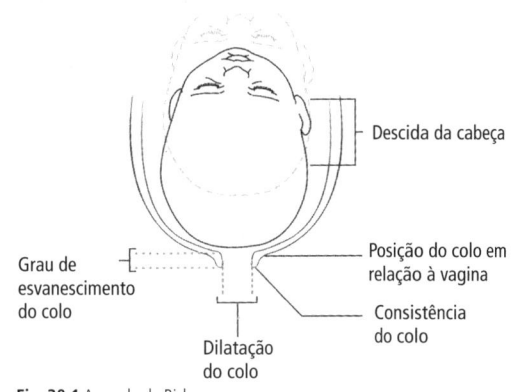

Fig. 30.1 A escala de Bishop.

Indução natural

O descolamento do colo envolve a passagem de um dedo através do orifício externo do colo do útero e o descolamento das membranas da porção baixa do segmento uterino (Fig. 30.2). Em gestações de 40 semanas isso reduz a possibilidade de indução e o posdatismo (*Cochrane* 2001: CD 000451). Entretanto isso pode ser desconfortável.

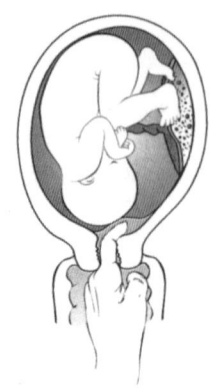

Fig. 30.2 Descolamento de membranas. Um dedo é inserido através do colo e rodado: as membranas são desprendidas do segmento inferior.

Indicações para indução

Na prática, a decisão de induzir e a escolha do método e do momento são dependentes de cada caso.

Indicações fetais: Inclui situações de alto risco, como gravidez prolongada, suspeita de IUGR ou comprometimento, hemorragia periparto, maus antecedentes obstétricos e ruptura de membranas a termo sem trabalho de parto.

Indicações materno-fetais: quando mãe e feto podem se beneficiar; inclui pré-eclâmpsia e doenças maternas, como diabetes. *Indicações maternas:* razões sociais e morte intra-útero.

Indicações comuns para indução
Gravidez prolongada
Suspeita de restrição de crescimento
Ruptura de membranas a termo sem trabalho de parto
Pré-eclâmpsia
Doenças maternas: hipertensão e diabetes

Complicações

O trabalho de parto pode não ter início ou ficar lento, com contrações uterinas ineficientes. O risco de parto instrumental ou parto cesariana é grande, principalmente nas gestações de alto risco. Paradoxalmente, pode ocorrer superatividade uterina. Essa hiperestimulação é rara, mas pode resultar em sofrimento fetal e, por vezes, em ruptura uterina. O cordão umbilical pode prolapsar durante a amniotomia. A hemorragia pós-parto está mais ligada às infecções intra-parto e pós-parto. Prematuridade iatrogênica pode acontecer por acidente (idade gestacional incorreta) ou por opção.

Contra-indicações

Contra-indicações absolutas incluem comprometimento fetal agudo, posição anormal, placenta prévia ou obstrução pélvica, como massa ou deformidade pélvica, causando desproporção cefalopélvica. Em geral, é considerado inapropriado em caso de mais de um parto cesariana. *Contra-indicações relativas* incluem uma cesariana prévia e prematuridade.

Trabalho de parto após uma cesariana prévia

Muitos partos cesariana são realizados de forma eletiva simplesmente porque um parto cesariana foi realizado previamente. Após dois partos cesariana, ou se houver uma cicatriz vertical no útero, o parto vaginal não é freqüente no Reino Unido, devido ao risco de ruptura na cicatriz ser maior.

Fatores que influenciam o parto vaginal após um parto cesariana

Aproximadamente 60% a 80% de todas as mulheres que tiveram parto cesariana em sua última gravidez realizariam um parto vaginal se entrassem em trabalho de parto (*BMJ* 1987: 1645). A indicação da cesariana original tem apenas uma pequena influência. Se realizada por falta de progressão, as taxas de sucesso serão as menores; se for por apresentação pélvica, elas serão as mais altas. Nenhum fator é preditivo de sucesso, mas repetir o parto cesariana está diretamente ligado ao fato de a mulher não ter tido nenhum parto vaginal prévio ou de o segundo feto ser maior ou a cabeça do feto não estar encaixada.

Segurança do parto vaginal após parto cesariana

Em uma mulher com parto cesariana prévio, a morbidade e a mortalidade materna são menores em parto vaginal do que em cesariana eletiva. Muitas mulheres ficam emocionalmente satisfeitas, embora algum medo possa existir a respeito do trabalho de parto. A cesariana será necessária após algumas horas de trabalho de parto e isso causa grande morbidade materna, tornando-se desprazeroso. Ocasionalmente ocorre ruptura da cicatriz uterina (0,5%) (Fig. 30.3), embora isso contribua pouco para a mortalidade perinatal.

O risco de ruptura está relacionado à espessura do segmento inferior do útero (*Lancet* 1996; **347**: 281).

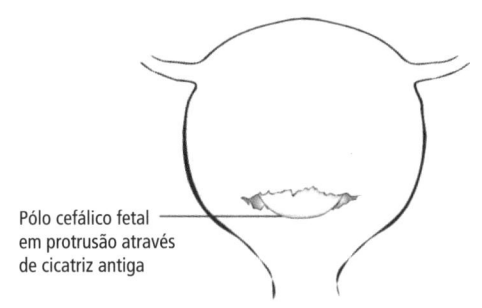

Fig. 30.3 Ruptura da cicatriz de um parto cesariana anterior.

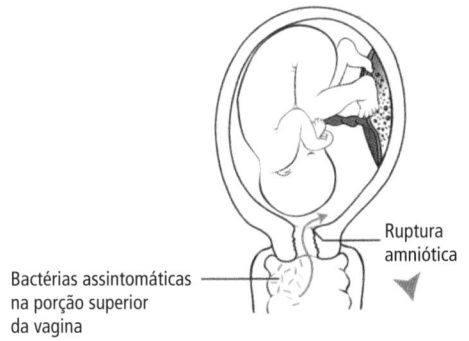

Fig 30.4 Infecção ascendente pode complicar a ruptura de membranas sem trabalho de parto a termo.

Decidindo o modo do parto com uma cesariana prévia

A mulher deve ser completamente esclarecida a respeito dos riscos do trabalho de parto nessa situação. Na ausência de evidências consistentes é usual que eles decidam o modo do parto.

Condução do trabalho de parto após um parto cesariana

Parto hospitalar e cardiotocografia são adequados por causa do risco de ruptura da cicatriz uterina. A analgesia peridural é segura, mas a indução e a estimulação requerem cuidado, e o trabalho de parto não pode ser prolongado. A ruptura da cicatriz uterina se apresenta geralmente com sofrimento fetal, algumas vezes acompanhada de dor, abolição das contrações, sangramento vaginal e colapso materno. Laparotomia e cesariana são imediatamente indicadas quando há suspeita de ruptura.

Ruptura de membrana a termo sem trabalho de parto

Em 10% das mulheres, após 37 semanas as membranas se rompem antes de iniciar o trabalho de parto. As razões são desconhecidas na maioria dos casos. Deve ser distinguido da ruptura de membranas sem trabalho de parto em gestações *pré-termo*, nas quais o feto não está maduro.

Diagnóstico de ruptura de membranas sem trabalho de parto a termo

Em geral há perda de líquido claro, seguido de uma incontrolável e intermitente perda líquida. Essa situação costuma ser confundida com incontinência urinária. O diagnóstico, entretanto, raramente fica duvidoso, embora o achado de volume de líquido amniótico reduzido ao ultra-som possa ajudar. Em alguns casos há apenas uma ruptura alta das membranas: onde o líquido amniótico é definitivamente perdido, mas as membranas permanecem presentes na frente do pólo cefálico fetal.

Risco de ruptura de membranas sem trabalho de parto a termo

Apenas 20% das mulheres não entram em trabalho de parto espontaneamente 24h após a ruptura das membranas. Nesse estágio a prematuridade não é o problema. Prolapso de cordão é raro, e geralmente há complicação de situação transversa ou apresentação de nádegas. Existe um risco pequeno mas definitivo de infecção neonatal: isso aumenta com os exames vaginais (Fig. 30.4), com a presença de *Streptococcus* do grupo B e o aumento da duração das membranas rotas (*AmJOG* 1998;**179**: 635).

Condução

A confirmação é feita pela coleta do líquido amniótico. A situação e a apresentação são avaliadas. O exame vaginal é postergado, mas pode ser feito de maneira estéril se houver risco de prolapso de cordão (apresentação anormal ou sofrimento fetal); o raspado vaginal é usado para rastrear a infecção. A cardiotocografia é realizada. Nesse estágio, a indução de trabalho de parto é feita com oxitocina em vez de PGE_2 (*Cochrane* 2000: CD 000159), pois provavelmente é mais segura para o neonato (*NEJM* 1996;**334**:1005), mas raramente é posta em uso. Mais freqüentemente, ocorre trabalho de parto espontâneo em até 24 h. O pulso materno, a temperatura e a freqüência cardíaca fetal são avaliados a cada 4 horas. Após 18h é usual prescrever antibióticos como profilaxia contra *Streptococcus* do grupo B, a não ser que a presença dessa bactéria na vagina ou no reto tenha sido excluída recentemente pelo uso de raspados. A presença de mecônio ou evidência de infecção leva-nos imediatamente para a indução.

Leituras suplementares

Flamm BL. Vaginal birth after Caesarean (VBAC). *Best Practice & Research. Clinical Obstetrics & Gynecology* 2001; 15: 81-92.

Hannah ME, Ohlsson A, Farine D *et ai*. Induction of labor compared with expectant management for prelabor rupture of the membranes at term. TERMPROM Study Group. *The New England Journal of Medicine* 1996; 334:1005-10.

Rayburn WF, Zhang J. Rising rates of labor induction: present concerns and future strategies. *Obstetrics and Gynecology* 2002; 100: 164-7.

Sumário do parto cesariana anterior

Incidência	Muitas são submetidas a cesarianas eletivas, prática corriqueira se > 1
Sucesso	60-80% de partos vaginais se o trabalho de parto for levado a cabo
Contra-indicações	Cicatriz vertical no útero, indicações usuais de cesariana
Segurança	Risco de cesariana de urgência 20-40%
	Mortalidade fetal não está aumentada. Baixa morbidade materna
	Taxa de ruptura na cicatriz uterina 0,5%
Condução	Cardiotocografia, monitoramento cuidadoso do trabalho de parto

Sumário da indução do trabalho de parto

Definição	Trabalho de parto iniciado artificialmente	
Métodos	Prostaglandina vaginal E_2 (PGE_2)/misoprostol; amniotomia oxitocina	
Principais indicações	*Fetais:*	Gravidez pós-termo, ruptura espontânea de membranas a termo antes do trabalho de parto, restrição do crescimento intra-uterino
	Materno-fetal:	pré-eclâmpsia e diabetes
	Materno:	social
Contra-indicações:	*Absolutas:* Sofrimento fetal agudo, quando a cesariana eletiva for indicada	
	Relativas: Cesariana segmentar prévia (CSP), colo desfavorável	
Complicações:	CSP, outras intervenções durante o trabalho de parto, trabalho de parto prolongado, hiperestimulação, hemorragia pós-parto	

Sumário de ruptura de membranas a termo fora de trabalho de parto

Definição	Ruptura de membranas após 37 semanas e antes do trabalho de parto
Incidência	10%: 80% destas desencadeiam trabalho de parto em < 24h
Características	Perda de líquido. Avaliar temperatura, situação/apresentação. Postergar exame vaginal
Investigação	Cardiotocografia, raspado vaginal alto
Condução	Antibióticos se > 18h de duração. Considerar a imediata indução ou esperar 24h

31 Parto Instrumental e Operatório

Parto a fórceps ou vacuoextração

É permitido o uso de tração se o parto necessitar ser ultimado no segundo estágio do trabalho de parto. O formato da pelve apenas permitirá o nascimento se o occipício for anterior, ou ocasionalmente posterior. A rotação poderá ser necessária algumas vezes. Nenhum instrumento deve ser aplicado ao feto que seja grande e maior que a pelve, e são necessárias técnica e experiência de avaliação. O objetivo é abreviar o segundo estágio de parto, que é longo, ou tornar o trabalho de parto mais seguro para o feto ou para a mãe.

Vacuoextração

Também conhecido como ventosa. Consiste de um capuz de borracha ou metal conectado a um manipulador; o capuz é fixado perto do occipício fetal por meio de sucção (Fig. 31.1). A tração realizada durante o esforço materno de contração uterina libera a cabeça posicionada no occipito-anterior (OA), mas ocasionalmente permite ao formato da pelve produzir uma rotação simultânea da cabeça malposicionada para a posição OA. O vacuoextrator é o instrumento de escolha para a maioria dos partos instrumentais; a ventosa de metal deve ser guardada para partos de maior dificuldade.

Fórceps obstétrico

É constituído de um par de colheres ajustáveis. Cada par tem uma lâmina, um braço, encaixe e cabo. Quando unidas, as lâminas se amoldam ao redor da cabeça fetal e os cabos ficam unidos (Fig. 31.2). O encaixe evita que eles escorreguem um do outro. *O fórceps comum* (não utilizável para rotação) segura a cabeça fetal independentemente da posição, seguido de tração. Assim, ele é aplicado quando o occipício está anterior. Esse fórceps apresenta uma curvatura cefálica e uma curvatura pélvica, à qual segue a curvatura sacral. *O fórceps de rotação* não apresenta curvatura pélvica e é aplicável a posições anômalas da cabeça para corrigi-las, levando à posição OA antes que se aplique a tração.

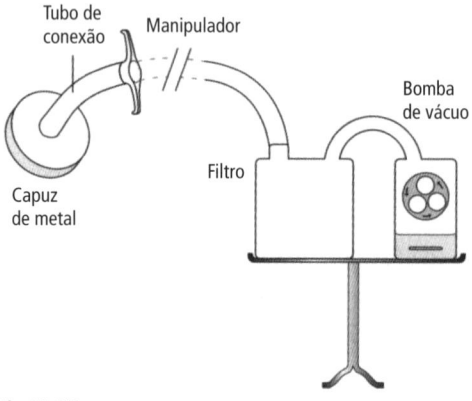

Fig. 31.1 Vacuoextrator.

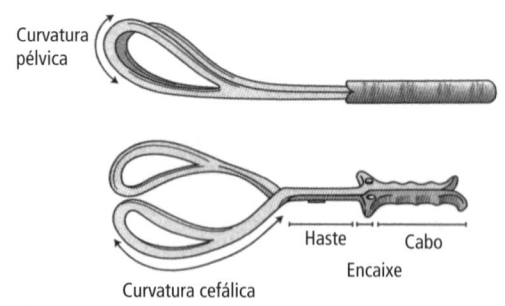

Fig. 31.2 Fórceps.

Segurança do vacuoextrator e do fórceps

Falha: Ambos os métodos podem falhar: é mais freqüente com o vacuoextrator, particularmente se o capuz for colocado em posição inadequada.

Complicações maternas e necessidade de analgesia são maiores no fórceps (*Cochrane* 2000: CD 000224), mas o parto instrumental pode causar lacerações vaginais, perda sanguínea ou traumas de terceiro grau (*BJGO* 1996;**103**: 845). Traumas cervicais e uterinos são muito raros.
Complicações fetais são ligeiramente piores com o vacuoextrator. Uma marca escura e um inchaço na área do couro cabeludo fetal, onde foi fixado o capuz do vacuoextrator, são comuns. Eles diminuem em poucas horas, mas uma marca pode ficar visível por alguns dias. Lacerações do couro cabeludo fetal, cefaloematoma e icterícia neonatal são mais comuns com uso do vacuoextrator. Equimoses faciais, lesões do nervo facial e fraturas de crânio e pescoço ocorrem ocasionalmente com o uso inadequado de fórceps, e é perigosa a tração prolongada por ambos os instrumentos.

Indicações de parto vaginal instrumental

Segundo estágio prolongado é a indicação mais comum. O parto vaginal instrumental será comum se 1h após iniciar as contrações uterinas efetivas (segundo estágio ativo) não ocorrer o nascimento da criança. Se a mãe estiver exausta, isso poderá acontecer antes. A duração do segundo estágio passivo é menos importante.
Sofrimento fetal: é mais comum no segundo estágio; o parto pode ser ultimado.
Uso profilático de parto instrumental vaginal está indicado para prevenir as contrações uterinas efetivas em algumas mulheres com problemas clínicos, tais como doença cardíaca grave ou hipertensão.
No parto de nádegas, o fórceps é freqüentemente usado como controle para conduzir a saída da cabeça.

Tipos de partos vaginais instrumentais

O tipo de parto (e, de certa forma, o tipo de instrumento) é determinado pela posição e pela altura da apresentação. Se a tração moderada não pode produzir uma descida fetal imediata e progressiva, o parto cesariana deve ser indicado. O parto com fórceps 'alto' (em que a cabeça ainda é palpável pelo abdômen) é perigoso e obsoleto.

Parto baixo

A cabeça está bem encaixada ao nível da espinha isquiática, as proeminências ósseas são palpadas via vaginal na parede lateral da pélvis média e, em geral, em OA (Fig. 31.3a). A analgesia com bloqueio da pudendo e a infiltração perineal são freqüentemente suficientes.

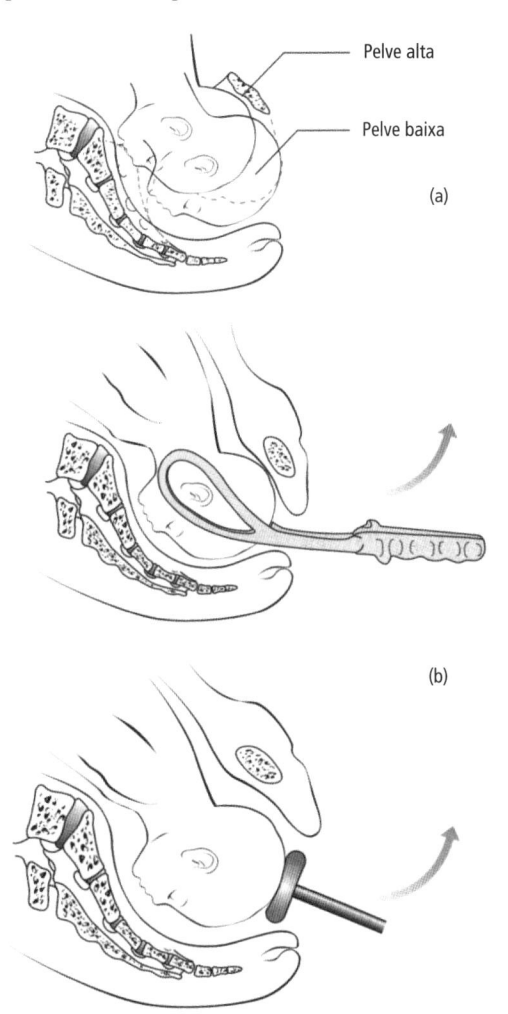

Fig. 31.3 (a) Vista lateral da pelve mostrando os níveis da cabeça fetal na cavidade média e na cavidade baixa para parto fórceps. (b) Fórceps e vacuoextrator na posição da cabeça fetal mostrando a direção da tração.

Parto médio

A cabeça já não é mais palpável via abdominal, mas está na região ou acima das espinhas ciáticas (Fig. 31.3a). Analgesia peridural é freqüente. A posição pode ser OA, occipito-transversa (OT) ou occipito-posterior (OP): as duas últimas são anômalas e podem ser corrigidas por rotação manual ou com o uso do vacuoextrator. A posição occipito-posterior é ocasionalmente corrigida por rotação de 180° com fórceps rotacional (Kielland) e parto. Atualmente esse fórceps é usado em poucas situações; o método de escolha é o mais seguro, embora algumas vezes malsucedido, em que se utiliza vacuoextrator (Fig. 31.3b). Se houver alguma dúvida a respeito da possibilidade de nascimento bem-sucedido, devemos ficar atentos para a possibilidade cirúrgica, com preparação completa para uma cesariana. Isso é chamado de ensaio de fórceps ou vacuoextração.

Indicações comuns para parto com vacuoextrator ou fórceps
Segundo estágio ativo de parto prolongado
Exaustão materna
Sofrimento fetal no segundo estágio

Pré-requisitos para parto vaginal instrumental

Tanto o fórceps quanto a vacuoextração são instrumentos potencialmente perigosos, e o seu uso é objeto de indicações precisas. *A cabeça não pode ser palpável via abdominal* (portanto, bem encaixada); no exame vaginal *a cabeça deve estar na espinha isquiática ou além dela*. *O colo deve estar completamente dilatado*: o segundo estágio deve ter sido alcançado (exceções podem ocorrer nas mãos de parteiros experientes, em casos de vacuoextrator e sofrimento fetal). *A posição da cabeça deve ser conhecida*: a colocação incorreta do fórceps ou do vacuoextrator pode causar danos fetais e maternos, além de poder falhar. Deve haver *analgesia adequada*. A *bexiga deve ser esvaziada*: a sondagem normalmente é necessária. *O cirurgião deve ser profissional* e ter uma indicação válida para o parto.

Pré-requisitos para parto fórceps ou vacuoextração
A cabeça não pode ser palpável via abdominal
A cabeça na/ou além das espinhas isquiática
Colo completamente dilatado
Posição da cabeça conhecida
Analgesia adequada
Indicação válida para o parto
Bexiga vazia

Taxas de parto instrumental

O parto vaginal normal freqüentemente produz menos sangramento, requer menos analgesia e é mais seguro e agradável para a mãe e para a criança, a não ser que haja uma indicação válida para uma intervenção. No Reino Unido aproximadamente 20% das primíparas e 2% das mulheres multíparas submetem-se a parto fórceps ou vacuoextração. A necessidade do parto instrumental pode ser reduzida de várias maneiras: encorajamento pelas parteiras; alteração da posição materna; educação pré-natal; uso de oxitocina para o segundo estágio passivo prolongado e permissão de um longo segundo estágio passivo quando houver peridural.

Parto cesariana

O nascimento por parto cesariana ocorre em 15% a 25% das crianças nos países desenvolvidos. A cirurgia usual é a segmentar inferior (cesariana segmentar inferior – CSI), na qual a parede abdominal é aberta por uma incisão transversa suprapúbica para o nascimento da criança (Fig. 31.4). Muito freqüentemente, o útero é incisio-

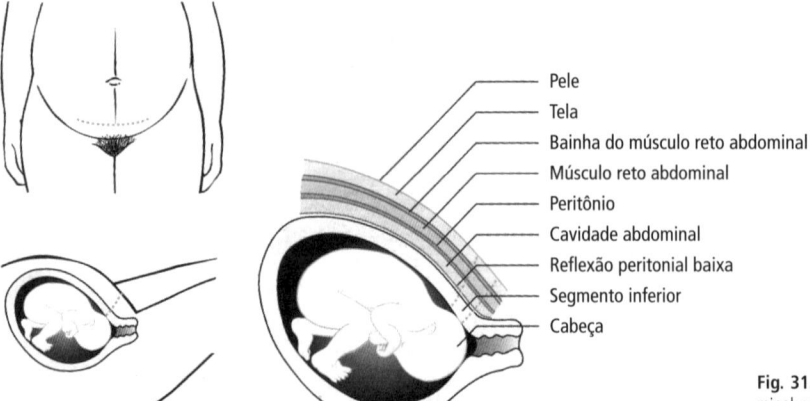

Fig. 31.4 Camadas da parede abdominal para o nascimento do feto por parto cesariana.

nado verticalmente, procedimento chamado de cesariana clássica. Após a remoção da placenta, o útero e a parede abdominal são suturados. Uma avaliação (CAESAR) examinando as diferentes técnicas está em andamento.

Segurança do parto cesariana

Complicações sérias são raras. Entretanto, a mãe está sob risco aumentado quando comparado ao parto normal vaginal. Transfusão de sangue pode ser necessária; infecção do útero ou da parede pode ocorrer em até 20% das mulheres. Antibiótico profilático reduz a incidência de infecção (*Cochrane* 2002: CD 000933). A cesariana eletiva está associada com menos complicações do que a cesariana de emergência. No todo, aproximadamente 1 em cada 5.000 mulheres morrerão após uma cesariana.

Indicações

Cesariana de emergência
É executada durante o trabalho de parto.
Primeiro estágio de trabalho de parto prolongado é diagnosticado quando a dilatação total não ocorre dentro das próximas 12h, ou se o trabalho de parto é inicialmente rápido. Ocasionalmente, a completa dilatação do colo está presente, mas não estão reunidos todos os critérios para a execução de parto vaginal instrumental. Mais comumente, encontramos anormalidades do motor: contrações uterinas ineficientes. O feto (distocia de apresentação ou de posição) ou canal (anormalidades pélvicas e desproporção cefalopélvica) também podem contribuir.
Sofrimento fetal é diagnosticado por anormalidades na freqüência cardíaca fetal, normalmente com amostra de sangue do couro cabeludo fetal. O parto cesariana será executado se for a rota mais rápida para o nascimento da criança.

Cesariana eletiva
É executada fora do trabalho de parto. Normalmente reduz o risco de imaturidade pulmonar fetal se executada com 39 semanas de gestação (*BJOG* 1995; **102**: 101).
Indicações absolutas são placenta prévia, comprometimento fetal pré-natal grave, anormalidade de posição permanente, parto cesariana prévio vertical e deformidade grosseira da pelve.
Indicações relativas incluem: apresentação pélvica, gravidez gemelar, diabetes mellitus e outras doenças clínicas, cesariana prévia, primípara idosa e solicitação materna.

Quando o parto é necessário antes de 34 semanas freqüentemente isso se dá mais por cesariana do que por indução do trabalho de parto. A indicação mais comum é pré-eclâmpsia grave e restrição do crescimento intra-uterino.

Cesariana eletiva por solicitação materna
Está se tornando muito comum. As considerações éticas nessa área são complexas (*BJOG* 2002;**109**: 593). Como o parto cesariana de emergência durante o trabalho de parto tem sido comum, não surpreende que algumas mulheres prefiram sofrer logo uma cesariana a ficar algumas horas em trabalho de parto para depois seguir para a cesariana. Muitas solicitações podem ser resumidas com a seguinte afirmação: se falhar, muitos obstetras concordam atualmente com o procedimento.

Razões comuns para o parto cesariana	
Emergência:	Falha de progressão de trabalho de parto Sofrimento fetal
Eletiva:	Cesariana prévia Apresentação pélvica

Freqüência de parto cesariana

A alta freqüência está apenas parcialmente relacionada com a queda da mortalidade perinatal, e está causando o aumento do conceito de médicos e de grupos consumidores. Por isso, é essencial distinguir entre parto cesariana eletiva e de emergência quando discutimos freqüência. Tentando reduzir a freqüência podemos nos concentrar no treino dos médicos e das parteiras, mais experientes e treinados na enfermaria de partos e no aumento do suporte para as mulheres em trabalho de parto.

Leituras suplementares

Miksovsky P, Watson WJ. Obstetric vacuum extraction: state of the art in the new millennium. *Obstetrical Gynecological Survey* 2001; 56: 736-51.

O'Grady JP, Pope CS, Hoffman DE. Fórceps delivery. *Best Practice & Research. Clinicai Obstetrics & Gynecology* 2002 **16**:1-16.

Royal College of Obstetricians and Gynaecologists. *The National Sentinel Caesarean Section Audit*. London: The Royal College of Obstetricians and Gynaecologists Press, 2001.

Sumário do vacuoextrator e fórceps

Descrição	Vacuoextrator é fixado por sucção, levando a tração com rotação Fórceps comum (não é usado para rotação) segura e depois traciona Fórceps de rotação segura, depois roda e então traciona
Freqüência	20% das primíparas; 2% das multíparas
Indicações	Segundo estágio prolongado. Sofrimento fetal no segundo estágio, quando o esforço materno é contra-indicado.
Pré-requisitos	Dilatação cervical total; conhecimento da posição da cabeça; cabeça completamente encaixada na pelve média ou além, analgesia adequada, bexiga vazia, indicação correta
Complicações	Trauma materno: Lacerações e hemorragia Trauma fetal: Lacerações, equimoses, lesão do nervo facial, hipóxia se expulsivo demorado

Sumário do parto cesariana

Descrição	Segmento inferior (> 99%); clássica (vertical) rara
Freqüência	15-25%
Indicações	Eletiva: Apresentação pélvica, cesariana segmentar inferior prévia (CSI), placenta prévia. Emergência: Falha de progressão, sofrimento fetal.
Complicações	Hemorragia, sépsis uterina/ parede, tromboembolismo, antiestético

32 Emergências Obstétricas

Distocia de ombro

É a dificuldade de passagem dos ombros após a liberação da cabeça fetal. A obstrução ocorre no estreitamento pélvico. Quando a distocia não é tratada, a criança morre rapidamente por asfixia. Isso ocorre em cerca de 1 em cada 200 partos. Os fatores de risco incluem história prévia, diabetes materno e fetos grandes, com circunferência abdominal muito maior que a circunferência craniana (macrossomia assimétrica). Outros fatores de risco incluem parto vaginal instrumental, gravidez pós-termo e trabalho de parto prolongado. É difícil predizer a distocia de ombro com especificidade tal a ponto de justificar um parto cesariana profilático, mas, quando se tem história prévia ou um feto grande em uma gestante diabética, a cesárea eletiva é comum.

O auxílio de um profissional experiente é fundamental. Uma episiotomia é realizada. Pressão suprapúbica é aplicada, combinada com tração moderada para baixo na cabeça fetal. Em caso de falha, as pernas da paciente são hiperestendidas sobre o abdômen (manobra de McRoberts). Se isso também falhar, o parteiro deve introduzir a mão dentro da vagina da paciente (por isso a episiotomia é necessária), deslocando o braço posterior do bebê e girando 180°, liberando dessa forma o ombro anterior para além do arco subpúbico. A tração excessiva no pescoço pode lesar o plexo braquial, resultando em paralisia de Erb (gorjeta de garçom), mas em geral isso tem solução (Fig 32.1).

Prolapso de cordão

Ocorre quando, após a ruptura das membranas amnióticas, o cordão umbilical se desloca antes da apresentação fetal (Fig. 32.2). Se não for tratado, o cordão é comprimido ou entra em espasmo, e a criança se torna hipóxica rapidamente.

Ocorre em 1 em cada 500 partos. Fatores de risco incluem trabalho de parto pré-termo, apresentação pélvica, apresentações anormais e gravidez gemelar. Mais da metade ocorre quando é realizada uma amniotomia artificial. Em geral o diagnóstico é feito quando a freqüência cardíaca fetal se torna anormal, quando o cordão se torna palpável no exame vaginal ou aparece no intróito vaginal.

Inicialmente a apresentação deve ser forçada, para não ocorrer compressão do cordão: ela deve ser empurrada para cima pelos dedos do examinador, ou a paciente deve ser colocada de quatro. Se o cordão estiver para fora do intróito vaginal, deve ser mantido aquecido e úmido, mas não deve ser forçado de volta para o útero.

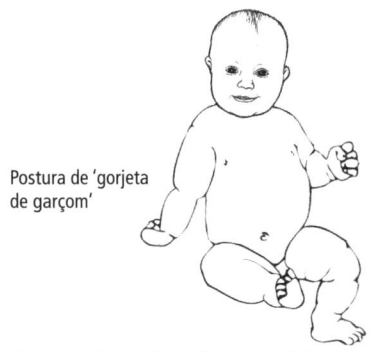

Fig 32.1 Paralisia de Erb do braço direito na posição característica de 'gorjeta de garçom'.

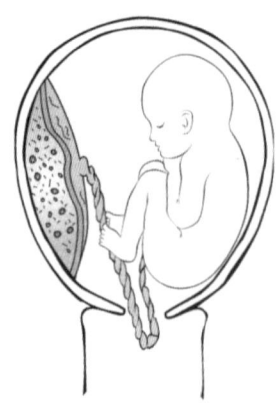

Fig 32.2 Prolapso de cordão (aqui associado à apresentação pélvica fletida ou completa).

O feto deve nascer pela forma mais segura e mais rápida. O parto cesariana é normalmente o de escolha, mas o parto vaginal instrumental é adequado quando o colo está completamente dilatado e a cabeça do bebê está baixa. Se houver cuidado imediato, a mortalidade fetal é rara.

Embolização do líquido amniótico

Ocorre quando o líquido amniótico entra na circulação materna, causando uma súbita dispnéia, hipóxia e hipotensão, freqüentemente acompanhadas de sibilação. Falência cardíaca aguda direita é evidente. Ocorre em 1 a cada 80.000 gestações, mas é causa importante de mortalidade materna, por ser fatal em 80% dos casos. Quando a mulher sobrevive por 30 minutos, desenvolve um quadro de coagulação intravascular disseminada, e por vezes edema pulmonar e síndrome da angústia respiratória do adulto (SARA). Está freqüentemente associada à hiperestimulação uterina em gestantes, podendo ocorrer a qualquer tempo durante a gravidez, o que torna sua prevenção praticamente impossível.

A ressuscitação é feita com oxigênio e fluido endovenoso, acompanhados de monitorização central e ressuscitação cardiopulmonar (RCP), se necessário. São requisitados sangue para reposição, hemograma completo e testes prétransfusionais são solicitados, além de sangue e plasma fresco congelado (PFC). Nesse caso, a paciente é transferida para uma unidade de tratamento intensivo (UTI).

Ruptura uterina

O útero pode lacerar 'de novo' (Fig. 32.3) ou abrir em uma cicatriz antiga (por exemplo, de um parto cesariana prévio). A ruptura ocorre em 1 a cada 1.500 gestações e em 1 a cada 200 mulheres que tenham tido um parto cesariana segmentar inferior (CSI). Os principais fatores de risco incluem trabalho de parto após uma cesariana prévia ou outras cirurgias uterinas, particularmente a cesariana clássica (vertical) ou miomectomia. Negligenciar um trabalho de parto com obstáculos é raro no ocidente, mas isso é comum nas emergências obstétricas nos países em desenvolvimento. A ruptura de cicatriz de uma CSI ocasiona menor mortalidade materna e perinatal do que a ruptura da cicatriz de uma cesariana clássica: o segmento inferior não é muito vascularizado e apresenta menos perda sangüínea, além de menor probabilidade de liberação do feto dentro da cavidade abdominal.

Ações preventivas incluem cuidados com a administração de oxitocina a mulheres com cesariana prévia e mulheres que sofreram uma cesariana eletiva e apresentam cicatriz uterina fora do segmento inferior. O diagnóstico é obtido com base na anormalidade da freqüência cardíaca fetal ou em dor constante no abdômen inferior. Além disso, podem ocorrer sangramento vaginal, interrupção das contrações e colapso materno.

Sangue para reposição, hemograma completo e testes pré-transfusionais são solicitados. Fluidos intravenosos e sangue são administrados. Laparotomia é realizada com urgência: o feto é retirado e o útero é reparado ou removido.

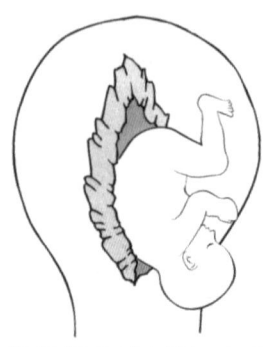

Fig 32.3 Ruptura 'primária' maciça do útero com extrusão do feto.

Convulsões maternas

Convulsões epileptiformes são muito comuns como conseqüência de epilepsia materna ou eclâmpsia, mas também podem ser decorrentes de hipóxia de qualquer natureza. As vias aéreas devem ser desobstruídas com sucção e deve-se administrar oxigênio. Ressuscitação cardiopulmonar pode ser necessária. A paciente não é contida, mas deve ser protegida para não se machucar. Na ausência de colapso cardiopulmonar, o uso de diazepam encerra a crise em alguns minutos. Entretanto, deve-se esperar pelo pior, como, por exemplo, pelo fato de que a crise seja resultante de uma eclâmpsia, até que isso possa ser excluído com base na ausência de sinais sugestivos e em exames de laboratório negativos. Sulfato de magnésio não é usado para crises não-eclâmpticas e é inadequado quando o diagnóstico é incerto, mas superior ao diazepam na crise eclâmptica da mulher (Lancet 1995; 345: 1455).

Inversão uterina

Ocorre quando o fundo do útero sofre inversão através da cavidade uterina (Fig. 32.4). Normalmente vem seguido da tração exercida sobre a placenta, e ocorre em 1 a cada 20.000 partos. Hemorragia, dor e choque grave são normais. Deve ser realizada uma ação rápida: o fundo do útero deve ser empurrado para cima através da vagina. Se isso for impossível, deve-se dar uma anestesia geral na paciente, restaurando a pressão hidrostática com vários litros de solução salina aquecida, enquanto se introduz um punho fechado no intróito vaginal e se empurra o útero.

Toxicidade local dos anestésicos

A administração inadvertida de uma dose excessiva ou intravenosa de anestésico local pode causar um transtorno cardíaco, respiratório e neurológico transitório, ocasionalmente resultando em parada cardíaca. A prevenção é muito importante; o tratamento envolve a ressuscitação e a intubação até o efeito da droga passar.

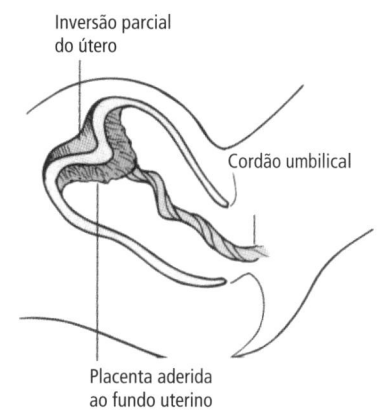

Fig 32.4 Útero invertido.

Outras emergências

Elas são discutidas mais adiante, em:
- Hemorragia pré-parto maciça
- Hemorragia pós-parto maciça
- Embolização pulmonar
- Raqui total

Leituras suplementares

Chamberlain G, Steer P. ABC of labour care: obstetric emergencies. *BMJ* 1999; 318:1342-5.

Christoffersson M, Kannisto P, Rydhstroem H, Stale H, Walles B. Shoulder dystocia and brachial plexus injury: a case-control study. *Acta Obstetrícia et Gynecologica Scandinavica* 2QQ3; 82: 147-51.

Éden RD, Parder RT, Gall SÁ. Rupture of the pregnant uterus: a 53-year review. *Obstetrics and Gynecology* 1986; 68: 671-4.

Murphy D, MacKenzie I. The mortality and morbidity associated with umbilical cord prolapse. *British Journal of Obstetrics and Gynaecology* 1995; 102: 826-30.

33 O Puerpério

O puerpério é o período de 6 semanas após o parto, quando o organismo retorna ao seu estado pré-gravídico. O envolvimento obstétrico geralmente é perdido, as parteiras conduzem a maioria dos cuidados pós-parto. Entretanto, a morbidade e a mortalidade maternas associadas à gravidez são altas nesse período. Muitas mulheres continuam a ter problemas após o parto e saem do foco de interesse médico, portanto, esses problemas permanecem sem tratamento ou sem diagnóstico.

Modificações fisiológicas no puerpério

O trato genital. Imediatamente após a liberação da placenta, o útero se contrai e as fibras cruzadas da musculatura uterina pinçam os vasos, cessando o sangramento que formava o suprimento placentário. O tamanho uterino diminui nas próximas 6 semanas: em 10 dias o útero não pode mais ser palpado por via abdominal (Fig. 33.1). Contrações ou 'dores pós-parto' podem ser percebidas por 4 dias. O orifício interno do colo do útero se fecha em 3 dias. O lóquios, fluxo vaginal de origem uterina, pode permanecer sanguinolento e seroso por até 14 dias, mas após esse período fica amarelo ou branco. A menstruação é adiada por causa da lactação, mas ocorre em aproximadamente 6 semanas se a mulher não for lactante.
Sistema cardiovascular. Em uma semana, o débito cardíaco e o volume de plasma diminuem em relação ao que eram na gravidez. A perda dos edemas pode levar até 6 semanas. Se elevada transitoriamente, a pressão sangüínea geralmente volta ao normal em 6 semanas.

Trato urinário. As dilatações fisiológicas da gravidez diminuem em até 3 meses e o índice de filtração glomerular (IFG) diminui.
O sangue. Os níveis de uréia e eletrólitos voltam ao normal por causa da redução do IFG. Na ausência de hemorragias, os níveis da hemoglobina e do hematócrito se elevam com a hemoconcentração. A contagem de leucócitos cai. Plaquetas e fatores de coagulação permanecem elevados, predispondo ao tromboembolismo.

Cuidados pós-natais gerais

A mãe e a criança não devem ser separadas, e a privacidade é importante. Mobilização precoce é estimulada. Aconselhamento e orientações práticas a respeito do aleitamento são freqüentemente requisitados. Involução uterina e lóquios, pressão arterial, temperatura, pulso e qualquer edema perineal são avaliados diariamente. O equilíbrio hídrico cuidadoso é realizado para prevenir retenção se a mulher sofreu uma peridural. Analgésicos podem ser necessários para controlar a dor perineal, a qual pode ser melhorada com exercícios perineais. Hemograma completo pode ser requisitado antes das perdas, e ferro é prescrito se necessário, usualmente em conjunto com laxantes.

Resumindo

A parteira ou o médico que conduziu o parto deve visitar a paciente pelo menos uma vez após o parto. As circunstâncias do parto podem ser discutidas, principalmente se houve intervenção obstétrica, e a paciente tem uma oportunidade de questionar seu trabalho de parto.

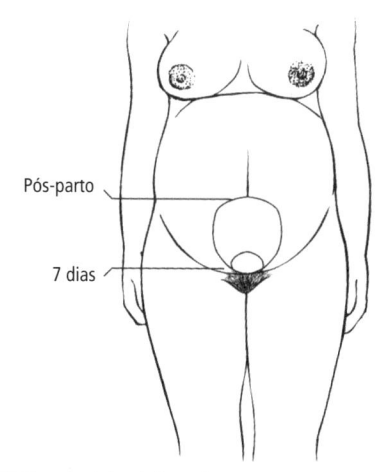

Fig. 33.1 Diagrama da involução uterina.

Saída do hospital

A saída pode ser dependente da escolha materna: algumas mulheres podem deixar o hospital 6 horas após o parto; outras necessitam ficar alguns dias no hospital. O médico generalista deve ser alertado sobre qualquer complicação. No Reino Unido, uma comunidade de parteiras, preferencialmente uma que conheça a mulher, a visitará todos os dias, nos próximos 10 dias. Orientações a respeito da contracepção são dadas antes da saída.

Lactação

Fisiologia

A lactação é dependente da prolactina e da oxitocina. A prolactina da hipófise anterior estimula a secreção láctea. Os níveis de prolactina são elevados ao nascimento, mas os níveis de estrogênio e progesterona sofrem um rápido declínio após o parto e causam a secreção do leite, porque a prolactina é antagonizada pelo estrogênio e pela progesterona. A oxitocina proveniente da neuro-hipófise estimula a ejeção em resposta à sucção do mamilo, o qual também estimula a liberação de prolactina e, portanto, mais secreção láctea. Algo em torno de 1.000 mL de leite pode ser produzido por dia, dependendo da demanda. Como a liberação da oxitocina é controlada pelo hipotálamo, a lactação pode ser inibida por tensão física ou emocional.

O colostro, fluido amarelado que contém células carregadas de lipídios, proteínas (incluindo imunoglobulina A) e minerais, é liberado nos primeiros 3 dias, após o que 'surge' o leite.

Condução

A mulher deve ser gentilmente encorajada ao aleitamento quando a criança estiver preparada. Precocemente, o aleitamento deve estar de acordo com a demanda. A posição correta da criança é vital: o lábio inferior da criança deve ser plantado ao redor do mamilo no momento em que sua boca se abrir para receber o leite; assim que o mamilo entra na boca, é envolvido por ela. Esse procedimento pode evitar maiores problemas de insuficiência láctea, mastite e traumas de mamilo. Um ambiente tranqüilo e confortável é importante, no mínimo pela secreção da oxitocina, e após a ejeção do leite, pode ser reduzido pela tensão. A suplementação láctea é desnecessária; no entanto, deve ser administrada vitamina K (*BMJ* 1996; 313: 199) para reduzir o risco de doença hemorrágica no recém-nascido.

Composição do leite humano	
Proteínas	1,0%
Carboidratos	7,0%
Gorduras	4,0%
Sais minerais	0,2%
Imunoglobulinas	Principalmente imunoglobulina A
Calorias	70kcal/100mL

Vantagens do aleitamento
Proteção contra infecções no neonato
Vínculo
Proteção contra o câncer (materno)
Não pode ser dado em demasia
Sem custo

Contracepção pós-natal
Lactação não só é adequada, mas também é importante na escala global
A contracepção é iniciada em 4 a 6 semanas após o parto
Contraceptivos combinados suprimem a lactação e são contra-indicados, se estiver amamentando
Apenas progesterona (em forma de comprimidos ou depósito) é segura na lactação
Dispositivo intra-uterino é seguro: avaliação de infecções antes da inserção; inserir ao final do terceiro estágio ou de 6 semanas

Hemorragia pós-parto primária (HPP)

Fatores de risco para hemorragia pós-parto (HPP)
Antecedentes
Parto cesariana prévio
Defeitos de coagulação ou terapia anticoagulante
Parto cesariana ou instrumental
Placenta retida
Hemorragia pré-parto
Poliidrâmnio e gravidez múltipla
Grande multiparidade
Malformação uterina ou miomas
Trabalho de parto prolongado ou induzido

Definição e epidemiologia

HPP primária é a perda de > 500mL de sangue < 24h após o parto. Ocorre em 5% a 10% das mulheres e permanece como a maior causa de mortalidade materna.

Etiologia (Fig. 33.2)

Causas uterinas ocorrem ao redor de 80%. O útero não consegue se contrair imediatamente, seja por estar 'atônico', seja por haver placenta ou cotilédone retido. A atonia é mais comum no trabalho de parto prolongado, em grandes multíparas e mulheres com sobredistensão uterina (poliidrâmnio e gestação múltipla) e miomas. A perda uterina excede 500mL em muitos partos cesariana.

Causas vaginais são responsáveis por aproximadamente 20%. Sangramento por lacerações perineais ou episiotomia são óbvios, mas uma laceração vaginal alta deve ser considerada, particularmente após um parto vaginal instrumental.

Lacerações cervicais são raras, mas associadas com parto antecipado e parto instrumental.

Coagulopatia é rara. Distúrbios congênitos, terapia anticoagulante e coagulação intravascular disseminada causam HPP.

Prevenção

O uso rotineiro de oxitocina no terceiro estágio do trabalho de parto reduz a incidência de HPP em 60%. A oxitocina é tão efetiva quanto a ergotamina (*Cochrane* 2001: CD 001808), que freqüentemente causa vômitos e é contra-indicada em mulheres hipertensas.

Manifestações clínicas

Após a remoção da placenta o sangramento pode ser mínimo. O útero aumentado (além da cicatriz umbilical) sugere causa uterina. As paredes vaginais e o colo do útero são avaliados para excluir lacerações. Ocasionalmente a perda sangüínea pode ser abdominal: ocorre colapso sem sangramento aparente.

Condução

Na ressuscitação, a paciente é colocada em uma superfície plana, um acesso venoso é estabelecido, provas pré-transfusionais são realizadas e o volume sangüíneo é restabelecido com colóides.

Uma placenta retida deve ser removida manualmente se houver sangramento, ou se ela não for expelida pelos métodos normais 60 minutos após o nascimento.

A fim de identificar e tratar a causa do sangramento, é feito um exame vaginal para excluir uma rara inversão uterina e o útero ser comprimido bimanualmente. As lacerações vaginais são freqüentemente palpáveis. Causas uterinas são comuns, e oxitocina e/ou ergotamina são administradas por via intravenosa para contrair o útero se um trauma não for óbvio. Se isso falhar, um exame sob anestesia é executado: a cavidade uterina é explorada manualmente para remover fragmentos de placenta retidos, e o colo e a vagina inspecionados à procura de lacerações, as quais são suturadas. Se a atonia

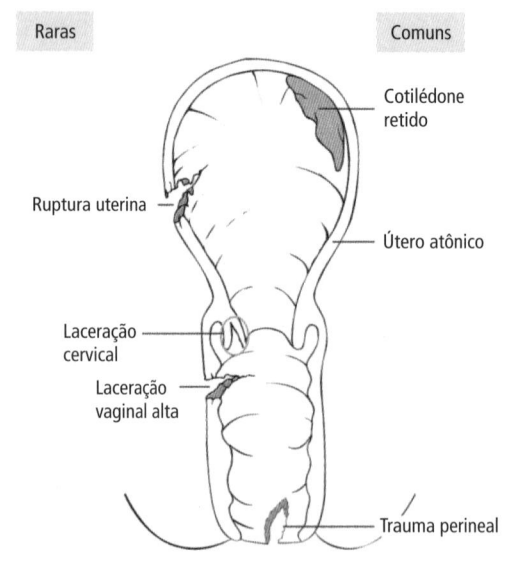

Fig. 33.2 Causas e locais da hemorragia pós-parto (HPP).

uterina persistir, prostaglandina F_2 (PGF$_2$) é injetada dentro do miométrio; cirurgia (histerectomia ou ligação da artéria ilíaca interna), sutura com tirante do tipo braçadeira (*BJOG* 1997; 104: 372) ou embolização da artéria uterina são utilizados se este falhar.

Outros problemas do puerpério

Hemorragia pós-parto (HPP) secundária

HPP secundária é a perda excessiva de sangue que ocorre entre 24h e 6 semanas pós-parto. É decorrente de endometrite, com ou sem retenção de restos placentários, ou, raramente, patologias ginecológicas ou doenças trofoblásticas gestacionais. O útero está aumentado e macio, com o orifício interno do colo aberto. São realizados ultra-som e coleta de raspados. Colhe-se um hemograma completo, e em alguns casos colhem-se provas pré-transfusionais. Metade dos casos responde à antibioticoterapia, mas, se isso falhar ou o sangramento for de grande monta, deve ser realizada a remoção dos restos placentários. Avaliação histológica do material obtido é necessária para excluir doença trofoblástica gestacional.

Hipertermia puerperal

Ocorre quando a temperatura materna é > 38°C. nos primeiros 14 dias. Infecção é a causa mais comum. Sépsis do trato genital (endometrite) é a principal causa de mortalidade materna; além disso, há conseqüências em longo prazo da infecção pélvica. É mais comum após cesariana: a antibioticoprofilaxia reduz consideravelmente esse risco. Estreptococcus do grupo A, *Estafilococcus* e *Escherichia coli* são os agentes patogênicos mais importantes nos casos graves. O lóquis pode estar com odor forte, e o útero aumentado e macio. Infecção do trato urinário (10%), infecção pulmonar, mastite, infecção perineal e infecção da parede após o parto cesariana também são comuns (Fig. 33.3). Um exame minucioso do abdômen, das mamas, dos acessos venosos, dos pulmões e das pernas é necessário. São colhidas culturas de sangue, urina, vagina e do feto. São ministrados antibióticos de largo espectro de ação. A trombose venosa profunda (TVP) normalmente causa temperaturas mais baixas.

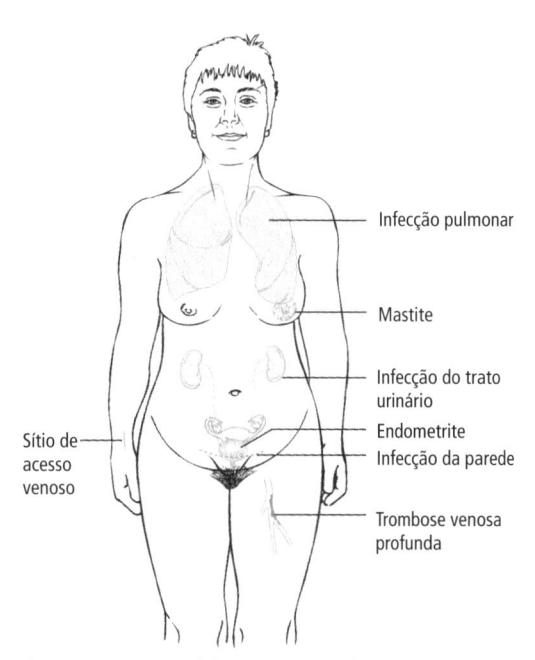

Fig. 33.3 Causas e sítios da hipertermia puerperal.

Doença tromboembólica

Trombose venosa profunda ou embolia pulmonar lideram as causas de mortalidade materna, embora menos de 0,5% das mulheres sejam afetadas. Metade das mortes ocorre pós-parto, em geral após a alta hospitalar. Movimentação precoce e hidratação são importantes para todas as mulheres. Fatores de risco, prevenção e tratamento foram discutidos anteriormente.

Problemas psiquiátricos no puerpério

A *depressão do terceiro dia* consiste de uma labilidade emocional temporária e afeta 50% das mulheres. Suporte e ventilação são necessários. Embora a *depressão pós-parto* afete 10% das mulheres, muitas não se queixam e, por isso, não recebem ajuda. Questionários são úteis para identificar esse problema extremamente importante, mas o rastreamento é difícil (*Acta Psychiatr Scand* 2003; 107: 10). A depressão é mais comum em mulheres social ou emocionalmente isoladas, com antecedentes de gestações complicadas ou complicações após a gestação. Tireoidite pós-parto deve ser considerada. A gravidade é variável, mas os sintomas incluem cansaço, culpa e sentimento de desvalia. O tratamento inclui apoio social e psicoterápico. Antidepressivos (*Cochrane* 2001: CD 002018) são usados em conjunto com essas medidas. Suicídio é atualmente a principal causa de morte pós-parto.

Psicose puerperal afeta 0,2% das mulheres e é caracterizada por uma crise abrupta de sintomas psicóticos, normalmente ao redor do quarto dia. É mais comum em mulheres primigestas com antecedentes. O tratamento envolve internações psiquiátricas e tranqüilizantes, após exclusão de doença orgânica. Normalmente a recuperação é completa, mas alguns casos desenvolvem doença mental tardiamente e 10% recorrem em gestações subseqüentes.

Complicações hipertensivas

Pré-eclâmpsia e suas complicações são as principais causas de mortalidade materna e de muitas mortes que ocorrem no pós-parto. Embora o parto seja a única cura para a pré-eclâmpsia, é freqüente manter-se até 24h após o parto, e a pressão arterial pode necessitar de tratamento por algumas semanas. Para todas as pacientes pré-eclâmpticas, devem ser observados cuidados com o equilíbrio hídrico, a função renal e o débito urinário, a pressão sanguínea e a possibilidade de falência hepática ou cardíaca: alta antes de 5 dias pode levar ao não-diagnóstico dessas complicações.

O Trato urinário (Fig. 33.4)

Retenção urinária é comum após o parto, e, embora em geral dolorosa, pode não sê-lo após a analgesia peridural. Pode se apresentar como urgência miccional, incontinência de esforço ou dor abdominal grave, mas a mulher ou a equipe médica pode não notar a perda urinária. Podem surgir infecção, perda urinária por transbordamento e dificuldades urinárias permanentes. Pode ser identificada por um controle rigoroso de perdas líquidas e palpação abdominal. Ultra-som pós-miccional pode ser utilizado para avaliar o volume residual de forma não-invasiva. O tratamento é feito com sondagem vesical durante pelo menos 24h.

Infecção urinária ocorre em 10% das mulheres. Usualmente é assintomática, mas, como na gravidez, freqüentemente leva a uma infecção sintomática ou pielonefrite. Urucultura de rotina é recomendada.

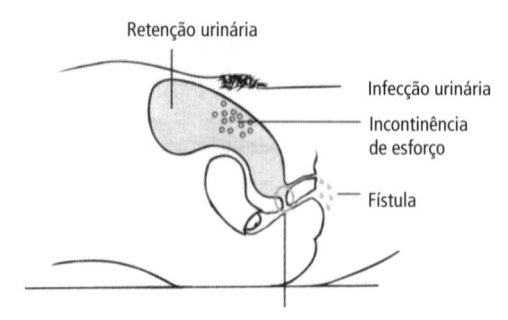

Fig. 33.4 Problemas urinários no pós-parto.

Incontinência ocorre em 20% das mulheres. Transbordamento e infecção devem ser excluídos usando ultra-som pós-miccional ou sondagem vesical e amostra do jato médio da urina. Fístulas obstétricas são raras, mas podem seguir o uso de fórceps ou parto cesariana repetidos. Os sintomas de perda urinária de esforço freqüentemente melhoram, principalmente com exercícios perineais formais, mas têm um papel insignificante como prevenção.

Trauma perineal

Traumas perineais são reparados após a remoção da placenta.

Dor ocorre em 40% de todas as mulheres após o parto e persiste por mais de 8 semanas em 10% delas. Dispareunia superficial é comum anos mais tarde. A dor é menor se for utilizado fio de vicryl para sutura. O antiinflamatório diclofenaco é o analgésico mais eficaz; ultra-som, sais de banho e hidromassagem não são eficazes.

Hematoma paravaginal. Raramente, uma mulher experimentará uma dor lancinante no períneo algumas horas após o parto. Invariavelmente isso se deve a um hematoma paravaginal, o qual algumas vezes é identificado somente ao exame vaginal. Deve ser drenado sob anestesia.

Problemas intestinais

Constipação e hemorróidas, ambas ocorrem em 20% das mulheres. Laxativos são úteis.
Incontinência fecal ou gasosa é um sintoma incômodo e subnotificado que afeta 4% das mulheres. Tanto a lesão do nervo pudendo quanto a do esfíncter anal (Fig. 33.5) podem ser responsáveis, e essas lesões são freqüentemente não reconhecidas. Parto fórceps, episiotomia na linha média, crianças grandes, distocia de ombro e posição occipito-posterior persistente são os principais fatores de risco (*BMJ* 1994; 308: 887). Mulheres afetadas são avaliadas por meio de manometria anal e ultra-som, e a condução é feita de acordo com os sintomas. Reparação formal deve ser solicitada, após o que os futuros partos deverão ser por cesariana. O papel do parto cesariana após uma lesão esfincteriana não corrigida ou lesão assintomática é controverso.

Leituras suplementares

Glazener C, Abdalla M, Stroud P *et al.* Postnatal maternal morbidity: extent, causes, prevention and treatment. *British Journal of Obstetrics and Gynaecology* 1995; **102:** 282-7.

Shevell T, Malone FD. Management of obstetric hemorrhage. *Seminars in Perinatology* 2003; 27: 86-104.

Thakar R, Sultan AH. Management of obstetric anal sphincter injury. *The Obstetrician and Gynaecologist* 2003; 5: 72-8

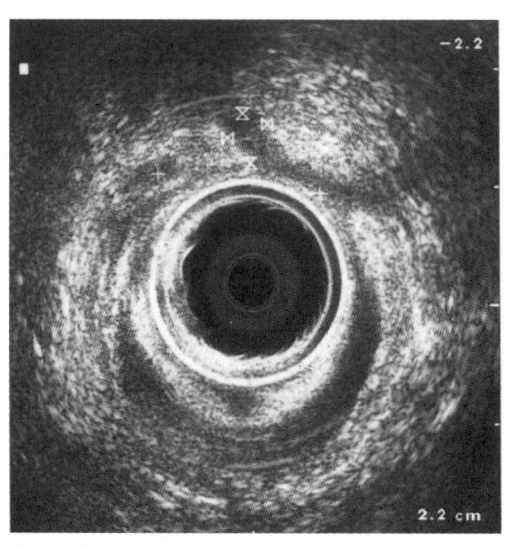

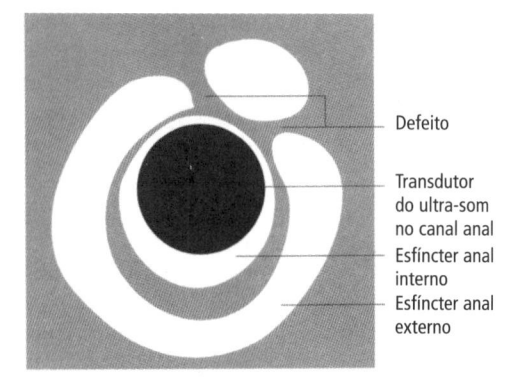

Fig. 33.5 Ultra-som de uma lesão do esfíncter anal.

Sumário da hemorragia pós-parto (HPP) primária

Definição	Primária — perda sanguínea > 500mL nas primeiras 24h Secundária — perda sanguínea excessiva entre 24h e 6 semanas
Epidemiologia	5-10% associada com parto cesariana, fórceps, trabalho de parto prolongado, grande multiparidade, hemorragia pré-parto (HPP) e antecedentes
Etiologia	Atonia uterina, placenta de partes placentárias, vaginal, lacerações uterinas ou cervicais
Apresentação	Procurar por útero sem contração, sangramento perineal, vaginal ou lacerações cervicais
Investigação	Hemograma completo, provas pré-transfusionais; se for grave, instalar pressão venosa central, monitorização cardíaca e saturação de oxigênio
Condução	Compressão bimanual uterina; sutura de lesões vaginais ou cervicais. Ressuscitação com fluidos intravenosos, sangue se necessário Ergotamina/oxitocina ± prostaglandina F_2 (PGF_2) Considerar laparotomia, sutura com faixa tipo braçadeira, embolização se passos anteriores falharem

Sumário dos outros problemas sérios comuns no puerpério

Hemorragia pós-parto	Devido a endometrite ± retenção de restos placentários
Secundária (HPP)	Dar antibiótico, esvaziamento uterino se não houver melhora
Hipertermia	Endometrite, parede, períneo, urina, mama, pulmão, tromboembolismo. Colher culturas e usar antibióticos
Incontinência urinária	20%. Excluir fístula e retenção. Usualmente melhora com o tempo. Fazer cultura de urina e instituir fisioterapia
Retenção urinária	Secundária a peridural ou parto fórceps Sondagem vesical por pelo menos 24h
Incontinência fecal	4%. Excluir fístula reto-vaginal. Pode ser secundária a lesão do esfíncter anal ou do nervo pudendo; associada a lesões de terceiro grau e fórceps. Tratamento com fisioterapia ± reparação do esfíncter
Depressão pós-parto	10%. Difícil identificação. Suporte, psicoterapia, drogas.
Trombose	0,5%. Principal causa de mortalidade. Profilaxia, se alto risco. Heparina intravenosa, preferentemente de baixo peso molecular

34 Estatísticas de Nascimento e Auditoria

Auditoria

Este é o processo no qual o cuidado clínico é crítica e sistematicamente analisado: comparar o que *deve ser feito* com o que *é feito* permite mudar o que *virá a ser feito*. A prática pode, então, ser analisada novamente, fechando o 'ciclo da auditoria'. O *Relatório do Inquérito Confidencial sobre as Mortes Maternas no Reino Unido* e o *Relatório do Inquérito Confidencial sobre Nascimentos e Mortes na Infância* são exemplos de auditorias em Obstetrícia no Reino Unido. Eles foram recém-inseridos no Inquérito Confidencial em Saúde Materno-Infantil (www.chemach.org.uk). Esses relatórios analisam, criticam e fazem recomendações; os relatórios dos anos seguintes examinam o impacto dessas recomendações e críticas. Em nível local, a mortalidade materna e a perinatal são raras, por isso, freqüentemente as avaliações das 'quase mortas', da morbidade perinatal e das intervenções na gravidez e no trabalho de parto são bastante úteis.

Mortalidade perinatal

Definição e termos empregados no Reino Unido

Natimorto é o feto que nasce após 24 semanas completas de gestação sem demonstrar nenhum sinal de vida. *Neomorto* é o feto cuja morte ocorre em 28 dias após o nascimento; o *neomorto precoce* é o feto que vem a óbito em 7 dias a contar do nascimento.
O *aborto* ocorre quando o feto nasce antes de completar 24 semanas de gestação sem dar sinal de vida (entretanto, quando o feto nasce antes das 24 semanas, demonstra sinais de vida, mas vem a falecer, esse óbito é classificado como morte neonatal ou neomorte).
A freqüência de mortalidade perinatal é a soma dos natimortos e neomortos precoces pelo total de 1.000 nascimentos.
A freqüência da mortalidade perinatal 'corrigida' exclui os natimortos e neomortos precoces devidos a malformações congênitas. Vários países apresentam diferentes definições a respeito de gestação e/ou peso ao nascimento, portanto as comparações podem ser equivocadas. Em 1992, em linha com os melhoramentos nos cuidados neonatais, a gestação mais precoce definida como natimorto passou de 28 para 24 semanas no Reino Unido. Isso pode ser observado na Fig. 34.1.

Freqüência de mortalidade perinatal

Nos países desenvolvidos a taxa de mortalidade perinatal tem diminuído desde os anos 1930: no Reino Unido, em 1999, passou de > 50,0 para 7,9 por 1.000 nascimentos (isso não inclui a Escócia, onde os dados são coletados separadamente) (Fig. 34.1). As taxas mais baixas são verificadas nos países escandinavos, e as mais altas em Bangladesh e na África central.

Fatores que afetam a mortalidade perinatal

A mortalidade perinatal é, até certo ponto, um reflexo da assistência obstétrica, e sua diminuição tem mais a ver com melhores saúde e nutrição, famílias menores e cuidados perinatais mais efetivos. A taxa de mortalidade perinatal é mais elevada nos grupos de baixa condição socioeconômica e em mulheres que fumam ou apresentam doença médica grave ou nutrição deficiente, em multíparas e em mulheres com menos de 17 e mais de 40 anos de idade, em casos de bebês com baixo peso ao nascer e de gestação múltipla.

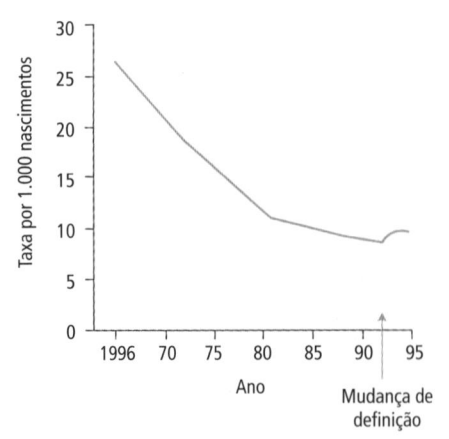

Fig. 34.1 Mortalidade perinatal na Inglaterra e no País de Gales.

Causas da mortalidade perinatal

A natimorte periparto é a principal causa da mortalidade perinatal. A maioria dos casos é classificada como inexplicada, de acordo com os critérios tradicionais. Entretanto, a restrição do crescimento intra-uterino é um achado freqüente: se o crescimento fetal for analisado de acordo com as características maternas e gravídicas individuais (curva de crescimento), aproximadamente 70% dos achados de natimortos periparto inexplicados são pequenos para a idade (PIG). Pré-eclâmpsia, anormalidades congênitas letais, trabalho de parto pré-termo, hemorragia pré-parto e hipóxia intraparto são outras causas comuns. Raras causas de mortalidade perinatal incluem infecção, trauma de nascimento e hemorragia materno-fetal. Muitas causas se sobrepõem: a hemorragia pré-parto está associada a comprometimento crônico, pré-eclâmpsia, trabalho de parto pré-termo e hipóxia intraparto.

Principais causas da mortalidade perinatal
Natimorte periparto inexplicado
Restrição do crescimento intra-uterino
Prematuridade
Anormalidades congênitas
Hipóxia intraparto
Hemorragia pré-parto

Mortalidade materna

Definições

Morte materna é a morte da mulher durante a gravidez ou 42 dias após o término da gestação, em decorrência de alguma causa relacionada à gravidez ou agravada por ela ou por sua má condução, excluindo-se acidente e outras causas incidentais. *Morte materna tardia* é o óbito ocorrido quando a mulher morre em decorrência de causas semelhantes, porém mais de 42 dias e menos de um ano após o término da gravidez. As mortes são subdivididas em *mortes diretas*, quando resultam de complicações obstétricas na gravidez, e *mortes indiretas*, quando resultam de doenças prévias ou recém-adquiridas, as quais não são resultados da gravidez, mas agravadas por ela.

Taxa de mortalidade materna

No Reino Unido, a taxa de mortalidade materna (1997-1999) foi de 11,4 por 100.000 gestações (0,01%): a taxa de morte direta foi de 5,0 por 100.000 gestações (Fig. 34.2). A taxa nos países desenvolvidos tem diminuído dramaticamente desde os anos 1930, quando eram similares às verificadas nos países em desenvolvimento. Nos últimos anos, essa taxa 'despencou', embora em até 40% dos casos a morte ainda pudesse ter sido evitada. Nos países menos desenvolvidos as taxas são bem elevadas: taxas de aproximadamente 500 por 100.000 gestações (0,5%) são verificadas em algumas regiões da África.

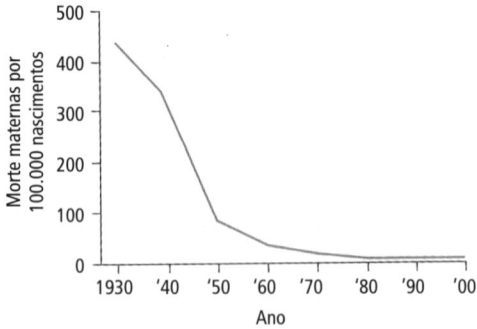

Fig. 34.2 Mortalidade materna na Inglaterra e no País de Gales.

Fatores que afetam a mortalidade materna

As taxas de mortalidade materna persistentemente altas dos países em desenvolvimento refletem a contribuição de fatores que têm aumentado nos países desenvolvidos, entre eles nutrição pobre e más condições de saúde, pobreza, baixa escolaridade, falta de acesso ao atendimento de saúde, falta de cuidados obstétricos e alta taxa de paridade: a segunda gravidez é mais segura, e a mortalidade aumenta várias vezes após o nascimento do quarto filho. Idade materna elevada, gestação múltipla e história de subfertilidade são todos fatores associados ao aumento da mortalidade.

Causas de mortalidade materna em países desenvolvidos

Suas causas diretas mais comuns são: doença tromboembólica, desordens hipertensivas, distúrbios da gravidez precoce (mais freqüentemente a gravidez ectópica), hemorragia, infecção do trato genital, embolia por líquido amniótico, anestesia e trauma do trato genital. As causas indiretas mais comuns são doenças cardíacas, doenças neurológicas (por exemplo, a epilepsia) e doenças psiquiátricas. Dentre estas, a causa mais comum é o suicídio, muitas vezes cometido tardiamente (42 dias após o parto, por exemplo).

Principais causas da mortalidade materna
Tromboembolismo
Distúrbios hipertensivos
Doença cardíaca
Gravidez ectópica e aborto
Hemorragia
Infecção
Doença neurológica
Suicídio

lho de parto, cesariana e parto instrumental diferem muito de um hospital para outro: a taxa de cesariana é a mais variável, enquanto o parto vaginal costuma ser de escolha e considerado mais seguro em relação à cesariana. Nos hospitais, as taxas variam de 10% a 25% ou mais, e isso não pode ser atribuído às diferenças populacionais ou às misturas de casos. De acordo com a auditoria, a indicação mais comum é a de cesárea por motivo de antecedente, embora o parto vaginal seja possível em até 70% dos casos, se for tentado (*Obstet Gynecol* 1994; **83**: 933). Se houver aumento da taxa de cesarianas em outro grupo (como no das primigestas com apresentação cefálica ou pélvica, por exemplo), a taxa global de cesarianas aumentará, pois haverá mais mulheres com cesarianas antecedentes. Um bom exemplo de intervenção no trabalho de parto é a realização da cesariana em mulheres com gestação única e cefálica a termo, ou seja, naquelas que almejam o parto vaginal. Ironicamente, o crescente envolvimento das pacientes nos cuidados obstétricos pode levar ao aumento da taxa de cesarianas. O desejo materno de passar por uma cesariana eletiva tem aumentado muito e vai ao encontro de uma resposta mais favorável.

Leituras suplementares

Department of Health. *Report on the Confidential Enquiry into Stillbirths and Deaths in Infancy (CESDI)*. HMSO, 2003.

Robson MS. Can we reduce the Caesarean section rate? *Best Practice & Research. Clinical Obstetrics & Gynaecology* 2001; **15**:179-94.

Royal College of Obstetricians and Gynaecologists. *Why Mothers Die: 1997-1999*. London: Royal College of Obstetricians and Gynaecologists Press, 2001. www.cemach.org.uk

Intervenções na gravidez e no trabalho de parto

A auditoria também pode ser aplicada a taxas de intervenção. As taxas de indução de traba-

Resumo das estatísticas de nascimento	
Natimortos	Feto nascido morto com 24 semanas ou mais
Morte neonatal	Morte neonatal < 28 dias após o parto (precoce < 7 dias)
Mortalidade perinatal	Natimorte + morte neonatal precoce; se 'corrigida', excluir anomalias congênitas Causas: anteparto inexplicado, restrição do crescimento intra-uterino, trabalho de parto pré-termo, anomalias congênitas, hemorragia pré-parto, hipóxia intraparto, pré-eclâmpsia Taxa: 7 – 9 por 1.000 (1%) (Reino Unido)
Mortalidade materna	Morte materna durante a gravidez ou até 42 dias após o parto em decorrência de alguma causa relacionada à gravidez (direta) ou agravada por ela (indireta) ou por sua condução, mas não por acidentes nem causas ocasionais Taxa: Aproximadamente 0,01% (Reino Unido)

35 Questões Legais em Obstetrícia e Ginecologia no Reino Unido

A reserva estimada do seguro anual do Reino Unido para cobrir os custos dos processos judiciais por negligência clínica aumentaram de 1 milhão de libras no período de 1974 a 1975 para 446 milhões de libras em 2001-2002. Os pacientes estão mais informados, esperam mais e não esperam que a gravidez, sendo um evento natural da vida, dê errado. As opções dos fundos de seguro também têm mudado, com aumento da disponibilização para despesas legais com seguros e processos oferecendo taxas condicionais de acordo. Além disso, o montante de compensação das decisões tem aumentado com essas informações: em um processo de negligência clínica de sucesso, a decisão do acordo fechado de danos gerais e futuros, estimam que os cuidados necessários de uma criança com paralisia cerebral podem ser de 3 milhões de libras ou mais. Não há evidências, entretanto, de que práticas menos padronizadas estejam ocorrendo.

Negligência clínica

Para afirmar que um médico tenha sido negligente, deve ser estabelecido que (i) o médico transgrediu sua obrigação de cuidar, seja por ação ou omissão, e que (ii) isso foi, no equilíbrio das probabilidades, a causa mais provável do dano. O padrão de cuidados requeridos é ditado pelos princípios de *Bolam*: "Um médico não é culpado de negligência se tiver agido de acordo com a prática aceitável proposta por um corpo de médicos responsáveis especialistas naquela arte em particular" (Bolam vs. Friem Hospital 1957).

No caso da Obstetrícia, estabelecer um fator causal é particularmente difícil. Quando uma criança nasce em más condições e posteriormente desenvolve paralisia cerebral, é ao trabalho de parto, como o evento mais recente e aparentemente perigoso, que freqüentemente se atribui nexo. Além disso, freqüentemente as pacientes percebem eventos relacionados ao trabalho de parto como sendo previsíveis. A hipóxia no trabalho de parto, entretanto, provavelmente é responsável por apenas 10% dos casos de paralisia cerebral. As diretrizes estabelecidas para hipóxia no trabalho de parto são responsáveis pelo aumento de casos (BMJ 1999; 319: 1054), embora tenham pouca relação de causa e efeito para apoiar os casos mais consistentes. (BJOG 2003; 110: 6).

As queixas legais são fundadas pelo esquema de seguro do Clinical Negligence Scheme for Trusts (CNST), com Custódias pagando prêmios de seguro para a Autoridade de Litígio do Serviço Nacional de Saúde (NHS), responsável pelo pagamento dos reclamantes. O prêmio do seguro é fixado após auditoria anual de compilamento de queixas contra o seguro em âmbito nacional de Custódias padrão e causas de histórias prévias. Há uma separação padrão do CNST para a obstetrícia em reconhecimento ao fato de tratar-se de uma área de alto risco para a prática clínica.

Estabelecido a alto custo do processo judicial por negligência clínica, o Escritório Médico Central propôs dois esquemas para o NHS, de acordo com o estágio da consulta, que podem ser validados para pacientes em somatória ao processo civil e para avaliar a procedência das queixas. O segundo esquema é redirecionado para o NHS para crianças que sofreram danos neurológicos sugerindo não haver necessidade de estabelecer falha ou negligência para dar compensação a crianças com deficiências neurológicas graves. Um painel nacional de especialistas deveria julgar a gravidade da deficiência e sua causa.

Supervisão clínica governamental

Atualmente o diretor executivo da Custódia é responsável pela qualidade do atendimento médico. Toda Custódia deve ter mecanismos que estimulem a qualidade do atendimento, identifiquem falha, melhorem o serviço e elaborem um relatório anual sobre o assunto. A supervisão clínica governamental foi desenvolvida ostensivamente para estimular a segurança do paciente e do corpo clínico, e é descrita como a "rede por meio da qual a organização do NHS é direcionada a uma contínua melhoria de qualidade de seus serviços e ao alto padrão de segurança no atendimento pelo ambiente criado no qual a excelência nos cuidados clínicos é exaltada". A grosso modo, significa "fazer um bom trabalho e prová-lo".

A supervisão clínica governamental incorpora a implementação da medicina baseada em evidências como prática efetiva. Manuais de Medicina Baseada em Evidências para a condução de situações clínicas mais comuns têm sido desenvolvidos, incluindo guias do Instituto Nacional para Excelência Clínica (INEC: www.nice.org.uk), embora não possam ditar inteiramente a condução de todas as situações clínicas. É fácil defender a prática clínica se essas orientações forem seguidas; igualmente, se um claro desvio de conduta tiver ocorrido, é mais fácil alegar negligência, a não ser que uma razão clara e documentada justifique o desvio da conduta. A supervisão de conduta clínica governamental também incorpora a auditoria como prática clínica.

Risco de condução

O risco de condução visa reduzir o risco de dano ao paciente. Cada Custódia do NHS tem um sistema de incidentes para relatar efeitos adversos: a organização rotineiramente revê, aprende e, se necessário, modifica a prática clínica ou o sistema para tentar evitar novas ocorrências. O Esquema de Custódia da Negligência Clínica assessora a auditoria da Custódia do NHS anualmente para encontrar evidências de trabalho prático, protocolos e manuais de orientação que mantêm o sistema de risco de condução bom.

Procedimento de queixas ao NHS

O procedimento de queixa ao NHS tem um tempo limite específico de reconhecimento, investigação e resolução da queixa. Se insatisfeito com a resposta da Custódia, a queixa pode ser encaminhada a uma assessoria independente como último recurso para que um avaliador independente examine as queixas. Muitas pessoas buscam compensação estimuladas pelo receio de outras pessoas que passaram pela mesma situação ou quando a comunicação após experimentar um evento adverso foi deficiente. A resolução local da queixa com sucesso pode reduzir a probabilidade de ação judicial.

Consentimento

Quando uma negligência é apontada, é comum a alegação por parte dos pacientes de que não foram advertidos do risco associado ao tratamento médico. Os Formulários de Consentimento do Departamento de Saúde requerem agora discussão e documentação relativa aos benefícios, riscos e efeitos colaterais do tratamento. Quando esses riscos são raros, em geral os pacientes são alertados sobre o fato de serem graves em relação a um aspecto específico.

Confidencialidade

O médico tem o dever moral, profissional, contratual e legal de manter a confidencialidade do paciente. Nenhum detalhe pode ser repassado a terceiros, inclusive os pais, sem consentimento do paciente. O ato de proteção de dados de 1998 estende esses direitos para obtenção de proteção adequada no armazenamento de informações, tais como anotações sobre o paciente e informações. A confidencialidade pode ser quebrada apenas em situações especiais, onde a saúde e a segurança dos outros podem vir a sofrer sério risco.

Postergando o processo judicial
Comunicação
Consentimento
Clara documentação
Candura (sinceridade – transparência)

Postergando o processo judicial

Além de estimular você a fazer o seu melhor na área médica, incluindo o encaminhamento a colegas mais experiente caso não esteja seguro, recordar os quatros "Cs" o ajudarão a prevenir alegações de negligência. O *consentimento* deve ser completo e, qualquer conversa ou exame devem ser *claramente documentados*. Cada nova anotação deve ficar legível, sendo sempre datada e assinada, de preferência com o nome do médico impresso. A *comunicação* antes e durante o tratamento é essencial, mas mesmo após um efeito adverso ocorrido, uma explicação adequada, com *candura*, sinceridade e transparência, deve ser oferecida a todas as pacientes.

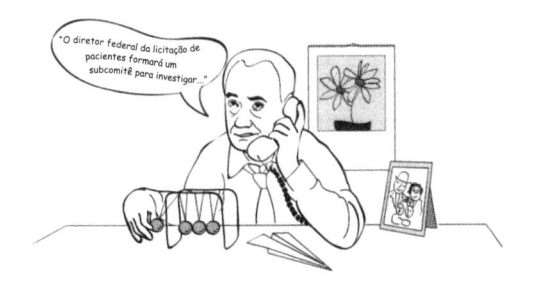

Leitura complementar

Clements, RV. *Risk Management and Litigation in Obstetrics and Gynaecology*. Londres: RSM Press, 2001.

Acesse www.cgsupport.nhs.uk para informações sobre supervisão clínica governamental.

36 Questões Ético-legais em Obstetrícia e Ginecologia no Brasil

Krikor Boyacian
Mestre e Doutor em Ginecologia e Obstetrícia
Professor do Departamento de Obstetrícia da Universidade Federal de São Paulo (Unifesp)
Conselheiro e Corregedor do Conselho Regional de Medicina do Estado de São Paulo (Cremesp)
Presidente da Sociedade de Ginecologia e Obstetrícia do Estado de São Paulo

Isac Jorge Filho
Doutor em Cirurgia
Conselheiro e Ex-Presidente do Conselho Regional de Medicina do Estado de São Paulo
Presidente do Conselho de Ética da Federação Brasileira de Gastroenterologia
Coordenador da Comissão de Pesquisa e Ensino Médico do Cremesp
Membro da Câmara Técnica de Bioética do Cremesp

Os médicos, no exercício de sua profissão, estão sujeitos a três ordens de responsabilidade: a civil, a penal e a ético-profissional.

A **responsabilidade civil** obriga-os a ressarcir os prejuízos decorrentes da sua conduta e, a **penal ou criminal** os sujeita à justiça comum pela prática de delitos tipificados como crime.

Já na esfera da **responsabilidade ético-profissional**, compete aos Conselhos Regionais de Medicina receber, apurar e julgar todas as denúncias contra os profissionais médicos, na abrangência de cada Estado da Federação.

Assim, o Poder Judiciário incumbe-se da apuração dos fatos relacionados às responsabilidades civil e penal, enquanto a estrutura hierárquica dos Conselhos de Medicina (Conselho Federal de Medicina e Conselhos Regionais de Medicina) encarrega-se das questões relacionadas à responsabilidade ético-profissional, norteada pelo Código de Ética Médica.

Dessa forma, pode-se depreender que a atividade do médico está sujeita à ampla fiscalização e a julgamento, tanto pelos poderes judiciais como pelos Conselhos de Medicina.

O Código de Ética Médica em vigor representa a consolidação dos princípios éticos assumidos por uma sociedade; amplia e atualiza os ensinamentos hipocráticos e os princípios bioéticos, regulamentando sua aplicabilidade aos assuntos práticos da profissão. Com 14 capítulos e 145 artigos, o Código de Ética Médica foi instituído pela Resolução do Conselho Federal de Medicina Nº 1.246/88, de 8 de janeiro de 1988.[1] Possui caráter normativo, pois tem a força da Lei Federal Nº 3.268/57, de 30 de setembro de 1957,[2] regulamentada pelo Decreto Federal Nº 44.045/58, de 19 de julho de 1958.[3]

As **falhas médicas no exercício profissional** determinam, geralmente, dano e sofrimento aos pacientes. Resultados indesejáveis em conseqüência da ação ou omissão dos médicos, estando em pleno gozo de suas faculdades mentais, são geralmente imputados à imperícia, imprudência ou negligência dos mesmos, conforme se encontra tipificado no artigo 29 do atual Código de Ética Médica: *É vedado ao médico — Praticar atos profissionais danosos ao paciente, que possam ser caracterizados como imperícia, imprudência ou negligência.*

A **imperícia** fundamenta-se na incapacidade, no desconhecimento ou na falta de habilitação para o exercício profissional. De acordo com a legislação em vigor, o médico pode exercer a Medicina em qualquer de seus ramos ou especialidades, exigindo-se somente o registro do diploma do curso médico e a inscrição no Conselho Regional de Medicina. Lamentavelmente, como conseqüência dessa permissão, muitos médicos acabam realizando procedimentos para os quais não estão plenamente capacitados.

A **imprudência** caracteriza-se pela ausência ou omissão de cautelas e pela transgressão de normas técnicas. O ato médico tem uma seqüência de passos, descrita na literatura técnica pertinente; o profissional, como regra geral, não deve ter conduta pessoal própria sobre aquilo que não foi adequadamente testado.

A **negligência** baseia-se na falta de observância dos deveres que as circunstâncias exigem; caracteriza-se pela indolência, desatenção, desleixo ou ausência.

O Processo Ético-Profissional: Como assinalamos anteriormente, na esfera da responsabilidade ético-profissional, compete aos Conselhos Regionais de Medicina receber, apurar e julgar todas as denúncias contra os profissionais médicos, na abrangência de cada Estado da Federação onde o médico estiver inscrito, ao tempo do fato punível ou de sua ocorrência. Essa tarefa é regulamentada pela Resolução do Conselho Federal de Medicina N° 1.617/01, de 16 de maio de 2001, conhecida como Código de Processo Ético-Profissional.[4]

Quando o médico é denunciado, o Conselho tem por obrigação apurar a denúncia com isenção, o que se faz, inicialmente, pela abertura de uma sindicância que pode, ou não, ser seguida da instauração de processo ético-profissional. A abertura da sindicância é a fase preliminar para averiguação dos fatos denunciados. Ela poderá ser aberta a partir de reclamação encaminhada ao Conselho Regional de Medicina, por escrito ou tomada a termo, na qual conste o relato dos fatos e a identificação completa do denunciante; pela Comissão de Ética Médica, Delegacia Regional ou Representação que tiver ciência do fato com supostos indícios de infração ética, devendo esta informar, de imediato, tal acontecimento ao Conselho Regional; ou então, por iniciativa do próprio Conselho Regional (*ex-officio*).

Da conclusão do relatório da sindicância, que é apreciada por uma Câmara de Julgamento de Expedientes do Conselho Regional de Medicina, poderá resultar: arquivamento da denúncia; homologação de procedimento de conciliação ou instauração do processo ético-profissional. A conciliação orienta-se pelos critérios de simplicidade, informalidade e economia processual; exige expressa concordâncias das partes (denunciante ou denunciantes e médico ou médicos denunciados).

Tendo a Câmara de Julgamento de Expedientes deliberado pela instauração de processo ético-profissional, é nomeado um Conselheiro instrutor que irá coordenar a instrução do processo, quando as partes terão iguais oportunidades de apresentar provas de acusação e defesa.

O julgamento é realizado em ambiente dotado de toda a privacidade para que o sigilo processual seja preservado, sendo permitida apenas a presença das partes e seus procuradores (advogados).

As **penas disciplinares** aplicáveis pelos Conselhos Regionais de Medicina aos seus membros são as previstas no artigo 22 da Lei Federal N° 3.268/57, de 30 de setembro de 1957[2] e são as seguintes: Pena A — advertência confidencial em aviso reservado; Pena B — censura confidencial em aviso reservado; Pena C — censura pública em publicação oficial; Pena D — suspensão do exercício profissional até trinta dias e Pena E — cassação do exercício profissional ad referendum do Conselho Federal de Medicina.

A importância da relação médico-paciente: não há dúvida de que além de correta prescrição e boa conduta técnica, a postura profissional e a atitude pessoal do médico exercem efeitos terapêuticos ou iatrogênicos, dependendo da maneira que o médico se aplica, como profissional e como ser humano, ao paciente.[5] A relação médico-paciente é contratual, comumente efetivada de maneira tácita, por acordo verbal. O objeto desse contrato é uma obrigação de meio e não de resultado. Assim, o médico tem a obrigação de utilizar todos os meios indispensáveis para alcançar a cura do paciente ou determinado resultado, comprometendo-se a dedicar o melhor de si, utilizando sua técnica e conhecimentos, porém sem garantir o resultado.

A **responsabilidade médica** é um dos assuntos mais polêmicos de nossa sociedade. Quando tratada de forma sensacionalista pela mídia, condenando o médico antes de ser julgado, pode provocar danos irremediáveis ao profissional e aos seus pacientes, que nessa situação perdem a confiança e o respeito, sentindo-se inseguras.

As **denúncias contra os médicos** do estado de São Paulo têm aumentado progressivamente com o passar dos anos.[6] Conforme o registro da

Seção de Denúncias (SDE) do Conselho Regional de Medicina, no intervalo de 1º de janeiro de 1994 a 31 de dezembro de 2004 (últimos 11 anos), foram protocoladas e abertas 24.678 sindicâncias. Nos anos de 1994 e 2004 foram registradas 1.473 e 3.388 reclamações, respectivamente, revelando um aumento de 130% nesse período; a média diária aumentou de 4,03 para 9,28 denúncias. É certo que vários fatores concorreram para esse aumento, entre eles vale discutir o crescimento da população geral e o crescimento da população médica.

No final de 2004, o Estado de São Paulo contava oficialmente com 86.413 médicos em atividade,[7] com uma população estimada, segundo cálculo do IBGE (Instituto Brasileiro de Geografia e Estatística),[8] de 39.239.362 habitantes, o que revela relação de um médico para cada 454 habitantes. A taxa de crescimento anual de médicos aumentou numa proporção maior do que a de crescimento populacional por ano; isso pode estar contribuindo não só para uma formação técnica deficiente mas também para um excesso de oferta de mão de obra, o que poderia justificar o maior aviltamento da profissão e aumentar a demanda de denúncias.

A Ginecologia- Obstetrícia é a segunda especialidade mais exercida no Brasil.[9] A constatação de que 12,16% dos processos instaurados estão relacionados ao exercício da Ginecologia e Obstetrícia[10] pode, aparentemente, ser atribuída ao grande número de profissionais que exercem a especialidade. Contudo não encontramos comprovação estatística para tal relação simplista. Os nossos números, mesmo que em ascensão, ainda são discretos quando comparados aos processos contra médicos que tramitam nos Estados Unidos e na Inglaterra.

A formação médica: É de conhecimento público que a obtenção do diploma médico não caracteriza o final do estágio de aprendizagem. É imprescindível o aprimoramento, não esquecendo, também, que o profissional tem a obrigação de manter-se bem informado. Na atualidade, as deficiências curriculares da maioria das escolas de Medicina conferem aos programas de Residência Médica um prolongamento praticamente obrigatório do processo de formação básica. Além de os seis anos curriculares do curso médico, recomendam-se, pelo menos, três anos de Residência e, em seguida, o concurso para obtenção do Título de Especialista. Contudo, o número de vagas na Residência não atende à totalidade da necessidade dos formandos, o que se agrava pela má distribuição dos programas de Residência em um país tão grande e heterogêneo como o Brasil. Essa escassez e má-distribuição acaba deixando fora dos cursos de Residência justamente os que cursaram as escolas consideradas mais fracas e, portanto, os que mais necessitariam de aperfeiçoamento e reforço na formação.

Em Ginecologia e Obstetrícia, a existência de muitas denúncias é esperada, já que a especialidade lida com procedimentos de maior risco, ou seja, tem uma probabilidade maior de resultados adversos, mesmo na inexistência de falhas por parte dos médicos assistentes. Quando a formação é insuficiente certamente os riscos aumentam.

A Obstetrícia, particularmente, é a que mais sofre reclamações,[10] pois a sociedade considera o parto um evento puramente fisiológico, sem maiores complicações.[11,12,13] Assim, a perda da mãe ou de um filho representa, para a população leiga, uma atuação médica desastrosa, situação em que o conhecimento técnico do médico assistente é imediatamente colocado em dúvida e, subseqüentemente, ele é denunciado perante seus órgãos normatizadores e fiscalizadores. Por outro lado, nesta área, quando falhas médicas ocorrem, elas são mais facilmente detectáveis e podem determinar conseqüências mais graves às pacientes.

Os intermediários: Operadoras de saúde de baixo padrão, que remuneram mal a equipe médica e nem permitem que a paciente escolha especialista, hospital ou laboratório têm sido envolvidas nessas denúncias. Restrições de coberturas, limitações de atendimentos e exames por parte desses planos privados de saúde constituem causas de conflitos na assistência à saúde da mulher. Esta, no papel de consumidora que paga por tais convênios, deveria exigir seus direitos e há canais competentes para dar-lhe orientação.

As condições de trabalho: Difícil é a situação do médico que exerce a especialidade, em más-condições de trabalho e de remuneração, acúmulo de empregos e atividades, aumento de tensão e estresse profissional e, por temor de ser demitido, não denuncia o mau empregador.

O preenchimento do prontuário é obrigatório e de responsabilidade intransferível do médico (artigo 69 do Código de Ética Médica) e é um direito do paciente solicitar o original ou uma cópia do seu prontuário médico, a qual deverá ser fornecida prontamente. A manutenção do prontuário original deverá ser por tempo não inferior a 20 anos, a fluir da data do último registro de atendimento do paciente. Findo este prazo, o original poderá ser substituído por métodos de registro capazes de assegurar a restauração das informações nele contidas, conforme reza a Resolução Nº 1.639/02 do CFM.[14]

O prontuário da paciente é o primeiro documento que o Conselho solicita aos médicos e/ou hospitais denunciados para averiguação inicial dos fatos que motivaram a reclamação. Seu preenchimento adequado tem sido, de fato, a principal arma de defesa dos profissionais nos casos de denúncia por indícios de existência de falhas (imperícia, imprudência ou negligência). A falta de documentação comprobatória (prontuário inexistente ou inadequadamente elaborado) pode influenciar, nesses casos, o julgamento dos médicos por não conseguirem provar sua isenção de culpa. Por isso, recomendamos a todos os médicos, especialmente aos que exercem Ginecologia e Obstetrícia, redobrado cuidado na elaboração do prontuário de suas pacientes, evitando assim, aborrecimentos futuros.

Os Conselhos Regionais de Medicina têm a tarefa de receber, apurar e julgar as infrações médicas cuja origem é multicausal. A deterioração dos serviços de saúde determina falhas que poderiam ser evitadas. As péssimas condições de remuneração, se não justificam, contribuem para o agravamento do problema.

Referências bibliográficas

1. Código de Ética Médica: Conselho Federal de Medicina; 1988. (Resolução CFM Nº 1.246/88 publicado no Diário Oficial da União; 1988; Jan 26.)
2. Conselhos de Medicina: Lei Federal Nº 3.268/57 (publicado no Diário Oficial da União; 1957; Out 4).
3. Regulamento dos Conselhos de Medicina: Decreto Federal Nº 44.045/58 (publicado no Diário Oficial da União; 1958; Jul 25).
4. Código de Processo Ético-Profissional. Brasil: Conselho Federal de Medicina; 2001. (Resolução CFM Nº 1.617/01 publicado no Diário Oficial da União; 2001; Mai 16.)
5. "A ética e o manejo de queixas sexuais". In: Conselho Regional de Medicina do Estado de São Paulo. *Ética em Ginecologia e Obstetrícia*. 3ª ed. São Paulo: CREMESP; 2004. p.48.
6. Conselho Regional de Medicina do Estado de São Paulo. *Ética em Ginecologia e Obstetrícia*. 3ª ed. São Paulo: CREMESP; 2004. 141p.
7. Conselho Regional de Medicina do Estado de São Paulo. Estatísticas: Seção de Registro Profissional e de Denúncias. São Paulo; 2005.
8. Instituto Brasileiro de Geografia e Estatística (IBGE). População estimada para o Estado de São Paulo. Disponível em URL: http://www.ibge.gov.br. Acesso em: 26 de janeiro de 2005.
9. Perfil dos médicos no Brasil. Volume V - São Paulo. Rio de Janeiro: Fundação Instituto Oswaldo Cruz / Conselho Federal de Medicina / Federação Nacional dos Médicos / Associação Médica Brasileira; 1996. P. 21 e 24.
10. Boyaciyan K, Camano L. "O perfil dos médicos denunciados que exercem Ginecologia e Obstetrícia no Estado de São Paulo", *Rev Assoc Med Bras*. 2006;52(3): 144-7.
11. Jacobson PD. "Medical malpractice and the tort system", *JAMA* 1989;262:3320-7.
12. Montoya DS, Rosmanich AP, Lópes JC. "Aspectos clínicos y evaluación médico-legal em demandas por responsabilidad médica em obstetrícia y ginecologia", *Rev Chil Obstet Ginecol* 1993;55:403-12.
13. Montoya DS, Rosmanich AP, Velásquez VV, López JC. "Querellas por responsabilidad médica según especialidades em Chile", *Rev Méd Chile*.
14. Normas técnicas para a guarda e manuseio do prontuário médico. Brasil: Conselho Federal de Medicina; 2002. (Resolução CFM Nº 1.639/02 publicado no Diário Oficial da União; 2002; Ago 12.)

Seção de Condutas em Ginecologia

Conduta no sangramento ou dor da gravidez precoce

Condução do sangramento menstrual irregular intenso

Condução das massas pélvicas

Condução na incontinência urinária

Condução do casal subfértil

Condução da dor pélvica aguda

Condução da dor pélvica crônica

Condução da dispareunia crônica

Condução do corrimento anormal

Conduta no sangramento ou dor da gravidez precoce	
Fundamentos	Excluir gravidez ectópica; certificar-se da viabilidade da gravidez intra-uterina
Causas Aborto Gravidez ectópica Raras: Gravidez molar 　　　　Ginecológicas	**Capítulo de referência** Cap. 14 **Onde olhar** Orientação por telefone Enfermaria de ginecologia Simulação artística*
Ressuscitação	Se colapso ou sangramento vaginal importante, acesso intravenoso, dar colóide e provas pré-transfusionais
Antecedentes	Rever antecedentes ginecológicos; natureza da dor ou do sangramento? Cirurgias pélvicas anteriores? Ectópicas? Doença inflamatória pélvica? Doenças sexualmente transmissíveis?
Exame	Geral: Anemia, pressão sanguínea, pulso Abdômen: Dor, dor à palpação Pelve: Tamanho do útero, dor no colo, massas anexiais, abertura do orifício externo do colo
Investigação	Teste de gravidez, ultra-som pélvico e transvaginal se < 7 semanas, hemograma completo, provas pré-transfusionais
Condução	

Ameaça:	Usualmente vai para casa se o sangramento for leve
Perda:	Esvaziamento dos restos ovulares
Inevitável/ incompleto:	Sangramento importante, dar ergotamina intramuscular
	Sem sangramento importante, considerar a possibilidade de acompanhar
Completo:	Útero vazio, antecedentes e exame compatíveis – para casa
Gravidez molar	Esvaziar restos ovulares, avaliar histologia e -β-HCG, e encaminhar para centro especializado
Ectópica confirmada:	Laparoscopia, considerar metotrexato se os critérios forem satisfeitos

Ectópica não confirmada (útero vazio ao exame de ultra-som):
　　　Internar, pegar acesso venoso, colher -β-HCG
　　　Se > 1.000UI laparoscopia, se < 1.000UI, repetir após 48h
　　　Se aumentou < 66%, laparoscopia. Repetir exame de ultra-som após 1 semana se negativo

Após aborto ou gravidez ectópica:
Dar gamaglobulina anti-D se a paciente for Rh negativo. Oferecer orientação ou encaminhar para grupo de apoio

---

*No sistema PBL (*problem based learning*) de ensino médico, os alunos são submetidos a situações de confronto com atores profissionais que encenam casos clínicos, os quais são conhecidos como teatro ou simulação artística de casos (N. do T.).

Condução do sangramento menstrual irregular intenso

Fundamentos	Tratar o sangramento de acordo com a gravidade dos sintomas. Embora rara, neoplasia maligna deve ser excluída
Causas	**Capítulos de referência**: Caps. 2 a 4 e 9 **Onde olhar** Enfermaria de ginecologia Simulação artística Clínicas de ginecologia
Benignas:	Idiopática Ciclo anovulatório, mioma Doença inflamatória pélvica, pólipo Endometriose, adenomiose
Malignas:	Carcinoma endometrial ou cervical
Sistêmicas:	Tireóide/ distúrbios de coagulação
Antecedentes	Rever antecedentes ginecológicos. Volume/duração/intensidade da perda sanguínea. Intermenstrual? Pós-coital? Dispareunia? Dismenorréia? Colpocitologia oncótica? Sintomas de climatério? Quando foi o último período menstrual? Planos de gravidez?
Exame	Geral: Peso e anemia Abdominal: Massas Pelve: Tamanho do útero; consistência; mobilidade. Massas. Colo.
Investigação	Hemograma completo; considerar a avaliação da função tireoidiana e o teste de gravidez. Se não colheu preventivo, colher. Ultra-som pélvico; biópsia endometrial se anormal
Condução	
Se < 35 anos:	ACO para regular ou reduzir sangramento se deseja anticoncepção Ácido traxâmico, antiinflamatório não-esteroidal se deseja regular ou diminuir sangramento Histerectomia, se tudo falhar Considerar a possibilidade do DIU com progesterona
Se > 35 anos:	Exame de ultra-som pélvico ± histerectomia/ biópsia endometrial primeiro Ácido traxâmico, antiinflamatório não-esteroidal para regular ou diminuir o volume Progesterona cíclica para regular, terapia de reposição hormonal se perimenopausa Considerar exame de ultra-som
Se pós-menopausa:	
Sangramento pós-menopausa apenas:	Exame de ultra som pélvico urgente. Histeroscopia, biópsia endometrial se sangramento anormal
Sangramento pós-coital apenas:	Citologia cervical ± colposcopia. Se negativo, considerar crioterapia
Malignidade:	Tratamento apropriado

Se nada:	Sem resposta ao tratamento médico, considerar a cirurgia
	    Via histeroscópica – ressecção/ ablação
	        Se miomas, considerar miomectomia, se houver desejo de conservar o útero, ou embolização

Se os tratamentos falharem:	Histerectomia, preferivelmente via vaginal

Condução das massas pélvicas

Fundamentos	Excluir carcinoma de ovário; remover as persistentes ou que crescerem, exceto miomas assintomáticos ou caso de gravidez intra-uterina

Causas em mulheres na menopausa
Câncer de ovário
Tumores benignos de ovário
Miomas
Raros: Abcesso, bexiga, tumor gastrintestinal

Capítulos de referência
Caps. 2, 3, 5, 8, 10 e 14

Causas em mulheres na pré-menopausa
Gravidez
Cistos ovarianos funcionais
Tumores benignos de ovário
Miomas
Raros: Endometriose, ectópica
Abcesso, hidrossalpinge
Câncer de ovário,
Bexiga, rim pélvico

Onde olhar
Enfermaria de ginecologia
Clínica de ginecologia
Teatro
Departamento de ultra-som

Antecedentes	Rever antecedentes ginecológicos. Menstruação? Dor? Perda de peso? Sintomas tumor gastrintestinal/urinário? Investigar sangramento vaginal independentemente
Exame	Geral: Peso, anemia, linfadenopatia, mamas Abdominal: Massas, ascite Pelve: Consistência; mobilidade da massa. Separada do útero?
Investigação	Ultra-som, CA 125, uréia e eletrólitos, hemograma completo, função hepática. Considerar ressonância magnética. Provas transfusionais se for para a cirurgia.

Condução

Mulheres pré-menopausa:

Se mioma:	Condução de acordo com a sintomatologia
Massa não-uterina < 5cm:	Se dor/ teste de gravidez positivo/possível abcesso, laparoscopia Se não, reavaliar em 2 meses; se cresceu ou for sólido/cístico, laparoscopia
Massa > 5cm não-uterina:	Proceder laparoscopia ± laparotomia

Mulheres na pós-menopausa
Proceder laparotomia, a não ser que haja antecedentes documentados de mioma que não cresceu

Condução na incontinência urinária	
Fundamentos	Incontinência não é normal nem incurável, mas o tratamento dependente da gravidade dos sintomas encontrados
Causas em mulheres na menopausa Incontinência urinária de esforço Bexiga hiperativa Raros: Retenção crônica Fístula	**Capítulo de referência** Cap. 8 **Onde olhar** Clínica de ginecologia Laboratório de urodinâmica Departamento de fisioterapia Teatro
Antecedentes	Rever antecedentes ginecológicos. Incontinência por esforço ou urgência? Como é a freqüência urinária diária? Noctúria? Enurese? Hematúria? Disúria? Como é a ingestão de líquidos? Quanto o padrão de vida é afetado?
Exame	Geral: Peso, problemas pulmonares (tosse crônica) Abdominal: Excluir massas, retenção urinária Pelve: Excluir massas pélvicas, procurar perdas associadas a tosse, prolapsos, particularmente envolvendo o trígono vesical (usar espéculo de Sims)
Investigação	Urina rotina e sedimentos Ultra-som ou sondagem vesical pós-miccional Diário miccional: noctúria com pequeno volume sugere hiperatividade vesical Se não há transbordamento/ fístula/ infecção/fazer cistometria
Condução	
Se cistometria normal, incontinência genuína: referenciar para fisioterapia ± cirurgia Se contrações do detrusor: hiperatividade do detrusor: dar tolterodina	

Condução do corrimento vaginal

Fundamentos	O corrimento freqüentemente é fisiológico ou infeccioso. Atenção a detalhes que previnem o diagnóstico de corrimento de origem benigna "intratável"
Causas Candidíase Vaginose bacteriana Vaginite atrófica Erosão cervical /ectopia Tricomoníase Raros: Câncer Corpo estranho	**Capítulos de referência** Caps. 4 e 10 **Onde ver** Clínica ginecológica Clínica de medicina genitourinária Laboratório de microbiologia
Antecedentes	Rever antecedentes ginecológicos. Perguntar a respeito: Cor? Odor? Duração? Irritação? Perguntar sobre: Dor pélvica? Atividade sexual? Dispareunia superficial? Fluxo sanguinolento sugere carcinoma de colo de útero ou endométrio
Exame	Pelve: Palpar massas pélvicas ou dolorimento Especular: Colo: procurar erosão ou ectopia Paredes vaginais: Vermelhidão/ irritação, atrofia, corrimento
Investigação	Colpocitologia, raspado vaginal e cervical (incluir clamídia) Colher material para teste das aminas (Wiff), pH com fita

Tabela de corrimentos e diagnósticos

Causa	Irritação	Corrimento	pH	Vermelhidão	Odor	Tratamento
Ectopia/erosão	Não	Claro	Normal	Não	Normal	Crioterapia
Vaginose bacteriana	Não	Cinza/Branco	Aumentado	Não	Peixe	Antibióticos
Candidíase	Sim	"Leite Talhado"	Normal	Sim	Normal	Imidazólicos
Tricomoníase	Sim	Cinza/Verde	Aumentado	Sim	Sim	Antibióticos
Câncer	Não	Vermelho/Marrom	Variável	Não	Sim	Biópsia
Atrofia	Não	Claro	Aumentado	Sim	Não	Estrógeno

Condução

Se teste das aminas e raspados negativos, causas infectantes pouco prováveis:
Tratar atrofia vaginal com creme de estrógeno (ou terapia de reposição hormonal, se pós-menopausa)
Tratar ectopia ou erosão cervical com crioterapia ou alça diatérmica
Reafirmar se for fisiológico

Se tiver infecção presente:
Se candidíase	Usar creme de clotrimazol e se recorrente fluconazol oral
Se vaginose bacteriana	Usar creme de clindamicina ou metronidazol
Se doença sexualmente transmissível	Tratamento apropriado e cuidados com os parceiros

Condução do casal subfértil

Fundamentos	Considerar os critérios básicos de fertilidade. Encaminhar para fertilização assistida rapidamente se o tratamento falhar, especialmente se a mulher for idosa

Causas comuns	**Capítulos de referência**
Síndrome dos ovários policísticos	Caps. 9, 10 e 11
Hipogonadismo hipogonadotrófico	
Hiperprolactinemia	**Onde ver**
Fator masculino	Clínica ginecológica
Doença inflamatória pélvica	Clínicas de fertilização assistida
Endometriose	Clínicas masculinas
	Teatro

Abordagem inicial

Antecedentes		Aconselhamento é essencial. Avalie o casal junto. Prescreva ácido fólico
		Reveja antecedentes ginecológicos e clínicos. Menstruação? Exercício? Tabagismo? Hábitos alimentares? Coito? (antecedentes masculinos, se o espermograma for anormal)
Exame	Geral	Saúde, pressão arterial, peso hirsutismo
	Pélvico	Procurar massas ou mobilidade reduzida dos órgãos pélvicos
Investigação	Sangue	Certificar-se da ovulação: progesterona do meio do período lúteo
		Causas de anovulação: hormônio folículo-estimulante (FSH), hormônio luteinizante (LH) (dias 1-3), função tireoideana, prolactina
		Certficar-se da imunidade contra rubéola antes da gravidez
	Análise do sêmen	
	Ultra-som: meio do ciclo para avaliar desenvolvimento folicular e síndrome dos ovários policísticos	

Revisão

Os resultados podem ser vistos e o tratamento iniciado. Duas ou mais causas podem ser encontradas

Se anovulação:	
Se prolactina aumentada:	Reconsiderar ganho ou perda de peso nos antecedentes/exame
	Repetir e, se persistentemente alta, tomografia computadorizada da hipófise. Iniciar bromocriptina
Se função tireoideana alterada:	Tratar apropriadamente
Se síndrome dos ovários policísticos:	Dar clomofeno e certificar-se da progesterona da fase lútea média após dois ciclos consecutivos
Se FSH, LH baixos:	(Estrógeno também baixo) iniciar gonadotrofinas
Se FSH, LH altos:	Rever várias vezes; se consistente, provavelmente menopausa precoce: oferecer doação de óvulos.
Se o sêmen estiver anormal, repetir:	
Se anormalidades medianas:	Alterar hábitos pessoais, esfriamento testicular
Se anormalidades marcadas:	Exame masculino, dosar FSH, LH e encaminhar ao andrologista
Se oligospermia:	Onde uma causa não-tratável é encontrada, considerar fertilização assistida (injeção intracito plasmática de esperma), após biópsia de testículo
Se tudo for normal:	Laparoscopia: com injeção de corante para ver permeabilidade das trompas (ou histerossalpingografia)
Se danos na tuba uterina:	
Se ambas as tubas estão bloqueadas:	Fertilização assistida
Se aderências peritubais:	Cirurgia por via laparoscópica
Se endometriose:	Cirurgia por diatermia laparoscópica

Condução subsequente

Geral	Confirmar ovulação com ultra-som e progesterona do meio da fase lútea
Se PCOS	metiformina ou diatermia do ovário na laparoscopia, se permanecer anovulatória
	Se ainda não tiver sucesso: considerar fertilização assistida

Situações de otimismo: por exemplo, paciente previamente anovulatória que ovula durante o tratamento, esperar 6 meses. Se ainda não engravidar, considerar causa indeterminada e indicar fertilização por transferência intra-uterina.

Condução da dor pélvica aguda

Fundamentos	Aliviar a dor; identificar e tratar a causa, particularmente gravidez ectópica, doença inflamatória pélvica, massas pélvicas

Causas comuns	**Capítulos de referência**
Gravidez ectópica	Caps. 5, 8-10 e 14
Aborto séptico/incompleto	
Cisto ovariano roto	**Onde ver**
Doença inflamatória pélvica endometriose	Assistência telefônica ginecológica*
Infecção do trato urinário/cálculo	Clínica de ginecologia
Apendicite	Teatro
Câncer de ovário se idosa	
Sem diagnóstico	

Antecedentes	Rever antecedentes ginecológicos. Duração? Natureza/Sítio da dor? Menstruação? Dispareunia? Antecedentes sexuais/Contracepção? Sintomas gastrintestinais/Anorexia?
Exame Geral:	Aparência, temperatura, pressão arterial, pulso, anemia, choque
Abdômen:	Sítio e intensidade do dolorimento, ruídos hidroaéreos intestinais
Pelve:	Massas, dor e mobilização do colo do útero, dor anexial, corrimento
Investigação	Teste de gravidez, material para cultura, se negativo, ultra-som, hemograma completo, jato médio de urina para exame

Diferenciação entre causas comuns de dor pélvica aguda

	Rotura de cisto ovariano	Ectópica	Doença inflamatória	Apendicite
Dor inicial	Unilateral	Unilateral	Bilateral	Lado Direito
Sangramento	Ocasional	Comum	Freqüente	Incomum
Corrimento	Ocasional	Sangue	Comum	Não
Febre	Baixa	Não	Freqüente	Baixa
Peritonismo	Freqüente	Freqüente	Freqüente	Comum
Teste de gravidez	Negativo	Positivo	Negativo	Negativo
Ultra-som	Mostra o cisto	Útero vazio	Normal	Normal

Condução

Forneça analgésicos, internação, jejum

Se provável ectópica	Laparoscopia
Se cisto ovariano	Laparoscopia
Se doença inflamatória pélvica	Antibióticos
Se incerto	Onde o teste de gravidez for negativo, internar, observar, dar antibióticos de forma empírica e proceder a laparoscopia se não houver melhora

* Orientação dada por telefone aos alunos que estão preparando o seminário (N. do T.).

Condução da dor pélvica crônica	
Fundamentos	Excluir causas patológicas com antecedentes e laparoscopia, oferecer suporte se aparentemente não for patológica. Rara na mulher da pós-menopausa: considere câncer

Causas
Endometriose
Aborto séptico/incompleto
Doença inflamatória pélvica crônica
Síndrome do intestino irritável
Trato urinário: infecção/cálculo
Síndrome da dor pélvica
Raras: Ovário residual
           Aderências
           Dores clínicas
           Sessões de aconselhamento
	Capítulos de referência
	Caps. 9 e 10
	
	Onde ver
	Clínica ginecológica

Antecedentes	Rever antecedentes ginecológicos. Se dor cíclica? Dispareunia? Hábito intestinal e associação da dor com diarréia? Repercussão da doença na vida do paciente e eventos de tensão emocional Pergunte a respeito de infecções pélvicas prévias ou cirurgias

Exame   Geral:
            Abdômen:
            Pelve:
	Saúde, peso, aparência, estado mental
	Dolorimento, massas
	Dolorimento, massas

Investigação	Ultra-som, laparoscopia, jato médio de urina para exame Colher raspado vaginal alto e cervical

Diferenciação entre causas comuns de dor pélvica crônica

	Provável causa orgânica	Improvável causa orgânica
Idade	Idosa	Jovem
Dor	Cíclica Fatores de alívio consistentes	Acíclica
Antecedentes	Não investigada	Muito investigada
Drogas	Hormônios ajudam	Hormônios não ajudam Paciente solicita opióides

Condução	
Se indícios de síndrome do intestino irritável	Antiespasmódicos e encaminhamento para nutrologista ± gastroenterologiasta
Se outros sintomas ou sinais (como sangramento anormal)	Investigar e tratar apropriadamente
Realizar laparoscopia	Em todos os pacientes sem síndrome do intestino irritável/doença psiquiátrica
Se causa orgânica	Tratar apropriadamente
Se aderências a laparoscopia	Desfaça as aderências, mas atribua isso como causa de dor com cautela
Se laparoscopia negativa	Se dor intratável, tentar agonista das gonadotrofinas (GnRh)
Se sucesso	Reconsiderar a causa: considerar histerectomia total abdominal e salpingooforectomia bilateral se família completa
Se insucesso	Programa de condução da dor, psicoterapia ou aconselhamento

Condução da dispareunia crônica

Fundamentos	Diferenciar dispareunia superficial e profunda, excluir causas orgânicas e considerar psicológica

Causas
Causas profundas: Endometriose
Doença inflamatória pélvica crônica, massas pélvicas
Intestino irritável

Causas superficiais: Infecção vaginal/vulvar
Cirurgia/parto
Psicológico
Também: displasia vulvar, vaginite atrófica

Capítulos de referência
Caps. 6 e 9

Onde ver
Clínica ginecológica

Antecedentes	Rever antecedentes ginecológicos/obstétricos. Dispareunia superficial ou profunda? Duração? Antecedentes sexuais? Outros sintomas? Qual a reação da paciente com o problema?
Exame Geral:	Estado mental
Abdômen:	Dolorimento, massas
Pelve:	Se superficial, inspecionar vulva e vagina: área gatilho de dor Se profunda, mobilidade uterina, dolorimento anexial e uterossacro/espessamento
Investigação	Superficial Colheita de raspado vaginal alto e endocervical Profunda Laparoscopia

Condução

Dispareunia superficial:

Se ulceração dolorosa	Freqüentemente herpes simples	Investigar contatos aciclovir
Se alteração de cor	Condições vulvares, como neoplasia intra-epitelial vulvar	Biópsia e tratamento
Se corrimento vaginal	Tricomoníase, candidíase	Colher raspado, tratar
Se epitélio vermelho fino	Atrofia vaginal	Estrógeno tópico
Se massa	Cisto vaginal, bartolinite	Cirurgia
Se normal	Psicológico/Vaginismo	Dilatação gradual/Psicoterapia
Se cirurgia recente/parto	A não ser que tenha uma anormalidade óbvia, esperar 6 meses antes de cirurgia (reparação de Fenton).	

Dispareunia profunda:
Laparoscopia   Se encontrar causa orgânica – Tratar (mioma/útero retrovertido/são causas raras).

Se pelve normal – tratar como dor pélvica crônica; considerar psicoterapia

Condução do corrimento anormal

Fundamentos	Rastreamento de câncer de colo de útero reduz a incidência de câncer de colo
	Capítulo de referência Cap. 4 **Onde ver** Clínica ginecológica Clínica de colposcopia Laboratório de patologia
Antecedentes	Rever antecedentes ginecológicos. Anticoncepção e atividade sexual? Menstruação? Antecedentes de rastreamento de colo? Corrimento vaginal? Tabagismo?
Exame	Para excluir doenças concomitantes ou carcinoma de colo avançado
Condução	

Se colpocitológico alterado	
Displasia leve/Alterações nucleares moderadas	Repetir em 6 meses, colposcopia se persistir
Displasia moderada	Colposcopia
Displasia grave	Colposcopia urgente
Atipias glandulares/Neoplasia intra-epitelial glandular	Colposcopia/Histeroscopia
Se a colposcopia sugerir:	
Neoplasia intra-epitelial cervical	
(NIC I/infecção pelo HPV)	Biópsia/repetir citologia em 6 meses
NIC II/III	Excisão com cirurgia de alta freqüência (CAF)
Câncer invasor	Cone diagnóstico
Se a histologia demonstrar:	
NIC I – III	Repetir citologia em 6 meses
Invasão < 3 mm	Estádio IA(i): conização
Invasão mais profunda/linfonodo comprometido	Tratar como carcinoma de colo

Seção de Condutas em Obstetrícia

Condução dos problemas comuns no atendimento clínico pré-natal

Condução do pequeno para a idade gestacional

Condução da hipertensão na gravidez

Condução da apresentação anormal a termo

Condução da apresentação pélvica

Condução do sangramento pré-parto

Condução da ruptura de membrana pré-parto

Condução da indução do trabalho de parto

Condução na falta de progressão do trabalho de parto

Condução da suspeita de sofrimento fetal durante o trabalho de parto

Condução do colapso no pré-parto

Condução da hemorragia maciça no pós-parto

Condução da hipertermia purperal

Seção de Condutas em Obstetrícia

Condução dos problemas comuns no atendimento clínico de pré-natal	
Fundamental	Ouvir o paciente. Cuidado com proteinúria inexplicada ou redução na movimentação fetal
	Capítulos de referência Capítulos: 20,21 & 24-26 **Onde olhar** Clínicas de pré-natal Enfermaria de obstetrícia Departamento de ultra-som
Condução	

Se reduzir a movimentação fetal:
Avalie o tamanho fetal, considere um ultra-som para avaliar crescimento. Realize cardiotocografia. Internação na enfermaria para vigilância contínua de movimentos fetais

Possível ruptura de membranas (Ruptura espontânea de membranas – SROM):
Pergunte a respeito de contrações. Se a história for sugestiva de SROM, interne para confirmação. Certifique-se da apresentação. Realize um exame especulae estério do fornece vaginal posterior para encontrar líquido amniótico. Postergue toque vaginal, a não ser com contrações uterinas

Hipertensão, mas com valores de PA < 170/110, sem proteinúria:
Possivelmente uma pré-eclâmpsia inicial ou moderada. Certifique-se da PA e da rinina rotina duas vezes por semana e encaminhe para exame de ultra-som. Colha hemograma completo, uréia e eletrólitos, função hepática

Hipertensão, mas com valores de PA > 170/110, com proteinúria de 1+:
Internação no hospital e conduzir como pré-eclâmpsia

Altura uterina com mais de 2 cm abaixo do esperado para idade gestacional com 24 semanas ou mais:
Realize exame de ultra-som para avaliar tamanho, Doppler da artéria umbilical se for pequeno para idade gestacional

Hemorragia pré-parto:
Internação no hospital. Realizar cardiotocografia

Anomalia de posição:
Se < 37 semanas: reavaliar com 37 semanas
Se > 37 semanas: internar no hospital e realizar exame de ultra-som

Pélvico após 37 semanas:
Referenciar para exame de ultra-som e considerar versão externa

Gravidez com ou além de semanas:
Reavalie a gravidez. Tente dilatação cervical digital. Considere a indução. Se não, cardiotocografia diária
Suspeita de poliidrâmnio:
Faça exame de ultra-som: se confirmar, procurar anomalias fetais ao exame de ultra-som e fazer um teste de glicose

Condução do pequeno para a idade gestacional	
Fundamental	A mortalidade perinatal é grande com os de baixo peso, mas muita mortalidade vem de um aparente crescimento normal do feto

Causas	Capítulos de referência
Fatores constitucionais	Capítulos 20,21 & 25
Idiopático	
Doença materna, ex pré-eclâmpsia	**Onde ver**
Tabagismo	Clínica de pré-natal
	Departamento de exame de ultra-som

História	Rever a história obstétrica e médica. Peso dos fetos anteriores? Tabagismo? Complicações (ex pré-eclâmpsia)? Sangramento vaginal? Movimentos fetais?
Exame	Geral: Pressão sanguínea e urina rotina
	Abdômen: Altura uterina
Investigação	Exame de ultra-som; Doppler da artéria umbilical, cardiotocografia

Para identificar os fetos pequenos para idade gestacional
Gestação de baixo risco:
Medir a altura uterina. Se < 2cm menor do que o esperado para a gestação, encaminhar para exame de ultra-som
Gestação de alto risco:
Como anterior e exame de ultra-som seriado avaliando o crescimento fetal em 28, 32 e 36 semanas

Condução

Se o exame de ultra-som mostrar:
Tamanho maior que o percentual 10	Continue os cuidados de pré-natal usuais
Tamanho menor que o percentual 10	Faça avaliação Doppler. Procure por doença fetal/materna, ex pré-eclâmpsia

Se o Doppler mostrar:
Resistência normal	Repita exame de ultra-som e Doppler a cada duas semanas
Alta resistência	Se > 37 semanas, realize cardiotocografia e induza
	Se < 37 semanas, repetir a cada duas semanas
Anormalidade severa	Se > 34 semanas, cardiotocografia e parto
	Se < 34 semanas, Doppler fetal, corticóide e cardiotocografia diária

Se a cardiotocografia mostrar:
	Normal: realize diariamente
	Anormal: parto (cesariana, se < 34 semanas)

Condução da hipertensão na gravidez

Fundamental	Pré-eclâmpsia é comum, imprevisível e pode matar a mãe e o feto. Monitorar ambos	
Causas Gravidez induzida Sublimiar:	Pré-eclâmpsia e hipertensão transitória Hipertensão essencial ou secundária	**Capítulos de referência** Capítulos 17, 20 & 25 **Onde ver** Enfermaria de obstetrícia Enfermaria de alto risco Clínica de pré-natal
História	Rever a história obstétrica. Fatores de risco para pré-eclâmpsia? Dor de cabeça? Dor epigástrica? Distúrbios visuais?	
Exame Geral: Abdômen:	Reavalie pressão sanguínea e urina rotina. Procure dolorimento epigástrico, edema, atraso radio femoral, exacerbação do pulso renal. Examinar fundo de olho. Altura uterina	
Investigação	Realize uréia e eletrólitos, hemograma completo, função hepática, , ácido úrico, proteinúria de 24 horas (se > traços de proteína) e ácido vanil mandélico. Ultra-som para avaliar crescimento; Doppler da artéria umbilical, cardiotocografia	

Condução

Paciente não internada:
Se PA < 170/110 e < 0.5 g/24h de proteinúria
Avaliação de PA e urina rotina duas vezes por semana e a cada quatro dias exame de ultra-som e Doppler

Paciente internada:
Se PA > 170/110 ou > 0.5 g/24h de proteinúria, ou se sintomas de comprometimento fetal

Tratar a PA se:
PA $\geq / =$ 170/110: internar, dar nifedipina. Se controlado, iniciar metildopa. Se não repetir

Parto:

Se eclâmpsia:	Dar sulfato de magnésium, estabilizar. Cardiotocografia, parto.
Se outras complicações	Estabilizar, cardiotocografia e parto.
Se não houver complicações	Se proteinúria e > 34-36 semanas, internação, cardiotocografia diária, indução Se proteinúria e < 34-36 semanas, corticóide, monitorização diária como internada incluindo cardiotocografia, parto (cesárea segmentar), se deterioração Se sem proteinúria e PA < 170/110, considere parto a termo
Após o parto:	Tratar PA $\geq =$ 170/110, equilíbrio hidrico, hemograma completo, uréria e eletrólitos, função hepática, manter internada por 5 dias em hospital

Condução da apresentação anormal a termo

Fundamental	Apenas anormal a termo: excluir causas patológicas, cuidado com prolapso de cordão. Muitas vezes se torna apresentação cefálica e o parto é normal

Causas Comuns Utero multíparo frouxo Utero anormal Obstrução pélvica, ex-placenta prévia poliidrâmnio	**Capítulo de referência** Capítulos 26 **Onde ver** Enfermaria de obstetrícia

História	Rever a história obstétrica. Diabétis? Multiparidade?
Exame	Abdômen: Palpação da situação; volume do líquido amniótico, tamanho fetal Vaginal: (Se não for placenta prévia) excluir massas pélvicas
Investigação	Ultra-som volume do líquido amniótico, anormalidades fetais/uterinas, sítio placentário

Condução

Se a situação não é longitudinal < 37 semanas:	Reavalie com 37 semanas
Se a situação não é longitudinal > 37 semanas	Internar e esperar, até que se torne cefálico > 48 horas
Se a situação nunca for longitudinal:	Cesariana segmentar com 39 semanas
Se a apresentação anormal/instável > 41 semanas	Cesariana segmentar

Condução da apresentação pélvica	
Fundamental	Apresentação pélvica a termo está associada com aumento de risco. Versão externa diminui a incidência de parto pélvico e parto cesárea
Causas Idiopática Anormalidade fetal Obstrução pélvica Gemelar Anormalidade uterina	**Capítulo de referência** Capítulo 26 **Onde ver** Clínicas de pré-natal Departamento de exame de ultra-som Salas de pré-parto
História	Rever a história obstétrica. Avaliar a gestação
Exame	Abdominal Confirmar apresentação Vaginal (se não houver placenta prévia)
Investigação	Ultra-som para confirmar, procurar anormalidades, placenta prévia, condições de versão externa
Condução	
Se < 37 semanas	Reavaliar com 37 semanas
Se > 37 semanas	Tentar versão externa se não for contra-indicada
Se contra-indicada	Cesárea segmentar com 39 semanas, checando a apresentação antes
Se sucesso	Conduzir como normal
Se inssucesso	Cesárea segmentar com 39 semanas, checar a apresentação antes

Condução do sangramento pré parto

Fundamental	Ressuscitar a mãe primeiro, cuidado com sangramento oculto, nascimento do feto se houver sofrimento ou sangramento materno importante

Causas Comuns Placenta prévia Descolamento de placenta Sem diagnóstico	**Capítulo de referência** Capítulo 24 **Onde ver** Clínicas de pré-natal Teatro Salas de pré-parto

Ressuscitação	Se a paciente estiver chocada, ou sangramento vaginal importante, ou dor, Instalar acesso venoso, passar colóide, provas pré-transfusionais e hemograma completo, uréia e eletrólitos, coagulograma (considerar as provas pré-transfusionais) Efermeira na posição lateral esquerda, oxigênio, avaliar acesso venoso central para PVC
História	Rever a história obstétrica, se o sítio placentário é desconhecido. Dor (constante /contrações)? Volume e cor do sangue perdido
Exame	Geral: Cor, pulso e PA Abdominal: Sensibilidade, atividade uterina, tamanho e apresentação, encaixamento cefálico Pelve: Exame vaginal (se não for placenta prévia)
Investigação	Cardiotocografia (imediata), exame de ultra-som para determinar o sítio placentário. Sondagem vesical (diurese horária) avaliar sangramento

Condução

Placenta prévia

Choque/Sangramento importante ou > 37 semanas	Cesariana, transfusão sanguínea. Atenção com sangramento pós-parto.
Perda sanguínea parou, < 37 semanas	Dar corticóides se < 34 semanas, anti-D se Rh negativo Internação hospitalar; Cesariana com 39 semanas

Descolamento de placenta ou não diagnosticado:

Cardiotocografia anormal Morte fetal:	Cesariana de emergência Antecipar coagulograma e transfusão. Induzir trabalho de parto. Considere acesso para PVC
Cardiotocografia normal, > 37 semanas	Indução a não ser que tenha um pequeno sangramento indolor
Cardiotocografia normal, < 37 semanas	Corticóide se < 34 semanas, gama-globulina se Rh negativo. Ultra-som seriado.

Pequeno sangramento indolor recorrente sem placenta prévia:
Inspecionar o colo, realizar colposcopia. Ultra-som seriado.

Condução na ruptura de membranas pré-termo		
Fundamental	Cuidado com infecção; se presente, parto em qualquer etapa da gestação	
Causas Idiopática Infecção		Capítulos de referência Capítulos 23 & 30 Onde ver Clínicas de pré-natal
História	Rever antecedentes obstétricos. Gestação? Cor do líquido amniótico? Contrações?	
Exame	Geral: Abdominal: Vaginal:	Temperatura e pulso Situação, apresentação, encaixamento, sensibilidade Apenas se apresentação ou situação anormais. Pode passar um espéculo estéril
Investigação	Cardiotocografia, colher raspado vaginal alto, exame de ultra-som para determinar crescimento, volume do líquido amniótico se pré-termo	
Condução		
Se infecção:	(Febre/taquicardia/dolorimento abdominal/líquido amniótico com odor). Antibiótico e parto seja qual for a gestação	
Se < 37 semanas:	Monitorar de 4/4 h: pulso, temperatura e batimento cardíaco fetal. Dar corticóide se < 34 semanas. Dar eritromicina. Induzir parto com 37 semanas	
Se > 37 semanas:	Se mecônio, induzir imediatamente Indução habitual, mas pode preferir esperar. Dar antibiótico se > 18 horas	

Condução na indução do trabalho de parto	
Fundamental	Indução pode falhar. Mais fácil ser feito em multíparas do que nulíparas
Indicações Comuns Gravidez prolongada Trabalho de parto pré-termo com ruptura espontânea de membranas Condições clínicas associadas à gravidez Restrição de crescimento intra-útero	**Capítulo de referência** Capítulo 30 **Onde ver** Salas de pré-parto
História Rever antecedentes obstétricos. Avaliar a gestação, indicação	
Exame Abdominal: Certificar-se de situação longitudinal e apresentação cefálica Vaginal: Para avaliar as condições cervicais de parto	
Investigação Cardiotocografia.	
Condução	
Colo desfavorável: Dar prostaglandina E_2 (PGE_2) usualmente à tarde. Ruptura artificial de membranas na manhã seguinte, oxitocina se não tiver trabalho de parto em 2 horas.	
Colo favorável: Realizar ruptura de membranas artificialmente e esperar parto. Oxitocina se não tiver trabalho de parto em 2 horas	
Cardiotocografia no trabalho de parto. Antecipar falta de progressão de trabalho de parto e manter estimulação	

Condução na falta de progressão de trabalho de parto	
Fundamental	Oxitocina é segura em mulheres primíparas, cuidado com falta de progressão de trabalho de parto em multíparas
Causas Motor: Contrações uterinas ineficientes Feto: Posição occipito-posterior, mento ou face Canal: Desproporção cefalo-pélvica	**Capítulos de referência** Capítulos 28 & 29 **Onde ver** Sala de pré-parto
História	Rever a história obstétrica. Paridade. Indução? Procurar no partograma: lentidão de trabalho de parto ou dilatação Se progressão lenta no segundo estágio, foi ignorado o estágio passivo?
Exame	Geral: Temperatura, alívio da dor, hidratação Abdominal: Notar tamanho fetal, falta de encaixe. Vaginal: Dilatação cervical, altura da cabeça, posição e atitude, moldagem
Investigação	Cardiotocografia
Condução	

Primeiro estágio:
Considerar a mobilização, se o atraso não for grande e a mão o desejar
Se primípara — Realize ruptura artificial de membranas (RAM); inicie oxitocina se não houver dilatação em 2 horas
Se multípara — Realize RAM, inicie oxitocina 2 horas mais tarde se não houver distocia de posição
Ambas: — Realize cesárea segmentar se não houver aumento de dilatação dentro de 4 horas do início da oxitocina

Segundo estágio:
Se primípara — Antecipar se a cabeça for grande: iniciar oxitocina e postergar a tração por 1 hora
Se multípara — Não usar oxitocina: antecipar distocia de posição ou apresentação
Ambos: — Tração após 1 hora, então parto intrumental se os pré-requisitos forem saqtisfeitos, cesária segmentar se não

Condução da suspeita de sofrimento fetal durante o trabalho de parto	
Fundamental	Ressuscitação primeiro. Muitos casos de suspeita de sofrimento fetal são alarmes falsos. Considere colheita de amostrta de sangue do couro cabeludo fetal, a não ser que apresente bradicardia, quando deve agir rápido
Causas Desconhecida Comprometimento fetal crônico Trabalho de parto prolongado, ou rápido Eventos agudos intra-parto, ex-prolapso de cordão	**Capítulo de referência** Capítulos 29 **Onde ver** Sala de pré-parto
Ressuscitação (do feto)	Posicione a paciente em decúbito lateral esquerdo, oxigênio e interrompa a infusão de oxitocina endovenosa. Fluidos IV
História	Rever antecedentes obstétricos e trabalho de parto: este é de alto risco? Induzido? Qual é a suspeita para o sofrimento fetal (ex-cardiotocografia anormal, cardiotocografia, ou pH do sangue fetal) Depressão nas costas? Peridural ou oxitocina?
Exame	Geral: PA e temperatura Abdômen: Sensibilidade uterina Vaginal: Prolapso de cordão e avaliação da progressão do trabalho de parto.
Condução	
Se admistração recente de peridural: aumentar fluidos IV	
Se prolapso de cordão ou bradicardia:	Parto urgente (cesárea segmentar, a não ser com dilatação total)
Se outras anormalidades da cardiotocografia: Se pH < 7.20: Se pH < 7.25 ≥ = 7.20:	Colher sangue fetal e dosar pH Parto urgente, cesareana a não ser com dilatação total Repetir pH do sangue fetal a cada 30 minutos
Se cardiotocografia anormal com padrão ruim/persistente	Repetir pH do sangue fetal a cada 30 minutos

Condução do colapso no pré-parto	
Fundamental	Solicite a presença de um assistente mais esperiente e envolva a equipe da anestesia. Hemorragia é a causa mais freqüente.

Causas		Capítulos de referência	
Hemorragia:	Intra-abdominal/oculta	Capítulos 20, 21, 24, 32 & 33	
Também:	Eclâmpsia ou pré-eclâmpsia severa		
	Raqui total, intoxicação anestésica	**Onde ver**	
	Embolia pulmonar ou amniótica	Sala de pré-parto	
	Doença materna cardíaca	Unidade de alto risco	

Ressuscitação:	Desobstruir vias aéreas superiores, oxigênio. Ressuscitação cardiopulmonar se necessária. Acesso venoso. Se convulsão, ministrar diazepam; se eclâmpsia, dar sulfato de magnésio
História	Rever antecedentes obstétricos e médicos. Testemunha ocular pré e pós-parto? Sangramento vaginal? Dor? Crises?
Exame	Geral: Cor, pulso, temperatura, PA, sudorese. Pulmão/coração. Abdômen: Dolorimento uterino e abdominal, situação fetal
Investigação	Provas pré-transfusionais, coagulograma hemograma completo, uréia e eletrólitos, função hepática Cardiotocografia se o feto não nasceu
Condução	

Pré-parto:
Se sangramento importante: Placenta prévia ou descolamento]
Se não, mas com taquicardia e palidez   Descolamento/ruptura uterina

Pós-parto
Se sangramento importante: Útero atônico/placenta retida ou laceração
Se não, mas com taquicardia   Rutura uterina ou atonia uterina

Se comprometimento cardiorrespiratório súbito:
Considere embolização pulmonar, embolização amniótica, raqui total ou descompensação de doença cardíaca prévia

Se crises:
Considerar eclâmpsia, epilepsia ou comprometimento cardiorrespiratório

Condução da hemorragia maciça no pós-parto

Fundamental	A perda sanguínea pode ocorrer mais rápido do que você pode repor, portanto procure a causa. Solicite a presença de um assistente mais experiente e envolva a equipe da anestesia

Causas Atonia uterina Retenção de placenta Trauma vaginal/perineal Também: Laceração cervical 　　　　　Ruptura uterina 　　　　　Coagulopatia	**Capítulos de referência** Capítulos 32 & 33 **Onde ver** Sala de pré-parto Unidade de alto risco

Ressuscitação:		A placenta já saiu? Se não, faça isto. Colocar a paciente em posição deitada. Instituir oxigênio. Acesso venoso, colóides ou sangue O negativo se necessidade extrema. Comprimir o útero bimanualmente
História		Rever antecedentes obstéricos. Dor? Maneira do parto?
Exame	Geral:	Palidez, pulso, PA
	Abdômen:	Tamanho do útero, dolorimento e abdominal
	Vaginal:	Para compressão bimanual. Excluir eversão uterina. Palpe e olhe a procura de lacerações vaginais
Investigação		Hemograma completo, uréia e eletrólitos provas pré-transfusionais, coagulograma

Condução

Se trauma vaginal/perineal:	Sutura
Se útero fracamente contraído:	Dar ergotamina e infusão de oxitocina
Se sangramento persistente:	Exame sob anestesia: cavidade uterina, colo e vagina. Remoção manual de tecidos placentários se presentes
Se atonia uterina confirmada:	Prostaglandina intramiometrial (PGF$_2\alpha$) se oxitocina falhar
Se sangramento uterino persistir:	Laparotomia, com histerectomia ou ligadura da hipogástrica (por assistente experiente apenas), considere sutura em braçadeira ou embolização
Após:	Avalie coagulograma, hemograma completo. Equilíbrio hídrico rigoroso e saturação de oxigênio. Infusão de oxitocina

Princípios de reposição de volume sanguíneo
Normovolemia é o princípio
Pára com a causa do sangramento
Use acesso para pressão venosa central, para monitorizar e evitar sobrecarga hídrica
Use plasma fresco congelado se > 5U de sangue forem necessárias

Condução da hipertermia puerperal

Fundamental	Investigação completa e tratamento previnem alta mortalidade e morbidade previamente associados a este problema

Causas	**Capítulos de referência**
Infecção uterina	Capítulos 21 & 33
Infecção de parede	
Infecção de urina	**Onde ver**
Também: Tromboembolismo	Enfermaria de puerpério
Infecção pulmonar	
Infecção perineal	

História	Rever antecedentes obstétricos e médicos. Maneira do parto? Ruptura espontânea prolongada das membranas? Febre no trabalho de parto? Dor? Tosse? Dispnéia? Disúria?

Exame		
	Geral:	Temperatura, pulso, PA.
	Abdômen:	Dolorimento uterino ou lombar
	Vaginal:	Dolorimento uterino, colo está aberto?
	Outros:	Mamas, pernas, pulmões, períneo/parede, local intravenoso.

Investigação	Rotina:	Hemograma completo; cultura de sangue, urina e secreção vaginal
	Se apropriado:	Cultura de esputo e do raspado de lesões; flebografia

Condução	
Se endometrite:	Antibióticos, reavaliar após resultado da cultura. Remover restos placentários intra-uterinos se não houver melhora < 24h
Se infecção da parede:	Limpeza da ferida e antibióticos
Se infecção pulmonar:	Antibióticos e fisioterapia respiratória
Se mastite:	Antibióticos e pensar em abscesso de mama
Se suspeitar de trombose venosa profunda:	Heparina intravenosa. Flebografia/investigação de embolia pulmonar

Lista de Abreviações dos Jornais ou Periódicos

Acta Psychiatr Scand	Acta Psychiatrica Scandinavica
AmJOG	American Journal of Obstetrics and Gynecology
Ann Intern Med	Annals of Internal Medicine
Ann Neurol	Annals of Neurology
BMJ	BMJ (Clinical Research Ed.)
BJOG	BJOG: an International Journal of Obstetrics and Gynaecology [2000+]; British Journal of Obstetrics and Gynaecology [1975-1999]
Clin Obstet Gynecol	Clinical Obstetrics and Gynecology
Cochrane	Cochrane Database System Review (Online: Update Software)
Drug Saf	Drug Safety: an International Journal of Medical Toxicology and Drug Experience
Eur J Obstet Gynecol Reprod Biol	European Journal of Obstetrics, Gynecology, and Reproductive Biology
Fertil Steril	Fertility and Sterility
Gynecol Endocrinol	Gynecological Endocrinology
Hum Reprod	Human Reproduction (Oxford, England)
Infect Dis Obstet Gynecol	Infectious Diseases in Obstetrics and Gynecology
Int J Gynaecol Obstet	International Journal of Gynaecology and Obstetrics
JAMA	JAMA: the Journal of the American Medical Association
J Matern Fetal Neonatal Med	The Journal of Maternal-Fetal & Neonatal Medicine
J Matern Fetal Med	The Journal of Maternal-Fetal Medicine
J Med Genet	Journal of Medical Genetics
J Natl Cancer Inst	Journal of the National Cancer Institute
Minerva Ginecol	Minerva Ginecologica
NEJM	The New England Journal of Medicine
Neurourol Urodyn	Neurourology and Urodynamics
Obstet Gynecol	Obstetrics and Gynecology
Obstet Gynecol Clin North Am	Obstetrics and Gynecology Clinics of North America
Prenat Diagn	Prenatal Diagnosis
Ultrasound Obstet Gynecol	Ultrasound in Obstetrics & Gynecology

Índice

A

Abdômen, 5-6,8, 16, 21, 38, 40-41, 44, 51, 54-55, 57, 69, 107, 118, 120, 122-123, 127, 134, 179-180, 187, 211, 214, 225, 229-230, 235, 253, 259-261, 265-267, 273-276
Aborto, 24, 69, 72, 75, 83, 90, 99-104, 106-107, 131, 136, 139, 157, 161-163, 166, 191-192, 239, 241, 253, 259-260
Abscesso, 46, 69-71, 276
ácido fólico, 77, 82, 106, 117, 124, 126, 133, 154, 156, 159-162, 192, 194, 258
ácido vanilmandélico, 150
adenomiose, 12, 14, 17, 23-24, 254
adenose vaginal, 47
Aids, 49, 68, 136, 141
Alfatalassemia, 161
Amenorréia, 10, 13, 15-16, 18, 23, 75-76, 83, 86, 88, 92, 95, 103, 107, 116
Amniocentese, 131-136, 163-164, 169, 182, 193
analgesia peridural, 210, 212, 221, 225, 236
anemia ferropriva, 160
anemias, 159, 164
anestésicos, 91, 211, 231
anomalias cardíacas, 133, 155
anomalias cromossômicas, 132
anormalidades gênicas, 135
anovulação, 72, 74-76, 80, 82-83, 156, 258
apresentação de nádegas, 113, 172, 185-187, 189, 221
ausculta, 5-6, 128, 206-209, 215, 218
axila, 5

B

Bacilo Calmette-Guérin, 141
Betatalassemia, 161-162
bexiga hiperativa, 55-59, 256
biópsia de vilo coriônico, 131, 133
biópsia endometrial, 12, 14, 19, 95, 97-98, 108, 254

C

Calymmatobacterium granulomatis, 68
câncer cervical, 16, 31-33, 39-40, 97
câncer de mama, 5, 87, 95-98
Candida albicans, 65-66
Candidíase, 45-46, 65, 68, 71, 129, 257, 261
carcinoma
cardiotocografia, 148-149, 167, 169-170, 172, 174-176, 180-184, 188, 193-194, 206-209, 213, 218, 221-223, 264-266, 269-274
casal subfértil, 251, 258
células germinativas, 38-39, 44
Chlamydia trachomatis, 66, 68, 71, 141
ciclo menstrual, 1, 4, 9-11, 13, 15, 17, 19-20, 86, 115
cirurgia endoscópica, 108
cirurgia ginecológica, 111
cirurgia histeroscópica, 19, 108
cirurgia laparoscópica, 80, 82, 108
cistos endometrióticos, 39, 44
citomegalovírus, 138-139
clamídia, 66, 70-71, 79, 84, 102, 141-143, 257
coagulação intravascular disseminada, 101, 147-148, 151, 157, 173, 176, 230, 234
colo do útero, 1, 29, 31, 33, 35, 201, 205-206, 212, 216, 219, 232, 234, 259
colposcopia, 17, 29, 31-32, 35-36, 47, 85, 175, 254, 262, 269
complicações intraparto, 192
complicações pré-parto, 191, 193
condylomata lata, 192
conização, 24, 31, 33-35, 80, 110, 262
continência, 54
contracepção, 1, 8, 84-85, 87-92, 123, 233, 259
contracepção hormonal, 85

279

contraceptivos orais combinados, 13-14, 17, 21, 25, 35, 69, 71, 83, 85, 87, 110, 115, 150
convulsões maternas, 231
coriocarcinoma, 105-106
corrimento, 29, 33, 35, 45, 47, 49, 51, 65-67, 69-71, 73, 79, 90, 129, 142, 251, 257, 259, 261-262
crescimento fetal, 113, 116, 125, 136, 148, 154, 158, 175, 177-179, 181-183, 192, 240, 265
cuidados paliativos, 43
cuidados pós-natais, 120, 123, 125-128, 130-133, 135-136, 154, 159, 161-162, 175, 179, 182, 184, 210, 216, 226-227, 264-266, 268-270
cuidados pré-natais, 121, 125, 136, 143, 149, 151, 155, 157, 160, 162, 164, 193, 215, 253

D

descolamento de placenta, 173, 176, 203, 206, 269
diabetes, 4, 25, 45, 55, 59, 65, 75, 77, 83, 87, 166-117, 119, 121, 123, 125-126, 133, 137, 146, 150-155, 161-162, 166-167, 170, 177, 192, 194, 218, 220, 223, 227, 229
diabetes gestacional, 77, 119, 125-126, 152-155, 162, 192
diafragmas, 89, 92
dilatação cervical, 166, 188, 196, 199, 228, 264, 272
dilatação curetagem
DIP, 69-71, 79, 87, 89-90
disestesia vulvar, 46
dismenorréia, 10, 12-13, 17, 21, 24, 28, 61-62, 64, 70, 86, 108, 254
dispareunia, 3, 8, 17, 45-47, 61-65, 67, 69-70, 94, 236, 251, 254, 257, 259-261
dispositivo intra-uterino, 13, 69, 85, 88, 90, 233
distocia do ombro, 153, 155, 209
distúrbios do ciclo menstrual, 1, 9, 11, 13, 15, 17, 19
distúrbios protrombóticos, 157
doença cardíaca, 4, 87, 92-95, 116, 125, 132, 138, 150, 155, 177, 225, 241, 274
doença da tireóide, 46, 156
doença falciforme, 146, 160
doença hepática, 87, 96, 157
doença pélvica inflamatória aguda, 71
doença renal, 126, 144, 146, 150, 158, 178
doença respiratória, 156
doença trofoblástica gestacional, 99, 105, 235

doença tromboembólica venosa, 158
doença venérea, 67, 139
doenças sexualmente transmissíveis, 24, 65-66, 69, 253
Doppler, 39-40, 127, 136, 148, 151, 158, 165, 179-184, 206, 264-266
dor pélvica, 1, 61-64, 70-71, 73, 90, 108, 251, 257, 259-261
drogas na gravidez, 159
DSTs, 66, 68-69, 71-72, 79, 84-85, 88-92, 159, 166

E

Ectrópio, 17, 29-30, 71
embolia pulmonar, 158-159, 235, 274, 276
embolização do líquido amniótico, 230
emergências obstétricas, 113, 229-231
endométrio, 9-10, 12-15, 17, 19-21, 23, 25-28, 31, 39, 49, 61, 64, 85, 96-97, 99, 101, 104-105, 108-109, 257
endometriose, 1, 12, 14, 17, 19, 23, 61-64, 70, 79-80, 82, 86-87, 96, 108-109, 254-255, 258-261
endoscopia, 108
epilepsia, 116, 156, 160, 162, 231, 241, 274
Escherichia coli, 46, 68, 158, 235
especulo de Sims, 7-8, 256
esperma, 29, 72, 78-82, 87, 91, 258
espermatozóide, 72, 78-81, 88, 90, 105
espermicida, 89, 92
esterilização feminina, 90-91
esterilização masculina, 90-91
estreptococos, 139-140, 143, 168, 209
exame abdominal, 5, 7, 117, 121-122, 125, 268, 271
exame das mamas, , 5
exame especular, 7
exame ginecológico, 5-6, 8
exame obstétrico, 117, 123, 128
exame retal, 7, 215

F

fertilidade, 1, 21, 34, 63, 72-73, 75-81, 83, 85, 88, 104-105, 125, 127, 258
fertilização, 9, 37, 72, 79-82, 89, 92, 99, 102, 132, 190-191, 194, 173, 177, 179, 190-191, 193-194, 234
fertilização *in vitro*, 80-82, 132, 191
fístulas, 55, 59, 236
fórceps obstétrico, 224

G

Gardnerella, 65, 142
gêmeos dizigóticos, 190
gêmeos monozigóticos, 190
gestação, 1, 22, 24, 99-105, 107, 110, 115-119, 121-126, 130-131, 137-140, 143-144, 147-149, 151-152, 180, 182-183, 192, 195, 206, 214, 227, 234, 236, 239-241, 265, 268, 270-271
glândula de Bartholin, 46
gonorréia, 66, 71, 142
gravidez ectópica, 69-71, 81, 90-91, 99-101, 103-105, 107-108, 136, 163, 241, 253, 259
gravidez múltipla, 77, 81, 105, 113, 118, 125-126, 131, 136, 166-167, 170, 173, 177, 179, 190-191, 193-194, 234

H

Haemophilus ducreyi, 68
Hematométria, 16, 24
Hemoglobinopatias, 135, 160
heparina, 101, 109-111, 157, 159, 162, 211, 238, 276
hepatite B, 126, 136, 139-140, 143
hepatite C, 140, 143
herpes genital, 66-67
herpes simples, 46, 59, 67, 138, 261
herpes-zóster, 139, 143
hidropisia, 134-135, 140
hipertensão, 4, 25, 86-87, 92, 115-117, 125, 144-151, 153, 155, 158, 174, 179, 212, 220, 225, 263-264, 266
hipertermia puerperal, 235, 276
hipogonadismo hipogonadotrópico, 75-77, 82
histerectomia, 13-14, 19, 23-28, 34-35, 42, 44, 51, 53, 63-64, 70, 90, 96, 98, 109, 171, 235, 254, 260, 275
HIV, 31, 33, 66, 68, 71, 84, 87, 89-90, 136, 140-143, 159
Hormônio, 9, 13, 15, 17-19, 23, 37, 58, 62-64, 72, 74-75, 78, 82-83, 84, 89-90, 93-95, 98, 101, 156, 199, 258
HPV, 31, 35, 66, 262

I

incontinência urinária, 51-53, 55-60, 110-111, 221, 238, 251, 256
infecção do trato urinário, 153, 170, 235, 259
infecção urinária, 53, 58, 103, 109, 116, 146, 153, 158, 167, 236
influenza, 67-68
inspeção, 5-7, 12, 51, 55, 109, 118
intróito, 6-8, 46-47, 50, 54, 67, 110, 229, 231
inversão uterina, 231, 234
isoimunização eritrocitária, 113, 163, 165
lactação, 15, 40, 71, 86, 88, 91-92, 232-233

L

Lactobacillus, 65
Laparoscopia, 5, 13, 17, 22, 28, 39, 41-42, 62-64, 69-71, 79-82, 90-91, 104-105, 107-108, 253, 255, 258-261
Líquen, 45-47
líquido amniótico, 131, 153-154, 169, 180, 199, 201, 206, 212-213, 216, 221-22, 230, 241, 264, 267, 270
Listeria monocytogenes, 141
Listeriose, 158
lúpus eritematoso sistêmico, 158

M

malária, 141
malformações uterinas, 1, 20-21, 23-25, 27
minipílula, 85, 87-88
mioma, 12-14, 17, 19-24, 27-28, 39, 44, 87, 969, 108-109, 118, 129, 166, 186, 205, 234, 254-255, 261
miomectomia, 13, 19, 23, 28, 125, 230, 254
monocoriônico-diamniótico, 191
monocoriônico-monoamniótico, 191
monozigótico, 190, 194
mortalidade materna, 103, 141, 147, 150, 155, 157, 220, 230, 232, 234-236, 239-242
mortalidade perinatal, 127, 136, 150, 156, 158, 162, 166, 168, 170, 177, 181-182, 191-192, 194, 206, 221, 227, 239-240, 242, 265
Mycoplasma hominis, 65, 142

N

Neisseria gonorrhoeae, 66-67, 141
neoplasia intra-epitelial cervical, 30-33, 35-36, 47, 67, 262
neoplasia intra-epitelial vulvar, 45, 47, 49

O

oligomenorréia, 10, 15, 38, 75-76, 83
osteoporose, 88, 92-96, 98
ovários, 6, 9, 15, 26, 33, 34, 37, 41-42, 44, 61, 69, 74-75, 80, 83, 93-95, 109, 258
ovulação, 9, 10, 17, 21, 37, 39, 40, 71-74, 76-82, 85, 87-88, 91-93, 136, 194, 258

P

palpação, 5, 6, 118-120, 167, 174, 236, 253, 267
Papanicolaou, 4, 87, 26, 29, 31-33, 35-36, 68, 116-117, 123-125, 175
papilomavírus humano, 31, 35, 66
parto a fórceps, 224
parto cesariana, 24, 68, 140-141, 153-154, 159, 162, 168, 170-172, 175-176, 182, 187-188, 192-194, 201, 203-205, 210-211, 213, 216, 218, 220-221, 223, 225-230, 234-238, 241
parto prematuro, 22, 24, 32, 34, 65, 102, 125-127, 137, 140-143, 153, 158-159, 161-162, 166-170, 176, 185-186, 189, 191-192, 194
partograma, 201-202, 204, 213, 272
partos vaginais instrumentais. 211, 225
parvovírus, 135, 139
patologias ovarianas, 37, 39, 41, 43
pequeno para a idade gestacional, 177, 179, 184, 265
percussão, 5, 6
pessário, 29, 52
Pfannensteil, 5
Pílula, 28, 39, 40, 62-64, 84-88, 92, 96, 121-122
pílula do dia seguinte, 88
placenta prévia, 128, 136, 171-176, 185-187, 189, 22, 227-228, 267-269, 274
planejamento familiar, 84-85
polaciúria, 4, 8, 14, 21, 51, 55, 57-60, 94, 116
pólipos intra-uterinos, 12, 24
posições anômalas, 185, 187, 189, 224
pré-concepção, 124
pré-eclâmpsia, 105, 117, 121, 125, 127, 129, 144-151, 153, 157-162, 166, 173-174, 176-179, 182, 182, 184, 191-192, 194, 218, 220, 223, 227, 236, 240, 242, 264-266, 274
preservativo feminino, 89
preservativo masculino, 88-89
pressão venosa central, 149, 174-176, 238, 275
problemas intestinais, 237
problemas psiquiátricos, 235

progestogênio, 85-90, 92, 96, 98
prolapso , 4, 6-8, 24, 29, 47, 50-53, 56, 60, 94, 98, 109-110, 169, 186-187, 192-193, 206, 209, 221-222, 229-230, 267, 273
prolapso de cordão, 206, 209, 221-222, 229-230, 273
proteína C, 69, 70-71, 157, 162, 168-169
puberdade, 9-10, 15, 17-18, 29, 93
puerpério, 121, 125, 140, 155, 159, 232-233, 235, 237-238, 276

Q

questões ético-legais, 247, 249
questões legais, 243, 245

R

restrição do crescimento intra-uterino, 148, 157-159, 161-162, 173-174, 177-179, 182, 191-192, 194, 218, 223, 227, 240, 242
rubéola, 122, 124, 126, 130, 136, 138-139, 143, 258
ruptura uterina, 171, 175, 185, 187, 220-234, 274-275

S

sangramento de origem ginecológica, 175
sangramento de origem indeterminada, 175
sangramento intermenstrual, 3-4, 8, 10-11, 14, 19, 26, 30, 33, 90, 116-117, 123
sangramento pós-coital, 3-4, 8, 10, 16-17, 19, 29-30, 33-35, 116-117, 123, 254
sangramento pós-menopáusico, 25, 28, 33, 93, 95, 97-98
sarcomas uterinos, 27
sêmen, 72, 78-79, 82, 91, 258
sífilis, 46, 67-68, 126, 136, 139, 143
síndrome antifosfolipídica, 157, 162
síndrome de Klinefelter, 79, 132
síndrome do choque tóxico, 65
síndrome do ovário policístico, 15-16, 25, 28, 38, 74-77, 80, 82-83, 101, 152, 154, 162
síndrome pré-menstrual, 10, 18, 62
sistema urinário feminino, 54
sofrimento fetal, 172-178, 180, 182, 192-194, 200, 203, 26-209, 211-214, 218, 220-223, 225-228, 273
Staphylococcus aureus, 65

Subfertilidade, 15, 21, 23, 28, 38, 61-66, 69-73, 75-83, 107, 123, 125, 141, 190, 241

T

Talassemias 161-162
terapia de reposição hormonal, 15, 22-23, 62-64, 71, 93-98, 110, 254, 257
testes pré-natais, 130
toxicidade, 149, 211, 218, 231
toxoplasmose, 139, 143
trabalho de parto, 212
transfusão de sangue, 140, 160, 163-165, 175-176, 227
trato genital, 25, 46-47, 49, 65, 67-69, 71, 94, 129, 140, 166-167, 171, 232, 235, 241
trato urinário, 3-4, 54-55, 57, 59, 94, 111, 129, 142, 153, 160, 170, 179, 212, 232, 235-236, 256-260
trauma perineal, 215, 234, 236
Treponema pallidum, 67, 139
Trichomonas vaginalis, 67-68
Tricomoníase, 67, 71, 257, 261
trissomia do 13, 132
trissomia do 18, 132
tromboembolismo, 4, 86-87, 92, 95, 98, 109-110, 126, 157, 162, 228, 232, 238, 241, 276
tromboembolismo venoso, 4, 87, 92, 95, 98, 109, 126, 157, 159, 162
trombofilias, 157
tromboprofilaxia, 77, 109, 111, 159
trombose venosa profunda, 158, 235, 276, 281
tuberculose, 93, 141
tubo neural, 124, 130, 133, 156, 160, 162
tumores benignos, 20-21, 28, 30, 76, 255
tumores *borderline*, 38, 42, 44
tumores epiteliais, 38, 44
tumores malignos, 27, 38-39, 44

U

úlceras vaginais, 68
ultra-som, 12, 14, 19, 22, 24, 26, 28, 37, 39-41, 44, 51, 59, 68-69, 74, 77, 80-83, 97, 99-107, 115-116, 123, 125-128, 130-137, 140, 148, 150, 154-158, 162, 164-165, 167-176, 179-192, 194, 221, 235-237, 253-260, 264-270

V

vacuoextração, 168, 193-194, 201, 224, 226
vaginite atrófica, 26, 65, 97-98, 257, 261
vaginose anaeróbica, 65
vaginose bacteriana, 65, 68, 71, 102, 125-126, 139, 142-143, 166, 170, 257
varicela, 139
varicocele, 78-79, 82
verrugas genitais, 66-67
vírus da imunodeficiência adquirida, 31, 66, 68, 84

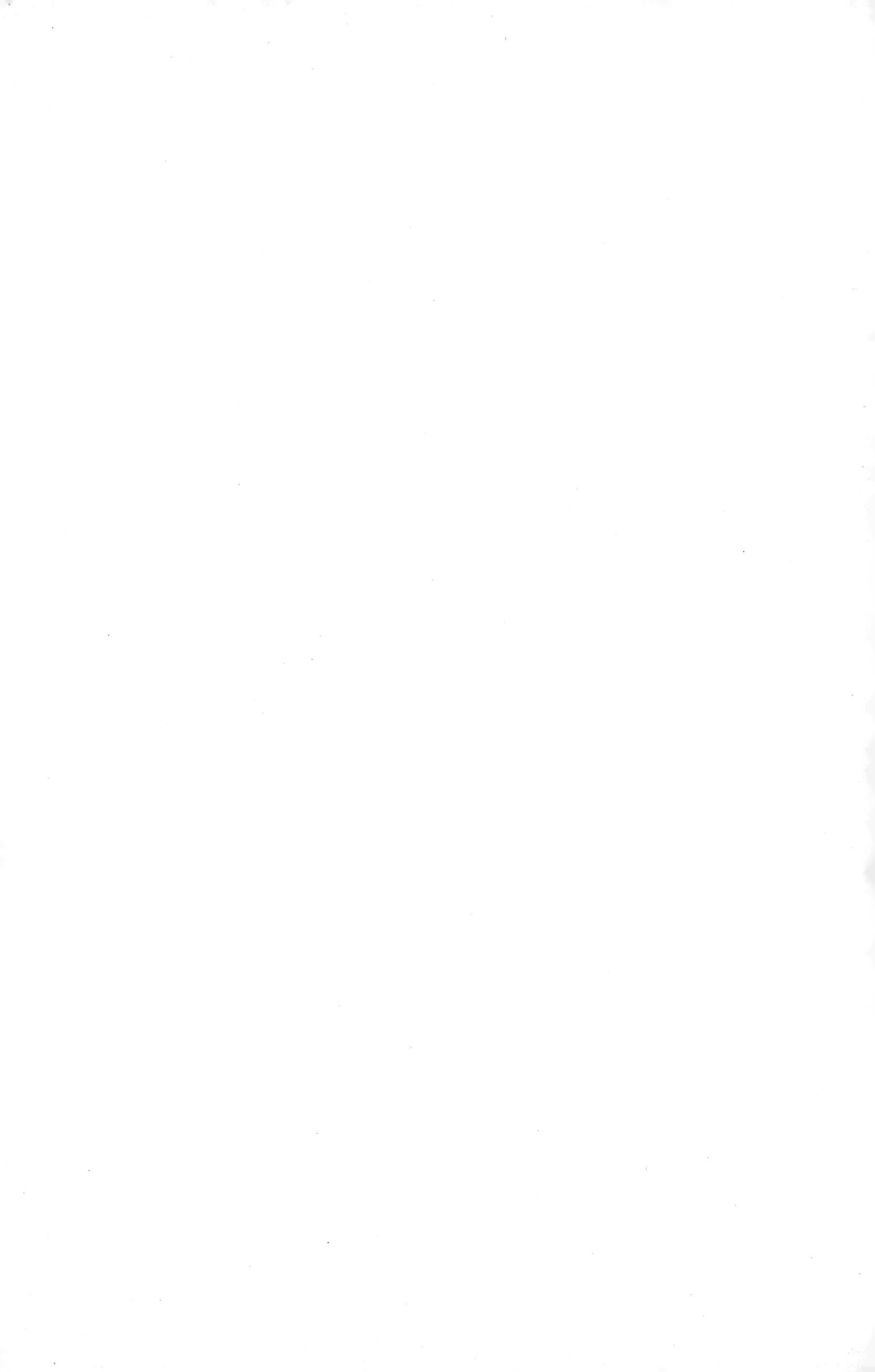

Impressão e Acabamento
Prol